现代护理培训教程

中华护理学会特别推荐

顾问　曾熙媛　王春生　李剑媛

现代护理管理学

主　　编　潘绍山　孙方敏　黄始振

副 主 编　王美珍　肖　兵　谢红珍

主　　审　张志英　曾熙媛

编　　委　（以姓氏笔画为序）

于秋江　王　卫　王美珍　田晓丽

孙方敏　孙　欣　阮绮墨　刘　娟

肖　兵　张亦珍　张翠萍　余琼芳

邱小文　何燕娴　周　彧　周时音

黄始振　曹　芹　梅桂萍　梁爱琼

谢红珍　潘绍山

插　　图　林　延　王子东

U0301832

科学技术文献出版社
SCIENTIFIC AND TECHNICAL DOCUMENTATION PRESS

·北京·

(京)新登字 130 号

内 容 简 介

本书将医院护理管理实际与现代管理科学技术紧密结合起来，以便于护理临床操作为目标，系统、详细地介绍了现代护理管理的理论、方法及其在具体实践中的应用。符合我国国情，融科学性、先进性、实用性为一体，在探索具有中国特色的护理管理科学体系上作了初步的尝试。

本书适合广大护理人员、医院管理者及护理院校师生阅读。

科学技术文献出版社是国家科学技术部系统惟一一家中央级综合性科技出版机构，我们所有的努力都是为了使您增长知识和才干。

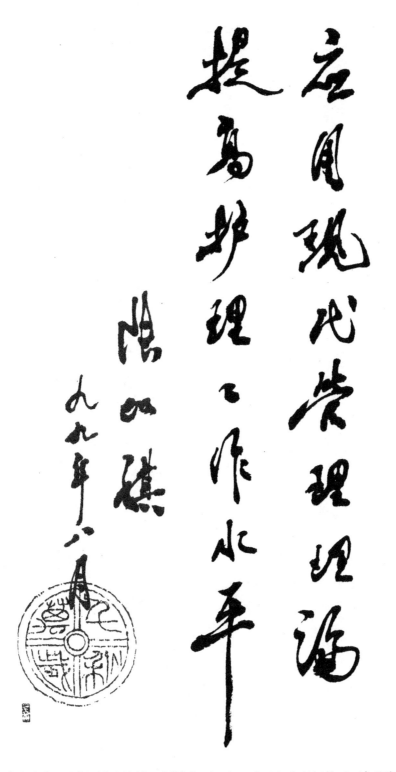

应用现代管理理论，提高护理工作水平

陆以璞

一九九年八月

中国人民解放军总后勤部部长助理陆增祺少将题词

以现代管理学为理论,密切
结合我国护理管理实际,内容
系统、科学、新颖、实用,是各级
护理管理者的良师益友。

林菊英
1999.8.12,

序

中华护理学会

1978 年 WHO 正式提出"2000 年人人享有卫生保健"的全球战略目标,在实施这一目标过程中,护士的工作不仅是"帮助病人恢复健康",还应"帮助健康人提高健康水平"。1980 年美国护士会对护理提出了新的定义"护理是诊断和处理人类对现存的和潜在的健康问题的反应。"

随着社会的进步,科学的发展,21 世纪我国的护理工作在经历了以疾病为中心、以病人为中心的历史发展阶段后,将进入以人的健康为中心的阶段。"保护生命、减轻病痛、促进健康"将成为我们护理工作的根本目标。

护理工作领域的日益扩大,高新技术的发展及普遍应用,现代化的管理策略,这一切均需要护理人员建立合理的知识结构,具备良好的道德素质。一次性学校教育已不能满足这种需要。我们必须更新观念,树立终生教育思想,不断接受继续教育。

卫生部彭玉副部长在 1998 年 11 月全国第四次继续医学教育工作会议上提出:知识经济的关键是人才,基础是教育。知识经济的特征,一是软资源——智力资源(人力素质)、技术资源、信息资源,比硬资源更重要;二是学习在经济社会中有了特别重要的意义,终生教育成为教育的主要目标。继续教育将发挥从未有过的关键作用。继续护理学教育是我国护理人员终生教育体系中重要的组成部分,是整个护理学教育体系中最高层次的阶段教育。1997 年,国家卫生部颁布了《继续护理学教育试行办法》,明确提出开展继续护理学教育的目的是使护理专业技术人员在整个专业生涯中保持高尚的医德医风,不断提高专业工作能力和业务水平,跟上护理学科的发展。并指出继续护理学教育内容是以新理论、新知识、新技术和新方法为主。

为了适应继续护理学教育的需要,为了解决护理人员的"知识更新和技能补缺"的问题,中华护理学会总策划、组织编写了《现代护理培训教程》。本套丛书汇集了众多的护理专家、学者、具有丰富临床实践经验的人才作为编者,内容力求达到科学性、创新性、实用性,可作为护理专业院校教师、护理管理人员及临床护理人员继续教育的教材,也可作为自学丛书。

愿我们广大护理工作者努力学习,不断把最新的理论与实际工作相结合,从而推动我国护理学科的发展,适应社会发展的需求。

序

　　随着管理学的逐步深入发展(从经验管理到科学管理又到管理科学),护理管理作为一门科学、一个管理学的分支,已被世人公认。它根据护理工作的客观规律,应用管理的基本理论、方法,对护理工作进行评估、计划、组织、实施、评价,形成了科学、有序的循环过程,不断提高护理工作的效率和效能。由广州军区广州总医院潘绍山主任护师主编的《现代护理管理学》是一本依据中国护理管理实践、借鉴国际护理管理新理论、新方法、体现护理管理现代化的专著。其特点:

　　一是科学严谨、系统性好:将医院护理管理实践与现代管理科学、技术、方法紧密结合,在探索具有中国特色的护理管理科学体系上作了尝试。全书分上、中、下三篇,共21章。上篇为管理理论篇、中篇为管理方法篇、下篇为管理实践篇。其系统性不仅表现在分篇结构上,还表现在各章节均按其内在逻辑关系而自成体系。既使在管理实践篇的14个章节中,也不是务实经验的简单汇集,而是在科学理论基础与方法论基础指导下,形成了相互联系的一整套原理、原则、概念、方法、技术等,各篇章有机结合,构成了系统的完整的学科体系。

　　二是内容新颖、时代感强:作者们在历时四年的编写中,查阅学习了大量专著、论文及国外最新护理管理书籍与资料,在借鉴这些新理论、新技术、新方法、新成果的前提下,紧密结合医院护理管理的实践,做到总结过去、立足现在、面向未来、综合创新。如最新《现代管理学》推出的系统原理、"人本"原理、动态原理、效益原理及其相应原则,联系护理管理实际,形成了通俗易懂的护理管理理论;采用护理程序来描述管理过程,一改过去按管理职能的叙述,以达到培养广大护理管理者按程序思维、决策的现代管理意识;随着人文科学广泛渗透于管理科学中,本书首次介绍了伦理学、心理学、法学、美学在护理管理中的地位、作用与应用;在护理管理技术与方法中系统介绍了护理领导艺术、目标管理法、行政方法、经济方法、综合评价法、预测技术、决策技术、网络技术、ISO9000国际标准、计算机技术在护理管理中的应用等等,既具有管理科学的一定高度,又具有护理专业的深度和综合学科的广度,给人以启迪和耳目一新的时代气息,在当前国内同类书刊中尚不多见。

　　三是实用性、操作性强,《现代护理管理学》本着科学性、实用性和指导性的原则,从各个不同角度,全方位阐述并深化了护理组织管理、人才管理、业务技术管理、科研管理、资源管理、质量管理、临床教育管理、医院感染管理及安全管理等,其中多数内容凝聚了各位作者多年至几十年的实践经验。为此,本书适用范围广,可读性好,全书内容可连贯阅读,也可分章读;不仅适合护理管理者作为系统学习的专著,还适合医院管理者、护理教育者、护理科研工作者及临床各级护士作为参考书。

中华护理学会　曾熙媛

前　言

　　护理管理是医院管理的重要组成部分。护理管理学是医院管理学的一个分支学科。随着现代科学技术广泛应用于医学领域,特别是知识经济的春风迎面拂来,医院将进入一个全新的发展时期。医院建设的现代化给护理管理工作带来了新的机遇,赋予了新的内涵,也提出了新的挑战。学习和运用现代管理科学,提高护理管理水平,已成为护理管理者非常紧迫的任务。为适应医院现代化建设的要求,促进护理管理现代化,我们组织本院长期从事护理管理工作的同志编写了这本《现代护理管理学》。

　　全书分为上、中、下三篇,共21章。上篇为管理理论篇,简要介绍了现代管理科学理论和与护理管理有关的基础知识,如系统原理、人本原理、动态原理、效益原理、伦理学、心理学、法学、美学等;中篇为管理方法篇,重点介绍了管理的技术和方法,如预测技术、决策技术、网络技术、计算机技术等;下篇为管理实践篇,结合护理管理实践与未来发展的要求,系统地阐述了医院护理的组织管理、质量管理、人才管理、医院护理教育、技术管理、资源管理等的基本概念、原理、原则、内容、模式和方法。各篇章既按其内在逻辑关系自成一体,又相互有机连接,从而保证了全书的系统性和完整性。

　　作者本着立足现在、面向未来的宗旨,在吸取国内广大护理管理工作者长期实践经验的同时,还查阅了国内外大量专著、论文及有关资料,借鉴和吸收了国外护理管理的新理论、新技术、新方法和新成果,如介绍了整体护理、继续护理学教育、ISO9000 国际标准、临床护理支持中心、社区护理等,并结合我国实际,对护理工作和管理面临的问题及今后的发展趋势进行了初步探讨。

　　本书介绍的护理管理方法和技术,很多凝炼了各位作者多年乃至几十年的实践经验,力求做到既有较好的实用性,又有较强的操作性。希望能对从事护理管理和护理管理研究工作的同仁有所裨益。

　　编写这样一本"大而全"的专著,是一件非常艰苦复杂的工作。为做到科学、严谨、实用、全面,作者竭尽全力,但限于水平和时间,错误之处在所难免,恳请广大读者不吝斧正。

　　在编写过程中,我们得到了解放军总后勤部、卫生部首长和机关的关怀与指导,得到了中华护理学会林菊英名誉理事长、曾熙媛理事长的热情鼓励、指导与大力支持。林先生为本书题词,曾理事长除为本书的编写提供了大量国外最新文献资料外,还亲自担任主审并撰写序言。值此,谨一并表示最崇高的敬意! 对广东省现代医院管理研究所张旭波专家、中山医科大学护理学院林细吟硕士参与部分章节的审修以及本书涉及参考文献的作者,也一并表示最诚挚的谢意!

孙方敏

目 录

contents

上篇　管理理论篇
Section one：management theory

中篇　管理方法篇
Section two：management methods

下篇 管理实践篇
Section three：management practice

上篇

管理理论篇

Section one: management theory

第一章

管理学与护理管理

(Science of management and nursing management)

第一节　管理学概论

(Introduction to science of management)

一、管理、管理学与现代管理学(Management、Science of management and science of modern management)

管理是人类的重要活动,它存在于一切组织和有组织的活动中,是人类追求生存、发展和进步的一种途径和手段。没有管理,人们的共同活动便没有组织、没有秩序,共同的目的便无法达到。

管理自古有之。但对管理的科学概念,不同的管理学派从不同研究角度提出了自己的看法。如职能派从强调管理职能角度出发,提出"管理是由计划、组织、指挥、协调及控制等职能为要素组成的活动过程";行为科学学派从强调管理中人的因素角度出发,提出"管理就是由一个或更多的人来协调他人活动,以便收到个人单独活动所不能收到的效果而进行的各种活动";系统论认为"管理是根据一个系统所固有的客观规律,施加影响于这个系统,从而使这个系统呈现一种新状态的过程";还有人从信息论的角度出发,认为"管理就是信息不断输入、输出和反馈的过程";此外还有"管理就是决策"、"管理就是领导"、"管理是一种以绩效责任为基础的专业职能"等等。这些关于管理概念的观点,从各个不同的角度描绘了管理的面貌,它们各有真知灼见,也各有不足之处。

综合前人的研究,我们认为管理的概念可概括为:管理是根据一定的内外环境条件,通过科学的预测制定组织的目标,并运用计划、组织、领导、控制等职能,对人、财、物、时间、信息等资源优化组合、充分利用,从而高效益地实现组织目标的活动过程。

管理实践与人类的历史一样悠久,但是把管理作为一门学科进行系统的研究,只是最近一二百年的事。随着社会生产力的不断发展,管理活动内容日益丰富,人们逐渐认识到:在社会的各种组织中,管理活动都存在着一定的规律性。管理学就是专门研究管理活动及其基本规律和一般方法的科学。它是自然科学和社会科学相互交叉产生的实用性强、运用范围广的一门边缘学科。

管理学不研究具体的管理事务和细枝末节，它从研究管理的历史着手，由具体到一般，寻找与掌握一般管理的功能、原理、原则和方法。管理学的基本原理和方法对指导各层次、各种不同组织的管理活动都是适用的。因此，研究护理管理必须学习一般管理学。

现代管理学是在总结管理发展历史经验的基础上，综合运用现代社会科学、自然科学和技术科学的理论、方法，去研究现代条件下管理活动的基本规律和一般方法的科学。

二、管理的基本特征（The basic characteristic of management）

（一）管理的二重性

即自然属性和社会属性。管理的自然属性，是指管理是社会劳动或社会化大生产的共同要求，通过管理把劳动过程中所需的各种要素结合成为有机体并发挥各自的作用。这种功能不以社会制度、社会关系为转移。管理的社会属性，是指管理既然是人类的一种社会活动，在阶级社会中，它又要体现一定阶级的意志，并为一定的阶级利益服务，因此必然受到不同的社会背景和阶级关系所制约。认识管理的二重性对于我们在实际工作中学习和借鉴别国的管理经验有十分重要的指导意义。

（二）管理的目的性

管理是人类一种有意识、有目的的活动，因此它有明显的目的性。在实际中，管理的目的往往具体表现为管理目标，它既是管理的出发点和归宿，也是指导和评价管理活动的基本依据。为此，任何管理活动都必须把制定管理目标作为首要任务。

（三）管理的综合性

任何管理活动都要受多种因素的影响，并通过综合解决管理过程中各种复杂的矛盾达到系统的协调和管理目标的实现，这就是管理的综合性。管理活动这种综合性的特点，决定了管理科学研究的复杂性和边缘性。因为只有运用包括自然科学和社会科学在内的知识，从各个不同角度对管理活动进行综合研究，才能正确地认识和把握管理规律，并提出普遍适用、行之有效的管理原则和管理措施。

（四）管理的人本性

在任何管理中，人是决定的因素。为此，任何管理都要以人为中心，把提高人的素质，处理人际关系，满足人的需求，调动人的主动性、积极性、创造性放在首位，这就是管理的人本性。管理的这一特征，不但要求管理者在管理中贯彻人本原则，而且要求管理者在管理理论的研究中，也要坚持以人为中心，把对人的研究作为管理理论研究的重要内容。

（五）管理的创新性

实践证明，管理不仅是进行共同劳动和社会化大生产的必要条件，而且它本身就是一种劳动。这种劳动不但参与创造价值,而且能够推动社会生产力的发展。但是,管理的创新性特征远不止表现如此,它的真正涵义还在于管理本身也是一种不断变革,不断创新的社会活动。通过管理的变革,不但能推动社会和经济的发展,在一定的条件下,还可以创造新的生产力。

（六）管理的艺术性

自泰勒(F.W.Taylor)等人提出了科学管理原理后,管理的科学性已被人们普遍接受。但是影响管理的因素是复杂多变的,这就决定了进行管理不仅要建立相对稳定的规章制度,制定具有普遍意义的科学原则,运用能解决规律性问题的科学方法,而且还要有随机应变的能力和灵活发挥的艺术。管理的艺术性是指在原则性基础上的灵活性,在非常情况下的应变性。管理的科学性和艺术性是统一的,科学性是艺术性的基础,艺术性是科学性的发挥。管理的艺术性,为管理者搞好管理提出了更高的要求,实践证明,高超的管理艺术来自于丰富的实践经验和渊博的科学知识。

三、管理的职能（The functions of management）

管理的职能是指管理的作用和功能,它包含管理过程中的要素和步骤。管理目标是一切管理活动的出发点和归宿点。管理目标的制定和实现过程,实际就是管理者运用管理职能对管理对象施加影响和进行控制的过程。管理职能是管理目标实现的手段。管理的基本职能是通过具体的管理工作体现的。

对管理职能的认识和划分是随科学技术的进步和管理理论的发展而不断演变的。最早系统地提出管理的各种具体职能的是法国的法约尔(H.Fayol),他认为管理的职能是计划、组织、指挥、协调和控制。继法约尔之后,人们对管理职能从不同的角度提出了各种不同的划分法。例如,由于行为科学的形成,人们在管理中从重视技术因素转向重视人的因素,从而提出了人事、用人、信息沟通、激励等职能;本世纪40年代以后,由于系统论、信息论、控制论的产生及其在管理中的作用日益突出,出现了许多科学的决策方法和手段,西蒙(H.A.Simon)等从计划职能中把决策从这一环节划分出来,提出了决策职能、创新职能。尽管人们对管理功能的划分众说纷纭,但基本上是对决策、计划、组织、用人、指导、指挥、领导、协调、沟通、激励、监督、检查、控制、创新等功能的不同组合而已。总的说来,管理学家对计划、组织、控制三项职能的意见比较一致,而对于其他职能的划分则各持己见。本书按计划、组织、领导、控制、创新这五种职能做简要介绍。

（一）计划职能

计划职能是指对未来活动进行规划和安排,是管理职能中一个最基本的职能,其他职能都是围绕计划职能行使的。计划工作的前题是预测,通过预测事物未来发展的动态、趋势和可能的结果,提出拟采取的尽可能多的可行性方案。计划的核心是决策,决策就是多方案择优,根据决策制定计划,按照计划进行管理。计划的实质内容,即决策过程,它决定未来要做什么,如何做,何时做,何地做,谁去做。科学的计划工作,主要是正确地规定未来的发展,以目标为中心有效地利用现有的资源,以期获得最佳的经济效益、社会效益。

执行计划常用的方法有:PDCA 工作法、滚动计划法、目标管理法等。

(二)组织职能

组织功能是指组织必要的人力和其他资源去执行既定的计划,以实现管理目标的一种功能。组织功能的主要内容有:按照计划和管理目标设置组织机构,建立管理体制,制定各项规章制度,确定各级职能部门的职责范围,规定各级领导的权力和责任,选择和配备人员,建立一个统一有效的管理系统,以合理地组织人力、物力、财力,保证计划的实施和目标的实现。

(三)领导职能

计划和组织工作做好了,也不一定能保证组织目标的实现,因为组织目标的实现要依靠组织全体成员的努力。配备在组织机构各种岗位上的人员,由于个人目标、性格、需求、爱好、价值观等方面存在很大的差距,在相互合作中必然会产生各种矛盾和冲突,因此就需要有权威的领导者进行领导,指导人们的行为,沟通人们之间的信息,增进相互的理解,统一人们的思想和行为,激励每个成员自觉地为实现组织目标而共同努力。简言之,领导职能就是指导和协调组织中的人。它是一门非常奥妙的艺术,贯彻在整个管理活动中。

(四)控制职能

人们在执行计划过程中,常会受到各种预料不到的因素的干扰,使实践活动偏离原来的计划。为了保证事情按照既定的计划进行,就必须对组织的活动进行监控,将实际的表现与预先设定的目标进行比较,发现偏差,及时采取有效的纠正措施,这种监控、比较、纠正的活动就是控制职能的含义。简言之,控制的实质就是使实践活动符合计划。

(五)创新职能

以前,很多管理研究者及管理学著作均未把创新作为一种管理职能。最近几十年来,由于科学技术迅猛发展,社会经济活动空前活跃,市场需求瞬息万变,各种关系日益复杂,每位管理者每天都会遇到新情况、新问题,如果因循守旧墨守陈规,就无法适应新形势的挑战。许多事业获得成功的管理者其成功的诀窍就在于创新。管理的创新职能就是组织为达到科技进步的目的,适应外部环境和内部条件的发展而实施的管理活动。管理活动的创新要求管理者首先应具备在观念和理论上的超前跨越,并辅以组织结构和体制上的创新,以确保整个组织采用新技术、新设备、新方法,最终通过计划、组织、领导等管理职能,为社会提供创新产品和服务。

每一项管理工作一般都是从计划开始,经过组织、领导、到控制结束。但各功能之间同时是相互交叉的,彼此之间并没有绝对的界限。例如控制的结果可能导致新的决策,从而开始又一轮新的管理循环。如此循环不息,把工作不断推向前进。创新贯穿于这个管理循环的全过程,是推动管理循环的管理结果成阶梯式上升的动力源泉。管理各项功能的相互关系可用图 1-1-1 表示。

必须清醒地认识到,那些认为订一次计划,做一次决策,固定一种组织形式,便可以——

劳永逸地控制整个管理过程,而不愿再做艰苦工作,不想创新的人,是绝对做不好管理工作的。

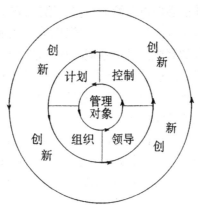

图 1-1-1 管理职能循环图

四、管理理论的产生和发展(The emergence and development of management)

管理起源于人类社会的共同劳动,是伴随人类生产劳动的分工和协作的出现而产生的。随着人类的生产技术的不断发展和进步,人类的管理知识和实践也不断得到充实和创新。管理理论的发展,经过了以下几个阶段:

(一)古代管理思想

人类进行有效管理的历史,至少已有 6000 年。在古埃及、古巴比伦、古中国的古代书籍中已提到了诸如计划、辅助人员、分工、控制及领导等有关管理的概念。埃及的金字塔和中国的万里长城是闻名于世的建筑奇迹,其规模的宏伟就足以证明古代人类管理和组织劳动的能力。在这一阶段,人们把管理看成是一项个人艺术而不是一门科学,靠个人的主观经验和臆断行事,处于经验管理阶段,没有积累和总结管理实践的认识,还没有形成系统的、整体的管理科学理论。但随着社会生产力的日益发展,生产规模的不断扩大,社会化大生产的日趋形成,经验管理已不能适应客观发展的要求。19 世纪末,世界开始大规模对科学管理进行研究,使管理逐步成为一门独立的科学。

(二)近代管理理论

古典管理学派是近代管理理论的主体,包括科学管理和组织管理两种理论。古典管理学派为现代管理学的形成提供了极其重要的基础。

1. 泰勒(F. W. Taylor)的科学管理理论

泰勒是科学管理理论的代表人物。他的代表作是《科学管理原理》,他提出的理论成为管理科学的基础,因而被称作为"科学管理之父"。泰勒的管理理论侧重于对生产过程的管理,他在动作研究和时间研究的基础上提出了最优工作方法和差别计件工资制。泰勒的科学管理强调四项管理原则:第一,搜集、分析、整理企业所有的经验数据,制定和不断完善科学的工作方法,包括动作研究、时间研究、劳动定额、记件工资等。第二,工人需经选择后再经专业的训练,才能胜任被派给的工作。第三,在工作人员和管理人员之间培养合作精神,以保证二者按科学方法完成任务。第四,在工人和管理人员之间进行明确、适当的分工,以保证管理任务的完成。科学管理的核心是以最小的劳动取得最大的产值。但也有两个不足:一是忽视了人的能动性,把人当作机器或工作的附属品;二是忽视了管理的组织作用和低估了"统一指挥"在整个管理系统中的作用。

2. 法约尔(H.Fayol)的组织管理理论

近代管理理论的另一个流派,是以法国的法约尔为代表的着重研究管理的行政控制问题的学派。法约尔的代表作是《工业管理与一般管理》,其理论的中心是如何使管理组织合理化。与泰勒的"科学管理"的研究分析不同,它没有停留在分析研究生产过程中工人的劳动效率上,而着重于分析研究高层管理效率和一般管理原则。法约尔是第一个超出企业管理范畴而从一般意义上阐述管理概念的管理学者,被称为"现代经营管理之父"。他认为管理包括计划、组织、指挥、协调、控制五个相互关联的要素。这五个要素相互作用,共同构成了管理活动的过程。在论述管理含义的基础上,法约尔还提出了普及管理教育的重要观点,他认为不应把管理看成是领导人或管理者独有的权力,管理应是企业中所有成员都参与和履行的职能。只是不同的人,其管理的内容和范围不同而已。一般说来,随着管理阶层的提高,管理能力在其总能力中所占的比重应逐渐增大。因此法约尔认为要普及管理教育,并提出了14条管理原则。包括:分工原则、权威和责任原则、纪律原则、统一指挥原则、统一领导原则、个人利益服从整体利益原则、人员报酬原则、集中原则、等级制度原则、秩序原则、公平原则、保持人员稳定原则、发挥职工首创精神原则、搞好人员团结原则。

(三)现代管理理论

近代管理理论的出现推动了当时人类工业产业的发展,为人类进步作出了相当大的贡献。但近代管理理论只是着重生产过程的分析和组织控制的研究,其局限性表现在对人的看法上,其基本出发点是"经济人",在组织结构上倾向独裁式的管理,把组织结构看成是个封闭的系统,束缚了劳动者的积极性、创造性。

现代管理学说主要研究的是人群关系和系统分析,它强调任何一个劳动者都不是孤立的,应该重视社会心理对他们的影响,以激发他们的积极性和创造性;并运用运筹学和其他科学的方法,对与管理对象有关的所有方面进行系统、整体的分析,管理人员据此作出适当的决策,并通过计划、组织、控制等职能,解决生产和经营等问题。

1.行为科学学派

行为科学是应用心理学、社会学、人类学的研究成果,研究人类行为的发生、发展和变化规律的一门综合性的交叉科学。它以人为研究对象,研究的目的是解释、预测、控制人的行为,以便充分调动人的积极性和内在潜力,改善团体气氛和人际关系,提高领导艺术和领导效果。

行为科学的发展是从人群关系学说开始的。人群关系学说的代表人物是埃尔顿·梅奥(Ehon Mayo),他从1927年开始指导有名的"霍桑试验",在试验中梅奥发现影响工人生产积极性的主要因素是心理和社会因素。"霍桑试验"的研究结果显示出四个与科学管理理论完全不同的观点:第一,人是"社会人",其行为不仅受物质因素的影响,而且受社会和心理因素的影响。第二,生产效率在一定程度上取决于职工的积极性,取决于职工家庭和社会生活以及企业中人与人的关系。第三,除了正式组织外,职工中还存在着非正式组织,这种无形式的组织有它特殊的感情倾向,左右其成员的行为。第四,提高生产效率更重要的应是"提高士气"。管理者应提高职工的满足感,善于倾听和沟通职工的意见,使正式组织的经济需要与非正式组织的情感需要取得平衡。以上即是以"霍桑试验"为基础提出的人群关系理论,人群关系理论是行为科学管理学派的早期思想,它只强调要重视人的行为。而行为科学还要求进一步研究人的行为规律,提出产生不同行为的影响因素,探讨如何控制人的行为以达到预定目标。行为科学学派的主要理论有:

(1)人的需要层次理论

人的需要层次理论揭示了人类行为普遍的、一般的规律,是由美国著名的心理学家马斯洛(A.H.Maslow)于1954年提出的。他认为动机是由人的需要引起的,并将人的各种需要按其重要程度和发生顺序分为五个层次,即生理、安全、社交、尊重和自我实现的需要(见图1-1-2),这五个层次的需要中,第一、二层为低级的物质需要,第三、四、五层为高级的心理、社会性需要。人只有在低一层次的需要获得满足后,才会产生高一层次的需要。越是低层次上的需要越基本,其推动力也越强大;越是高层次的需要,满足难度越大。但已经满足的需要不能成为激励人的动机,只有尚未满足的需要才能影响行为。马斯洛认为,人均存在上述五种需要,对于一个特定的人,对这五种需要的需要强度不同,强弱不同便形成了一定的需要结构。不同的人具有不同的需要结构。同一个人在不同时期也具有不同的需要结构。强度最大的需要称为优势需要,它对人的行为起支配作用。

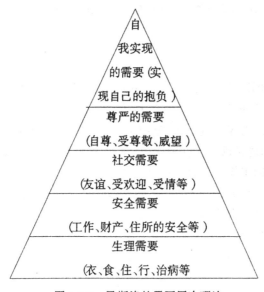

图1-1-2　马斯洛的需要层次理论

(2)双因素理论

又称激励因素-保健因素理论,是美国心理学家赫咨伯格(F·Herzberg)在本世纪 50 年代提出的。他在调查研究中发现,并不是任何需要都能激发员工的积极性,不同的需要,对于激发积极性所起的作用是不同的。根据作用的不同,需要可分为二大类。一类称为保健因素,多是和工作的保障环境相关的因素,其特点是若缺少它将挫伤员工的工作热情,导致积极性的下降,若满足它则可防止积极性下降,却不能增进积极性,如行政制度、薪金制度、人际关系和工作环境等。另一类因素称为激励因素,多是和工作本身相关的因素,其特点是若满足它会极大地调动员工的积极性,若缺少它又不致引起很大的不满,如成就、奖励、责任、权力等。赫咨伯格认为只有靠激励因素来调动工作人员的积极性,才能提高效率。赫咨伯格的双因素理论与马斯洛的需要层次理论有很大的相似性,马斯洛的高层需要即赫咨伯格的主要激励因素,而为维持生活所必须满足的低层需要则相当于保健因素。可以说赫咨伯格对需要层次理论作了补充,他划分了激励因素和保健因素的界限,分析出各种激励因素主要来自工作本身,这就为激励工作指出了方向。马斯洛的需要层次论和赫咨伯格的需要激励双因素论之间的对照比较如图 1-1-3 所示。

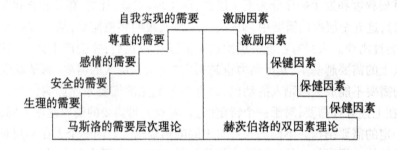

图 1-1-3 马斯洛的需要层次理论和赫茨伯格的双因素理论对照比较图
(出自周三多《管理学的原理与方法》)

(3)X—Y理论

是美国社会心理学家麦格雷戈(D.McGregor)于 1957 年提出的两种对立的人性假说观点。他将传统的人性假说观点归纳起来,称为 X 理论,针对 X 理论的不足,又提出了一种新的人性假说观点,称为 Y 理论。X 理论的主要内容是:人生来就是好逸恶劳、缺乏进取心、自私保守的,从而总是逃避工作和责任,反对改革创新,因此必须给予精神和物质的压力,才能使他们有效的工作。Y 理论则认为人并非生来就厌恶工作,工作可以成为满足的源泉(人们会自愿去工作),也可以成为惩罚的源泉(人们将逃避工作),一切视条件而定。人具有责任感,并具有自我激励和自我控制能力。X 理论强调人的被动消极面,主张采用专制的管理方式强制推动工作。Y 理论强调人的主观能动性,主张采用民主的领导方式激励下属工作的自觉性和积极性。麦格雷戈本人主张在管理思想上,应变 X 理论为 Y 理论。

(4)超 Y 理论

在麦格雷戈提出 X 理论和 Y 理论之后,美国的齐伊·洛尔施(Joy Lorsch)和约翰·莫尔斯(John Morse)对此进行了试验,在试验中发现采用 X 理论的单位和采用 Y 理论的单位都同样既有效率高的,也有效率低的。可见 Y 理论并不一定都比 X 理论好。并据此提出了超 Y 理论,又称权变理论。其主要观点是:不同的人对管理方式的要求不同,如有人希望有正规化的组织与规章条例来要求自己的工作,而不愿参与问题的决策去承担责任,这种人欢迎用 X 理论指导管理工作;而有的人却需要更多的自治责任和发挥个人创造性的机会,这种人则欢迎以 Y 理论为指导的管理方式。此外,工作的性质,员工的素质也影响到管理理论的选择。因此管理人员应从实际出发,选择采用某一种管理理论。

2.管理科学学派

管理科学学派是第二次世界大战后,与行为科学平行发展起来的另一个现代管理学派。这一学派把现代自然科学和技术科学的最新成果(主要是各种先进的数学方法、电子计算机技术与通讯技术,系统论、控制论、信息论等)广泛地运用到管理上来,形成了一系列新的组织管理方法和组织管理技术,把管理工作纳入科学化的轨道,提高到一个前所未有的水平。行为科学学派与管理科学学派的主要区别在于,行为科学学派的主要目标是应用科学的方法论解决管理工作的人事问题;管理科学学派的主要目标则是应用科学的方法论解决生产和作业管理的问题。一般认为,大多数管理科学具有如下特征:

(1)以决策为主要的着眼点。

(2)以经济效益标准作为评价的根据。

(3)依靠正规数学模型。

(4)依靠电子计算机。

现代管理科学的广度和深度都有了发展,它包括三个重要的方面:运筹学、系统分析和决策科学化。

(1)运筹学

运筹学是一种分析的、实验的和定量的科学方法,它专门研究在物质条件(人、财、物)已定的情况下,为了达到一定的目的,统筹兼顾整个活动所有环节之间的关系,最经济最有效地使用人、财、物,以取得最好的效果。

在实践中,由于组织管理工作的对象有各种不同情况,运用不同的方法,解决各种特定的问题,就形成了许多运筹学的新分支,如规划论、对等论、排队论、搜索论、库存论、网络计划技术等。

(2)系统分析

传统的分析问题的方法、往往是把一个事物分解成许多独立的部分,分别进行深入研究。这样做就容易把事物看成孤立的、静止的,因而所得出的结论从局部来讲是正确的,但如果放到更大的范围来考察,则可能是片面的,甚至是错误的。系统管理理论把研究的对象看作是极其复杂的系统,是一个由相互联系、相互作用的不同部分(称为子系统)结合构成的具有特定功能的有机整体,这个系统又从属于某个更大的系统,它在这个大系统中,与和它相关的其他系统有互相"输入"和"输出"的关系。因此,运用系统分析研究系统时,要求必须从系统的全局出发进行分析并制定决策和进行组织管理。把系统分析的方法引入管理,现已成为管理科学的一个重要特点。系统分析法的准则、步骤是:

① 弄清并确定这一系统的范围及要实现的最终目标,同时明确它可能有的各子系统

及其可能实现的各分目标。

② 把研究对象看作是一个整体,是一个统一的系统,然后研究子系统与系统及各子系统之间的相互关系。

③ 探求为达到系统的总目标,须对各子系统提出的要求。

④ 确定标准,对可供选择的方案进行分析,当子系统目标与总体目标相矛盾时,要以实现总体目标为准则,从比较中选取出最优方案。

⑤ 组织实施。

(3)决策科学化

决策科学化要求以充足的事实为依据,采取严密的逻辑思考方法,对大量的资料和数据按照事物的内在联系进行计算、分析,遵循科学程序,对复杂的多方案问题进行明确的、合理的、迅速的选择。

美国卡内基-梅隆大学教授西蒙是决策理论的代表人物,他认为管理就是决策。传统观点认为,决策是高层管理人员的事,而西蒙等人认为,管理活动的全部过程就是一个决策的过程:确定目标、制定计划、选择方案,是组织目标及其计划的决策;设计组织机构、权限分配,是组织决策;选择控制手段对计划执行情况进行检查是控制决策。决策贯穿于整个管理过程。现代管理科学主要是为决策服务的。管理科学的发展过程,在很大程度上也就是决策科学化的过程。运用管理科学,归根到底是要减少决策的失误,提高决策的质量。

五、管理学和护理管理学(Science of management and science of nursing management)

不同组织中人们进行的管理活动是各不相同的,如工厂不同于商店,银行不同于学校,学校不同于医院,政府不同于军队……有多少种不同的社会组织就会有多少种特殊的问题,也就会有多少种解决这些特殊问题的管理原理和管理方法,由此,也就形成各种不同门类的管理学,如企业管理学、学校管理学、军队管理学、医院管理学等。这些专门管理学根据具体的研究对象还可以细分,如医院护理管理学就是医院管理学的一个分支学科。

但尽管不同组织中人们的管理活动千姿百态,各不相同,但又有共同之处,即都是为了本单位的既定目标,通过计划、组织、领导、控制等职能进行任务、资源、职责、权利和利益的分配,协调人们之间的相互关系。管理活动的这种共性就成了管理学的研究对象,即管理是以各种管理工作中普遍适用的原理和方法作为研究对象的。不同专业的管理学都包含着共同的普遍的管理原理和管理方法,但管理学不是某个具体的部门管理学,也不是不同专业管理学简单相加的产物,而是它们的概括和抽象,是对各门管理学中具有普遍意义的思想、原理、方法的综合、提炼和总结。

由上可知,护理管理学是一种专业领域管理学,和管理学之间的关系是普遍性与特殊性的关系。护理管理学是管理学一般原理与方法在护理管理实践中的具体运用。

第二节　现代护理管理学概述

（Introduction to science of modern nursing management）

一、护理管理的概念与内容（The concept and content of nursing management）

护理管理是以提高护理质量和工作效率为主要目的的活动过程。世界卫生组织（WHO）指出"护理管理是为了提高人们的健康水平，系统地利用护士的潜在能力和有关其他人员、设备及社会活动的过程"。换言之，医院护理管理就是研究医院护理工作的特点，找出其规律性，对护理工作的诸要素，如人员、技术、设备、信息等进行科学的计划、组织、控制、协调，从而使护理系统达到最优运转，放大系统的效能，为病人提供最优的护理。

护理管理的内容可分为行政管理，业务管理和教育管理三部分。护理行政管理指的是护理的组织机构为达到其既定的目的，制定完备而周密的工作计划与方案，配合适当的人、财、物所建立的合理化组织，用有效的领导方式、正确而积极的激励方法推行工作，谋求各单位、人员之间的协调与意见的沟通，并顾及时间及空间的运用，不断评估和改善管理手段和方法，圆满地实现护理组织的总目标，给病人予高品质的护理。简言之，护理行政管理是有关护理的组织形式，人员、物资、设备的合理分配与使用，国家卫生工作方针在本单位的贯彻等。业务管理是指为保持和提高护理工作效率和质量而进行的业务技术管理活动，包括护理规章制度、技术规范、质量标准的制定、执行和控制，新业务、新技术的开展和推广，护理科研的组织领导等。教育管理是指为提高各级护理人员的素质与业务水平而采取的培训活动的管理过程，包括护生的教学安排，新护士的岗前培训，以及在职护士的培训提高等。

二、护理管理的特点（The characteristics of nursing management）

护理管理作为护理专业领域的一种管理活动，除了具有管理的二重性、目的性、人本性、综合性、创新性、科学性与艺术性外，还具有自身的特点，即护理管理要适应护理学科发展的需要。

护理学已发展成一门独立的学科。护理工作与医疗的关系已从原来的从属于医疗，逐渐转变为交流—协作—互补型关系；护理工作的内容已从原来的单纯执行医嘱扩大为既要协助医生进行诊断、治疗，又要独立诊断和处理人们对现存的或潜在的健康问题的反应；护理工作的模式已由功能制护理发展为以病人为中心的整体护理；护理工作范围已由医院扩展到社会等等。护理学科发展导致的这种种变化，都要求护理管理者在管理工作中加以适应。例如，如何培养和保持护士的素质使之适应护士角色日益多元化的要求；在整体护理模式中应如何配备人员，建立何种组织形式，制定怎样的质量监控标准；如何确保护理工作的科学性、连续性、服务性的统一；如何在护理管理活动中体现护理专业的独立性;如何协调好医院各部门的关系使护理工作顺利运行等等。总之,护理管理只有适应了护理学科的特点,才能有效发挥作用,成为推动护理学科发展的动力。

三、现代护理管理学及研究对象(Science of modern nursing management and it's studying object)

现代护理管理学是在总结护理管理发展历史经验的基础上,综合运用现代社会科学、自然科学和技术科学的理论和方法,研究现代条件下护理管理活动的基本规律和一般方法的科学。它既是现代医院管理学的分支学科,又是现代护理学的一个分支。

护理管理活动的范围很广,涉及护理领域的所有内容。因此,护理管理学研究的就是护理领域内护理管理活动的基本规律和一般方法。要找出现代护理管理活动的有关规律,是一个复杂的综合过程,它既要总结国内外护理管理经验,又要分析现实情况,同时还要综合运用管理学的一般原理与方法及现代科学技术提供的先进手段。

研究和应用现代护理管理学,有助于提高整个护理管理队伍的素质和科学管理水平,有助于改善护理管理的现状和提高护理工作的效率和质量,有助于推动护理学科的发展。

四、现代护理管理学的学科体系(The branches of modern nursing management)

在总结国内外护理管理实践的基础上,我们认为现代护理管理学的学科体系应包括管理理论篇、管理方法篇及管理实践篇三部分。管理理论篇主要研究管理科学的一般原理、护理管理学的基本理论问题及护理管理学科的发展趋势;管理方法篇主要研究护理管理活动中的常用方法与技术、护理领导艺术以及护理管理中如何有机运用各种相关学科的理论;管理实践篇主要研究护理管理中相互联系又相互区别的各专业管理,包括护理组织管理,护理人才管理,护理技术管理,护理质量管理等(见图1-2-1)。

第三节 科学管理在护理工作中的地位与作用

(The status and role of scientific management in nursing)

管理的创新性特点告诉我们:科学技术决定社会生产力发展水平,但如果没有相应的管理科学的发展,则会限制科学技术成果作用的发挥。科学的技术和管理是推动现代社会发展的两个轮子,两者缺一不可。同样,护理要想获得飞跃发展,也离不开科学管理。近代护理学的创始人南丁格尔在克里米亚战争中把死亡率从50%降到2.2%,就是综合运用护理技术和护理管理的结果,她从医院环境、规章制度、职责分工到病人的清洁整齐、膳食、护理时间安排等方面进行了有效的管理,确保了医疗护理技术的实施,从而提高了护理效果,降低了死亡率。

在现代医疗工作中,护理工作是医疗系统中不可缺少的组成部分。在医院,护理人员占全院技术人员的一半以上,遍及医院的各个部门,在医、教、研、预防保健、经济管理等工作中担负着重要的作用。护理工作的效率和质量将直接影响整个医院的医疗质量和工作效率,而护理工作效率和质量的高低主要取决于护理管理水平。护理管理水平间接反映了医院的管理水平。因此护理管理的科学化、现代化不仅有利于护理学科的发展,而且有利于促进医院建设和推动医学科学的发展。

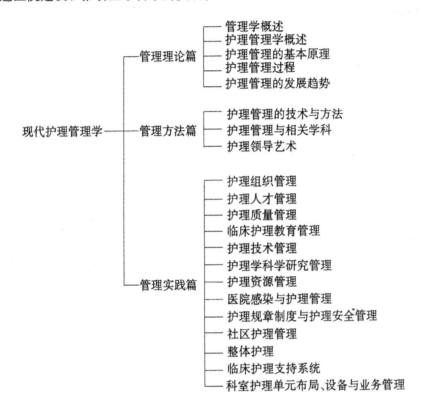

图 1-2-1 现代护理管理学的学科体系

　　随着现代科学和医学科学的飞速发展,各种新技术广泛运用于临床,医学护理学模式的转换以及人类健康观念的更新,护理服务的对象、内容、范围也在发生变化,这种变化对护理管理人员提出了新的要求。以前传统的家长式的经验管理已跟不上护理学科的发展需要,面对新时期不断出现的新问题,护理管理人员要想取得高水平的管理效果,必须不断学习新的管理思想和方法。护理人员在学习管理科学时,必须注意管理方法和技术的引用,不但要全面研究并有选择地吸收、引进真正能促进护理学发展的管理制度和方法,还要注意将国内外先进的管理思想、方法与本单位的护理实际相结合,研究具有自己特色的新型的管理方法。

　　特别要指出的是,并不是只有护理管理人员才需学习护理管理知识,而应普及到所有护理人员中。林菊英在她主编的《医院护理管理学》一书中就指出:在护理工作中,护士、病人及其他有关人员构成一个管理体系,护士是管理者,病人是被管理者。护士要达到为病人提供优质服务的目的,必须利用各种途径充分了解病人的有关信息,根据收集到的资料,考虑现有的条件,依据病人的需要,为病人制定确实可行的护理计划。在实施计划中,要充分利用现有的人力、物力资源,协调管理体系中各方面的关系,以完成既定的目标。在这个管理系统中,护士还须收集正反两方面的反馈信息(如病人的意见及建议等),改进护理工作方法,以达到为病人提供最适合其个人需要的高品质的护理服务。护理过程就是管理过程,护理过程要运用管理学的科学方法,每个护理人员都是护理管理者,需要学习管理学知识。

(谢红珍)

第二章

现代护理管理的基本理论
(The basic theories of nursing management)

第一节 系统原理及其相应原则
(Systematic theory and principles)

一、系统原理(Systematic theory)

管理对象的每一个基本要素都不是孤立的,它既在自己的系统之中,又与其他系统发生各种形式的联系。为了达到现代科学管理的优化目的,必须对管理对象进行充分的系统分析,也就是说任何管理对象都是一个特定的系统,这就是管理的系统原理。系统原理来源于系统论。系统论是 20 世纪 40 年代美籍奥地利学者贝塔朗非创立的科学。系统,是指由若干相互联系、相互作用的部分组成、在一定环境中具有特定功能的有机体。系统论的创立,为管理上的系统分析、系统工程的产生和发展,奠定了理论基础。

系统原理要求每个管理工作者必须从思想上明确:自己负责控制的对象是一个整体的动态系统,而不是一个个孤立分割的部分,应该从整体着眼对待部分,使部分服从整体;同时还应明确,不但自己管理的对象是一个整体系统,而且这个系统还是一个更大系统的一个构成部分,因此还必须考虑更大的全局,摆好自己系统的位置,为更大系统的全局效益服务。要把握好系统原理,必须注意系统的三个特征:

(一)目的性

每个系统都有明确的目的,而且一个系统通常只有一个目的,目的不明确,或者混淆了不同的目的,都必然导致管理的紊乱。各子系统(或称作单元)是根据系统的目的和功能来建立各子系统之间的联系的;在组织、建立、调整系统的结构时,都要强调子系统必须服从系统的目的。如医院是一个系统,其目的是以病人为中心,提供优质服务。而护理工作是医院工作的一个子系统,护理部组织管理的各项工作必须服从医院管理大系统,紧紧围绕以病人为中心的目的,提供优质护理服务,才符合管理的系统原理。

(二)整体性

系统的目的性使系统内各因素围绕共同目标构成不可分割的整体。从根本上看,整体的效益与子系统的效益应该是一致的,否则子系统就失去了存在于整体之中的基础。但是在错综复杂的条件下,局部与整体有着复杂的关系与交叉的效应,局部与整体的利益并不总是一致的,从局部看有利的事,从整体看不一定有利。

作为护理管理者必须有全局观点,必须有一个系统的运筹规划,必须有一个考虑了尽可能多因素的管理模式,决不能只强调自己所主管工作的重要,或强调局部利益而不顾大局和整体利益,若固执己见,或以维护局部利益为由只顾局部利益而不顾整体利益,其结果可能是处处碰壁,这是现代管理的大忌。

(三)层次性

层次性是系统原理的一个重要概念。任何复杂系统都有一定的层次结构。系统间的运动能否有效,效率高低,很大程度上取决于能否分清层次。每一层次都应有各自的功能,规定明确的任务、职责和权利范围。同一层次各子系统之间的横向联系,应由各子系统本身全权处理,只有在他们不协调或发生矛盾时,才需要上一层次出面解决。

上一层次系统的主要任务有两个:一是根据系统的功能、目的向下一层次发出指令信息,最后考核指令执行的结果;二是解决下一层次各子系统之间的不协调。护理部主任、科护士长、病区护士长等各级护理管理干部在管理工作中只负责对下一层次下指令,而不能去指定让谁干、应该怎么干、不应该怎么干,这种干扰下一层次的行为,被一些人称为"乱插一杠子",会严重挫伤下一层次的积极性、主动性和责任心,或把一切问题统统上交,结果导致领导者天天忙于应付具体事物,也失去了指挥者应有的作用。领导只做领导的事,各层做各层的事,这才是有效的管理。

二、管理对象(The objects of managing)

如何认识管理工作的对象,这是任何管理者首先要解决的问题。对管理对象的认识不同,管理时就会有不同的着眼点,管理中的问题也就不同,它会直接影响管理的水平和任务的完成。

关于管理对象,一直存在着不同的认识。国外较早的管理理论认为,管理对象主要是人、财、物三大要素;以后有人加上了信息、时间,成了五大要素;再以后又有人加上了士气和方法,发展为七大要素;随着管理科学的发展,出现了把管理对象分得更详细、更多样的趋势。这种对管理对象要素的认识不断增加的现象,一方面反映了现代管理的内容更加丰富,更加复杂;另一方面也反映了现代管理科学研究水平在不断地发展和提高。这是符合社会历史发展规律的。但是这些对管理对象的表达都偏重于对管理对象的罗列,还不能充分揭示出管理对象之间的本质关联。那么,应该如何认识管理对象呢?

由于世界性的生产、经济、科技高速发展,整个人类社会的普遍联系表现得越来越明显,甚至有"地球村"的说法。各个领域、部门,乃至各种工作呈现出一种既十分复杂又高度综合的特点,各种管理工作的内容也随之复杂起来。不但一种管理工作的内部存在着错综的、相互制约的关系,而且一个部门的管理工作和其他部门的管理工作之间也存在着错综的、相互制约的关系。在这种变化巨大、发展迅速的情况下,像过去那样简单、表面地理解管理对象,已经不适应了。

有学者认为,从现代各种管理工作的实际情况出发,把管理内容的诸因素联系起来统一考虑,就会发现现代管理工作的对象是下列四个动态因素在运动过程中的统一:

第一,整体性:现代管理工作的对象,首先表现为一个由管理者负责控制的不可分割的整体。这个整体可因具体对象的性质不同而千差万别,但作为管理对象,它总是一个不可分割的整体,在这点上各具体对象是相同的。

第二,独立性:现代管理工作的对象,虽然是一个不可“分割”的整体,但由于任何整体又总是由相对独立、有机结合的各个部分组成的,所以管理工作的对象是整体和部分的辩证统一,是不可分割和可以分割的辩证统一。管理者如果看不到整体中的各个部分,也就看不清整体的结构和格局,认识上模糊,工作上就会分不清主次。

第三,相关性:现代管理工作对象,不只是看得见的,有形的整体和部分,还有看不见的、无形的各种“关系”,整体与部分的关系,部分与部分的关系以及关系中的不同层次,这个整体与其他相关事物的关系等。这种看不见的“关系”,有时甚至比有形的管理对象更为重要,从一定意义上讲,管理工作恰恰是处理好管理对象的种种关系的工作。

第四,动态性:现代管理工作的对象,不但包括这些有形和无形的内容,而且包括这些关系之间的变化和发展,以及这些关系变化和发展的结果,特别表现在具体任务和实现条件的不断转化上。

由此可见,应该把管理对象看作是一个整体、部分、相互关系及不断变化的统一体。这种动态的统一体,如果用一个现代概念来表示,那就是人们常说的“系统”。现代管理工作的对象,应该是管理者负责控制的那个特定的系统,而决不是一个个孤立的要素。对管理对象的理解,从静态发展到动态,从着眼于有形的物质因素,发展到更重视无形关系的变化和转化,这种新的理解反映了不断发展变化的管理对象的实际。

三、系统原理在护理管理中的应用(The use of systematic theory in nursing management)

系统原理是贯穿整个管理过程的最重要的基本原理,这个原理在管理实际中,可具体体现为若干相应的管理原则,其中最主要的是整分合原则和相对封闭原则。

(一)整分合原则

管理者要高效、优质的完成管理任务,首先必须对如何完成整体工作任务有充分细致的了解(这就是“整”的意思);在此基础上,将整体目标科学地分解为一个个组成部分、基本要素,据此明确地分工,使每项工作规范化,建立责任感(这就是“分”的意思);然后进行总体组织综合,实现系统目标(这就是“合”的意思)。整体把握、科学分析、组织综合,这就是整分合原则的主要涵义。

护理管理者的责任,在于从整体要求出发,制定系统目标,如年度护理工作计划、五年护理工作规划,根据这些计划、规划再进行科学的分析,明确各子系统的目标,如病人对护士服务态度满意率必须≥95％,对护士技术水平的满意率必须≥95％,并分工到责任人,从而使每项工作都规范化、责任化。然后再按照确定的规范,检查执行情况。这里,分解是关键,分解正确,分工就合理,规范才科学、明确。并且在合理分工的基础上再组织严密有效的协作,这才是现代的科学管理。

(二)相对封闭原则

管理对象作为一个系统,它在更大的系统中与其他相关系统有输入和输出的关系。正因为如此,管理有对外管理、对内管理两个方面。对外,任何系统应是开放的,以保证与相关系统的输入、输出关系;对内,其内部要素的结构,又必须是环环相扣,首尾相接的整体,以形成闭合回路,保证内部多环节畅通,功能作用得以充分发挥。这就是管理的相对封闭原则。

图 2-1-1 揭示了管理系统内部各机构之间相对封闭的回路状况。

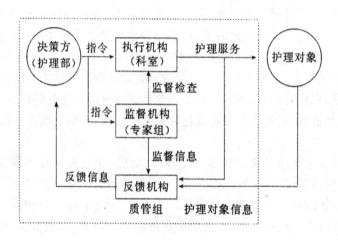

图 2-1-1　护理管理过程及相对封闭回路

这个图表明,一个决策指令发出,"执行机构"应该坚定、迅速、准确、无误地贯彻执行。如何保证? 这就必须有相应的"监督机构",以使决策、执行、监督先形成一个相对封闭的回路,以确保决策能不折不扣地得到准确执行。没有准确的执行,就不可能有正确的输出。管理系统要经常检查"输出"的正确与否,"反馈机构"绝不可少,其作用在于搜集外界反馈信息,了解决策通过执行产生的实际结果,据此就执行的实践及执行后的效果及时向决策方提出修正建议;只有这样,使决策、执行、反馈构成整个管理系统的闭合回路,才能保证决策不断地更加符合客观实际,取得更好的实践效果。护理管理者必须掌握遵守系统原理中这一相对封闭原则,使决策、执行、监督、检查、反馈环环相扣,才能实现成功的管理。

第二节 "人本"原理及其相应原则
(Humanism theory and principles)

一、"人本"原理的概念(The concept of humanism theory)

所谓"人本",顾名思义,就是以人为根本。管理的人本原理就是在管理活动中,把实现以人为中心的管理作为最根本的指导思想,坚持一切从人出发,以调动和激发人的积极性和创造性为根本手段,从而达到提高效率和人的不断发展的目的。为此,管理中所说的人本原理应包括以下几层涵义。

(一)人是生产力的基本要素,是社会一切财富的创造者,因此任何管理工作都要把充分调动人的积极性、创造性作为根本手段。

(二)人的自由和全面发展是整个社会发展的趋势和最高追求目标。因此,管理人本原理的实质不是仅仅把人看成是生产力的基本要素,还要把关心人、尊重人、理解人、解放人、发展人作为管理的目的,从而纳入管理要追求的最高目标。

(三)人的存在是多种多样的,既有自然存在,也有社会存在、个性存在。管理的人本观念中的"人",既包括作为管理客体的"人",也包括作为管理主体的"人";既包括作为个体的人,也包括作为群体的"人",组织的"人",乃至社会的"人"。因此管理中的人本原理是指所有与管理活动有关的、涉及人的各种存在方式的整体的人本观念。

二、"人本"原理的实质(The essence of humanism theory)

"人本"原理的实质是:一切管理工作的根本问题,就是要做好人的工作——提高每个人的素质,规范每个人的行为,调动每个人的积极性,发挥每个人的创造精神。人的主观能动性发挥得越好,管理的客观效益也就越高。

遵循"人本"原理就要反对和防止见物不见人,见钱不见人,重技术不重人,靠权力不靠人等错误的认识和做法。过去有的护理管理人员对待被管理者如护士、病人,较多的采用强制性的管理方法,一强调加强管理,总是先想到怎样管严、卡死,而不是考虑怎么多给予被管理的"人"一些相应的主动权,使他们的才干充分发挥出来,从政策上、措施上激发大家的积极性。一个管死,一个调动积极性并发动他们一起参与管理,这是在人的管理上两种根本不同的态度,其管理效果也截然不同。

三、"人本"原理在护理管理中的应用(The use of humanism theory in nursing management)

与"人本"原理相应的管理原则有:能级原则、动力原则和行为原则。

（一）能级原则

在管理活动中,能和级都是不依人们意志为转移的客观存在。具有一定能量的人员只有处在相应级别上才能充分发挥他的作用,并可激励他不断地提高自己的能力以获得更高的级别。所以现代管理的任务就是要建立一个合理的能级,以保证管理的内容能够动态地处于相应的能级中,各自充分发挥作用。遵循能级原则必须做到以下几条:

1.管理必须分层次、有能级。如果管理结构形成不了能级,那就极易导致管理失效。现代管理中的"能级"不是主观任意分设的,各个层次也不是随便可以组合的。管理结构中的能级和层次必须符合客观实际才能稳定、持久。稳定的管理结构一般是正三角形或正宝塔形。

造成非稳定能级结构的一个重要原因在于存在不论工作是否需要,反正人多好办事的思想。"人多好办事"是小生产的效率观;能级原则的效率观是:"用最少的人办最多的事"。人多事少必然无事可做,而"无事"则"生非",多一个实际上是多一个故障因素。

2.不同的能级应该表现出不同的权力、物质利益和精神荣誉。因为权力、物质利益和精神荣誉是能量(贡献)的一种外在表现,只有与能级相对应,才符合相对封闭原则。在其位,谋其政,行其权,尽其责,取其值,获其荣,失职者要惩其误。管理不是拉平或消灭这种权力、物质利益和精神荣誉上的差别,而是必须给对应的能级予相当的待遇。

3.各类能级必须动态地对应。人有各种不同的才能,各种管理岗位有不同的能级。现代科学管理必须使相应才能的人处在相应能级的岗位上,人尽其才,各尽所能。这样的管理体制才能形成稳定的结构,才能持续而高效地运转。

既然人有各种不同的才能,现代管理必须知人善任。各类管理人员应具备怎样的才能呢? 如挑选护理部主任这样的指挥人才,应具有高瞻远瞩的战略眼光,具有出众的组织才能,善于识人用人,善于判断决断,有永不衰竭的事业进取心;护理质量管理中检查考核的反馈人才,应思想活跃敏锐,知识兴趣广泛,吸收新鲜事物快,综合分析能力强,敢于直言,必须具有追求和坚持真理的精神;监督人才,应公道正派,铁面无私,熟悉业务,联系群众;执行人员,应忠实坚决,埋头苦干,任劳任怨,善于领会上级意图等等。现代科学管理必须善于区别不同才能和素质的人,知人善用,以产生更高的工作效率。

在管理活动中,应当注意创造条件,允许人们在各个能级中不断地自由运动,当前在人事管理中存在的只能上不能下,"论资排辈"等现象,都是违背能级原则、影响管理效能的。总之现代管理岗位的能级必须是合理有序的,人才的运动又必须是动态无序的,这样才是科学、有效的管理。

（二）动力原则

管理必须有强大的动力。正确地运用动力,使管理持续而有效地进行下去,这就是动力原则。"动力"不仅是一种管理的能源,而且也是一种制约的因素,没有它,管理就不能有序地运动。一般地说,在管理中有三种不同的而又相互联系着的动力。

1.物质动力。物质动力就是用适量的物质利益来调动人的积极性。辩证唯物主义告诉我们,物质与意识两者中,物质是第一性的,物质的存在决定人们的意识。物质动力,是基础动力。在护理管理活动中，必要的奖金、适时的提级加薪以及有条件时为护士争取必需的利益，如住房、护士长的岗位补贴等等，都是现代管理不可忽视的杠杆。

2. 精神动力。就是用精神的力量来激发人的积极性、主动性和创造精神。精神动力是客观存在的，管理是人的活动，人有精神，必有精神动力。精神动力不仅可以补偿物质动力的缺陷，而且其本身就具有巨大的威力。一个先进集体为着共同的荣誉，团结战斗；一个先进工作者为了崇高的事业，忘我地工作；无数的革命先烈，在共产主义信念激励下，不为名，不图利，为了人类的解放、自由，献出自己宝贵的生命；一些科学家不慕富贵，甚至不怕迫害，执着地进行研究发明。在特定的条件下，精神动力可以成为决定性的动力。在护理管理的活动中，对新护士适时进行职业理想教育；在护理人员中建立护理哲理（理念）；每年"五一二护士"节评选优秀护士，或开展争创南丁格尔杯等专题活动；在护理技术练兵中，评选技术能手；年终总结中评选表彰先进集体、先进个人；还可以设立单项奖，如最佳服务态度奖、最佳护理科研奖等，运用好这些激励措施，必定会产生强大的精神动力。

3. 信息动力。是通过信息的交流产生的动力。比如，参加一次学术讨论会，学到了新知识，受到了启发并产生了行动，改进了工作。这一动力是通过信息交流获得的，从管理角度看，信息作为一种动力，有超越物质和精神的相对独立性。因此，要为护理技术人员创造更多参加学术活动的条件与机会，不要总以为出去参加学术活动是游山玩水。实际上各种讨论、交流，可以用"弹性碰撞"这一科学的术语来形容，信息交流就是思想碰撞，一"碰"就可能迸发思想火花，产生新的思路。这是无形的，却是非常有用的。

以上三种动力都有一个如何正确运用的问题。动力得不到正确的运用，不仅会使其效能降低，有时，甚至起到截然相反的作用。因此，运用动力原则时应注意以下几点：

1. 三个动力一定要综合、协调地运用。对每一个管理系统而言，三种动力可以同时存在。在不同的管理系统中，三种动力又不会绝对平均，必然甚至有巨大差异。

2. 要正确认识和处理个体动力与集体动力的辩证关系。管理也是一种社会活动，它必然以一个集体目标作为自己管理的前提。集体是由个体组成的，每个个体又有自己的目标。一般地说，个体与集体都有它们各自的精神动力、物质动力和信息动力，具体分析，它们决不会是完全一致的。

3. 在运用管理动力时需要注意"刺激量"这个概念。忽视了刺激量，往往就不能有效地运用动力原则。如在运用精神动力时，树立一个或几个标兵、先进人物，本可产生较大"刺激量"，但有的管理者为了减少矛盾，采用先进"轮流当"或任意扩大先进人物数量，"大家彼此彼此"，精神刺激量反而下降，使榜样失去了力量。

（三）行为原则

行为原则来源于行为科学学派，在 20 世纪 40～50 年代初期以"人群关系"学说著称于世。从 50 年代开始，正式形成"行为科学"学说。它的根本理论基础是管理的效果一定要通过被管理者的行为才能体现出来。所以管理实际上是行为科学的运用：一个管理人员必须懂得该怎样调动人的积极性，该怎样去影响下属的行为，该如何协调人与人之间的关系等等。

行为原则认为，人的需要产生人的动机，人的动机产生人的行为。人是管理活动的核心,充分激发人的积极性是实现组织目标的前提和保证。因此,在护理管理活动中,应遵循行为原则,协调好组织利益和个人需要的关系。一是当个人需要与组织利益一致时应及时加以激励,做到实现个人愿望和组织目标的有机结合,形成强大的合力;二是当个人需要与组织利益发生冲突时应积极做好疏导工作,引导护理人员正确处理个人需要和组织目标的关系,自觉服从组织的利益;三是尊重个人的愿望,在不影响组织根本利益的前提下,在使用和工作安排上尽量满足个人的愿望。这样做,既有利于充分发掘和发挥个人的潜能,又有利于保持护理队伍的稳定。

第三节 动态原理及其相应原则
（Dynamics theory and its principles）

一、管理是一个动态过程（Management is a dynamic process）

在管理学史上,几乎所有的管理学家都承认管理是个过程。在第一章,我们介绍了管理学家对于管理过程的分析,大多数的认识也基本上是一致的,即把管理的过程归结为三个循环往复的环节(计划、组织、控制)。也有些理论把管理的过程分为五个环节、六个环节。六个环节、五个环节、三个环节,只是表述方法上的不同,实质上并没有区别。现在也有学者认为:现代管理工作的全过程至少应该是从围绕制定目标、分析、明确方向开始,制定计划、健全机构、组织力量、指挥行动、跟踪变化、调节关系、控制系统,最后总结经验,前后可分为十个环节,周而复始,循环往复。这些环节在排列上可以有先后,但在实际管理过程中往往是交错进行的,在时间上无法机械分开。在外界影响下,每个环节互相促进又互相制约。因此,不仅从全过程看十个环节是周而复始、交错进行的动态过程,就是从各个环节看也都是一个个复杂的动态系统。如果要绝对地分析比较,则其中确定目标、制定计划、健全机构、组织力量是作为科学管理的前提,比较偏于静态;从指挥行动开始到跟踪变化、调节关系等,整个控制系统始终围绕着确定的目标旋转,是极其复杂的,几乎完全是动态,常常处于瞬息万变之中。管理者若不及时掌握变化着的情况,以灵活的应变姿态控制局势,有可能将成功毁于一旦。由此可以看出,管理的成败,更多地取决于行动开始后的指挥(即管理过程中的跟踪、协调、控制)。也正是在这个瞬息万变、错综复杂的阶段,才真正能考验出一个管理者管理能力的强弱和管理水平的高低。只有这个阶段,才是最能让管理人员发挥和施展才干的舞台。动态,这是现代科学管理的重要特征。只有善于把握动态和应付变化的人,才是管理上的强者。

二、动态原理的概念与要求（The concept and requirement of dynamics theory）

管理是一个动态的过程,因为任何过程本身就是一种运动的形式,加上任何管理对象又都是一个复杂的、多因素的系统,各因素内部及各个因素之间的关系始终处于不断发展变化之中。

在管理活动的整个过程中,要求管理者必须始终注意把握管理对象运动、变化的情况,不断调节各个环节,以保证整体目标的实现,这就是管理的动态原理。

动态原理要求:每个管理者都应把管理的对象、目标看成是发展、变化的,不要一成不变地看待它们。动态原理的实质就是要在把握住管理对象运动、变化的前提下,注意调节好各个环节,以确保实现整体目标。这正是现代管理的复杂、多变的特点。"重视搜集信息,经常注意反馈,随时进行调节,保持充分弹性",这是能及时适应客观事物可能发生的各种变化,有效地实现动态管理的基本条件。

三、动态原理在护理管理中的应用(The use of dynamics theory in nursing management)

在管理过程中,面对瞬息万变的管理对象和错综复杂的管理情况,护理管理者必须在实践中遵循与动态原理相应的两项原则:反馈原则和弹性原则。

(一)反馈原则

反馈,是控制论中一个极其重要的概念。通俗地说,就是控制系统把信息输送出来,其作用结果又被返送回去,以影响(调节)信息的再输出,起到控制作用,确保达到预定目标。

管理是否有效,其关键在于是否有灵敏、正确、有力的反馈。要"灵敏",就必须有敏锐的感受器,以便及时发现管理与变化着的客观现实之间的矛盾所在。要"正确",就必须有高效能的分析系统,以过滤和加工感受到的多种信息,通过去粗取精、去伪存真、由此及彼、由表及里,得出正确的结论。要"有力"就必须把收集到的信息变为决策部门强有力的行动,修正原来的管理方案,使之更符合实际情况。灵敏、正确和有力的程度是一项管理制度、一个管理单位是否有强盛生命力的标志。以临床护理质量管理为例,首先,决策层(护理部)必须对全体护理人员进行质量教育,增强质量意识。其次,必须制定一套科学严谨的护理质量指标评价体系和具体标准。第三,执行者(护士长带领下的全体护理人员)必须掌握质量标准,严格执行质量标准。临床护理质量究竟能否达标和实现优质高效,还有一个重要的环节就是必须建立一个灵敏、正确、有力的质量检查、考核和信息反馈系统,即通常所说的质量管理(监督)组织。通过他们的检查、考核、反馈,就能不断纠正质量管理中的偏差,直至达到优化状态。值得一提的是,该质量管理(监督)组织应该由护理部成员或资深的护理专家组成。最好不让临床一线执行者的护士长参与,因为如果他们既是质量标准的执行者,又是质量标准的检查反馈者,在横向的同级检查中往往容易从个人主观意向出发,带上情感等色彩,使信息反馈系统不能做到灵敏、可靠、有力。

(二)弹性原则

管理的弹性原则是指在动态管理中必须留有充分的余地,以增强组织管理系统的应变能力,以便遇到新的情况时能及时调整管理活动,保证预定目标的实现。为什么管理必须遵循弹性原则呢?因为,一是管理者碰到的问题,从来不是单因素的,而总是要涉及众多因素,它们千丝万缕地、有机地联系在一起。毫无疑问,人们想要完全掌握所有因素是不可能的,因此管理就必须留有余地。二是世界上一切事物都在运动变化之中,管理更带有不确定性。不只是因为管理的因素多,更由于管理是人的社会活动。管理者是人,被管理者也是人,人作为有思维活动的生命,出现一些意想不到的行为是常有的事。某种管理方法,也许适应一种情况,能获最佳效益,但如果把这种方法僵化起来,没有一定弹性,当情况变化时,就会出现问题。所以管理一定要留有弹性。三是管理是行动的科学,它有后果问题。由于管理因素多,变化大,"失之毫厘,谬以千里",因此只靠谨慎不行,应该从管理开始就保持可调节的弹性。

有的管理者提出了一种"滚动弹性计划",即在制定年计划时,第一季度最详细,第二季度粗一点,第三季度再粗一点,第四季度最粗。在实行过程中,如发现第一季度出现问题,立即反馈,并在第二季度中调整,第三、四季度也如此,不断的总结经验,不断地采取措施完善和调整计划。这是反馈原则和弹性原则在计划工作中的综合运用。护理管理中的护士排班、护理人力资源的合理利用一定要用好弹性原理。

在应用弹性原则时,要严格区别消极弹性与积极弹性。消极弹性是把留有余地当作"留一手":计划订得松些,指标定得低些,费用预算高些,人员尽量多些。积极弹性不是"留一手",而是遇事"多一手",充分发挥人的智慧,进行科学预测,在关键环节保持可调性,事先预备可供选择的多种调节方案,这种积极弹性才是现代管理中应该大力提倡的。

第四节　效益原理及其相应原则
（Benefit theory and principles）

一、管理的根本目的（The basic purpose of management）

一般地说,人们从事的一切活动,都是有目的的。管理也是如此,那么,管理的目的是什么? 由于在不同时期、不同情况、不同管理领域要解决的实际问题不同,所以看法也不尽一致。

早期的管理主要是指工厂企业的管理,所以管理学的研究者认为管理的目的就是为了赚取更多的利润。亨利·艾伯斯(Henry Albers)就说:"利润既是必要的,又是道德的。"后来,由于管理科学研究的对象已经不再限于工厂企业,管理的目的被认为是为了提高劳动或工作效率。美国的彼得·弗·杜拉克(Peter F. Drucker)在《有效的管理者》一书中说:"管理者的本份,在于追求工作之有效"、"所谓有效性,就是使能力和知识的资源,能够产生更多更好的成果的一种手段"。组织和管理者的绩效本身便是目标。

在我国,有的学者认为,社会主义国家科学管理的根本目的,在于通过运用科学的方法、手段,协调所管系统内各个方面、各个人的工作,以保证有效地增加更多更好的社会效益和经济效益。经济效益指的是既能节约消耗、降低成本、增加经济收益,又能符合市场和人民生活消费需要的效益;社会效益指的是从长远和全局看,能符合人民生活、国家建设和社会发展的根本利益。

作者认为,在现阶段,我国护理管理的目的,就是运用管理科学的理论、方法、技术,达到科学管理,从而提高护理质量,发展护理学科,更好地为大众健康服务,以争取最优的社会效益与经济效益。

二、效益原理的概念(Benefit theory)

效益原理是指管理者在任何系统的管理中,都要注意讲究实效,从社会的、经济的效益出发,为实现系统的总目标,管理好系统的各个部分。在这里,效益和目标是连在一起的。它和一般讲的"效率"有联系又有区别。目标决策正确,效率和效益成正比,目标决策错误,则效率和效益成反比。可用下列公式表示:

效益＝正确的目标×效率

如果管理者在管理中能把追求良好的经济效益与社会效益作为根本目的,始终围绕这个目的去计划、组织、控制整个系统,所收到的将是事半功倍的效果。相反,若管理者没有效益观念,只是为了其他某种需要来确定目标、组织实施,其结果往往会导致"劳民伤财"。

三、价值原则在护理管理中的应用(The use of value principle in nursing management)

现代管理科学强调的价值原则,既不是单纯的商品价值,也不是单纯的经济价值,而是经济价值与社会价值统一的更高意义上的价值概念。所谓价值原则是指管理过程的各个环节、各项工作都要紧紧围绕提高社会经济效益这个中心,科学地、有效地使用人、财、物和时间,以创造最大的经济价值和社会价值。

在现代科学管理活动中贯彻价值原则,经常应用的方法是"价值工程"。"价值工程"是以提高功能(效能)、降低成本为目的的技术与经济相结合的一种管理方法。价值工程的特点是:以提高价值为目的,以功能(效能)分析为核心,以有组织的活动为基础,以先进的科学技术为手段,对管理活动的功能(效能)和成本以及它们之间的关系,通过科学实验和使用现代技术和数学方法进行质和量的分析,并根据分析结果采取相应的改进措施,从而使组织的管理活动实现降低成本、提高功能(效能)的目的。价值工程的公式如下:

$$V(价值) = \frac{F(功能)}{C(成本)}$$

它的涵义是:价值的大小,决定于功能和成本之比,功能越高,成本越低,价值就越大;功能越低,成本越高,价值就越小。按照这个公式,想取得大的价值有四种方法:①功能提高,成本不变;②成本降低,功能不变;③成本虽提高,功能提高的幅度比成本提高的幅度大;④既提高功能,同时又降低成本。显然第四种是最理想的增大价值的办法。把这种方法运用到各项管理工作中,作为一项原则,即是所谓"大、高、低目标管理原则"。就是说,管理工作中要把大价值、高效能、低成本做为管理工作的目标,统一起来,落实到每一个人、每一件事上面。

价值原则对医院护理管理来说是一个重要原则。医院是救死扶伤、治病救人的场所,体现了医院的社会价值。同时在我国还处于社会主义初级阶段的历史时期,医院为适应市场经济,必须按经济规律办事,讲求经济效益,这又体现了医院的经济价值。医院的卫生经济管理给护理管理提出了很多管理课题,如"减员增效"、"增收节支"等等,护理管理者应兼顾医院的经济效益与社会效益,正确处理两者关系。

(潘绍山)

第三章

护理管理过程
（The process of nursing management）

第一节　护理程序与护理管理过程
（Nursing process and the process of nursing management）

一、护理程序概述（The outline of nursing process）

（一）护理程序的概念

护理程序一词是美国的 Lydia E Hall 于 20 世纪 50 年代首次提出的，并开始逐渐应用于临床，是一种科学的确认问题、解决问题的工作方法，体现了护理工作的独立性，目前已被广泛运用于临床护理工作中，成为护士的一种基本工作方法。

那么，什么是护理程序呢？

护理程序就是在临床护理工作中，以增进和恢复护理对象的健康为目的所进行的一系列有目的、有计划的活动，包括评估护理对象的健康状况，提出护理诊断、制定护理计划、实施护理计划以及评价护理效果五个步骤。它是一个综合的、动态的、具有决策和反馈功能的持续的循环过程。所谓综合是指护理过程中要用多学科的知识处理病人的健康问题；动态是指护理应根据个体病情发展过程中不同的护理问题进行变动；决策是根据收集到的资料，提出护理诊断，并制定相应的护理计划；反馈是对护理效果是否达到预测目标进行评价，以结束护理程序或引入护理程序的下一循环。

护理程序的五个步骤是互相联系、互相依赖、互相影响的，每个步骤都有赖于前一步的正确性。在实际工作中这五个步骤又是互相交叉的，比如护士在实施护理措施的过程中，护士还必须评估病人是否有新的护理问题出现，对新出现的问题，还须重新诊断，重新制定护理计划。因此护理的过程实际就是护士在不断进行评估、诊断、计划、实施、评价的过程中，为病人提供生理、心理、社会文化等多方面的整体护理，使其达到最佳健康的过程。

（二）护理程序的基本步骤与主要内容

1. 评估（assessment）

评估包括收集资料与整理分析资料两部分。护士通过阅读病历、与病人或家属交谈、观察及体格检查等方法收集病人生理、心理、社会等方面的资料，并将收集到的资料按马斯洛的人的需要层次进行分类整理，将整理分类好的资料与标准进行衡量和比较，根据病人的个体情况判断出病人是否存在健康问题。评估是护理程序的第一步，也是最关键的一步，因为评估不准确将直接影响整个护理工作的准确性。

2. 诊断（diagnosis）

护理诊断是对个人、家庭或社区中现存的或潜在的健康问题的反应的一种临床判断。根据这一定义，我们就可根据评估得到的信息，提出病人存在或潜在的健康护理问题，作出护理诊断。要指出的是这些问题应是属于护士职责范围内，能用护理方法解决的。它是护理程序的第二步，是制定护理计划的依据。

3. 计划（planning）

计划是一个决策的过程，它包括排列护理诊断的先后顺序、确定预期护理目标，及制定护理措施三个部分的内容。

计划的第一步就是将护理问题按其重要性依次排列。一般而言，危及生命的护理问题应放在前，生理需要的问题放在其他需要的问题之前，在不与治疗、护理原则冲突的情况下，护理对象认为最重要的问题可以放在前。

计划的第二步就是针对护理问题，确定预期护理目标。预期护理目标是通过护理干预后，期望护理对象达到的健康状况。制定的护理目标要切实可行，既符合护理对象的实际，是病人力所能及的，又是护理技能所能解决的；同时还须注意护理目标必须是可测定或可观察的。因为护理目标既是护士行动的指南，又是评价护理效果的标准。此外，制定出的护理目标还必须与其他医务人员的治疗目标一致。

确定了护理目标后，就必须制定出协助病人达到护理目标的最佳的护理措施。护理措施应围绕护理目标来选择。要注意因人而异，根据个人的需要制定不同的方案，同时还要鼓励病人或家属参与制定措施。措施应该具体明确，能成为护士的工作依据。

4. 实施（implementation）

实施是将计划付诸实现。护理计划能否付诸实现，有赖于护理人员是否具备丰富的专业知识、熟练的操作技术，良好的人际关系与交流技术及较强的观察与决策能力。护士在实施计划的过程中扮演着多种角色，既是决策者、实施者，又是教育者、组织者，还是协调者。实施的方法包括直接给护理对象提供护理，鼓励、教育或协助护理对象及家属进行护理，与其他医务人员合作等。实施的内容主要是按计划为病人提供各项治疗护理，及时、准确地进行护理记录。

5. 评价（evaluation）

评价是护理人员执行护理措施后，将病人的健康状况与预期效果进行比较，即评价护理目标是否已实现。若达到预期效果，则可以停止相应的护理措施；若未达到预期效果，则必须重新估计，重新计划。因此评价活动既是对护士护理活动结果的评审，又是下一轮程序循环的开始。虽然评价是护理程序的最后一步,但实际上评价贯穿于护理程序的每个阶段。在护理程序的每个步骤中,护士一直在进行评价,最后一步是做一个全面的评价。因此,评价可分为三种:

(1)及时评价 护理人员进行护理程序的每一步或每项措施后根据病人的病情变化进行评价;

(2)阶段评价 包括责任制护士进行一阶段工作后自己进行评价;同级护理人员相互评价;上级护理人员定期进行护理查房,对护理效果进行评价等;

(3)最终评价 病人出院、转科或死亡后的总体评价。

二、护理程序与护理管理过程(Nursing process and the process of nursing management)

运用护理程序为病人解决问题,从根本上使护理工作摆脱了过去传统的医嘱加常规的被动工作局面,变被动护理为主动护理。既使病人在生理、心理、社会需求等多方面获得优质护理服务,又使护士的自身价值在护理程序的运用中得到发挥,提高了护士的积极性。护理程序作为一个科学解决问题的思维方式和工作方法,它不但适用于临床护理工作,也适用于其他护理工作领域,包括护理教育、护理管理。护理程序应用于临床护理工作,重点是为病人解决健康问题(图3-1-1),运用于护理管理工作,则重点是提高整体的护理质量水平(图3-1-2)。不同的工作领域有其不同的实现目标,但要实现各自的目标,都必须遵循评估——计划——实施——评价这一套基本的工作程序(图3-1-1、图3-1-2)。护理部是医院护理管理的中枢,以护理部的工作为例,它在年初必须根据上级的有关文件精神、结合医院护理队伍的实际,制定全年护理目标和工作计划,并依据总计划制定出每月、每周的工作计划。根据计划的要求分派给不同的人负责,然后大家各自分头去落实。护理部定期对计划落实情况进行检查,发现偏差,及时采取措施控制,到年底再对一年的工作进行总结。由此可以看得出,护理部要实现其管理的目标,也必须遵循评估——计划——实施——评价这一项基本的工作程序。只不过由于管理工作和临床护理工作的工作对象不一样,因此在遵循护理程序的基本步骤的同时,每一步骤所体现的具体内容又各有不同的特点。

一直以来,人们都是按管理的职能来描述管理的过程。但由于护理程序这一科学的工作方法在我国还未得到护理人员的足够重视,为了培养广大护理人员树立按护理程序思考问题、解决问题的现代管理意识,本章节将按护理程序的基本步骤,介绍护理管理的过程。由于管理工作与临床工作具有不同之处,因此,我们把预测与决策(相当护理程序中评估与诊断)归于计划这一过程。

另外,要确保护理管理的各项活动按预定的轨道朝确定的目标进行,就必须进行控制,控制活动在管理活动中具有突出的作用,因此在本章,我们将实施与评价过程中的控制分离出来,单列一节进行介绍。

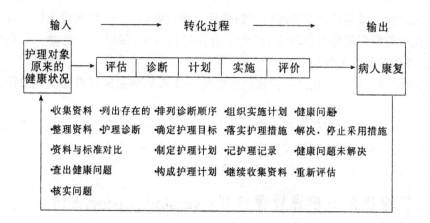

图 3-1-1　护理程序的过程

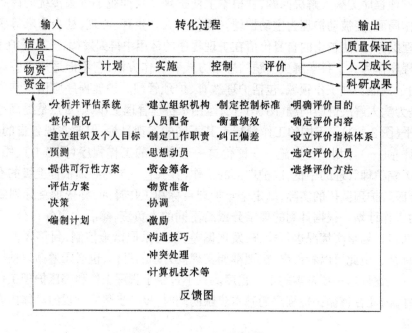

图 3-1-2　护理程序的过程

第二节　计　划(Planning)

一、计划的概念(The concept of planning)

管理的过程是从计划职能开始的。计划是管理的重要职能,任何组织都不能没有计划。古人说"凡事预则立,不预则废"。这里的预就是计划,是人们对未来的筹划和安排。具体地说,计划就是根据需要解决的问题,经过科学的预测,权衡客观的需要和主观的可能,制定出组织的目标和计划,统一指导组织内部各单位、各类人员的活动,以实现组织的宗旨。有效的计划,其基本问题,仍不出所谓的 5 个 W 和 1 个 H 的范围,即为什么做(Why),将采取何种方式行动(What),由谁实行(Who),何地(Where),何时(When)和为何实施(How)。美国管理学家哈罗德·孔茨(Harold Koontz)认为计划工作"就是在我们所处的地方或要去的地方之间铺路搭桥"。孔茨曾以下图(图 3-2-1)来说明计划职能同组织、用人、领导、控制等职能的关系,说明计划是管理的基础,颇有参考价值。

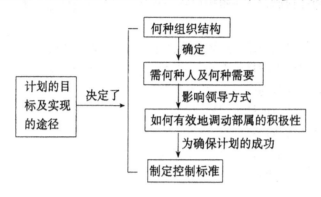

图 3-2-1　计划是管理的基础

计划有广义和狭义两种:广义的计划是指包含制定计划、执行计划和检查计划三个阶段的工作过程,贯穿在管理工作的始终。狭义的计划工作则是单指制定计划的活动过程。

二、计划工作的作用(The role of planning)

计划工作对组织的活动具有直接的指导作用,科学、准确的计划可以使工作事半功倍,反之,将事倍功半,甚至一事无成。

1. 为部属成员提供努力的方向

通过规划所决定的目标,可帮助组织中的成员了解组织的未来发展方向,及其本身在达到目标过程中所担任的角色,因而有利于促进组织中的协调、合作及团队精神。

2. 有利于减少工作中的失误

计划虽无法消除环境的变动,但在规划过程中,管理者必须预期未来的可能变动,考虑到各种变动对于组织活动的冲击,对各种可能的变动作出适当的反应,而且对各种反应产生的可能性结果作出评估。因此,减低了工作中不确定的因素,有利于减少工作的失误,达到预期的目标。

3. 有利于提高管理过程的效率和效益

计划为部属提供了工作的目标及达成目标的最佳途径,可以避免不协调的行为发生,减少人、财、物的重复及多余的投入,从而提高了工作的效率和效益。

4. 对计划实施控制的基础

计划工作为组织活动制定的目标、指标、步骤、进度、预期成果,是管理控制活动的标准和依据。

三、计划的种类（The kinds of planning）

计划可以按各种不同标准加以分类,例如按计划所涵盖的时间可分为长期计划、中期计划、短期计划;按计划作用的范围可分为全面工作计划和各项工作计划。孔茨按计划的表现形式把计划分为目的、目标、策略、政策、规程、规则、方案、预算等,现简介如下:

1.目的　此种计划形式是指组织机构的作用,一个组织应该具有1个以上的目的或任务。

2.目标　目标是组织的活动所要达到的最终结果,这种结果通常是可衡量的。

3.策略　是为实现组织目标而采取的对策,是针对组织目标的决定、目标的更变以及实现这些目标所需的资源的取得、运用和处理而采取的政策。

4.政策　政策也是一种计划,是一般性的说明或叙述,是组织执行决策时应遵循的原则和方针,是指导决策朝向终点的指南。政策界定了一个范围,在这个范围内,组织成员具有自由处理问题的决策权,可确保政策能符合目标,从而促进目标实现。

5.规程　是实施计划的顺序,是指导行动、执行任务的具体实施方法,具有严格的指定性。

6.规则　是一种简单的计划。是规定在某种情况下,应采取或不应采取的行为有哪些,并不确定时间的顺序。规程可以是一系列的规则,但有的规则可以不是规程的组成部分,规则在使用中不允许有自由处理权。

7.方案　是包括目标、政策、策略、规程、规则及使用的资源、任务分配、所采取的措施等要素的复合体。一个主要的方案很少是单独的,可能需要许多辅助性方案的支持。

8.预算　是用数字来表示的所期望结果的报告书或数字化的计划。

四、计划的步骤（The process of planning）

计划的实施过程,包括计划的制定、执行、检查和总结等(如图3-2-2)。

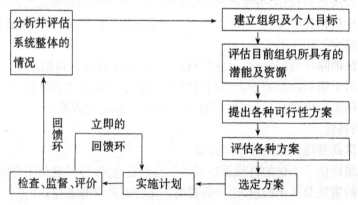

图 3-2-2　计划的实施过程

1.分析并评估系统的情况,是计划工作的开始。

2.根据调查和预测的有关数据、资料,制定出组织及个人的目标。

3.评估组织所具备的潜能和资源,即明确该计划是在什么样的内外环境下进行的。

4.提出各种可行性方案。

5.评估各种方案:　由计划部门组织有关专家,对各种备选方案进行可行性分析和综合评估,在此基础上确定几套备选方案。

6.选定方案:　这是对计划的决策,决策者召开决策层会议,从入选方案中选定一种作为执行计划,其余作为备选计划。

7.制定辅助计划:　制定出总体计划,还不是计划的结束,一般还要制定为实现总体计划而派生出来的计划,即对总体计划进行分解,同时还要编制预算,使计划数字化。

8.计划的实施:　计划的制定只是计划工作的第一步,更重要的是使计划得以贯彻执行,将具体的计划落实到行动上,称之为实施。

9.计划的检查、监督和评价:　要真正实现对计划的管理,必须对计划实施情况进行经常的、系统的检查和督促,这样不但可以达到协调、平衡组织各方面的关系的目的,还可以对出现的问题进行及时的研究,对计划作出必要的修改和调整,使计划更趋完善。计划与实际执行结果完全一致的情况是少有的,执行结果对计划来说是一种反馈,因此计划执行完,必须将执行结果与计划目标的差异进行认真分析,经过总结和评价,从而为下一步提高计划工作的科学性提供依据。

以上 1~7 是计划的编制过程,8~9 是计划的实施、检查、控制与评价过程,这部分内容在以后的章节中作详细介绍。编制好的任何一个计划都应包括目标、完成任务的措施、工作的程序和时间安排,此外每份计划还应有一个能体现计划内容和执行计划有效时间的标题,有计划的制定者及制定计划的日期。

五、计 划 的 原 则 与 方 法 (The principles and methods of planning)

(一)计划的原则

计划工作要起作用,必须遵循以下原则:

1.系统性原则:　指计划工作要从对象系统的整体出发,全面考虑系统中各构成部分的关系以及它们与环境的关系,并依据这些关系的特点,把握住它们的必然联系,进行统一筹划,做到小局服从大局,部分服从整体。

2.重点性原则:　指在制定计划时,不仅要全面考虑到有关的方面,认清它们的地位和作用,同时还要分清主次轻重,抓住关键要害,着力解决好影响全局的问题,而不要等同对待,眉毛胡子一把抓。

3.灵活性原则:　指计划工作应坚持动态的、发展变化的观点,在时间、人、财、物等诸方面留有一定余地,以适应各种不确定因素的变化。

4.效益性原则:　指计划工作必须着眼于提高经济效益和社会效益两个方面,并使其相互促进。

5.优选性原则:　指在制定计划的过程中不能只考虑一种途径,而应尽可能多地设计出多种可供选择的计划,并从中选取一种效果最好的作为执行计划。

6. 群众性原则: 指计划工作必须依靠群众、发动群众、吸收群众智慧,为群众所理解和执行,而不能由少数人"闭门造车"或由领导者强制执行。

(二)计划的方法

是指制定计划的过程中,为使计划尽可能科学、合理、完善而采取的一系列技术性办法。在计划工作的不同阶段,有不同的方法,例如在搜集和处理资料时常用到现状调查法、历史比较法和未来预测法,在拟制计划方案时要用到综合平衡法,在确定计划时用了优选抉择法等,其他如线性规则、网络计划、概率论等数学、计算机科学的成果也在计划工作中得到广泛应用。下面简单介绍几种。

1. 现状调查法

现状调查法是制定计划的前提、出发点。现状调查法要求提出调查的纲目,按照调查纲目进行有计划的调查,细致周密地摸清对象系统内部结构和外部关系的现状、作用。现状调查法必须保证调查情况的真实、具体、全面,并要求对调查所得的材料进行认真的分析研究,才能达到对现状的综合的、本质的了解,才能为制定计划提供可靠的依据。

2. 历史比较法

计划既要根据现状,又要借鉴历史。历史比较法就是把同类问题在不同时期、不同地区、单位中所呈现的不同结果作分析研究,总结历史经验教训,掌握客观规律,用以指导计划的制定。做好历史比较,不仅要全面收集历史文献资料,还要邀请知情的人进行座谈或个别采访。

3. 未来预测法

计划立足于现实,但它的实施要有一个过程。因此,按照对象的客观规律,预测其发展的趋势和可能出现的情况,是制定计划的一个重要根据。进行未来预测要根据对象的特性和要求选择具体的预测方法,力求使预测达到最大的可靠性。

4. 综合平衡法

综合平衡法是从计划全局出发,对计划的各个构成部分进行全面的平衡。综合平衡法把任何一项计划都看作是一个系统,不去追求局部的、单指标的最优化,而要追求系统整体的最优化。

5. 优选决策法

依据严谨的逻辑和严格的程序,运用数学分析和技术经济分析的方法,并从社会学的角度,对各种可行的计划草案作出全面、科学的论证与评价,最后按照整体优化原则,选择其中一种计划草案作为执行计划,或将几种计划草案的优点,重新组合成一种新的计划,作为执行计划。

第三节　实　施（Implementation）

一、实施的概念与特点（The concept and characteristics of implementation）

实施是管理过程中一个极其重要的阶段，指的是计划形成后，为达到预期目标而进行的全部活动。

实施的一切活动（组织、指挥、协调、激励等）都是为了实现计划。计划为管理工作指明了方向，是实施的依据，实施是计划的落实。计划和实施是管理者不可偏废的两项工作，是实现管理目标的重要环节。一个好的管理者既要善于制定正确的计划又要善于抓好计划的落实，即实施。

实施作为介于计划和管理对象之间的中间环节，它具有以下三个特点：

（一）目的性

实施是在组织目标已定的情况下进行的，实施过程中的一切活动都是围绕目标展开的，因此是一项目的性很强、很具体的活动。实施活动是否有利于如期或提前达到计划所规定的目标，成为衡量实施活动好坏的标准。

（二）务实性

计划是人们根据实际情况在头脑中产生的对未来的预测，相对来说是一种"务虚"的活动，评价是对实际活动的回顾与提高，相对而言，它也虚一些。而实施则不同，它是落实计划的具体活动，这些活动都是要实实在在干的，有一点不实在，就有一份不落实，因此实施对于其他管理环节而言，尤其需要务实。

（三）再创造性

实施的再创造性表现在以下两个方面：一方面，由于客观环境的不断变化发展，在实施过程中往往会遇到一些意想不到的新情况、新问题，因此实施并不是单纯地、机械地执行计划，它需要参与实施的人员发挥主观能动性，积极掌握情况变化，及时对计划作出必要的修改和调整，创造性地开展工作；另一方面，相对而言，实施是下级执行上级计划的活动，而上级的计划往往是从全局出发，不可能与每一个具体单位的具体情况吻合，这就需要实施者将计划与本单位的实际情况相结合，创造性地制定贯彻落实上级计划的具体办法，使本单位的实施活动卓有成效。

二、实施的作用（The effect of implementation）

由实施的特点可知实施具有以下作用：

(一)实施是落实和完善计划的环节和途径

一切计划在未实施前都属于虚的,要把这种虚的计划转化为实际,必须通过实施才能完成,因此实施是落实计划的环节和途径。由于客观实际是不断变化发展的,加上人认识问题的局限性,计划不符合客观情况是难免会出现的。一项计划的正确程度如何,只有通过实施才能得到检验。在实施过程中,计划通过实践确认是正确的,就应认真贯彻落实;不正确的,要及时反馈,并在实施过程中不断修正和完善。

(二)实施是检验管理机构、管理措施是否科学合理的主要标准

人员配备是否合理,具体工作制度是否健全,检查监督系统,信息反馈系统是否得力,组织机构设置是否合理等,这样的问题在实施活动以前是难以做出恰当的判断的。只有通过实施,在实践中才能检验出来。比如,在实施过程中,组织机构的各部门能互相配合,运转迅速,每个人都能人尽其才,才尽其用,工作效率高,就说明组织机构合理,人员配备得当,反之,就说明存在问题,需要调整。

三、实施的准备工作(Preparations for implementing)

(一)组织准备

计划制定好后,要有效地实施,并达到预期的目标,必须要有一个好的组织。组织准备是实施前最重要、最关键的工作。组织准备不是单纯解决组织形式问题,而是包括建立合理的组织机构,配备人员,确定各层次人员的职位、职责和职权等一系列的工作。

要做好组织准备,首先要确定由一个怎样的机构来负责实施。因此,组织准备首先要解决的是组织机构问题。一般情况下可以由原来的机构承担,或对原来机构进行适当的调整后由其承担。但对一些特殊计划的实施,则可以建立临时办事机构,专门对其负责。确定实施机构时,一定要严格控制随意新设机构,以防出现机构臃肿。

其次,要按实施计划的要求配备一定的人员,包括领导班子和工作人员。在配备人员时不但要注意组织成员个人的素质,而且要注意组织成员整体结构是否合理。因为组织的功能并非组织内个人功能的简单相加,而是组织整体功能的发挥。

第三,确定组织成员的职位及其职责、职权。职位是组织中的工作岗位,它包含一定的工作范围、内容、标准。职位的设置要以工作的需要为依据,不能因人设位。每个职位应有其专门职责。要使每个职位的人很好地完成其职责范围内的工作,还应授以相应的职权,在确定职权时应注意责权统一,责权相当。

(二)思想准备

思想准备是指在计划实施前,通过各种途径和方法让将要参与实施的全体人员对计划有一个全面的正确的认识,明确干什么(计划的内容),为什么要干(实施计划的意义),应怎样干(实施计划的方法)及自己在实施计划中的职、责、权,从而齐心协力地为实现计划而奋斗。

思想准备可通过会议动员、宣传资料、标语、口号、广播、电视、个别谈话等形式进行，具体采用哪种方式要根据计划的具体内容而定，对较重大的计划可多种方式同时应用。在宣传动员时，要注意提高全体实施人员的主人翁责任感，使之将计划的实施视为自己的事业，为实现组织目标尽心尽力。

俗话说："磨刀不误砍柴工，"实施前的思想动员虽费时、费力，但是必须的，可以起到事半功倍的作用。

（三）资金和物资准备

"巧妇难为无米之炊"，没有活动经费，没有必要的物资，光有组织机构和工作人员，实施工作也难以开展。因此做好充分的资金和物资准备也是实施活动顺利进行的必要条件。

资金和物资准备主要指实施计划所需要的资金、物资、设备、交通工具，办公设备以及住房等方面的准备工作。资金的筹集要注意多渠道，但数量也不是越多越好，只要在科学预算的基础上，坚持节约和效用的原则下，能使实施工作顺利进行就可以。

（四）规章制度的准备

无规矩不成方圆。为保证计划的实施，避免工作中出现不协调或其他意外现象，实行单位必须制定一套规章制度。在各种规章制度建设中，尤其要搞好岗位责任制的建设。因为责任制有利于杜绝工作中互相推诿，互相扯皮等官僚主义作风，有利于克服和防止"干多干少一个样"的吃大锅饭的现象，增强人们的责任感和事业心，提高工作效率。实施责任制，要防止形式主义，要根据计划内容的要求，把实施工作中的具体细节都考虑到责任制中，使责任制成为一个实用、有效的实施工作规则。

四、实施过程中的各种管理方法与技术的综合运用（Synthetic use of all kinds of managing methods and skills in implement）

实施活动的准备工作完成后，要优质、高效地实现理想目标向现实目标的转化，在实施过程中还必须综合运用各种管理方法与管理技术。例如，根据计划的性质可采用目标管理法或滚动计划法等不同的计划执行方法；在实施过程中人与人之间难免会出现各种矛盾和磨擦，就需要管理者采用协调技术进行协商和调节，使之互相配合，步调一致地为实现管理目标工作；为保证组织成员在实施中保持较高的积极性，就需要使用激励艺术；在实施过程中发现原来的计划不符合客观实际，就需要重新采用预测技术与决策技术，在重新预测的基础上作出科学的决策；为快速高效地处理各种信息，提高工作效率和管理的科学化程度，可使用计算机技术等。实施过程中常用的管理方法、管理技术、领导艺术等，我们将在本书的中篇管理方法篇中作详细的介绍。实施过程中，管理者应根据不同的需要采用不同的管理方法和技术，各种方法一起并用，共同起作用，是提高工作效率和工作效果的保证。但同时也要注意到每一种管理方法和管理技术都有自己的特点和专门的作用，因此在实施过程中综合运用各种管理方法与技术的时候，应当注意各种方法与技术是否互相配合，注意取长补短，以达到最佳的管理效果。

第四节 控 制(Control)

　　组织的各项活动要按预定的轨道进行,确定的目标要按预定的要求实现,就必须进行控制。控制是管理的一个重要职能。组织开展活动,由于受内外条件变化的影响及人的认知问题、解决问题能力的限制,实际执行情况难于与预定目标完全一致。因此,对管理者而言,重要的问题不是工作有无偏差或是否可能出现偏差,而是能否及时发现偏差,或通过对进行中的工作的深入了解,预测潜在的偏差,采取针对性措施,纠正偏差。

一、控制的含义及其发展(The meaning and development of control)

　　现代管理中的控制活动,就是不断地接受和交换内外的信息,按照规定的计划和标准,监督检查工作的执行情况,发现偏差,找出原因,并根据内外条件变化的情况,采取有效的措施,自觉地调整组织的活动,使其能按照预定的计划进行,以达到预期的目标。

　　控制职能随管理的产生而产生,并已从过去的单纯监督发展到自觉地调节各种活动,信息反馈系统加强。通过控制可以对一部分管理活动进行指导,并调节各有关方面的关系。控制职能的发展经历了三个阶段。

　　第一阶段　是在早期管理以及科学管理阶段的前期,认为控制就是监督。这一时期的特点是把控制单纯作为指挥职能的继续,为保证计划完成,强调实行自上而下的、消极的、带有惩罚性的监督。

　　第二阶段　在 20 世纪 30 年代前后,管理学家注意到人的作用,开始从人际关系和劳动者的心理需求出发,研究社会、心理因素对劳动者的影响,产生了行为科学管理理论,控制职能产生了变化,从过去单纯的惩罚性监督变为对人的"关心",促使人们自觉地按预定的计划和目标进行工作,变消极的监督为积极的监督。这一阶段主张上下多接触,沟通信息,上级要多了解下级工作,并作指导。

　　第三阶段　在本世纪 40 年代后期,由于系统论、控制论、信息论等基本原理运用于管理,控制的职能发生了显著的变化,从以经验为基础进行控制转到以科学理论依据为基础上来,并发展了许多科学的控制方法。另外,电子计算机的运用,使反馈在管理控制中的作用加强了。

二、控制的分类(The classification of control)

　　按照不同的控制方法和内容,控制可划分为不同类型,如按控制在管理中发生作用的时间先后可分为预先控制、现场控制和反馈控制;按控制来自何方可分为内部控制和外部控制;按控制对象可分为成果控制和过程控制;按信息反馈有无回路可分为开环控制和闭环控制;按控制的内容可分为工作进度(或效率)控制、工作质量控制、经费预算控制等。划分控制类型的目的是为了根据管理活动中的不同情况,分别采用不同类别的控制,以便使控制职能得到更好的效果。下面介绍几种常用的分类方法及有关概念。

（一）按控制在管理活动中发生作用的时间先后，分为预先控制、现场控制和反馈控制

1. 预先控制

预先控制又称前馈控制，发生在组织进行活动之前。这种控制，一般要在预测的基础上，在活动的准备阶段就进行，其中心问题是防止组织中投入的资源在质和量方面发生偏差。预先控制要有效，必须作细致深入的分析、计算、核对、平衡，不仅要对总量进行控制，而且还要对每个小的项目进行控制。预先控制能起到较好的预防作用，可以使一些失控的情况在开始以前就得到消除。但预先控制不是在任何情况下都能做到的，有些难于预料的问题，就难以进行预先控制。

2. 同步控制

同步控制又称现场控制。是在管理系统运行过程中进行的控制。其特点是控制过程与组织活动过程同步，其主要方法是管理人员指导和监督业务活动的进行。要求管理人员深入现场，掌握信息，了解系统运行过程是否处于正常，一旦发生偏差，及时采取调控措施，以保证系统按计划办事。同步控制也有一定的预防性，通过控制可以及时防止问题的发生，消除隐患。

3. 反馈控制

反馈控制又称事后控制。反馈控制是将组织活动的最终结果与计划标准进行比较。这种纠偏活动，不单纯是出事后采取补救措施，还应包括根据实际运行结果与标准的偏离情况，及时发现将有可能发生的问题，并对其进行控制。因此，同样具有预防性。

（二）按控制来自何方，可分为内部控制和外部控制

内部控制　又称自控，是指某个组织根据本身所要完成的任务来自己制定目标，并为了保证这些目标顺利实现而实行的自我控制。

外部控制　也称他控，是指一个组织的工作目标的制定以及为了保证它们顺利实现而开展的控制工作，由另一组织来承担。

（三）按控制对象可分为成果控制和过程控制

成果控制要控制的或是目标制定过程的成果，或是目标执行过程的成果。过程控制要控制的是成果形成的工作内容和方法、成果形成的运用方式以及组织方针政策和技术规则的履行情况。

三、控制的基本过程（The basic process of control）

各种不同类型的控制，其具体工作程序可能各有区别，但都是以预定的目标、计划和考核标准为依据，基本是按以下三个步骤进行：

1. 制定标准

标准是代表人们对某项活动期望的绩效，是用以衡量实际成果与预计状况之偏差的

依据和基础。它往往是一个组织为开展业务工作,在计划阶段所定的目标。标准分为定性、定量两种,但必须是明确的、可以考核的,否则就失去标准的作用。控制标准有多种多样,但由于最终成果是衡量计划实施情况的最好尺度,因而有关最终成果的指标,也是较好的控制标准。主要包括实物数量标准、货币价值标准、质量标准、时间标准、综合标准等。

2.衡量绩效

衡量结果要贯彻管理工作的始终。

这个工作步骤是指管理者按照控制标准,对受控系统的资源配置、运行情况、工作成果等进行监测,并把计划执行结果与计划预想目标进行比较,从而确定是否存在偏差,包括偏差的性质、偏差的影响范围、偏差发生在何处、偏差发生的时间,以便提供纠正措施所需的最适当的根据。

3.纠正偏差

偏差有已发生的和预计将要发生的两种。在实际工作中,人们对已发生的偏差,根据其产生原因的不同而采取不同的纠正措施。若其产生的原因较为复杂,一般要采取临时性措施使问题发展暂时缓解或停止,再采取矫正性措施予以纠正;若产生原因较简单,可直接采取矫正性措施。对于将发生的偏差,则要采取预防性措施纠正。矫正性措施是一种着眼于消除偏差发生的根源,从而使偏差得以纠正的措施。预防性措施着眼于消除未来可能出现的偏差。这一步就是根据偏差分析的结果,制定纠偏措施,并付诸实施,使实际工作重新进入计划轨道。

没有标准就不可能有衡量实际成绩的根据;没有比较就无法知道形势的好坏;不规定纠偏的措施,整个控制过程就会成为毫无意义的活动。

四、控制的条件及要遵循的原则(The conditions and the principles for control)

(一)控制要取得预期结果,必须具备以下几个条件:

1.要有明确的可衡量的标准。

2.有用已知标准来比较实际结果和计划结果并评价两者之间差别的方法。

3.控制要取得成功,必须以目标和计划执行者的积极性、主动性为基础。离开了职工群众工作的主动性,一切偏差都靠少数管理人员去发现,控制就不会取得预期的效果。

4.有畅通的信息传递渠道。控制程序的三个步骤,都是建立在有效的信息系统基础上的。

5.控制人员有较高素质。控制是一个复杂的过程,不仅要求控制人员在偏差出现时能够排除假象,找出原因,采取正确措施纠正,而且要通过观察、分析,预测出潜在的问题及计划执行的趋势,采取措施预防偏差的发生。因此,控制人员的素质是控制能否有效进行的重要因素。

6.要有一定的控制程序和规章制度。

(二)应遵循的原则

1.目的性原则

管理控制的目的是使实际工作按预定的计划进行并取得预期成果,控制工作应该紧紧围绕这个目的展开,采用的各种手段和措施也应有助于这个目的的实现。

2.层次性原则

最高管理层对下属各部门(人员)的控制要按照一定的从属关系来安排,形成层次结构,低层次的控制单元直接控制具体的实际工作过程,高层次的控制单元则控制下一级的工作成果,并以此方式来协调控制各部门的工作。

3.参与性原则

控制活动应欢迎部属、员工参加,应重视和尊重他们提出意见和建议,并以此来激发员工的上进心,提高他们的责任心和成就感。

4.客观性原则

控制活动应避免人为因素的干扰,要客观地实事求是地评价工作成果。

5.重点性原则

对组织整体的控制要有重点,要选择对全局影响大或关键的工作环节进行。

6.及时性原则

及时纠正偏差,避免更大失误,是管理控制的一项基本要求。为此管理人员应及时了解和掌握实际工作情况的信息,对出现的问题要敢于负责,果断地采取措施解决。

五、控制技术(The skills of control)

可分为硬技术和软技术。控制的硬技术是指实施控制所采用的技术设备、装置和仪器等。软技术是指控制方法。软技术与硬技术要相互适应,才能更加科学、有效。这里介绍几种控制的基本方法。

1.预算控制

预算是组织对未来一定时期内预期取得的收入和计划花费的支出所列的清单。预算控制是指通过预算列表的方式,把计划用条理化的数字表现出来,在此基础上,管理者不断将实际情况与预算计划对比检查,及时发现问题,实现纠偏,以达到控制目的的一种控制方法。其主要优点表现在它可以对组织中复杂纷繁的活动,采用一种共同标准——货币来加以控制,使组织活动达到增收节支的效果,并有利于各种不同业务进行综合比较和评价。

2.质量控制

质量控制的基础是各类质量标准。质量控制主要采取数理统计方法将各种统计资料汇总、加工、整理,得出供控制用的有关统计指标、数据,来衡量工作进展情况和计划完成情况,然后经过对比分析,找出偏差及其发生的原因,采取措施,达到控制的目的。常用的方法有分组法、排列图法、因果分析图法等。

3.进度控制

进度控制就是对生产和工作的进程在时间上进行控制,使各项生产和作业能够在时间上相互衔接,从而使生产能有节奏地进行。

4.目标控制

把总目标分解成不同层次的分目标,并确定他们的考核标准,输入被控系统,然后把被控系统的执行结果与预期的目标及考核标准进行对照检查,以发现问题,实行纠偏。

第五节　评　价(Evaluation)

一、评价的概念和作用(The concept and role of evaluation)

管理过程的评价是指管理实施过程结束之后,根据所取得的管理成绩和效果,对管理周期全过程的各项管理活动进行全面的检查、分析、比较、论证和总结,从中得出规律性的启迪,为下一轮的管理循环提供依据,以达到不断提高管理水平,取得更好管理效益,实现管理良性循环目的的一种管理活动。评价活动既是管理活动的归宿,又是新一轮管理活动的起点,是反馈原理和封闭原理在管理过程中的具体运用和体现,评价活动具有以下作用:

(一)评价是提高管理水平,实现管理良性循环的必要途径

管理的过程是一个主观作用于客观的过程,判断这个过程是否正确,就需要对管理的结果,即管理所取得的成绩和效果进行全面评价。通过分析、比较、论证和总结,管理者就可知道自己对在何处,错在何处。对的予以肯定和发挥,错的,予以纠正和完善,不断提高管理者的管理水平,获得高效率的管理结果。在这样周而复始的管理循环中,通过评价活动,使管理的水平和质量呈现出螺旋式或阶梯式上升,形成了管理的良性循环。

(二)评价是调动组织成员积极性的有效激励手段

管理的人本性告诉我们:人是一切管理活动的核心,要获得最佳管理效益,必须充分发挥组织成员的积极性和创造性。评价活动通过对组织成员在一定时期内所做出的努力及所获得的工作成绩进行认可,使其充分认识到自身的价值和其对组织的贡献,可以达到精神激励的目的。另外,组织对完成目标、表现突出的职工,总是要给予一定的奖酬的,而科学的评价活动则为公平分配提供了依据,使物质激励公正、公平,从而达到有效的激励效果。但同时也须注意评价不当、评价不客观则会挫伤组织成员的积极性。

(三)评价对组织成员和组织用人具有导向作用

评价的内容和标准一般都是依据组织目标制定的。评价活动的展开,可使组织成员明确自己的行为只有与组织目标一致,才可能获得高绩效,从而引导组织成员自觉地把个人行为转向组织的目标方向,为实现组织目标作出努力。评价活动的资料和数据可为组织人事管理提供依据,例如有的成员工作认真努力,但绩效不高,则可能是知识不足、技术不熟练或能力低,因此要提高绩效,需要进行技术培训或对人员进行相应调整。

二、评价的要素和原则（The essence and principles of evaluation）

（一）构成评价活动的基本要素

任何一项评价活动,要达到预期的目的和效果,必须先确定评价的因素。构成评价活动的基本要素有:评价的目的、内容、时机、方法和评价人员。

1.评价目的

评价的具体目的可因管理内容的不同而千差万别,但是从评价的本来意义上说,评价的基本目的都是相同的,即一是确定一定时期内管理活动的成果,二是发现管理中的优缺点,以不断改进管理,提高管理效益,推进管理的良性循环。

2.评价内容

评价的内容一般包括两方面:一是评价管理实绩,二是评价管理职责的履行状况。管理职责的履行状况如何,直接反映管理的实际水平,影响管理实绩的获得程度。

3.评价人员

组织和搞好一项评价活动,选好评价人员至关重要,从了解成绩和效果的信息渠道来看,评价人员可选自五个方面:直接上级,同级的同事,下级,外界人员,被评者本人。评价人员的选择应从保证评价结论的客观性和公正性等方面进行综合考虑,可选择几方面的人员共同组成一个评价组。

4.评价的时机

评价时机通常有日常评价、定期评价、总评价三种。总评价是在管理目标达成后所进行的评价,与其他评价相比,总评价最具有权威性,因为这时管理的绩效已明朗,管理中的问题也已暴露。总评价对推动下一轮的管理循环起着重要作用,但总评价是一种事后的反馈,只能事后反馈管理活动的过失,而不能及时纠正偏差,因此在管理活动中,应根据具体情况,选择适当的评价时机。

5.评价的方法

评价的方法,是达到评价目的的手段。评价方法选用的适当与否,直接关系到评价活动的成败。评价的方法种类很多,可根据评价内容、目的采用不同的方法,如考核质量,可分为定性评价和定量评价方法。在进行评价时,无论采用何种方法都应注意评价方法是否可行,是否能反映管理活动各方面状况,评价出的结果能否受得住客观实际的检验,同时还要注意不同管理层次的评价方法应是上下协调一致的。

（二）评价的原则

为确保评价活动的科学性和准确性,必须遵循目标性原则,客观性原则及激励性原则。管理活动的过程都是依据管理目标相继展开的,因此在管理目标制定正确的前提下,对管理的成绩和效果的评价,都要围绕管理目标的要求来进行。评价活动所需建立的评价指标体系,应是管理目标的展开和具体化,这就是评价的目标性原则。评价的实质是反馈。而真实、全面、准确是反馈的基本原则,因此在评价管理成绩和效果的过程中,评价人员应该以实际出发,实事求是地评价管理成果,这就是评价的客观性原则。评价活动是影响职工积极性的重要因素,因此,在评价活动中,必须注重启迪职工的思想觉悟,激发人的积极进取精神以达到充分调动组织成员积极性、增强组织凝聚力的目的,这就是激励性原则。激励性原则贯穿于评价活动的全过程,评价是否有利于调动组织成员的积极性,是衡量评价活动成绩的重要指标。评价活动要达到激励的目的,管理人员就要在评价过程中注重与成员沟通感情,评价的结论必须以事实为基础,无论是表扬还是批评,都必须适度适时。

三、评价的内容和指标体系(The content and indexes of evaluation)

(一)评价的内容

评价内容是建立评价指标体系的基础,在评价的要素中我们简单介绍了评价的内容,下面将再作详细的介绍。

1. 对管理实绩的评价

管理的实绩是指管理主体在一定时间内所获得的实际工作成绩。对管理实绩的评价重点应该放在两方面,一是考察其所取得的真正效益。这里指的真正效益,是眼前效益和长远利益的统一,是微观效益和宏观效益的统一,是经济效益和社会效益的统一;二是考察管理目标的实现程度。管理目标是管理者追求管理效益所表现出来的具体形式,如果管理目标设置正确合理,那么管理目标的实现程度,将反映管理实绩的真实状况,管理目标也就成为考核评价管理实绩的重要标准,成为评价活动的主要内容之一。评价管理目标的实现程度,可从管理目标的达到程度,困难程度,努力程度等多方面进行综合评价。

2. 管理职责履行程度的评价

管理的过程也是一个履行职责的过程。管理职责履行得如何,直接影响到管理效益的高低,影响到管理目标的实现程度。为改进管理,推动管理的良性循环,应定期对管理职责的履行程度进行评价。评价包括决策活动的决策目标是否达到了优化的要求;计划是否围绕着决策目标,从组织的人、财、物的实际情况出发;在实施过程中是否发掘了组织内部各类资源的潜能,各类资源是否得到了充分合理的利用;组织内各机构设计,人员安排是否得当;制定的工作规范是否健全,完善;是否及时协调了人们在工作中的各种关系,在组织内部创造一种和谐的气氛;是否及时解决了管理过程中的矛盾和问题;各种"能级"的人是否使用合理;是否提高了组织内部的工作效率;评价控制活动是否是依据计划标准来检查核实执行活动的实际状况;是否能发现偏差并督促执行部门纠正编差;是否把不符合要求的管理活动拉回到正确的轨道上来;最后评价在管理过程中激励运用是否得当,即是否激发了组织内全体成员的士气等。

(二)评价指标体系的建立

评价指标由指标名称和指标数值两部分构成。指标名称反映评价工作的涵义和范围;指标数值则是应用规定的计算方法所得出的计算结果,表明评价绩效的量的关系。评价指标是评价管理成果的尺度和标准,是保证评价工作客观、全面、科学的前提和基础,一项评价指标只能说明一方面的情况,只能从某个侧面反映其管理绩效的某个特征。因此要想全面、综合地考察和评价一个单位在一定时期内的管理绩效,就必须把一系列互为联系、互为因果的指标进行系统的组合,这一系列有着内在联系,相互制约,相互补充的评价指标,就构成了评价管理绩效的指标体系。如表3-5-1是某医院设置的护理质量管理指标体系。

表 3-5-1 某医院的护理质量管理指标体系

指标名称	病区管理质量 ≥90%	急救物品 100%	特护一级护理质量 ≥95%	护理文书 ≥95%	无菌物品管理 ≥95%	常规物品消毒管理 ≥90%	护理技术操作 ≥90%	毒麻限剧药 100%	护士长工作质量 ≥90%	服务态度满意度 ≥90%	护士礼仪 ≥90%	差错发生率 ≤0.4%	入院后褥疮 0	专业理论考试合格 ≥80%
指标数植	10	5	15	5	5	5	10	5	10	10	5	5	5	5

设置评价指标体系时应注意以下事项:

1.建立评价指标体系时,应遵循系统性原则。把管理活动和管理内容看作一个统一的整体,根据管理项目的内在要求,选择和制定有关的评价指标,要注意指标之间的协调一致,然后根据指标间的内在联系,进行有序的连接和组合,使其成为一个完整的指标系统。

2.评价指标要简明,涵义要确切。评价指标应具有可考核性,即评价指标应该可以分成不同的等级,并且每个等级应具有相应的得分标准。

3.评价指标体系应保持相对的稳定性。为保持评价指标体系的稳定性,评价指标体系一旦确立,就不宜多变,即便要作必要的变动,一次变动的面也不宜过大,变动的频率也不可太快,否则会导致人们思想和管理行为的混乱,影响管理目标的实现。

4.评价指标体系一旦建立,结合实践检验效果很好,就应用制度将其确定下来,以增强评价指标体系的约束力,增加评价的对比性,提高评价结果的历史价值。

四、几种常见的评价方法(Several common methods of evaluation)

(一)排队法

排队法就是将组织内各部门和各管理者所取得的管理实绩按其大小,进行名次排列。护理部组织全院各科进行技术比赛,就经常采用排队法来评选优胜个人与集体。排队法的主要优点是评价手段简便易行,在实践中容易运用,评价的结论一目了然,排出的名次容易激发群体之间或个人之间的竞争意识。缺点是评价过于笼统简单,不能反映出各部门管理的优缺点和管理人员的工作能力及品质特点,也不能反映实现管理目标的难易程度等,因此评价的结论具有一定的片面性。

(二)成果考核法

　　成果考核法就是将各管理岗位规定的工作任务与其实际完成情况进行对照,并按一定的等级标准进行打分,根据分值确定其管理绩效。在护理质量管理中,常使用的就是成果考核法。由于评价的标准是以工作任务为依据,而工作任务实际上是组织目标的具体化,成果考核法将工作任务与实际工作情况进行比较打分,因此成果考核法有利于保证目标的实现。成果考核法通过对工作成果的测量,客观地确定管理的成绩和效果,可提高评价活动的客观性。但是成果考核法也有其局限性。这是因为并不是所有管理人员的工作成果都很具体,可以衡量,越往高层次,其管理成果就越难衡量;而且管理成果的形成还受很多客观因素的影响。

(三)品质量表法

　　由于管理的成绩和效果的高低是与管理者的个人品质密切相关的,为使评价结论全面准确,应将管理成绩和效果与管理者品质结合起来,进行综合分析。品质量表法就是把管理人员的品质、工作特点、工作绩效分列若干项目,逐项分等评分,然后累计归总,根据总分的平均值推出评价结论。表3-5-2列举了某医院护士长管理绩效的考核量表。

　　品质量表法的主要优点是评价内容明确,容易理解,容易运用。缺点是有一定的不确定性和不完全性。这是因为管理人员的管理成绩和效果与其个人品质之间的联系常常是复杂的、难以确定的,而且个人的品质特征是多方面的,评价表格难以全面反映管理人员的所有品质特性。

表 3-5-2　护士长管理绩效考核品质量表

分类	项　目	评　分				
		差	较差	一般	较好	好
		20	40	60	80	100
德	1. 事业心(立足于护理事业) 2. 原则性 3. 廉洁性 4. 求实精神 5. 民主性 6. 责任心 7. 心理相容 8. 克制力、忍耐力					
能	1. 决策计划能力 2. 组织协调能力 3. 人际交往能力 4. 率众达标能力 5. 表达能力 6. 解决实际问题能力 7. 改革创新能力 8. 教学能力 9. 临床能力 10. 科研能力					
勤	1. 以身作则模范作用 2. 工作态度 3. 组织纪律					
学	1. 政治理论知识 2. 管理科学知识 3. 专业知识 4. 知识面					
绩	1. 工作效率 2. 工作质量 3. 科研成果 4. 论文撰写					
	总分					

（谢红珍）

● 第四章 ●

护理管理的发展与趋势
（The development and trend of nursing management）

第一节 护理学发展概述
（Outline of the development of nursing）

护理二字来源于拉丁语 NUTRICIUS,含义很广,包括养育、保护、营养、维护生命、照顾老幼病弱,促进健康等含义。护理工作的发展主要经历了自我护理 — 家庭护理 — 宗教护理 — 医院护理并逐步发展为近代和现代护理等阶段。

一、护理学发展简史（The brief history of nursing）

（一）早期的护理

护理有着极为悠久的历史,其起源可追溯到上古原始人类,可以说自从有了人类就有了护理活动。在古代,人们就会使用简单的医疗护理技术:用松叶包扎伤口止血,用石头按压疼痛部位解除疼痛,用炽热的石头做热敷等。印度的曼奴制定了无菌法;埃及的希罗多德主张服呕吐剂和灌肠以净化体内达到维持健康的目的;希腊的希波拉底教会了人们采用冷敷、热敷和泥敷等疗法,并强调做好口腔护理、皮肤护理的重要性;我国唐代的孙思邈发明了"导尿法";在明代,人们便采用蒸汽消毒法处理传染病病人的衣服,利用焚烧艾叶、喷洒雄黄酒等方法对空气和环境进行消毒。

但在十九世纪以前,世界各国都没有护理专业,医院也很少,人们患了病,除了由家属照料外,往往求助于宗教。患病的信徒多由僧侣进行治疗,修女便承担了护理工作。但都未经过专门的训练,只能给病人一些生活上的照顾和精神上的安慰,并没有科学的医疗和护理。

在我国,人们对护理工作相当重视,强调"三分治疗,七分护理",但也一样未形成独立的护理学科。我国医学一直保持着医药护不分的状态,护理工作由知识渊博的中医师及病人家属中的母亲、姐妹们承担。

（二）近代护理学

护理发展成为一门学科是从 19 世纪中叶开始的。南丁格尔首创了科学的护理和护理教育事业，被誉为近代护理事业的创始人。南丁格尔对近代护理学的贡献主要有：在克里米亚战争中，她自愿率领 38 名护士到前线医院护理伤病员，使伤病员的死亡率由 50% 下降到 2.2%，他们的行为和护理效果，改变了英国朝野对护士的评价；1860 年 6 月南丁格尔在伦敦圣多马医院开办了世界上第一所正规的护士学校，当时所教授的一些原则一直沿用至今。例如：

- 病人是有个人需求的人
- 护理既是艺术又是科学
- 护士应将时间用来照顾病人，而不是做清洁
- 护理是一项专业，护士的精神和身体都应该是健康的
- 护士必须自己酌情决定，但又必须按照医生的医嘱去执行
- 教学是护理的一部分

此外，她还写了不少有关护理教育、军队卫生保健、医院建筑设计和护理科学管理的专著。她撰写的"关于健康、效率和医院管理对英国军队的影响"的报告，使她成为世界上第一个论述医院管理的护士，她写的《医院札记》、《护理札记》多年来被认为是护士必读的经典著作。

自南丁格尔创办了世界上第一所正规护校以后，欧美各国纷纷成立了南丁格尔式护士学校，受过训练的护士大量增加，护理事业得到迅速发展。各国护士的组织、护士协会先后成立。为促进各国护士的交流，1899 年成立了国际护士会（ICN）。1907 年玛丽·阿德莱德·路丁帮助哥伦比亚大学的师范学院成立了第一个大专基础的护理课程，1909 年美国明尼苏达大学制定了第一个大学水平的护理教育计划，标志着护理作为职业的开始。但这些把护理教育水平提高到学士程度的计划一直到 1919 年才得以实现。1914 年美国首先规定护士开业要有执照，到 1955 年，对职业护士的执照有了明确的法律规定。

我国近代的护理工作是在鸦片战争前后，随着西医的传入而开始的。1888 年，我国第一所护士学校在福州成立，而在此以前主要是以短训班的形式培养"护士"。以后在北京、天津、山东、湖北等省陆续开办护士学校，护士学校也逐渐趋向正规。1909 年，中国护士会（现名中华护理学会）成立，并于 1922 年参加国际护士会，1920 年《中华护士学报》创刊，同年，协和医院、燕京、金陵女子文理学院、东吴、岭南五所大学合办高等护理教育，学制 4～5 年，毕业后授予学士学位。此外还开办了护理师资、护理行政管理、公共卫生护理、营养和饮食等进修班及各专科护理的短训班。截止 1949 年，全国有护校 180 余所，护士 3 万人左右。

（三）现代护理学的形成

社会的进步、医学科学的迅速发展，现代护理学日趋完善，逐步发展成为一门独立的学科。护理不再是一项附属于医疗的技术性职业，而是一项和医生共同为人类健康服务的专业。护理概念也从单纯的"护理疾病"发展为"保障人类健康"。护理工作内涵的不断

加深、扩大,也使护理学的知识结构相应地由生物科学扩大到心理科学和社会科学领域。护理队伍不断壮大,许多护士拥有护理硕士、博士学位。国际间的学术交流日益频繁。

由于党和政府对护理工作的重视,我国护理事业得到蓬勃发展。目前我国各省、自治区、直辖市约有中专护士学校 530 所,自 83 年恢复了高等护理教育后,已有 30 多所高等医学院校开设了护理大专班,18 个省市开办了护理自学考试,18 所高等医学院设立了护理大学本科教育,并成立了 5 所护理学院,1990 年以来又新建了 4 个护理研究生培养基地。护士人数达 119.82 万人。

二、护理学概念及其演变过程(The concept of nursing and it's developing process)

南丁格尔首创了科学的护理专业。一百多年来,护理专业不断发展,护理学由简单的医学的辅助学科发展成为现代的、独立的护理学。护理学的概念随着护理专业的发展而不断变化和发展,大体经历了以下三个阶段。

第一阶段:护士的主要任务是护理伤病员,其范围仅局限在医院。1859 年南丁格尔提出的护理概念是"担负保护人们健康以及护理病人,使其处于最佳状态"。虽然她把护理分为"病人护理"和"健康护理"两大类,但当时还只是把病人作为护理的对象。此外,在这一阶段比较有代表性的还有 Tayler 的护理概念:即单纯地把护士看作是医生的助手,按照医生的指示,执行有关的治疗和护理措施。

第二阶段:20 世纪 40 年代以来,提出了两个有代表意义的护理概念。一个由美国护士协会提出,它除了承认以往促进患者恢复和保持健康的护理概念外,又补充了健康人也是护理对象的新概念,并强调了理论的深化和专业的训练,同时还接纳了世界卫生组织有关护理职能的内容。当时的护理职能主要包括以下内容:

·严格执行医嘱,尽量满足每个病人的卫生和舒适需要;
·保持良好的心身环境,促使患者早日康复;
·紧密配合患者和家属,尽快使患者康复;
·指导患者和健康者掌握并运用保持心身健康的方法;
·大力开展疾病的预防工作;
·与其他保健医疗机构合作,发展护理事业。

另一个护理概念是 1959 年美国护理学家韩德森(Henderson)提出的,她认为护士的独特职能是帮助病人或健康人保持或恢复健康(或帮助濒死者平静地死去)。护士要做的是帮助病人尽快地获得独立活动的能力。此外,护士要帮助执行医疗方案,与医疗组成员合作,共同设计和执行全部医疗安排,使健康的人保持健康,使病人恢复健康,给垂死者予支持。

第三阶段:20 世纪 70 年代护理学已逐步发展成为一门独立的科学,护理成为一门专业,护士成为一种专门的职业者,护理教育必须高等教育化,护理科研应受到重视。这一阶段美国特别强调护理理论的模式,这种模式能显示护理概念的特征和规律性。在这简单介绍几种具有代表性的护理理论模式:

1.罗依(Roy)的适应性模式

Roy 认为,人是一个有生命的适应系统,其行为可分为适应性反应及无效性反应。人的行为是这两种反应的综合结果。人的适应性包括四个方面,即生理功能、自我概念、角色功能和互相依赖。适应能力取决于人们对各种刺激因素的适应程度。护理的目的是在了解人的适应水平以及所有的刺激(主要的、相关的和固有的)的基础上,促进与此四个方面有关的适应性反应的形成,把不适应行为变为适应行为。

2.罗捷斯(Rogers)的生命过程模式

强调人是一个统一的整体,人的特征是有思维、想象力和感情。人和环境是相互作用的,这种相互作用的变化是不可逆的,护理的目标是促进人类与环境的相互作用,利用病人自己的能量和力量,尽可能地使病人达到最佳的健康状态。

3.约翰逊(Johnson)的行为系统模式

认为人类是一个行为系统,通过调节和适应,使系统不断达到平衡。当系统失去或部分失去平衡时,护理可作为外界的调节力量维持和调节患者不断变化着的心身平衡,消除不平衡因素,保持或恢复病人的行为,达到最佳状态。

4.奥来姆(Orem)的自我护理模式

着重于人的自理需要,即个人为维持生命健康和幸福而进行自我照顾活动的需要。护理的任务就在于帮助病人克服各种干扰及影响自我照顾的因素,使个人能满意地达到自理要求。根据自理中断的程度,可以有 3 种护理活动来满足人们的自理要求,即全补偿、部分补偿、支持教育。

三、护理模式的形成与发展(The formation and development of nursing model)

(一)概述

随着照护病人、医护不分到护理学科的形成,护理模式逐渐形成。护理学的临床实践与理论研究经历了以疾病为中心、以病人为中心和以人的健康为中心的三个发展阶段,临床护理模式的形成与演变和护理学发展过程密切相关。

17 世纪后,自然科学不断发展,使医学科学逐渐摆脱了宗教和神学的阴影,各种学说纷纷建立。在对健康与疾病关系的认识上,有很长一段时间都认为躯体有病就是不健康,健康则是躯体没有病。一切医疗行为都着眼于躯体的疾病,从而形成以疾病为中心的医学模式,也成为指导和支配护理实践的基本理论观点。它决定了护理的任务是协助医生诊治疾病、执行各种治疗方案,护理重点是执行医嘱和完成护理操作。20 世纪二三十年代的功能制护理是按工作内容分工的典型代表。在此模式中护理人员忽视了病人,没有整体性概念。尽管如此,这种护理模式较原来宗教的、神学色彩的自然哲学模式的前进了一大步,是护理学科发展进程中合乎逻辑的不可缺少的重要阶段。

本世纪 40 年代,理论生物学家贝塔朗菲提出"系统论",其他一些国外学者先后提出"人的基本需要层次论"、"人和环境的相互关系学说"等;1948 年,WHO 提出人的健康定义:"健康不仅仅是没有身体上的疾病和缺陷,还要有完整的心理和社会适应状态",为护理科学研究提供了广阔的实践领域。这些学说或概念,以及精神病学、社会学的发展,为人们提供了一个重新认识人类健康与心理、社会、环境之间的关系的基础。1955 年美国的 Lydia E Hall 首次提出"护理程序"概念,第一次把科学的思维方法用于护理实践;60 年代以后,护理教育蓬勃发展,学术风气盛行,具有学位的护理人员激增,大大提高了护理的专业水平,美国护士 Matha、Rogers 首次提出了人是一个整体,应对这一整体予以重视的观念;1977 年,美国医学家恩格尔提出了"生物——心理——社会"这一新的医学模式。在这些思想指导下,护理工作的重点从疾病护理转向以病人为中心的护理:应用护理程序全面收集病人生理、心理、社会等方面的资料,制定了相应的护理计划,对病人实施身心整体护理。这是人们认识上的一个飞跃,是护理学开始形成独立、完整的理论体系和实践内容的重要阶段。但是,在以病人为中心的阶段,护士的主要工作仍是照顾病人,工作主要场所仍然在医院,护理的主要研究内容也仍局限在协助康复方面。

科学技术的进步,由细菌引起的疾病得到了很好的控制,但其他与心理、行为、社会环境有关的疾病大量增加,如肿瘤、心脑血管病、糖尿病等。随着人们生活水平的提高,患病才求医的观念已过时,医疗护理工作以病人为中心、面向病人、为病人服务的思想受到挑战。1978 年,WHO 正式提出其战略目标是"2000 年人人享有卫生保健"。在其发行的《2000 年人人健康全球策略》一书提出全世界人类到 2000 年应达到的健康水平是"他们能够有效地进行工作,能够积极参加所在地区的社会生活……。它指的是,健康是从家庭、学校、工厂开始的。"在此,WHO 不仅提出了新的保健思想和保健目标,也在护理专业从以病人护理为中心的模式发展到以人的健康为中心的模式的过程中起到了极其重要的促进作用。1980 年,美国护理学会正式将护理定义为:"护理是诊断和处理人类对现存的和潜在的健康问题的反应"。这一定义反映了现代护理的进展,护理已成为一门综合自然科学,一门社会科学中为人类(而不仅是为病人)健康服务的应用科学。护理的任务已超出服务病人的范畴,从疾病扩展到健康、从个体到群体、从医院到社区和家庭,这标志着一种新的护理模式——以人为中心的护理模式正在形成,也必将成为护理发展的未来。

国外,较发达的国家从 60 年代起就开始以责任制护理的形式实施以病人为中心的整体护理。1978 年,WHO 提出的"2000 年人人享有卫生保健",促使不少西方国家逐渐开展了"医院——家庭——社区"一条龙的医疗、保健、预防服务。而在国内,大多数医院仍实行以疾病为中心的功能制护理。1980 年美国波士顿大学护理研究院李式鸾博士在南京军区总医院承办的第一期高护班讲学时首先引进护理诊断概念,1982 年高护班进入临床实习,开始试行以病人为中心的责任制护理,此后,一些大中城市条件好的医院也相继开展了此种护理。由于种种原因,责任制护理未能进一步推广及有效落实。1991 年美国乔治梅森大学袁剑云博士来华开办以临床护理改革为重点的讲习班,基于中国目前护理现状,为促进改革、与国际先进护理接轨,提出以病人为中心的"系统化整体护理"模式。此后,在北京、上海、广州、山东、杭州、南京等地医院,"整体护理"以模式病房的形式开始试行。

(二)护理模式的定义和范畴

模式既可以作为一个抽象的观念,也可以作为一种具体的形式。作为一个抽象的观念,模式可以理解为哲学范畴的"观",是指对事物概括的和抽象的描述,是对事物总的看法,对同类事物具有指导作用。如生理——心理——社会医学模式就是人们对健康和疾病总的看法;各种护理理论模式实际上也是对护理本质的根本看法。模式的另一个含义是各种事物的标准形式或使人可以照着做的标准样式,如责任制护理就是在实践过程中逐渐定型并在一定的历史时期被公认的护理工作模式。一定时代的护理模式标志着人们对疾病、健康的认识水平,反映了人们对事物的认识过程。因此,护理模式不是一成不变的,也不可能有一个统一、固定、十全十美的固定框架,对护理实践进行一劳永逸的指导。正由于不同的护理理论模式、工作模式的完善发展、相互补充,才使我们对护理有了从不同角度、不同层次的认识,达到不断提高护理质量的目的。护理模式的产生和演变,是人们对生命、健康、疾病认识运动不断前进的必然结果,运用护理模式有助于更好地把握护理工作的目标和前进方向。

近十几年来,护理人员从不同角度创立了许多护理模式。主要的有以下几种,表4-1-1:

表 4-1-1　常见护理模式

理　论　模　式		工　作　模　式	
		临床工作模式	管理教育模式
Peplau	人际模式(1952)	功能制护理	学分制教育
Orem	自我照顾模式(1959)	个案护理	按职称上岗、以
Johnson	行为系统模式(1968)	小组护理	病人为中心、学分
King	人类互动过程模式(1968)	责任制护理	制三位一体模式
Roy	适应模式(1970)	系统化整体护理	
Rogers	生命过程模式(1970)		
Neuman	健康照顾模式(1972)		

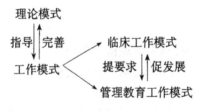

图 4-1-1　常用护理模式相互关系

护理理论模式是一种概念构架,提供具体、系统的评估方法,协助护理人员找出护理目标及所需行为,是护理学者为描述、验证、创造和发展护理科学而提出的,是护理工作模式的科学基础和理论依据。护理工作模式是一种应用模式,它在理论模式指导下形成和发展,反过来又促进理论模式的进一步完善(见图 4-1-1)。不同护理理论模式对疾病、健康认识的侧重点不同,一个护理工作模式可有多个护理理论模式的存在,如整体护理模式是融合了 Roy、Rogers、Johnson、Orem、Neuman 等人的理论观点而形成的以病人为中心的护理工作模式。

护理工作模式根据不同的对象、功能分为临床工作模式和管理教育模式。临床工作模式是护理人员进行实践的标准样式或框架,而管理教育模式则是护理管理者为了使工作模式正常运行、适应工作模式的转变、促进工作模式的发展而设立的模式,其内容涉及护理管理、教育、科研、训练等多个方面。护理工作模式的目的是为了更好地面向病人提供更优质的服务。1993 年潘绍山提出的"护理学分制继续教育模式"、1993 年李玉田提出的"具有中国特色的医学教育评估模式——OSPRA 模式"、1994 秦力君提出的"按职称上岗、以病人为中心、学分制三位一体的护理模式"等等,都是目前我国的护理工作模式。

(三)几种常用的临床护理工作模式

1. 功能制护理(Functional Nursing)

功能制护理是 20 世纪 20 年代护理管理者引进工业上流水作业的经验设计出的护理分工法,它以工作为导向,将病人所需的护理活动按工作性质机械化地分配给固定人员。

优点:

(1)有利医护明确分工,护理成为一种专门职业参与人类的健康事业。

(2)有利规章制度的执行,保证病人的治疗、护理工作顺利进行。

(3)极大地推动各种护理技术的发展,有利护士护理技术的提高。

(4)节省时间、人力。

缺点:

(1)以工作需要为出发点,忽视人的整体性。

(2)局限于技术操作,把执行医嘱作为护理任务,束缚了护理学科的发展。

(3)无法满足病人的个体要求,难以提高生命质量。

(4)片断护理,病人缺乏安全感。

2. 个案护理(Case Nursing)

个案护理是一个病人所需的护理,完全由一位护理人员完成。

优点:

(1)建立病人对护士的信任。

(2)有计划的实施全面护理,病人可获得妥善照顾。

(3)护理人员的才能可发挥至极点,易获得成就感。

缺点:

人员所需较多。限于人力,目前国内外都仅用于危重病人。

3. 小组护理(Team Nursing)

20 世纪 50 年代,由西方一些发达国家的护理教育者和护理部主任提出。小组护理由小组长指导,所有的小组成员共同参与并完成病人的评估和护理计划,强调所有成员的合作及协调。小组的大小根据病人的问题、护理的需要及计划的稳定性确定,通常一个小组约护理 10~20 个病人。

优点:

(1)重视病人的社会、生理双重属性,实施计划护理,促进身心康复。

(2)节省人力和时间。

(3)同组成员彼此合作,分享成就,可形成良好的工作氛围。

缺点:

(1)责任到组不到人,病人没有固定护士负责,护理的细致性不够,不能充分发挥每位护士的作用。

(2)组长行政事务多,不能有足够的时间直接从事临床护理工作,缺乏对病情的了解,指导性受影响。

4. 责任制护理(Primary Nursing)

50 年代初期,由 Lydia E Hall 首先介绍推荐。50 年代后期,在美国明尼苏达大学医院首先付诸实施;70 年代以后,许多有条件的医院都已实行;80 年代初引入我国。责任制护理是病人从住院至出院,均由同一位护理人员照护。护理人员所照顾的病人数目视病人病情及护理能力而定,一般是 4~6 个病人。这些病人在住院期间所有的护理照顾均由责任护士策划及执行。责任护士不当班时,由辅助护士暂代其责,而辅助护士必须依照责任护士制定的护理计划实施护理。

优点:

(1)是以护理程序为框架的系统的、连续性的整体护理,病人从入院到出院的全过程都被纳入护理日程。

(2)责任护士对所管病人在护理上有自主、自治和决定的权利,极大地调动了护士工作的积极性,增强了护士的责任心。

(3)加强了医护合作,密切了护患关系,使病人处于接受治疗的最佳状态。

(4)促进了护士业务素质的提高和护理学科的建设。

缺点:

(1)没有做到班班有责任护士,个个是责任护士。

(2)病人从入院到出院由一个人负责,有的护理问题难以及时解决。

(3)非责任护士夜班周期短,工作较辛苦。

(4)所需人力较多。

5. 系统化整体护理(Systematic Approach to Holistic Nursing Care)

系统化整体护理是以现代护理观为指导,以护理程序为核心,将护理临床业务和护理管理的各个环节系统化的工作模式。是美国佛吉尼亚州乔治梅森大学袁剑云博士于 1991 年为中国护理改革提出的设计方案,之后开始用于临床护理实践。

优点:

(1)系统化整体护理是涉及临床护理工作、护理管理的综合模式。

(2)各项护理工作有一系列的规范表格,省时、方便,使之更趋于规范化、科学化、标准化。

(3)每个护士都是责任护士,对当班病人完全负责,极大地增强了护士工作的责任感和病人的安全感。

(4)根据病房特点、病人病情轻重,合理规划护理人员分工,以满足病人的需要,保证护理工作质量。

(5)充分调动护士工作的积极性和创造性,极大地促进了护士的学习热情和知识水平的提高。

(6)增强病人对疾病、健康知识的认识和了解,提高生命质量,促进身心康复。

缺点:

(1)对护士的业务水平要求高,目前的知识结构还较难开展。

(2)护理人员需要量增加。

第二节 我国医院护理管理的形成与发展
（The formation and development of nursing management in China）

医院护理管理是随着近代护理学及医院的发展而逐渐形成、发展和完善的。医院护理管理学是一门新的学科,但由于护理工作的重要性不断被人们所认识,医院护理管理已在医院管理中发挥越来越重要的作用,管理水平也有了较大的提高。尽管由于经济、科技发展的不平衡,世界各国的护理管理水平的发展还很不平衡,但从总的发展趋势来看,医院护理管理是在向着方便、迅速、标准化、系统化、现代化的科学管理方向发展的。在本节,我们将介绍护理管理的发展简史、现状、当前护理管理者面临的挑战及未来护理管理的发展趋势。

一、我国护理管理的发展简史（The brief history of nursing management in China）

我国的医院护理管理始于鸦片战争前后,首见于外国教会在中国各地设立的教会医院中。早期的护理管理是从制度管理开始的。管理人员将一些杂乱的事务或业务工作渐渐归纳成条文,并在实践中不断的修改、补充,使护士在工作时有章可循。

30 年代后,随着医院的发展及护理教育的兴起,医院护理组织日趋健全。一些条件好的医院开始形成"护理主任——护士长——护士"的管理层次。随后一些综合性医院成立护理部,护理部设有护理主任、护理秘书及助理员,护理主任对护士长是业务领导关系,护士长受科主任及护理主任的双重领导,但护理部对全院护理人员的使用、晋升、管理无决定权。

随着护理组织的健全,逐渐形成了比较全面、系统的管理制度。如 1952 年医院推行《保护性医疗制度》,提出要抓病区环境管理;1953 年卫生部发布的《综合医院工作职责》对各类护理人员的职责作了明确规定;1954 年黎秀芳和张开秀提出了护理工作的"三级护理制"、"三查七对制";此外还完善了查房制度、换药制度、服药制度、消毒制度、换药室规定、病房管理制度、医疗护理文书制度等等。这些管理制度成为护理管理的重要依据,检查和督促规章制度的贯彻执行是护理管理者工作的重要内容。

1962 年总后勤卫生部出版了《医疗护理技术操作常规》,1963 年出版了《医院护理技术管理》,为护理技术管理提供了有力的依据和方法,促使护理管理由以往单纯依赖制度的管理过渡到制度管理与技术管理有机结合的管理。1979 年以后,我国护理工作得到较快发展,护理管理也步入科学管理的崭新时期。各医院进一步充实和完善了以病区科学管理为主的全套管理制度,结合护理新技术、新专业的发展,在护理技术管理上增添了新内容。此外,这时期的医院护理管理还具有以下几个不同以往的特征:

1.护理管理组织体系不断完善

1979 年,国家卫生部发出了《关于加强护理工作的意见》、《关于加强护理教育工作的意见》等文件后,各医院相继恢复了护理部,初步形成了"护理部主任 — 科护士长 — 护士长"三级管理或"总护士长 — 护士长"两级管理的医院护理管理系统,但这时护理工作的组织领导仍处于半独立状态。1986 年卫生部印发了《关于加强护理工作领导,理顺管理体制的意见》,明确规定护理部的职权范围是负责全院的护理工作,对全院护理人员的培训、调配、考核、奖惩、调出、调入、晋升、提级、任免及护校毕业生的院内分配,均有建议权。同时,护理部也掌握了一定的护理管理经费。至此,护理部形成了相对独立的组织系统,成为医院护理工作的领导部门和职能部门。

2.护理管理理论体系初步形成

1981 年梅祖懿与林菊英主编的《医院护理管理学》第一版出版,该书按照护理系统的组织结构和管理内容,介绍了各级护理人员的条件和职责,护理人员的组织管理、技术管理,各项规章制度、工作质量标准以及对培训工作和科研工作的领导方法等。1990 年该书第二版根据护理专业的新进展,增加了责任制护理、医院健康教育管理等新内容。该书的出版,标志着我国医院护理管理理论体系的初步形成,成为各级各类医院整顿、加强护理管理工作、培训护理管理骨干的重要的学习资料。

3.护理管理人员的素质和管理水平不断提高

医院及各类护理学术团体开始重视管理人员的在职教育,通过举办各种护理管理学习班和学术交流活动,使护理管理人员掌握了相应的管理知识。一些护理管理人员开始懂得运用科学的管理理论和方法指导护理管理实践,提高了工作的效率和质量。

4.护理质量管理初步实现标准化

医院分级管理为制定各项护理质量标准提供了依据,极大地促进了护理质量标准化管理的进程。1990 年在京召开的全国护理质量研讨会上,护理高层管理人员依据医院分级管理中对护理工作的要求,提出了护理质量的达标标准及量化指标;同年 3 月总后卫生部也印发了"军队医院护理质量主要评价指标的通知",首次在我国形成了比较完善的护理质量管理标准体系。从此,标准化管理逐步取代了以前的经验管理。

5.初步建立了适合我国国情的护理模式

改革开放以来,随着国外先进护理理论、管理方法的引进,护理管理人员开始认识到功能制护理已不适应护理学科发展的需要,要与国际护理工作接轨,必须对功能制护理进行改革。从 80 年代的责任制护理,到 90 年代的整体护理,建立适合我国国情的临床护理工作模式一直是护理改革的热点。与此同时,护理管理人员也在积极摸索适应临床工作模式的管理模式,如不少医院目前试行的"按职称上岗——学分制——以病人为中心"三位一体的管理模式,就是一种适合目前我国国情的新的管理模式。

6.护理管理手段逐步现代化

1987 年空军石家庄医院研制了我国第一个护理信息系统,改变了微机只用于处理医嘱的状况。以后随着微机的普及,微机技术在护理质量监控、人员管理、物品管理、教育训练等方面得到日益普遍的运用,开发了许多护理管理信息系统。其中较常用的有护理质量控制评分系统、护理差错事故分析系统、护理工作量统计系统、护士长管理系统、护理人员科技档案系统、继续教育学分管理系统等。微机在护理管理领域的较为广泛的运用,标志着我国护理管理的手段进入了现代化管理的阶段。

7. 护理管理走向法制化

1993 年卫生部颁布了"中华人民共和国护士管理办法",1995 年始在全国普遍推行护士执业考试。1998 年,卫生部颁发了《临床护士规范化培训试行办法》、《继续护理学教育试行办法》,总后卫生部也颁发了《军队护士规范化培训暂行办法》,这些"办法"的颁布与实施,标志着我国在护理人员管理、培训等方面走上了法制化的轨道。

二、当前护理管理面临的挑战（The present challenge met by nursing management）

随着科学技术和经济的迅速发展,护理学科也迎来了发展的黄金时代。但是,由于人口老龄化、疾病谱的变化、人们日益增长的健康保健需求以及护理专业自身的变革,使护理管理面临着许多亟待解决的问题,如何正确认识和解决这些问题是一项非常紧迫的任务,是护理管理者必须接受的挑战。

（一）护理管理体制与日益扩大的护理工作范畴不相适应

经济的发展,生活质量的提高,医疗保健知识的普及,使人的平均寿命大大延长,许多国家已经开始进入老龄国的行列。人口年龄老化带来了前所未有的卫生服务问题:老年人是各种疾病的脆弱人群,因人口老龄化而带来的各种退行性疾病、慢性疾病将明显增多。据上海市调查结果显示,有 70% 以上老年人患各种慢性疾病,其中一半以上的老年人同时患 3 种或 3 种以上的慢性疾病,20% 的老年人有不同程度的失能。由于医院床位的限制,这些老年病人不可能都集中到医院进行治疗。因此,人口的老龄化必将使社会患病人群的需求与医院有限床位资源之间的矛盾日益突出。

医疗模式的转变,健康观内涵的扩展,必然带来医疗保健模式的改变。以个人和疾病为中心的医疗保健服务模式转变为以个人、家庭和社区为基础的医疗保健服务模式,已是全球卫生事业发展的必然趋势。而这一变革,必然使护理工作的范围从医院扩大到社区,从个体转移到群体,从疾病护理治疗为重点转向以预防保健为重点。

长期以来,我国护理服务管理体制一直是以病人的临床护理治疗管理为重点,这种护理管理体制与护理工作范围不断扩大的要求不相适应,主要表现在以下三个方面:第一,缺乏专门的社区护理机构。第二,社区护理管理力量薄弱。目前除国家卫生部医政司设有护理处外,省、市以下各级卫生行政部门均只配备一名护理管理人员负责所辖范围的护理工作,这种人少事多的管理体制难以满足社区护理的需求。第三,医院病人护理管理仍是护理管理的主要内容。服务模式决定管理模式,医院以病人护理服务为主的服务模式决定了目前我国各级医院护理管理机构只适用于医院病人护理管理,缺乏职能扩大的适应能力。因此,为适应护理工作范围扩大的要求,必须改革护理行政管理体制。

(二)护理人员的素质与人们日益增长的健康保健需求不相适应

随着对健康内涵认识的深化,人们的健康观也发生了转变。不但希望患病时能获得及时有效的治疗,还希望医护人员能提供各种相关的预防保健知识,主动参与疾病的治疗与保健,保持自身心理生理上的良好状态。在一些老的传染病仍持续存在并继续影响人们健康的情况下,新的传染病(如艾滋病)增加较快,而且各种慢性非传染性疾病,如恶性肿瘤、脑血管疾病等正逐渐成为居民死亡的主要原因。美国有人估计,在这些疾病中,有50%是由于人们所采取的不良生活方式和行为引起的,且这种因不良生活方式和行为引起的疾病占死亡的百分比有逐年增加的趋势。改变人们的不良生活方式和行为,有效地控制疾病,是广大卫生工作者面临的一项艰巨任务。改变不良生活和行为的最佳手段是健康教育。此外,社会心理因素对人的健康的影响及其在疾病康复中的作用越来越被人们所认识,心理疏导、心理护理成为解决人们健康问题的重要手段。

人们健康保健需求的日益扩大给护士的职能赋予了新的内涵,提出了更高的要求。护士不仅是病人医疗护理措施的提供者,还应是健康教育的执行者和心理问题的疏导者,因此,护士不但要掌握医学、护理学的基本知识,还应掌握一定的社会学、人文学、心理学等多学科的知识。我国自1983年恢复高等护理教育后,逐渐形成了"中专——大专——本科——研究生"的较为完整的教育体系,向临床输送了一批高等护理人才,并开始在临床发挥骨干作用,但这些人只占一百多万护士队伍的极少数,中专毕业的护士仍是护理队伍的主体。再加上护士规范化培训、继续护理学教育却仍未受到护理人员足够的重视,致使护理队伍整体素质仍较低,既缺乏开展健康教育、心理护理所需的相关知识,又缺乏开展健康教育、心理护理的技巧,难以满足人民日益增长的健康保健需求。因此,提高护理队伍的素质,以适应人们健康保健的需要是护理管理的长期任务。

(三)护理人员的编配数与不断增加的工作量不相适应

护理人员是护理工作的重要资源。合理配备护理人员是完成护理保健任务、保证服务质量的前提。护理技术任务和工作量是护理人员编配的基本依据。随着医学科学的飞速发展、护理专业自身的变革以及人们对健康保健需求的增加,使护理任务日趋繁重,护士工作量大为增加,具体表现在:

1.护理操作增多。各种新业务、新技术的广泛开展,新仪器、新设备的更新应用,多数都要求护士来完成具体的操作,使护士工作量大大增加。

2.单位时间护理工作量增加。住院者平均住院日是反映医院工作效率和工作质量的重要指标。缩短住院者平均住院日既是医疗服务对象的需要,也是医院改革的目标之一。平均住院日的缩短,病床周转率、使用率的提高,使护士在单位时间内的工作量增加。

3.护理服务范围扩大。护理模式的转变,要求护士不但要完成医嘱以内的各种治疗护理任务,还要求护士积极开展心理护理与健康教育;同时随着社区预防保健的开展,护士在完成医院护理任务的基础上,还要同时承担社区护理的任务。日益丰富的护理服务内涵和不断拓展的服务外延,对护理人员的数量和质量都提出了更高的要求。

4.医院服务对象的变化。危重病人所需的护理时数远大于非危重病人,社区医疗护理的开展,将使许多目前在医院解决的问题,转移到在社区解决,医院的重点将是危重病人的救治。医院危重病人比例的增加,也相应增加了护士的工作量。

目前我国医院护理人员的编配数仍然是以国家卫生部1978年颁布的《综合医院组织编制原则试行草案》为依据编配的,与护理工作的实际需要极不适应。1995年卫生部医政司、人事司对全国护理人力资源的调查结果显示,目前我国相当数量的医院都存在护士缺编的问题,不仅影响了护理服务质量的提高,而且制约了护理事业的发展。探索一种新的编配护理人员的方法,是当前护理管理中亟待解决的问题。

三、护理管理的发展趋势(The developing trend of nursing management)

医学及科学技术的迅速发展,医学模式的转变,护理服务对象、内容、观念的变化,给现代护理管理赋予了新的内涵,也给护理发展带来了新的机遇。面对全球性卫生保健服务的挑战及护理队伍自身中存在的种种困难,护理管理者在进一步完善护理管理的组织体制、提高自身管理水平的同时,应重新调整管理思路,适应时代的需求,抓住机遇,大胆改革,以推动护理专业的发展。

(一)以人为本将成为今后护理管理的基本策略

从根本上说,管理是以人为中心的管理,只有管理好人,管理活动才能取得最佳效能。人的管理的核心任务是要解决两个问题:调动人的积极性和挖掘人的创造力。

在医院工作人员中,护理人员所占比率最高,遍及医院各科室,与病人接触最为密切,护理人员素质的高低,直接影响到医院的医疗护理质量。因此可以说,护理管理成败的关键在于对护理人员的管理。另外,护理学科的发展,赋予护士多元化的角色:要求护士必须是有实际临床能力的临床护理专家;能满足病人及其家属不同需要的健康知识的宣教者;能依照个案需要,作计划、沟通、决策的管理者;医院各种关系的协调者;社区、家庭护理工作者;护理科研的研究者等。护士角色的多元化,对护士的职业素质提出了更高的要求,也必定使护理管理者在未来的管理工作中更注重以人为本的管理策略。积极培养、合理使用、充分挖掘并发挥护理人员的积极性和创造性,把以人为本的管理思想贯穿于整个管理实践,将是护理管理者今后的一项长期任务。

在这种管理思想的影响下,护理管理人员必将把提高护士整体素质放在工作的首位,规范化培训、继续护理学教育必定会受到普遍重视;在这种管理思想的影响下,护理管理人员必定会对现行的管理模式进行改革,进一步探索和完善按职上岗的管理模式,以增加护理专业对护士的吸引力,减少护士的流失;在这种管理思想的影响下,护理管理人员将更多地学习与综合运用心理学、管理学、社会学、人类学等多方面的知识,系统地研究在各种组织中护士的心理和行为,以提高护理管理者对护士行为的预测、引导和控制能力,更有效地实现管理目标,不断完善发展现代护理管理科学。

(二)探讨符合国情的科学的护理模式将是今后护理管理的重点

功能制护理是在生物医学模式下形成的护理模式,功能制护理省时省力,可保证病人治疗、护理工作的顺利完成。但它把协助医生诊断和治疗疾病的各项工作作为护理工作的主要内容，使医嘱以外的护理工作无从保证，无法向病人提供连续的、系统的护理，不能体现以病人为中心的服务宗旨；也无法体现出护理工作所应具有的主动性、独立性；而且它不考虑护理人员的知识、能力、学历及职称层次，无法达到对护士分层次使用的目的，影响了各级护理人员工作的积极性。因此功能制护理已不适合护理学科发展的要求。近20年来，护理人员都在积极探索，以求建立适合新的医学模式的护理工作模式。在80年代初，引进了"护理程序"这一科学的工作方法，并开始在全国推广责任制护理。这种以病人为中心，运用护理程序对病人进行身心整体护理的工作模式，改变了护士被动执行医嘱的状况，增加了护士工作的主动性和责任心，提高了护理质量。但由于种种原因，责任制护理的推行遇到一定困难，未能真正代替功能制护理。1991年始，经国内外学者的共同努力，结合我国的实际情况，提出了"整体护理"的工作模式，并以模式病房的形式在一些医院开展了试点。整体护理是在责任制护理上完善和发展的，它保留了责任制护理中以病人为中心，以护理程序为核心，注重心理护理和健康教育的部分，改进了责任制护理中不恰当的地方，如理想化的分工方法，不恰当的责任关系等，更能保证护理工作的连续性和护理质量。推行整体护理模式病房建设，不断完善和发展整体护理模式，按整体护理模式的要求，强化护士训练，提高护理队伍整体素质，建立适合整体护理的管理模式，形成整体护理的理论知识体系，将是今后护理管理改革的重点。

(三)建立临床护理支持系统，使护士职能进一步专业化

护理是一门专业，护士的基本职能是防病治病，促进健康，减少死亡。目前我国护理人员除履行基本职能外，还要承担大量非护理、非技术性工作。既降低了护士工作的专业性，使护理难以到位，影响护理质量的提高；又阻碍护理专业的发展。因此将护士从大量非护理、非技术性工作中解脱出来，把护士的时间还给病人，一直是困扰护理管理人员的一个难题。建立临床护理支持系统就在这个背景下，结合国外先进管理经验提出的。北京协和医院、第二军医大学附属长海医院等结合整体护理进行了这方面的尝试，并取得了初步成效。护理支持系统由许多子系统组成，包括医院环境清洁系统、物品供应系统、病人运送系统等。该系统的主要功能是负责全院的清洁卫生和所有病人及文件、标本等物品的传递、搬运(详见有关章节)，该系统的良好运作，完成了护理专业以外的、间接的、非专业性的各项工作，减少了病房护理人员外出的机会，为护士赢得更多的时间，使护士在完成各项护理操作的情况下，有更多的时间对病人进行心理护理、健康宣教。该系统的建立和运行，也使护士长从大量的事务性工作中解脱出来，有更多时间从事护理管理工作。

在我国，临床护理支持系统的实施只是近几年的事，但作为一种适合医院及护理工作发展需要的新生事物，它必将有广阔的发展前景。

(四)计算机技术在护理管理中的运用将更加广泛

计算机可准确迅速地处理和储存各种护理信息，改变了传统的手工收集、整理护理信息的方法，把护理管理人员从繁重的重复劳动中解放出来，成为医院护理管理现代化的重要标志。

　　计算机技术在 80 年代末开始运用到我国护理领域,当时主要是用于处理医嘱,以后护理管理人员开始在单机上开发护理管理信息系统。近几年,随着医院信息系统的开发和使用,计算机网络也走进了医院护理领域。医院信息系统以病人的信息为基本单位,以病人的原始资料为基础,从病人挂号开始到出院的全过程,通过所在科室工作站直接录入诊疗第一手资料,再由计算机进行汇集、处理生成各部门、各单位所需的信息资料。计算机网络的运行,可使护理部随时掌握科室工作动态变化,从而有计划、有目的地深入临床第一线,按计算机提供的情况到重点科检查、指导工作;计算机生成的各种登记、统计表为护理质量检测提供了客观依据;护理部还可以根据计算机提供的信息,灵活及时地调配护理人员,改变目前科室护士忙闲不均的现象。计算机网络在护理管理中的应用,既提高了护理管理人员的工作效率,又增加了护理管理工作的针对性和主动性。

　　由于技术、资金等客观条件的限制,目前计算机网络在我国医院的运用还处于起步阶段,只有少数大医院开始实行计算机网络化管理。但由于计算机网络能满足医院管理的需求,使医院管理实现从传统管理向现代化管理的转化,提高医院的管理效能,增加医院的经济效益和社会效益,有力地促进了医院规范化、标准化、自动化建设,因此广泛运用计算机网络技术是医院现代化发展的趋势。计算机技术也因此将更广泛进入护理管理领域。在计算机功能开发方面,护理管理者将更注重计算机的辅助决策功能的开发。利用大量长期积累的数据,预测护理工作未来发展的趋势,从而使护理管理者可以根据计算机分析结果做出正确的决策,科学地制定下一步的工作计划和管理策略。

(五)科学的管理方法和技术将成为护理管理工作的重要工具

　　一直以来,我国医院护理管理人员都是从临床优秀护士中选拔产生,她们具有丰富的临床工作经验和一定的管理能力,部分还接受过短期护理管理知识的培训。但从总体看来,相当部分护理管理人员未接受过系统的管理科学知识培训,她们的管理知识主要来源自身的工作实践及他人的工作经验,因此多数时候,护理管理仍处于一种经验管理的状况。随着我国医院的现代化发展及护理学科发展的需要,护理工作的高层管理者开始意识到护理管理人员学习管理科学知识的重要性。1994 年国家卫生部提出:"今后要制定护理管理人员上岗培训制度,护理管理人员必须经过培训才能上岗。护理部主任一级必须由国家卫生部组织高等医学院校进行培训,护士长一级由各省市卫生厅组织培训。"近年来,一些护理管理人员开始将管理科学的理论与技术应用于护理管理实践,象系统论、双因素论、全方位激励理论、群体动力学、人本原理、PDCA 循环工作法、巴雷特图等都得到较为广泛的运用,提高了护理管理的效率和效果。更可喜的是,目前已开始有护理人员参加医院管理专业的研究生课程教育。因此,从发展的趋势来看,将来医院护理管理工作者,应既是临床护理专家,又是管理专家,护理部主任或护理副院长应有护理专业和管理专业的本科以上的双学历,护士长一级的护理管理人员应具有护理专业的大专以上学历,并且上岗前要经过严格的护士长管理知识的培训;管理科学将更广泛地与护理管理实践结合,各种科学的管理技术和方法将成为护理管理人员追求质量与效率的重要工具。

（六）社区护理将成为今后护理管理的重要内容

人民经济条件的改善及生活水平的提高,对卫生服务的需求和对生命质量的期望值也相应提高了;社会人口老龄化,对老年病护理、慢性病护理的需求也大大增加。但医院护理只能为少数住院病人提供服务,绝大多数非住院病人和健康人群得不到应有的卫生保健服务,因此医院护理有其局限性。要在有限的卫生资源下,满足人们日益增长的健康需求,实现"2000年人人享有健康"的目标,卫生服务的重点必须由临床治疗转向社区防治。发展社区卫生服务,建立功能合理、方便群众的卫生服务网络,已是卫生事业发展的大趋势。社区护理是社区保健工作的重要组成部分,因此开展社区护理,让护士走向社会,进入家庭,建立一种适应我国卫生形势及医学模式转变需要的护理形式,是护理发展的趋势。

我国护理工作者从80年代初开始对社区护理模式进行尝试,如有的医院实行了由专门的护士采取预约方式开展家庭病房等,服务的内容包括提供各种家庭护理、康复护理、老年自身保健、妇幼卫生保健、心理疏导、卫生咨询、健康教育及临终护理等。1998年国家卫生部在山东济南召开了专题研讨与现场会,开始将社区卫生服务纳入政府行为。与其他发达国家相比,我国的社区护理起步较晚,还未形成较完善的社区护理的人员培训计划和组织管理方式,社区护理的服务内容、规模、质量与人们的需求之间还存在较大的差距。为发展社区护理,必须逐步培养和建立一支掌握良好的社区护理知识和技能的社区护士队伍,不断摸索并逐渐完善社区护理的组织形式、管理办法,扩大社区护理的范围,深化社区护理的内涵。

第三节　国外医院护理管理
（Nursing management abroad）

一、国外医院护理管理的发展简史（The brief development history of nursing management abroad）

总体而言,国外护理管理比国内医院护理管理起步早、发展快。

在医院管理仍处于经验管理的19世纪,国外医院护理管理还未形成护理管理的组织体系和管理理论,当时医院护理部主任和总护士长主要是协助医院干事完成一些具体的管理工作。但进入20世纪后,医院护理管理得到迅速发展,表现在:

1.护理管理组织逐渐完善,职能不断明确

护理管理的任务不但是规划、组织、协调、评价医院护理人员的各项活动,维持医院高品质的护理服务,还参与医院重要政策的制定和修改,同时还负责呼吁医院医疗行政主管部门重视护理工作,为护理学科的独立而努力。

2.有了专门的医院护理管理人才

1946年美国波士顿大学护理系开设了护理管理学课程,培养护士的行政管理能力。

美国医院管理及教育的成果,引起世界各国重视,许多国家医学院、护理学院设立了护理管理学课程。1969 年美国护理协会(ANA)规定,护理管理人员的教育资格最起码应先完成学士学位。这些都极大地促进了医院护理管理的发展。

3. 较早实现标准化管理

1917 年美国外科医生协会在全美开展了医院标准化运动,对各项医疗、护理工作都建立了标准,并据此标准对医院进行评审。该运动的开展促使医院护理管理者也着手制定护理各部门工作质量检查的护理标准,以实现对护理工作的标准化管理。

20 世纪 70 年代后,欧美一些发达国家的医院,已进入向现代化医院发展的阶段。医院内外环境发生了巨大的变化,各种现代化科学技术广泛渗透到护理科学技术领域,使护理工作由手工操作逐步向机械化、自动化、电子化方向发展,护理学也形成一门有其自身学术研究领域和工作范畴的独立学科。医院护理管理组织体系进一步完善,护理部成立了质量管理委员会、教育培训委员会等下属机构,使管理人员的分工也越来越明确。现代管理科学的许多理论、观点和方法在医院护理管理实践中得到越来越多的运用,护理管理实践中一些好的经验,也通过各种护理期刊和护理管理专著得到推广应用。追求高品质的护理质量仍是护理管理者工作的重点:在护理队伍中已形成了"博士——硕士——本科生"的较高层次的知识体系的基础上,还通过立法推行各种形式的继续教育,以提高护理队伍的整体素质;积极进行临床护理模式的改革,推行以病人为中心的整体护理;重视护理科学研究以达到高效低耗优质的工作效果等等。随着经济的迅速发展,欧美一些国家对护理管理人员的知识结构提出了新的要求:不但要求护士长必须拥有护理管理学硕士学位,而且必须有工商管理、经济学及财物预算等方面的知识。此外社区护理也得到较快的发展,有了专职的社区护士,并形成了比较完善的社区护理管理体制。

二、目前国外的护理管理体制(Present nursing management system abroad)

在英美等西方国家,卫生部内设护理局,由具有一定学位、临床经验丰富的高级护理专家任负责人,协助部长领导全国护理工作,提供护理工作方面的建议和咨询。卫生部下属各级行政机构里都设有相应组织,从中央到基层护理管理人员的职责和权限具体而明确,形成一个完善的可有效运转的护理工作管理体系。在此管理体系以外,欧美等国家还存在多种护理学术团体,如美国有护士学会、英国有护士委员会、欧洲有护理学会、自由行业护理联合会、护士工会等。有的国家的护理学术团体是在卫生部的领导下工作,而有的则具有比较独立的行政职能。与国内护士学术团体相比,国外护理学术团体工作内容、工作范围较深、较广,她们在护理学科建设、护理人员培训、临床护理服务、临床护理专家的论证、护士执照考试、护士立法等方面行使着较大的行政职能,具有较高的权威性。

(一)医院护理管理系统

各医院设护理部,护理部主任参加医院领导工作及政策的制定。部分医院的领导组织由行政负责人、护理主任和医疗负责人组成,三方面共同负责研究医院中的问题,护理部主任下设若干名护理部副主任,她们皆受聘于护理部主任,分别负责人事、教育、质量、临床等工作。科护长在护理部主任和护理部副主任的领导下工作。

护理部是一个管理中心,护理部主任—护理部副主任—科护士长—护士长构成了医院的护理管理系统。护理部管理系统采取垂直领导方式,直接领导护理部门,并强调逐级领导的关系,形成链条。

（二）各级护理管理人员的职责和任职标准

1.护理部主任的职责和任职标准

其职责主要是计划、组织、指导医院的护理工作;制定政策方针;保证护理质量;负责各级护理人员的聘请、使用和留升;建立和审查护理常规、制度;监督护士的在职教育;全面管理护理部的经费、预算以及仪器的供给。

护理部主任必须具有护理硕士以上学位,同时还必须具有 6 年以上的管理经验。最低限度需从事临床护理工作 5 年以上并有 2 年管理经验。要求有较好的组织和技术管理能力,善于人际交往,口头表达能力强,有写作能力,身心健康。

2.科护士长的职责和任职标准

其职责主要有:　参加制定各种护理规章制度;参加医院护理质量委员会,是质量保证委员会成员之一;负责若干病区的工作,指导并解决护理工作中存在的问题,督促实施良好的护理工作;检查并评价重病人护理质量及病房各项工作质量,每月按标准检查一定数量的护理记录并给予评价;人事招聘,负责对申请至本科工作的护士进行面试,同意录用后报告护理部主任审批;负责科内工作人员安排;提出病房医疗器械设施更新计划;每月 1 次全面评价护士长工作,并将考核结果书面呈交护理部主任,作为奖惩晋升的参考;从事和促进护理研究;担任在职教育任务。

科护士长必须当过护士长或其他领导职务,具有出色的临床经验和领导能力,同时还具有学士以上学位。

3.护士长的职责和任职标准

护士长负责一个病区的工作,对临床护理起直接的领导作用。她的主要职责是指导和督促护士的工作;检查每一个病人的护理质量;副护士长直接为病人提供护理,尤其是危重病人;评价护士工作,将考核结果每月 1 次呈报给科护士长;负责病区内人员及工作安排;保持同医生及其他部门的联系;为护生提供临床实践的机会;参加护理研究;征求病人意见,落实改进措施。

护士长必须具有护理学士学位,受过专门训练。有一定的临床护理经验和领导能力。

三、临床护理制度（Clinic nursing system）

（一）临床护理工作模式

美国现有的临床护理工作模式包括个案护理、功能制护理、小组护理和责任制护理。个案护理现主要用于加强护理单元。功能制护理虽节省人力,但每个病人无固定护士负责,使病人无充分安全感,此护理制度已基本被淘汰。目前在美国被广泛采用的是责任制护理。70 年代后,美国护理专业发展成为一门专业学科,护理工作有自己的独立性,能直接对病人负责,并形成了一定的职业道德规范,在此基础上,责任制护理应运而生。

在美国,各医院在推行责任制护理中所采用的护理计划的格式不尽相同。很多医院对各科各种疾病事先定出共性的护理计划标准,包括护理问题、护理措施、预期结果和可能发生的并发症,并印刷成文。护士按照表内的情况去观察病人,为病人做检查,收集资料后综合为护理问题,并将针对性的护理措施记录于该病人的护理计划表内,如病人有其他个性的护理问题也应列入。这样做的优点是可给护士以引导。因为并不是所有的责任护士都能很顺利定好计划;另外也节省护士的时间,使护士有更多的时间直接为病人服务。

美国护理界认为责任护理并不能保证护理质量,但作为一种制度,有利于人发挥其最大的能量来提高工作质量水平。是否能保证护理质量,有赖于责任护士本身,而不在于制度。但实行这种制度可及时检验护理质量,及时发现那些不负责任的人,并责成其本人对工作承担责任。因为质量水平是可以衡量的,而对不能胜任工作的人,可做适当的调整。

责任护士一般负责分管 5 名病人,24 小时对所管病人负责,当其不在班时,辅助护士按照责任护士所开出的护理措施去执行,如果有特殊情况可通过电话、呼机联系。责任护士每周上日班 3 天,中班 2 天,1 周轮班 5 天。

护士长负责 1 天 24 小时、1 周 7 天的全面护理质量。护士长要评价责任护士工作完成情况,发现缺点,及时给予帮助。

(二)临床护士编制与等级

由于社会制度、经济和文化背景的差异,国外护士的编制、工作量以及晋升晋级方面的管理差异很大。

1. 护士编制

在欧美一些国家,有的护士因需照顾家庭而不能上全班,所以每周上班天数不等,工资则根据工时数付给,这样就必须有更多的护士才能达到全部编制实际需要数。例如:有 700 张床位的医院可以有 1 300 名护士,有 1 000 张床位的医院可能也只有 1 300 护士,但各班护士与病人的比例是不变的,如有护士病假则须立即补充,因此医院护理部须掌握一定数量的临时护士来补充人员之不足,以保证质量。

目前,国外存在着护士不足的现象,所以在中、夜班适当减少护士编制,如日班为一名护士负责 5 个病人,中班为 1:6～1:12,夜班 1:6 以上,这也因医院的工作质量、任务不同而异。对各种监护病房的护士编制则每班固定为 1:2,即每一班每名护士护理两个病人。在日本护士日班编制数约为夜班护士的 4 倍。有的医院用更科学的方法来算编制数。如美国明尼苏达州圣马利医院,曾对护士编制和护理质量的评价进行研究,把病人所需护理时间分成四级,最轻患者每日需 2 小时护理,轻患者每日需 4 小时护理,较重患者每日需 5～10 小时护理。护士长每天早上用电子计算机很快得出当天所需护士人数而合理安排工作,近几年来该研究已开始应用于临床。另外,美国有大量现代化的设备,在一定程度上也减少了护士的体力劳动。病房设立的文书担任杂务工作,并负责与其他科联系,使护士能专心于护理病人。但在美国,护士都很重视基础护理工作,如翻身、擦背、床上擦浴等都由护士承担,助理护士只允许做简单护理。

2.护士工作量

国外较多采用早班(7:00～15:30),中班(15:00～23:30),夜班(23:00～7:30)三班制,每日实际工作8小时,每周工作5天。在美国,尤其在加州,往往一个医院内就有几种上班制度,有的病房青年护士喜欢值12小时连续班,采用此工作制,护士每周只要工作3天。也有采用10小时工作制的,护士每周只要工作4天。但有人认为:要对患者提供优质服务,还以三班制为宜,尤以专职夜班制为佳。在美国专职夜班不在少数,因一方面生物钟能适应环境变化,另一方面夜班补贴较高,所以不少护士乐于上夜班。美国护理行政规定:每病房每班最少应有一名获学士学位的注册护士在班,以保证质量。

3.护理临床等级

长期以来,护士的发展方向不外乎两个:　即从事护理管理或护理教育。这往往造成一种倾向:　使有经验的临床护士纷纷脱离临床。美国自80年代始,出现了一种新型的途径:临床阶梯。即把临床护士进行分级,一般分为五级。每一级有具体的标准、要求和职责,工资待遇亦予以相应的改变。临床阶梯的出现,为那些选择以护理为终身职业的护士提供了又一个发展方向,鼓励并吸引优秀护士继续留在临床,从而保证了护理队伍的素质。

国外对临床阶梯尚未作国家统一的规定。各医院有各自的分级标准和晋升制度。下面介绍美国加州大学厄万分校医学中心的临床分级情况。

临床Ⅰ级:　一般为新聘用的护士。在聘用前先由总护长面谈,认为能够胜任即可聘用。Ⅰ级护士以临床护理为主,要求在尽可能少的指导下进行工作,包括有一定难度的操作。能预见问题、发现问题并与他人协作解决问题。

临床Ⅱ级:　工作6个月后,由总护士长对Ⅰ级护士的临床工作及自我鉴定作全面评价,符合标准者予以晋升。不需另外提出申请,属自然晋级。Ⅱ级护士的职责与Ⅰ级基本相同,但要求高一些。

临床Ⅲ级:　一般工作四五年后,提出申请并呈交一份自我鉴定、两份能说明本人工作能力的护理书写材料,例如:护理记录、护理计划等(护理书写材料应从病史中抽出,而不是临时准备)。同时呈交所有继续教育的学分证明,由总护士长评价这些材料,决定是否予以晋升。Ⅲ级的晋升除了评价个人能力外,还取决于科里是否有空缺。因为晋升是与工资相关的,聘用过多的Ⅲ级护士,会加大开支,势必造成聘用人员总数的相对减少,使日常工作难于安排。但从提高业务质量角度来看,总护士的长是希望能多聘用Ⅲ级护士的。Ⅲ级护士参与临床的程度及范围更深、更广。除了充当一般护士顾问、示范高难度操作、指导评价护理工作外,还参与制定、修改工作规范与制度;参与教学活动;参加各种学术团体及管理委员会。Ⅲ级护士可以发展自己某一方面的专长,例如进行糖尿病护理的宣教;进行各种造瘘的护理等,其他病区需要此类护理时可向其咨询。

临床Ⅳ级:属临床专家(Clinical Specialist),必须具有硕士学位,必须向医院临床业务委员会提出申请,要求聘用。每一临床病区一般设1～2名。有自己的办公室。Ⅳ级护士主要从事业务管理、科研、咨询及负责各种形式的在职教育。不分管具体病人。

临床Ⅴ级:必须具有博士学位,主要从事科研工作。大多在医学院工作,一般医院不设这一级,这与医院财政经费有关。

临床阶梯与工资待遇挂钩。一般每级增长 10% 左右。进入临床阶梯的护士地位与同级的管理、教育人员相等,但工资略高些,这是由临床工作的性质所决定的。

临床阶梯与管理阶梯的职务对照见表 4-3-1。

表 4-3-1　临床与管理阶梯职务对照

临　床　阶　梯	管　理　阶　梯
Ⅲ级	护士长
Ⅳ级	总护士长
Ⅴ级	护理部主任

临床阶梯在美国还处于探索、改进、完善的阶段,目前主要在一些大医院实行,但其优越性已日益显现。它不失为一种培养多层次护士,确保护理队伍良好素质,有利于医院、病人及护理人员自我完善需要的行之有效的临床业务管理的好方法。

四、护理质量管理体系(Quality management system of nursing)

护理质量是医院管理的一个重要组成部分,由主管护理质量的护理部副主任负责。医院成立质量保证委员会,由护理部主管质量的副主任和科护士长组成质量保证领导组织,并由各病房护士长委派护士长助理或临床护士在质保委员会领导下组成护理检查组,负责对护理行为的评价。质量保证委员会每月开会 1 次,会议内容是对护理活动中存在的问题作讨论和鉴定,对发生差错或事故进行分析。在美国,护理质量检查方法较普遍采用的是同行评议的方法,通过职业标准来检查工作质量。

为保证护理质量,国外医院还采取了其他许多配套措施,如:拥有编制充足、有良好教育背景的护士;获得学位的护士与未获学位的护士的比例恰当,并按规定进行继续教育,更新知识和技术;建立精干的护理领导指挥系统,严格执行官方制定的护理职责和工作质量标准;制定系列质量保证计划;重视基础护理质量,制定每项护理操作的依据,并要求护士认真按规定执行每项操作;经常考评各级护士,对不称职者解除聘请;对新护士要进行上岗前培训;把护理科研工作当作提高护理质量的又一项根本性措施等等。

(谢红珍、魏　革)

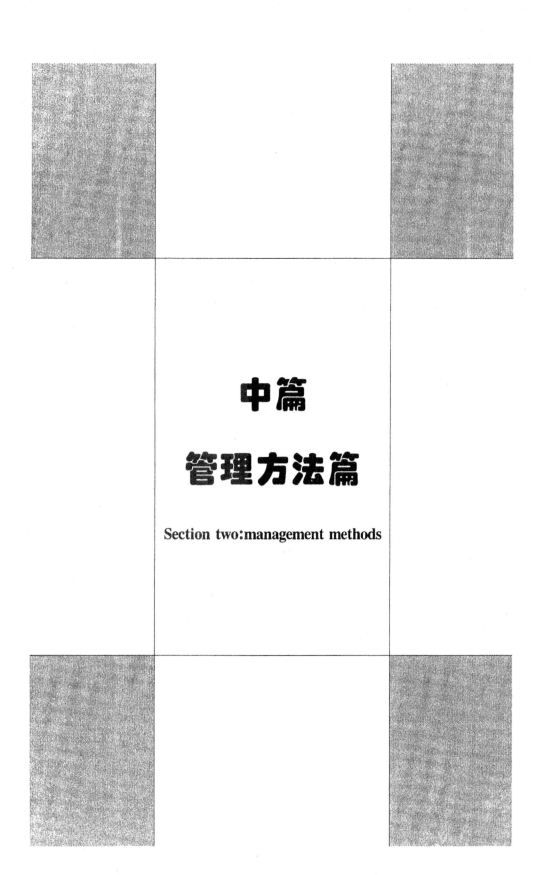

中篇

管理方法篇

Section two:management methods

第五章

护理管理的技术与方法
(The skill and methods of
nursing management)

第一节　目标管理
(Management by objective)

一、目标管理的概念与特征(The concept and characteristics of MBO)

目标管理(Management by Objectives,MBO)是目标管理方法的简称,又称成果管理,由美国管理学家 Peter Drucker 在 1954 年首先提出,经管理学家们不断完善和管理实践的检验,已成为一种公认的先进的管理方法。

传统的管理是由上级管理者制定目标,再指派给下属,由于沟通渠道通常有人为的影响,常造成下属对目标的认识不够清晰,出现努力方向不协调的现象,影响工作效率。而目标管理是以结果为导向的系统管理办法,依据人性行为科学理论,让单位管理人员和工作人员共同参与目标的制定,在目标的实施过程中实行自我控制,并对成果严格考核的一种管理制度。MBO 让员工参与决策,能提高员工对组织目标的接受性并产生激励作用;另外,MBO 将组织目标转化成可衡量的具体目标,并定期评估,达到控制成果的目的。

MBO 具有以下几个显著的特性:一是注重成果评价。传统的管理评价往往只关注人们的工作态度,工作过程或付出的劳动,而忽视目标实现的程度,而 MBO 则把重点放在工作成效上,参照目标进行评价,使评价更具有建设性。二是提倡自我控制的主动式管理。在 MBO 中强调以人为中心,以目标激励人。上级的职责主要是制定和分解目标,最后依据目标进行考核。而目标的实施,由目标责任者自主进行,通过责任者自身的监督与衡量,不断修正自己的行为,以达到目标的实现。三是进行系统整体的管理。它强调人人参与管理,将人群在单位内部按照同一目的、一定的规则建立纵横交错、相互连锁的目标体系,将目标层层展开,并明确固定下来,体现了组织管理的系统性和完整性。

二、目标管理的程序(The procedure of MBO)

目标管理的程序分三个阶段。这三个阶段周而复始地呈螺旋形上升,不断达到更高的目标。

(一)制定目标

组织最高管理层制定出一定时间内的总目标,并与下属共同商讨研究,看下级是否能实现,若发现问题则及时修正。在明确总目标后,各部属单位要认清自己的角色,并了解组织内可为自己提供的人力、物力、财力,制定出自己的分目标。总目标应指导分目标,分目标保证总目标,各目标间相互关系,彼此支助,形成一个目标网。目标管理法应包括5个W一个H,即由谁来做(who),何时做(when),何地做(where),为什么做(why),做什么(what)和如何做(how)。制定目标时应注意目标的可考核性(即目标的内容是用数量指标或质量指标具体描述的,可以通过一定的方法进行考核)和目标的合理性(即执行者在努力下可以达到)。

(二)实施目标

目标执行者采用自我管理的方法,按照目标总体要求,调动各种积极因素,发挥自己的聪明才智,确保目标实现。而上级的管理只表现在指导、协助、咨询、监督及为下属创造良好的工作环境。

(三)考核目标

在规定的期限内,上下级一起对目标完成的情况进行检查和考核,是目标管理的特点。评价的方法可依目标的性质而异,有同行评议、上下级会谈、自评、领导评价等,其目的是要实现赏罚预案,达到激励的目的;总结经验教训,使目标不断修正更新,开始新的循环。

三、目标管理的意义(The significance of MBO)

MBO将目标作为联系上级与下级、个人与组织的纽带,使全体成员的利益融为一体,融洽了上、下级关系,易于形成管理合力;MBO通过目标的自我设定,进度的自我控制,成果的自我评价,朝组织整体的目标努力,有益于部属获得管理的技巧及产生分担机构成败的责任心,也易于发掘人才;MBO中目标的可考核性,使管理人员能不断通过考核、评估及时发现执行中的偏差,进行有效的控制。

四、MBO 在护理工作中的应用(The use of MBO in nursing)

护理目标管理就是配合组织系统,将护理部的总目标按护理组织的层次、等级层层分解,形成各级分目标,构成一个护理目标体系,最后落实行动。

1. MBO 应用于护理时应注意:

(1)护理部主任应对目标管理及其优缺点有相当程度的认识；

(2)对各级护理人员进行有关 MBO 的知识教育；

(3)护理部应使下属了解护理部的任务、工作标准、资源及限制；

(4)组织内目标的选择要恰当；

(5)实施目标管理期间,应定期开会,了解进度,在会议中给予正强化刺激,激励下属。

2.护理工作运用 MBO 的主要步骤：

(1)清晰地说明护理部实施目标管理的目的；

(2)列出与实施此项目标管理有关的单位与病房；

(3)澄清各有关部门及病房之间的关系；

(4)列举出各阶层护理行政者实施目标管理的责任；

(5)设定实施 MBO 各阶段的时间表,以便定期检查与考核实施进度。

3.影响 MBO 成功的因素有：

(1)高层管理对 MBO 缺乏真正的认识或不予支持；

(2)缺乏事先充分的教育工作；

(3)目标选择不当；

(4)上、下级关系恶劣；

(5)实施期间未能给予适当的正强化刺激；

(6)过分重视文书作业。

应注意的是,并非实施 MBO 就一定会产生效应,当实施环境、方式不当时,MBO 将会遭受失败。

第二节 预测技术(Prediction skills)

一、预测的基本概念和特点(The concept and characteristics of prediction)

预测是在一定的理论指导下,以事物发展的历史和现状为出发点,以统计资料和调查研究资料为依据,在对事物的发展过程进行定性和定量分析的基础上研究并认识事物发展变化的规律,进而对事物发展的未来演变作出科学的推测。简单地说,就是根据预测对象的过去和现状,估计未来。

预测,与计划和未来有关,但不同于计划。计划是未来的部署,预测可考核计划的正确性,帮助人们认识和控制未来的不肯定性,使对未来的无知降到最低限度,预计计划实施后产生的效果,使计划预期目标与可能变化的周围环境、经济条件保持一致。

由于预测是以坚实的科学理论基础和严密的技术方法,为人们揭示某一事物发展的未来状态,因此预测的结果具有较高的科学性和可靠性,是人们制定决策和计划的主要依据。预测是决策的前提,任何成功的决策都离不开科学的预测。

预测技术是始于 20 世纪初并在 30～40 年代迅速发展起来的一门新兴的学科。60 年代后,由于现代管理科学、应用数学和电子计算机技术的发展和应用,预测技术的理论和技术日趋完善,成为管理现代化,社会、经济和科学技术发展所必不可少的重要手段之一。因此护理管理者要制定出科学的决策和计划,实现最佳的管理效能,必须学习预测技术。

二、预测的分类 (The classification of prediction)

人类社会的各个领域都有预测问题,预测的方法技术多达百余种,人们从不同的角度对其进行分类:如按预测的时间可分为长期、中期、短期预测;按预测的层次则分为国家预测、地区预测、单位预测;按预测的性质可分为直观型预测、探索型预测、规范型预测、反馈型预测;按预测方法可分为定性预测、定量预测、综合预测。预测类型的划分,有利于人们掌握不同类型预测的内容和特点,便于结合自己工作的需要,灵活地运用某一预测的理论和方法,为科学的决策和制定管理计划服务。

三、预测的基本步骤 (The basic steps of prediction)

不同领域的预测和各种不同目的的预测,其程序各有所异,但基本步骤大致相同。

1. 明确预测的目的

确定预测的目的,就是确定预测内容及目标,确定预测时间期限和预测结果的精度要求。一般来说,预测目的取决于决策工作的需要。

2. 收集和筛选资料

资料是预测的基础,收集资料要注意其可靠性、完整性和代表性,对所获得的资料要进行分析整理,以去伪存真,弃粗取精。收集资料不可能一次完成,在预测中需反复补充。

3. 选择预测的方法

预测方法的选择应考虑预测对象的性质、预测时间的长短、对预测精度的要求等因素。为了提高预测的可靠性,常常是几种预测方法综合运用,相互补充、验证。

4. 选择预测的数学模型

选择预测的数学模型是预测活动的核心,预测模型是对被预测事物过去、现在发展的规律性的描述。模型建立后,需进行调整,如发现不完善的地方要及时修正。预测的模型和方法选择得当,可以提高预测质量,减少工作量,取得较好的预测结果。

5. 利用模型进行预测

依据模型输入掌握的资料和数据,即可得预测结果。

6. 评价和修正预测结果

预测计算的结果,可允许有一定的误差,但误差太多就失去了预测的意义。这就有必要对预测结果加以修正。

四、预测的方法（The methods of prediction）

（一）定性预测方法

当需要对那些难以定量分析的事物进行预测，或者当人们对某一事物还没有深刻的认识或者尚未掌握必要的资料，而又需对该事物的未来发展的性质和趋势作出预测判断时，常使用定性的预测方法。定性预测方法是利用直观材料，依靠个人经验和综合分析能力，对事物进行非数量化的分析，从而对未来状况作出估计。常用的定性预测方法是专家判断预测法。专家判断预测法一般可分为专家个人预测和专家会议预测，以及在这两者基础上发展起来的德尔菲预测法。

1. 专家预测法

专家预测法是利用专家所具有的经验和知识，对过去和现在发生的问题进行综合分析，从中找出规律，而得出对未来的预测结果，包括专家个人判断和组织专家会议进行集体判断两种形式。使专家个人进行预测，可以最大限度地发挥个人的创造能力，不受外界影响，没有心理压力，但仅依靠个人的判断，容易受到专家的知识面、能力和占有资料等因素的影响，有一定的局限性。专家会议法通过召开专家会议，使专家们在非常融洽和轻松的气氛中，不受任何框框的限制，共同讨论，从而获得预测结果。这种方法的优点是通过信息的交流与反馈，充分发挥了专家集体的智慧，弥补专家个人预测的不足，使预测结果更加准确。其缺点是专家会议法易受权威和大多数人的意见的左右。

2. 德尔菲预测法

德尔菲预测法是一种函询调查法，是直观判断预测法中应用最广泛的一种方法。德尔菲预测法是将预测的内容分成若干条明确的问题，用通信的方式发给各位专家，再把专家回答的意见收集起来，经过综合、归纳和整理，再反馈给各位专家，进一步征询意见，然后再次进行综合、整理和反馈。这样运用现代化的信息处理工具，如此反复多次，直到预测问题得到较满意的结果为止。这种方法的特点是匿名调查，克服专家易受心理因素影响的缺点，专家们能充分自由发表意见；另外它采用一套专门设计的调查表格和把一些定性的问题进行定量化处理，能比较准确地集中专家们的意见。应用德尔菲预测法，专家的选择是预测成败的关键。

（二）定量预测法

定量预测法是通过建立数学模型并应用电子计算机运算，对事物进行定量分析，据此对事物的未来发展趋势作出预测和推断。定量预测一般比定性预测正确，所用的方法主要是各种数学模型。

1. 时间序列预测法

时间序列预测法是将某种统计资料的数值按时间先后顺序排列后，形成时间序列，然后根据时间序列反映出来的发展规律，推测出今后可能达到的结果。时间序列预测法又可分为算术平均法、加权平均法、移动平均法。算术平均法是一种用统计数据的算术平均数作为预测值的方法。由于一组统计数据中，每个数据的重要程度并不完全相同，加权平均法就是给每个数据一个权数,以"权数"代表每个数据的重要程度,把所得的加权平均数作为预测值的方法。移动平均预测值是取临近时期的几个数据平均值作为预测值。

2.相关分析预测

在相关分析预测中,常用回归预测法。它以事物发展的因果关系为依据,根据一个或多个自变量来推测与其有关的因变量的变动方向和变动程度,是一种从事物的因果关系出发来进行预测的方法。

回归分析预测法的基本步骤:

(1)从一组统计数据出发,分析变量问题是否存在相关关系,并确立这些变量的"最优"定量关系式。

(2)对所建立的关系式的可信程度进行统计检验;

(3)利用所建立的关系式,由自变量的取值来预测因变量的值,并寻求以回归线作为估计基础的误差量度。

回归预测法有一元线性回归、多元线性回归及非线性回归等。

预测是对事物未来发展趋势的估计和推测,走在事物的发展之前,其结果总会与事物未来发生的实际情况存在一定的偏差,这就是预测的近似性。由于事物的发展变化会受到许多难以预料因素的影响,加上人们的认识有一定局限性,对事物发展的未来信息常不能全面掌握等,预测的结果往往不能表达事物发展的全体,因而有一定的局限性。

第三节 决策技术(Skills of decision-making)

一、决策的概念及作用(The concept and role of decision-making)

决策分析已成为运筹学的一个重要分支,是进行科学管理的有力工具。它建立在社会科学和现代科学技术的基础上,是计量科学和行为科学的结合。

决策是人们为了解决当前或未来可能发生的问题,从确定行动目标到根据客观条件提出各种备选方案,以至经过必要的分析、计算和判断,作出抉择,从中选出一个最佳方案,作为目前或今后行动的指南,并付诸实施的整个过程。简单地说,决策就是作出决定,其实质就在于努力实现主观和客观的一致,在于选择符合客观实际的最适当的行动方案,从而能动地改造世界。

管理的核心是决策。管理决策理论学派的代表人物西蒙认为,决策程序就是全部的管理过程,管理就是决策。决策是否科学,直接关系到事业的兴衰成败,科学的决策起着避免盲目性和减少风险的导向作用。因此管理者在决策过程中,一定要按科学的决策程序,借助科学的决策方法以达到决策的正确性。

二、决策的要素(The essence of decision-making)

在实际工作中,凡同一问题面临几种自然状态,又有几种行动方案可供选择时,就构成一个决策问题。一个决策问题，一般由行动方案、自然状态和损益值三个基本要素组成。表达这三个要素之间关系的函数式，就是决策模式：$a_{ij} = F(A_i, S_i)$。其中 A_i 表示决策者可以控制的变量，即各种行动方案，S_i 表示自然状态，是决策者无法控制的因素，指行动方案执行过程中可能遇到的种种情况。a_{ij} 表示损益值（又称效益值），是决策执行之后将要引出的结果。

我们对某些问题作出决策，就是在给出了自然状态 S 时，从行动方案中选择一个最优方案 a，使其可能的收益最大或可能的损失最小。

三、决策的分类（The classification of decision-making）

（一）按决策的重复性分为程序化决策和非程序化决策

程序化决策是对经常出现的活动的决策。处理这类问题可以利用惯例、标准和工作程序或者采用自动化决策系统作出。

非程序化决策就是非常规的决策。它的决策主要依靠决策者的经验、学识和创造力。

（二）按决策的性质分为战略决策、策略决策和执行决策

它们是一个完整的决策体系中的不同层次，具有从属关系。它们的差别在于决策范围不同，战略决策是涉及整体发展方向，确定长远规划目标，制定重大方针政策的决策；策略决策是为完成战略决策所规定的目标而进行的决策；执行决策是根据策略的要求对执行行为方案的选择。

（三）按决策的可靠程度分为确定型决策、风险型决策和不确定型决策

确定型决策是指决策问题只存在一种已知的自然状态，且选中的方案执行后有一个确定结果的决策。

风险型决策是指决策者希望达到的目标，存在着两个以上的不能肯定的自然状态，但对其发生的可能性（概率）可以预先估计出来，或可利用历史资料得到。显然作出这类决策要承担一定程度的风险。

非确定型决策，在风险型决策中，若其他条件不变，而自然状态发生的概率又不能确定，则称为非确定型决策。

四、决策的程序（The procedure of decision-making）

健全的决策程序是一个科学严谨的系统，每一步骤都有具体的含义，并有相应的决策技术（见图 5-3-1）。

（一）提出问题

是确定目标的基础，是决策的前提。要及时地发现、分析、确认并及时提出问题，就必须进行深入的调查研究，细致的分析归纳，合乎逻辑的推理。

（二）确定目标

决策目标是指决策实施后在一定时期内所期望达到的成果。有了明确的目标,决策活动就能有的放矢的进行。确定目标需要运用调查研究和科学预测技术,需要管理者严谨求实的作风和敢于提出问题的勇气。

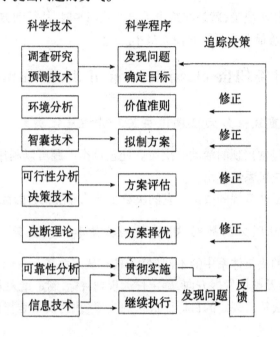

图 5-3-1 决策程序与决策技术

（三）建立价值的准则

是拟制方案和评价方案的基础,是衡量目标达成度的考核标准,包括对目标进行分解,建立目标的指标体系,规定这些指标的主次、急缓及取舍原则,明确客观目标的约束条件和责任。

（四）拟制方案

就是把实现目标的多种途径具体化,使之成为指标清晰、目标合理、方向明确的能够对人们的行为起指导作用的行动方案。

（五）方案评估

方案评估是对方案进一步论证,依据前面建立的价值准则,从实用性、效益性和可行性等方面对方案进行综合评价。通过对每个方案的权衡比较,提出每一方案的执行条件和环境要求等,排出他们的优劣顺序,为下一步的方案择优工作作好准备。

（六）方案择优

方案择优是管理者运用决断理论、经验、知识和直觉，从中选择一个最佳方案或是从中综合出一项新的决策方案，以期以最小的代价获得最优结果。

（七）贯彻实施

方案选定后还须进行试点，若正确可靠，应及时地转入下一阶段。若发现有问题应及时修正。若反馈信息证明原决策目标发生错误，则应立即停止原方案的实施，组织力量进行重新决策。这就是追踪决策。

（八）继续执行

是决策程序的最后一个环节。利用追踪检查办法和信息反馈，以强有力的控制措施保证决策目标的实现。

五、决策技术（Skills of decision-making）

决策技术划分为决策硬技术和决策软技术。

（一）决策硬技术

决策分析的硬技术是指在管理中应用的数学模型和计算机技术，如线性规则、非线性规则、双策论、排队论、网络技术、层次分析法、模拟技术、信息技术等。下面介绍几种常用的决策硬技术。

1. 非确定型决策法

（1）最大的最小准则　又称悲观决策准则，其基本思想是对客观情况总是持悲观态度，作出保守估计。其方法是：首先找出各方案在各自然状态下的最小收益值，然后取其中最大的方案作为最满意方案。

（2）最小的最大后悔值法　又称后悔决策原则。后悔值指在某一客观条件下，由于未采用相应的最佳方案而造成的损失值。具体方案：首先算出各方案在各种条件的下的最大后悔值，然后取这些最大后悔值中最小的那个方案为最佳方案。

（3）最大的最大收益值法　又称乐观决策准则。本着好中求好的原则，首先找出各方案在每一种自然状态下最大的收益值，然后选择这些最大收益值中最大者所在的方案为最佳的方案。

（4）等可能性准则　又称平均值准则。其基本思想是：既然对各种状态出现的概率不清楚，不妨就认为每个自然状态出现的概率都相同，在这种假设下，求出每个方案的平均期望收益值，然后选其中最大者对应的方案为最佳方案。

对于不确定型决策有多种决策原则，不同的决策原则所得的结果并不完全一致。除了决策者的主观态度和经验之外，关键要对自然状态即客观情况作认真的调查研究，包括对历史统计资料的整理和分析，对未来情况的估计预测，使不确定型决策问题转化为风险决策问题。

2. 风险型决策

决策树是解决复杂的风险型决策问题的一种有效的方法。决策树是一种能够有效地表达复杂的决策问题的数据模型,它把方案、状态、结果和状态概率等用一棵树来表示,将效益期望值也标在这株树上,直接通过比较而进行决策。其基本结构如图 5-3-2 所示:

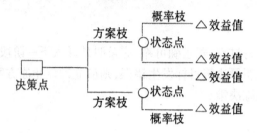

图 5-3-2　决策树的基本结构

运用决策树进行决策,需要掌握几个关键步骤:

(1)画决策树

从左至右画,先画决策点,以□表示,再画出决策点引出的方案分枝。有几个备选方案就画几条方案分枝。方案分枝的端点是状态点,以○表示,接着画由状态点引出的状态,有几种自然状态就要画几条状态分枝,在每条状态分枝上,标明状态概率,最后在每条状态分枝末梢处画上△,即结果节点,并且标上每个状态下某方案的效益值。

(2)决策的方法

①由右向左,利用效益值和它们相应的概率值,先算出各方案的效益期望值,并注在状态点○上。

②根据效益期望值进行决策,比较各效益期望值的大小,从中选出最佳方案,在舍弃的方案上注修枝号"‖",表示该方案已经舍弃,然后将所选最佳方案的损益期望值移注到该决策点上,此决策即告完成。

③如果是多级决策问题,再依此步骤如法炮制,直到最左边的一个决策点。决策树法,特别适用于解决多级决策问题。

(二)决策软技术

决策软技术是建立在组织行为学、社会心理学和行为科学基础之上的一组技术的推广运用,以"专家法"为核心,其中心思想是通过各种有效的方式,来充分发挥专家的才智,使其在不受干扰与压力的情况下,把意见充分发表出来。决策软技术有效地弥补了硬技术追求最优化的不足,和忽视人和社会因素的缺限。常用的技术包括德尔菲法、头脑风暴法、列名小组法、方案提前分析法。

1. 头脑风暴法

又称思维共振法,是一种智囊团式讨论方法。它通过集中专家共同思考同一问题,进行充分的信息传递和交流,相互启发、反馈,引起思维共振和连锁反应,从而导致创造性意见的产生。

2. 列名小组法

也是一种专家决策法,以会议的方式进行。会议分为二个阶段,为保证专家意见的独立性和匿名性,第一阶段先不让专家之间就决策问题交换意见,而是由每位专家以书面的方式写出自己的意见或建议,由组织者把专家意见合并为一份小组汇编材料,并向小组成员公布;第二阶段由全体专家就上述意见各抒己见,充分发表看法,并为意见和建议提出优劣顺序。

第四节 管理的行政方法
（Administrative methods of management）

一、行政方法的概念与实质（The concept and essence of administrative methods）

行政方法就是指管理主体依靠行政组织的权威,通过下达各种行政命令、规定、指示、条例、指令性计划和规章制度等,按照行政系统和层次,以鲜明的权威和服从为前提,直接控制组织和个人的行为,以保证管理目标实现的方法。

行政方法的实质是通过行政组织中的职务和职位来进行管理。它特别强调职责、职权、职位,而并非个人的能力或特权。任何部门、单位总要建立起若干行政机构来进行管理,它们都有着非常严格的职责和权限范围。上级指挥下级,完全是由高一级的职位所决定的,下级服从上级是对上级所拥有的管理权限的服从。

二、行政方法的特点与作用（The characteristics and roles of administrative methods）

（一）特点

行政方法实际上就是行使政治权威,因此与其他管理方法相比,具有以下特点:

1. 权威性

行政方法所依托的基础是管理机关和管理者的权威。管理者权威越高,他所发出的指令接受率就越高。提高各级领导者的权威,是运用行政方法进行管理的前提,也是提高行政方法有效性的基础。管理者必须努力以自己优良的品质、卓越的才能去增强管理权威,而不能仅仅依靠职位带来的权力来强化权威。

2. 强制性

行政权力机构和管理者所发出的命令、指示、规定等,对管理对象具有程度不同的强制性。行政方法就是通过这种强制性来达到指挥与控制管理活动过程的目的。但是行政强制与法律强制是有区别的:法律的强制性是通过国家机器和司法机构来执行的,只准许人们可以做什么或不可做什么;而行政的强制性是要求人们在行动的目标上服从统一的意志,在行动的原则上高度统一,但允许人们在方法上灵活多样。

3．垂直性

由于行政方法是凭上级行政组织的权威和下级行政组织的服从进行管理,这就决定了这种方法只能在垂直隶属的管理关系上发挥作用,而对平级或横向的管理关系则不起作用。这就要求管理者在运用行政方法时,必须明确严格的行政层次和行政级别,坚持纵向的自上而下,切忌横向传达指令。

4．具体性

相对于其他方法而言,行政方法比较具体。不仅行政指令的内容和对象是具体的,而且在实施过程中的具体方法上也因对象、目的和时间的变化而变化。所以,任何行政指令往往只是在某一特定的时间对某一特定对象起作用,具有明确的指向性和一定的时效性。

5．无偿性

运用行政方法进行管理,上级组织对下级组织的人、财、物等调动和使用不讲等价交换的原则,一切根据行政管理的需要,不考虑价值补偿问题。

（二）作用

由于行政方法具有以上特点,采用它就会产生一些独特的作用:

1．行政方法对提高管理效率起着重要的作用

行政方法采用垂直性的管理方式,依靠的是权威和强制性,上级组织和领导下达的命令、指示,要求下级无条件服从和不折不扣地贯彻执行,起着令行禁止的作用。因此,行政方法的运用有利于组织内部统一目标,统一意志,统一行动。迅速有力地贯彻上级的方针和政策,对提高管理效率起着重要作用。

2．行政方法是完成统一任务、实现整体管理目标的必要条件

强有力的行政方法可以使全局、各部门和各单位之间密切配合,前后衔接,并不断调整它们之间的进度和相互关系,保证整体管理目标的实现。

3．行政方法是解决一些特殊问题的有效手段

行政方法时效性强,它能及时地针对具体问题发出命令和指示,可以快刀斩乱麻,较好地处理特殊问题。

4．行政方法是实施其他管理方法的必要手段

在管理活动中,经济方法、法律方法、教育方法、技术方法要发挥作用,必须有行政方法的介入。

三、行政方法在护理管理中的应用及其注意事项(The use and attentions of administrative methods in nursing management)

管理过程中,不管是决策方案的选定,还是计划指标的下达;不管是组织实施,还是监督控制,都需要有一定的权威作保证,以一定的服从为前提。没有权威,没有服从,管理就不复存在,更谈不上管理功能的实现。任何管理都需要有一定的权威和服从,这是行政方法运用必要性的基本依据,从这个意义上讲,行政方法对任何一种管理活动都是必要的。

在护理管理活动中也广泛运用了行政方法。如为了给患者创造一个安静、舒适的休

养环境,医院制定了《伤病员入院须知》、《陪护制度》、《探视制度》、《病区管理规定》等规章制度,来规范医、护、患等人员的行为;为确保患者在住院期间得到安全、有效的护理服务,护理部要求护士严格执行三查七对、无菌操作技术、消毒隔离制度、交接班制度及分级护理制度等规章制度;为提高护理队伍的整体素质,在护理人员中推行规范化培训与继续护理学教育,国家卫生部颁发了《护士规范化培训管理办法》和《继续护理教育暂行规定》,要求医院将护理人员的培训考核、晋职晋升与使用管理结合起来;为推行以病人为中心的整体护理,国家卫生部下达了指令性计划任务,要求不同等级的医院在 2000 年开展整体护理的科室应达到相应的比例;为达到这一目标,医院护理部在积极创造条件开展整体护理的同时,制定了一系列的计划、措施,如把是否开展整体护理及整体护理质量作为评价科室护理工作质量的一项质控指标,以行政的手段来推行整体护理。这些行政方式在护理管理中的运用,为护理管理者实现管理的最终目标——提高护理队伍整体素质,为病人提供最优质的护理服务,发挥了重要的作用。但是护理管理者同时也应认识到任何事情都有其两面性,行政方法是实现管理功能的一个重要手段,但也只有正确运用,注意扬长避短,才能发挥其应有的作用。若应用不当,就会违背客观规律,变成唯心主义、主观主义的产物;若不适当地扩大行政方法的应用范围,则可能造成更大的危害。护理管理者要达到正确运用行政方法的目的,应当把握以下几点:

(一)行政方法的运用,必须建立在尊重客观规律的基础上。只有充分按客观规律的要求办事,才能减少和避免唯心主义的产生,才能增强行政方法运用的科学性和合理性。

(二)行政方法的管理效果为领导者水平所制约,因为它更多的是人治,而不是法制。其管理效果基本上取决于领导者的指挥艺术,取决于领导者和执行者的知识、能力。因此护理领导干部在平时的工作中应注重自身各种素质的培养。

(三)信息在运用行政方法过程中是至关重要的。领导者要驾驭全局、统一指挥,必须及时获取组织内外有用的信息,才能做出正确决策,减少和避免官僚主义、主观主义的产生和重大决策的失误。

(四)行政方法的无偿性特点容易造成对下属经济要求的忽视,不利于调动各方面的积极性,从而导致动力不足,产生消极后果。因此护理管理者在运用行政方法时要与其他方法,如经济方法、社会心理方法等综合,才能相互配套,取长补短,充分发挥其自身的优越性。

第五节　管理的经济方法
（Economic methods of management）

一、经济方法的概念与实质（The concept and essence of economic methods）

经济方法是指管理主体按照经济规律的客观要求,运用各种经济手段(或经济杠杆、经济政策),通过调节各种经济利益关系,以引导组织和个人的行为,保证管理目标顺利实现的方法。这里所说的各种经济手段,主要包括价格、税收、国债、信贷、工资、利润、奖金、罚款以及经济责任制、经济合同等。

根据各种不同的情况和条件,经济管理方法采用的具体手段和具体方法可以是多种多样的,不能简单的规定,更不能不加分析地套用。但是任何管理的经济办法,其实质是贯彻物质利益原则,从物质利益上处理好国家、集体、个人三者的经济关系,从而有效地调动多方面的积极性,去实现预期的经济目标。这是经济方法与行政方法最基本的一个不同点。运用经济方法、从一定意义上说,就是通过各种经济手段不断调整各方面经济利益关系,把个人的、集体的和国家的利益正确地结合起来,既不损害国家利益、又能保证不断提高集体和个人的利益,从而最大限度地调动集体和个人对完成国家的整体目标的主动性、积极性和责任感,促进经济的发展和社会的进步。

社会主义之所以要运用经济方法进行管理,归根结底,是由于还存在着单位集体、劳动者个人之间在物质利益上的差别。在这种情况下,若单纯依靠行政方法进行管理,而不承认价值规律的调节作用,干好干坏,干多干少都一个样,则会严重挫伤集体与个人的积极性、主动性,造成更大的损失。

二、经济方法的特点(The characteristics of economic methods)

与其他管理方法相比、经济方法有如下突出特点:

(一)利益性

经济方法是通过利益机制引导被管理者去追求某种利益,间接影响被管理者行为的一种管理方法。经济方法的运用以确认个人和组织对经济利益有追求为前提,并且只有在涉及经济利益时,才能发挥作用,否则,这种方法就会失灵。

(二)间接性

经济方法调节作用的间接性主要在于它不直接干预和控制管理客体的行为,不直接干预人们应当怎么做,而是通过调节经济利益来引导管理客体的行为,以达到管理目标的实现。

(三)灵活性

经济方法的灵活性表现在两个方面,一方面,经济方法针对不同的管理对象,如企业、个人,可以采用不同的手段;另一方面,对于同一管理对象,在不同情况下,可以采用不同方式来进行管理,以适应形势的发展,例如,税收的增减可分别鼓励与限制某一产业的发展,增减的幅度越大,作用越明显。

(四)平等性

经济方法承认,被管理的组织或个人在获取自己的经济利益上是平等的。社会按照统一的价值尺度来计算和分配经济成果;各种经济手段的运用对于相同情况的被管理者起同样的效力,不允许有特殊。

三、经济方法在护理管理中的运用及其注意事项(The use and attentions of economic methods in nursing management)

处在市场经济环境中的医院,经济方法成为医院管理的重要方法。不同的经济手段在不同的管理活动中可发挥各不相同的作用。在护理管理活动中,常用的经济手段有工资、福利、奖金、罚款。这些管理方法在加强护理人力资源管理、稳定护理队伍、提高护理质量方面有不同于其他管理方法的独特作用。在竞争日益激烈的商品经济下,医院要处于不败之地,必须以高质量的医疗护理吸引病人。为达到这一目标,许多医院管理者把科室医疗护理质量、科室经济效益同个人的经济利益挂钩,这种经济管理方法就促使医护人员从关心个人利益的角度更多地关心科室的经济创收,而科室的经济效益是与科室的病人的收容数量密切相关的。为吸引病人,医护人员就必须自觉地去改善服务态度和技术水平,这种良性循环的最终结果将有效地促进医院的发展。再比如说,护理工作的连续性特点决定了护士必须 24 小时在岗在位,即护士必须上晚夜班。夜班工作比白班工作辛苦,这是不争的事实,但一直以来护士的夜班补助却很低,这种反差造成的结果是护士不愿上夜班。这不但增加了护理管理的难度,同时也成为护士流失的一个原因。在国外,医院利用经济手段很好地解决了这一管理难题:即将夜班护士和日班护士的工资待遇拉开了档次,而且这种档次差距大到对她们的生活水平产生影响,这就使经济状况不很好的护士乐于上夜班。在国内,一些医院的护理管理者也在这方面进行偿试,对临床上夜班的护士在奖金待遇上给予倾斜,并也取得一定的成效。

经济方法是各项管理活动的重要方法,但是任何方法都有其特定的功能、特定的使用范围和特定的使用限度。因此在实际运用中要进行具体分析,做到合理使用。在护理管理活动中运用经济方法应注意以下几个问题:

(一)要注意经济方法应用的范围和强度

由经济方法的利益性可知,经济方法的运用必须要以经济利益关系的存在和人们对物质利益的追求为前提,否则就会失败。不但如此,即使在存在上述前提的情况下,经济方法的运用也要有一定的强度,比如有些护士长利用罚款对工作中出现护理缺点和差错的护士进行惩罚,以求减少护理缺点和差错的发生,这时罚款就必须要有一定的强度,因为如果所罚款额不足触动当事人一定的经济利益,那么这种经济手段就起不到应有的作用。但同时也要注意不能以罚款代替其他管理方法,过分依赖罚款的作用,就会招致护士的不满和反对,同样也达不到管理的目的。

(二)要注意经济方法与其他方法的综合使用

经济方法虽然是一种重要的管理方法,但毕竟不是万能的。如果单纯运用经济方法,易导致讨价还价、"一切向钱看"的不良倾向,助长本位主义、个人主义思想。因此,在管理中经济方法还要与其他管理方法,如行政方法、法律方法、社会心理方法等结合使用,才能发挥更加有效的作用。例如经济方法与行政相结合,有利于将个人利益、集体利益与国家利益真正联系起来,把群众与领导拧成一股绳,使各项工作既有统一的目的,又能灵活地进行;既能坚持正确的方向,又能充分发挥活力,促使管理目标更快地实现。

第六节 网络计划技术
(Network program technique)

一、网络计划技术的概念与优点(The concept and advantages of network program technique)

网络计划技术(network program technique),有时又叫计划评审技术、计划评核术、计划协调技术、关键线路法、主要矛盾线。它是应用网络图的形式,来反映或表达一项计划中各项工作内容的先后顺序,相互关系以及进度安排,通过计算确定关键路线,选出最优化的方案,并实施管理的统筹技术和方法。网络计划技术开始于20世纪50年代的美国,但由于其具有以下几个明显的优点,使其在世界各国各个领域得到迅速的推广和运用:

1.网络计划图标注有作业符号及时间、数字以及资源利用等,构成生产流程计划系统,一目了然,便于阅读。

2.网络计划图把整个工程项目有效地组织起来,并注明关键所在,直观形象地反映出计划完成的逻辑顺序、任务的关键部分及完成任务的最佳方案,使管理者既能纵观全局,统筹兼顾,又能抓住关键,科学地组织和指挥生产,从而达到合理使用资源,巧妙利用时间,高效低耗地完成任务的目的。

3.网络计划既是一种计划,又是一种控制手段,可根据网络计划执行情况,预料影响未来的变化,及早预防,预拟调整措施和补救对策。因而它能有效地增强计划工作的预见性和主动性,减少盲目性和被动性。

4.网络计划图反映整个工程结构和各作业之间的相互关系,使广大职工了解整个工程的全貌,明确各自的在整个生产过程中所处的地位及工作目标,便于各方及时沟通情况,及时协调关系,通力合作完成整个工程目标。

5.网络计划图就是一种生产计划模型,是一种动态的计划。这种计划方法为采用计算机实行自动化管理创造了条件。

二、网络图的构成要素(The forming essences of network scheme)

网络计划技术的基础建立在网络图的绘制上。网络图就是对一项工程,从整体出发,用系统的观点分析有哪些作业项目,并按照这些作业之间的相互关系和排列顺序建立起来的整体计划图形。它由工序、事项和线路三部分组成。

(一)工序 又称作业、活动,是指一项有具体活动内容,需要人力、物力参加,经过一定时间后,才能完成的生产过程或活动过程。一道工序常用一条箭线"→"表示,箭线的上部标明工序名称,下部标明所需时间,箭头表示活动前进的方向。工序的完成时间称工序的长度,以"t"表示,在实际工作中,有些活动不消耗资源和时间,只表示一道工序与另一工序之间的逻辑关系,这种活动叫虚活动,以虚箭线"－－→"表示。

(二)事项 又称节点或结点,是描述工序的开始或结束的符号,或指前道工序的结束和后道工序开始的衔接点,以圆圈"O"表示,并编以号码。按节点在网络图中排列的顺序可分为起点事项,终点事项和中间事项。一项工程或任务一般只有一个起点事项和一个终点事项,起点事项表示计划的开始,终点事项表示计划的结束,介于它们中间的事项称中间事项,中间事项所代表的意义是双重的,对它前面的工序来说是终点事项,而对它的后续工序而言,则是起点事项。任何活动都可以用前后事项的编码来表示,如活动 A 可用 I→j 表示。

(三)线路 又称路线,是指从起点事项开始,顺着箭头方向,连续不断地到达终点事项为止的一条通道。一条线路上各工序的作业间距之和就叫路长。在一个网络图中,有很多条线路,每条线路的路长不一,其中最长的一条线路,就叫关键线路,通常用双线或粗线标出。关键线路上的工序称为关键工序。网络分析主要是找出工程中的关键路线,因为关键路线上的各工序的完工时间的提前或推迟都直接影响着整个工程或任务总完工期的提前或推迟,因此该线路就成为整个工程或任务的主要矛盾和关键所在。应当注意的是关键线路是变化的,当关键工序完成得很好时,处于非关键线路上的一些非关键工序就可能成为关键性的了,这时应对网络图作相应的调整。

三、网络图的绘制(Drawing of network scheme)

绘制网络图前,必须调查三件事: 即这项工程或任务包括的全部工序,各道工序间的相互关系,完成各道工序所需时间,弄清以上三件事后,就可以按以下步骤绘图。

(一)划分工序项目。任何一个工程或任务,都是由若干个作业项目组成的,画网络图,首先要把一个工程或任务分解为若干作业;

(二)确定工序间的相互关系,以确定其先后顺序;

(三)列出工序明细表。根据各个工序的衔接顺序,从小到大编排节点的号码、确定工序代号;

(四)绘制网络图。根据工序明细表,就可以绘制初步的网络计划图(见图 5-6-1)。绘制网络图应遵循以下规则:

1.网络图图形应从左到右排列,不允许出现循环回路;

2.网络图中的每一项活动都应有自己的节点编号,号码不能重复使用;

3. 箭线从一个节点开始到另一节点结束。箭线中间不能列出另一箭线;

在①—A→②—B→③中,工序 A 完成之后工序 B 才能开工,称 A 为 B 的紧前工序,而 B 为 A 的紧后工序;

4.遇有几道工序平行作业或交叉作业时,为避免构图混乱,必须引进作业时间为 0 的虚工序(如图 5-6-1 中③－－－－→④);

5.两个事项间只能画出一条线,但进入某一事项的线可以很多;

6.每个网络至少有一个网络始点事项,不能出现没有先行作业或没有后续作业的中间事项,如在工作中发现了这种情况,应将没有先行(或后续)作业的节点同网络始点(或后续)事项连续起来。

(五)工序时间的计算。工序时间是编制网络计划的主要依据。其计算方法有两种:一种是定额法,即按规定确定的工时编制工序时间;另一种是三点估计法,即在某项工序的工作定额不能确切肯定时,可采用三种时间的加权平均法,即先估计完成该工序的三种时间(最乐观时间 a,最保守时间 b 和最可能时间 c),按公式

$$T = \frac{a + 4c + b}{6}$$ 计算出该工序时间。

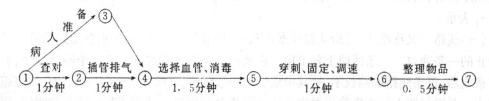

图 5-6-1 静脉输液的网络计划图

(六)网络图的计算和关键线路的分析。这是最终体现网络技术成果的一个环节,也是整个网络技术中运用数字方法最多的一个环节,包括工作最早可能开始的时间,最早可能的结束时间,最迟必须开始时间,最迟必须结束时间及时差的计算和关键线路的分析。

关键线路的确定,常用的方法有:

1.最长线路法。从开始点顺箭头方向到终点,有许多可行路线,其中需要时间最长的线路为关键路线。

2.时差法。先计算出每个作业的总时差,在网络图中,总时差等于零的作业为关键作业,这些关键作业连接起来的可行线路就是关键线路。

第七节　综合评价法在护理管理中的运用

（The use of synthetical evaluation in nursing management）

综合评价是对受多因素影响的事物和现象,从整体出发,合理分析评价对象,抓住主要矛盾,确定若干重要的评价指标,用科学的方法作出评价,从而得出较符合客观实际的结论。

综合评价的方法很多,有综合指数法、综合系数法、加权综合法、模糊分析法、层次分析法等。在本节我们着重介绍加权综合法及其在护理管理活动中的运用。

加权综合评价法

综合评价是对多指标的评价。而不同的指标具有不同的重要性,要在评价中体现这种重要性,就必须使用加权的方法。使用加权综合法,需要对某些指标作数据处理,以确定其分数,然后再确定各指标的权重系数,最后求出综合分数,进行综合评价。

为清楚地说明加权综合评价法,我们结合实际的例子对加权综合评价法的具体步骤

作详细的讨论。

例如　某医院把医德医风、护理实践时间、15 项操作技术、专科理论与技能、临床工作能力、带教能力、管理能力、科研论文、专业外语 9 项指标作为评价护理人员综合素质的指标体系。利用加权综合评价法就可以全面客观的评价医院护理队伍中谁优谁劣。具体方法如下：

一、对评价指标的数据处理（Digital handling of evaluating targets）

（一）对定性指标作定量处理

在护理人员综合素质考核系统中，医德医风、临床工作能力、带教能力、管理能力这四个指标是定性指标，将这些指标按优、良、中、差分为 4 个等级，若每项指标按 10 分计的话，则可规定优 10 分、良 8 分、中 6 分、差 2 分。这样就把定性指标转化为以达到等级水平为记分值的定量指标。

（二）对绝对指标作相对化处理

为消除各单位间因人数不同，工作性质不同，工作量不同等因素造成的差异，便于在同一水平上进行比较，就必须把不同条件下的绝对指标处理成相对指标。

科研论文是评价护士科研能力的重要指标，但单纯考虑成果与论文的数量就不合理。为了反映实际能力，就需从论文与成果的数量和质量等方面进行考虑，将成果与论文这一绝对指标作相对化处理。

如某护士在考核周期内发表护理论文 3 篇，其中国家级期刊 1 篇、省级期刊 2 篇、获军队科技进步三等奖一项，则该护士的"科研成果与论文"这一指标的相对考评值 C 的计算方法为：

$$C = \sum_{i=1}^{i} (N_i M_i)$$

其中 i 为论文的等级，N_i 为该等级的论文的数量，M_i 为该等级的得分。若该医院规定省级论文 10 分，国家级论文 20 分，军队进步三等奖 40 分，则

C＝10×2＋20×1＋40×1＝80（分）

（三）不同单位指标的数据统一转化成分数处理

由于指标的计量单位不同，在进行综合评价时，必须把不同指标数据统一折算成分数。方法是：　先统一规定每个指标最高水平和最低水平的分数，则中间水平的分数可按比例推算。

设某项指标最低水平 a_1，最高水平 a_2，最低水平的分数为 b_1，最高水平的分数为 b_2，则中间水平 a_x 的分数 b_x 可由以下公式求得

$$\frac{b_2 - b_1}{a_2 - a_1} = \frac{b_x - b_1}{a_x - a_1} \tag{5-7-1}$$

由(5-7-1)可得：

$$b_x = \frac{(b_2-b_1)(a_x-a_1)}{a_2-a_1} + b_1 \qquad (5-7-2)$$

例如，在六年的考核周期内，该医院护士上晚夜班最多的为 560 个，最少的为 200 个，规定最高水平得分 100 分，最低水平得 60 分，若某个护士夜班数为 380 个，则其应得的分数 b_x 为：

$$b_x = \frac{(100-60)(380-200)}{(560-200)} + 60 = 80（分）$$

二、确定评价指标的权重（Determine the proportions of evaluating targets）

评价指标的权重是根据评价指标的相对重要程度所赋予的该指标的系数。

重要程度愈大，权重系数愈大。所有评价指标的权重系数之和应等于 1。下面介绍两种确定评价指标权重的方法。

（一）专家评分法

邀请有关专家召开会议，请专家运用自己的知识和经验，对各评价指标的重要性发表意见，然后汇总整理，计算出各指标的权重系数。具体方法如下：

设有 m 个专家对 n 指标的重要性发表意见，W_{ij} 为第 i 个专家赋予第 j 个指标的权重，则某项指标(j)的权重系数(W_j)等于每个专家赋予该指标权值的平均值。即：

$$W_j = \frac{\sum_{i=1}^{m} W_{ij}}{m}(j = 1,2,\cdots n)$$

例如，为确定"护理人员综合素质考核指标体系"中各指标的权重系数，特邀请 5 名专家发表意见，结果如表 5-7-1 所示：

表 5-7-1

专家序号	指标								
	医德医风 W_1	实践时间 W_2	十五项操作 W_3	专科理论技能 W_4	工作能力 W_5	带教能力 W_6	管理能力 W_7	科研论文 W_8	专业外语 W_9
1	0.1	0.15	0.15	0.15	0.15	0.1	0.1	0.08	0.02
2	0.12	0.14	0.18	0.20	0.20	0.08	0.05	0.02	0.01
3	0.10	0.10	0.20	0.20	0.20	0.08	0.06	0.04	0.02
4	0.08	0.12	0.18	0.20	0.22	0.08	0.08	0.03	0.01
5	0.1	0.10	0.18	0.18	0.22	0.1	0.07	0.04	0.01

注意：每位专家赋予各指标权值的和应为 1。

根据表 5-7-1 就可以计算各指标的权重系数为：

$$W_1 = \frac{0.1 + 0.12 + 0.10 + 0.08 + 0.1}{5} = 0.1$$

$$W_2 = \frac{0.15 + 0.14 + 0.10 + 0.12 + 0.1}{5} = 0.12$$

同理可得出：

$W_3 = 0.18$

$W_4 = 0.18$

$W_5 = 0.20$

$W_6 = 0.08$

$W_7 = 0.07$

$W_8 = 0.06$

$W_9 = 0.01$

$W_1 + W_2 + W_3 + \cdots + W_9 = 1$

(二)两两比较法

设评价项目含 n 个指标，记第 i 个指标的重要程度为 I_i，依次将 n 个指标的重要程度作两两比较，其结果列成表 5-7-2。

表 5-7-2

	$I_1 \quad I_2 \quad \cdots \quad I_n$	Σ	权重系数
I_1	$a_{11} \quad a_{12} \quad \cdots a_{1n}$	$\sum\limits_{j=1}^{n} a_{1j}$	W_1
I_2	$a_1 \quad a_{22} \quad \cdots \quad a_{2n}$	$\sum\limits_{j=1}^{n} a_{2j}$	W_2
$\cdots$	$\cdots \quad \cdots \quad \cdots \quad \cdots$	$\cdots$	$\cdots$
I_n	$a_{n1} \quad a_{n2} \quad \cdots \quad a_{nn}$	$\sum\limits_{j=1}^{n} a_{nj}$	W_n
		$M = \sum\limits_{i=1}^{n} \sum\limits_{j=1}^{n} a_{ij}$	$\sum\limits_{i=1}^{n} W_i = 1$

其中 $a_{ij} = \begin{cases} 1 & I_i > I_j \\ 0.5 & I_i = I_j (i,j=1,2,\cdots,n) \\ 0 & I_i < I_j \end{cases}$ 则第 i 项指标的权重系数为：

$$W_i = \frac{\sum\limits_{i=1}^{n} a_{ij}}{M} \quad (i=1,2,\cdots n)$$

其中 M 为全体 a_{ij} 之和，即 $M = \sum\limits_{i=1}^{n} \sum\limits_{j=1}^{n} a_{ij}$

例如：将护士综合素质考评指标体系中的 9 项指标的重要性作两两比较。（在本例中将各项指标的重要程度依次定为：临床能力＞基本技术＞专科技能＞护理实践＞医德医风＞带教能力＞管理能力＞科研能力＞外语），结果如表 5-7-3：

表 5-7-3

	医德医风	实践时间	基本技术	专科理论技能	临床能力	带教能力	管理能力	科研论文	外语	Σ	权 重 系 数
医德医风	0.5	0	0	0	0	1	1	1	1	4.5	$W = \dfrac{4.5}{40.5} = 0.11$
实践时间	1	0.5	0	0	0	1	1	1	1	5.5	$W = \dfrac{5.5}{40.5} = 0.14$
基本技术	1	1	0.5	1	0	1	1	1	1	7.5	$W = \dfrac{7.5}{40.5} = 0.19$
专科理论技能	1	1	0	0.5	0	1	1	1	1	6.5	$W = \dfrac{6.5}{40.5} = 0.16$
临床能力	1	1	1	1	0.5	1	1	1	1	8.5	$W = \dfrac{8.5}{40.5} = 0.21$
带教能力	0	0	0	0	0	0.5	1	1	1	3.5	$W = \dfrac{3.5}{40.5} = 0.09$
管理能力	0	0	0	0	0	0	0.5	1	1	2.5	$W = \dfrac{2.5}{40.5} = 0.06$
科研论文	0	0	0	0	0	0	0	0.5	1	1.5	$W = \dfrac{1.5}{40.5} = 0.03$
外语	0	0	0	0	0	0	0	0	0.5	0.5	$W = \dfrac{0.5}{40.5} = 0.01$
										40.5	$\displaystyle\sum_{i=1}^{9} W_i = 1$

从表中可知各指标的权重系数依次为： 医德医风 0.11,实践时间 0.14,基本技术 0.19,专科理论与技能 0.16,临床能力 0.21,带教能力 0.08,管理能力 0.06,科研论文 0.03,外语 0.01。

三、进行综合评价(Synthetical evaluate)

根据评价项目所含指标的权重系数及其得分,可计算该项目的综合分,并据此评价不同对象关于该项目的优劣。

常用的计算综合分的方法有两种

方法一

设评价项目共含 n 个指标,第 i 个指标的分数为 f_i,权重系数为 W_i,则该评价项目的综合分数为:

$$F = \sum_{i=1}^{n} W_i f_i$$

例:该医院有 3 个护士要晋升护师,现对这三名护士作综合评价,各指标的权重系数和各护士的得分见表 5-7-4。

表 5-7-4

指标	医德医风	实践时间	基本技术	专科理论技能	临床能力	带教能力	管理能力	科研论文	外语	综合评分	评价名次
权重系数	0.11	0.14	0.19	0.16	0.21	0.09	0.06	0.03	0.01		
护士甲	100	88	95	80	85	80	90	80	78	87.8	3
护士乙	100	100	90	90	90	85	92	60	62	90.99	2
护士丙	100	100	90	95	90	90	88	40	80	91.6	1

护士甲的综合分($F_甲$)计算：

$$F_甲 = \sum_{i=1}^{9} W_i f_i$$
$$= 0.11\times100+0.14\times88+0.19\times95+0.16\times80+0.21\times85+0.09\times80+0.06\times90+0.03\times80+0.01\times78$$
$$= 87.8$$

同理可得出护士乙、护士丙的综合分数分别为 90.9、91.6，经比较可知护士丙的综合分最高，护士甲的综合分最低。

方法二

设评价总分为 M 的项目共含 n 个指标，指标权重系数为 $W_i(i=1、2\cdots n)$，根据权重分配给每指标的分数为 M_i，$M_i = M_{W_i}$，且 $\sum_{i=1}^{n} M_i = M$，将 M_i 作为第 i=1 项指标最好水平的分数，然后按比例计算其他对象关于该指标实际水平的分数，则同一对象各指标实际水平的分数之和就是综合分数。

对照表 5-7-4、表 5-7-5，说明具体计算方法。设评价总分 M=100，根据权重系数，将总分分配给每一指标，如医德医风得 11 分(100×0.11)，实践时间得 14 分，……(见表 5-7-5)。将 11 分作为医德医风最好水平 100 的分数，按比例推算出其他实际水平的分数，本例中甲、乙、丙三位护士医德医风均为 100、则都得 11 分。再比如将 14 分作为实践时间的最高水平为 100 的得分，则水平 88 的得分为 12.32(100:14=88:X，X=12.32)。依此类推，可得出各护士各指标的分数值，见表 5-7-5。

表 5-7-5　某医院的护理质量管理指标体系

指标	医德医风	实践时间	基本技术	专科理论技能	临床能力	带数能力	管理能力	科研论文	外语	综合分数	评价名次
权重系数	0.11	0.14	0.19	0.16	0.21	0.09	0.06	0.03	0.01		
指标分配得分	11	14	19	16	21	9	6	3	1		
护士甲	11.00	12.32	18.05	12.8	17.85	7.2	5.4	2.4	0.78	87.8	3
护士乙	11.00	14.00	17.1	14.4	18.9	7.65	5.52	1.8	0.62	90.99	2
护士丙	11.00	14.00	17.1	15.2	18.9	8.1	5.28	1.2	0.80	91.6	1

各指标分数值之和即为该护士的综合分数，由此可作出综合评价。虽然方法二所得

结果与方法一相同,但显然方法一较方法二简单。

以上介绍了加权综合评价法的基本步骤。近年来,随着护理管理队伍素质的提高,管理科学在护理管理中的运用也越来越广泛,一些护理管理者开始将加权综合评价法运用于护理质量管理。加权综合评定法因考虑到各评定指标的重要性的不同,改变了过去各指标的重要性在评定中绝对平均的现象,也避免了因单项指标分高而取得好名次的现象。利用加权综合评定各科室之间的护理质量,能比较真实地反映出科室之间质量上的差异。如表5-7-6就显示了原来各项指标简单的得分相加得出的评价结果与加权综合评定得出的评价结果的差别。

表 5-7-6

指　标	权重系数	科　　别				
		普外科	神经内科	消化内科	呼吸内科	胸外科
工作效率	0.17	100	100	100	100	100
工作质量	0.47	94	97	100	94	93
专科护理	0.13	93	100	95	99	100
管理质量	0.23	99	99	100	96	97
总计分		386	396	395	389	390
名次		5	1	2	4	3
加权综合分		96.0	98.4	99.4	96.1	96.0
评定名次		4	2	1	3	4

第八节　计算机技术(Computer techniques)

一、计算机与信息处理(Computer and information handling)

(一)计算机是信息处理最有效的工具

自从1964年冯·诺伊曼提出通用电子计算机的"程序内藏式"结构以来,计算机在所使用的元器件上已更新了四代。目前,随着非冯·诺伊曼结构的提出,第五代计算机也正在研制中。不断的推陈出新使计算机在速度、容量、性能等各方面都有了飞跃性的发展。

电子计算机的出现为信息处理提供了有力帮助,在信息处理过程中,它表现出以下优点:

1. 运算速度快。一般的台式机每秒钟可以做上百万次的运算,小型机和大型机的运算速度更快,甚至达1百亿次。快速的运算能力使工作效率大大提高。

2. 存贮容量大。目前,一张软盘可存1.44兆字节以上的信息,硬盘可存上10兆字节以上字节的信息,可充分满足信息大容量存贮的需要。

3.具有很强的逻辑判断能力。计算机可对各种数据进行整理、合并、比较、统计、检索等逻辑性的操作,对信息按需要者的要求进行加工。

4.能处理多种形式的信息。信息能以数字、字符,汉字、图形、图像、报表、声音等形式输入、输出计算机,使用方便灵活。

5.具有高性能的实用通讯能力。将计算机和现代通讯手段结合起来,组成计算机网络系统,可使分布于不同地理位置的信息能互相传递。

计算机的优点使它越来越广泛、深入地运用到各行各业,成为人们工作的得力助手。

(二)计算机应用的发展过程

根据计算机应用范围、目标、特点、环境与工具的演化,计算机应用的发展历史可大致分为四个阶段。

1.以科学计算为主的阶段。第一台现代数字式电子计算机问世后 10 年左右的时间里,计算机主要被科研或军事领域的专家用来进行繁杂的计算工作,使用方法复杂,运算速度很慢,有人称这一时期为"咀嚼数字的时代"。

2.以单项业务处理为主的阶段。50 年代开始,人们开始利用电子计算机来处理经济管理中的信息问题,期望计算机能尽量高效率地帮助管理者进行信息处理。随着硬件技术的发展,计算机的运算速度不断提高,而人们在算法设计及程序编制方面的水平也日益提高,这使得计算机逐渐成为单项业务处理的有力工具,普遍进入了各种企业与政府机构。

3.以例行的综合业务处理系统为主的阶段。随着现代社会中生产和组织管理工作的日益社会化,人们越来越强调"系统"的概念。任何一项业务包括信息处理业务,都从属于整个管理系统。因此信息处理工作的成败主要在于整个系统的协调一致。从 70 年代开始,计算机的应用逐渐步入以例行的综合业务处理系统为主的阶段。

4.以决策支持功能与随机服务为主的阶段。80 年代后,社会生产的系统规模越来越大,管理者对信息的需求在时间上、形式上更加灵活多变。CASE (计算机辅助工程 Computer Aided System Engineering)工具的使用,使计算机再一次满足了管理者的需求。为管理者提供决策支持和随机服务,使计算机成为管理者的得力助手,极大地提高了工作效率。

(三)计算机网络

计算机网络是电子计算机及其应用技术与通信技术密切结合的产物。将地理位置不同并具有独立功能的多个计算机系统通过通信设备和线路连接起来,从而实现资源共享。

构成计算机网络需有可靠、高效的计算机和通信系统,同时还应有一套全网一致遵守的协议,以支持软件(即网络操作系统)的形式配备给各站点的计算机。

1968 年,第一个计算机网络——ARPR 网(美国国防部高级研究计划局网)投入运行。此后,计算机网络在世界范围内迅速发展。各国之间的计算机网络也互相连接,形成跨国计算机网络(Internet),促进了各国之间的科技、文化和经济交流。

1. 计算机网络的功能

(1)实时集中管理和共享系统资源。联网使不同地理位置的组织进行实时管理得以实现,同时还可以让数据、软件等系统资源得以共享。

(2)内部潜力。计算机网络由各小系统构成一个大系统,其运作的内部潜力得以增强。网络内的各主系统间可通过调节忙闲不均来均衡负荷,当网络中某一台处理机系统发生故障时,可转移路径由别的系统代为处理,避免瘫痪,保证各用户的正常运动;另外由于网络内有各种不同特色的计算机,用户可以根据需要选用最适宜的。

(3)规模易于扩展。只需要在原系统中接入更多的处理机,系统的规模就能扩展。

2. 计算机网络的分类

(1)专用网与公共数据网。根据数据进网的方式可将计算机网络分为专用网和公共数据网。专用网指由各大计算机厂家自己的计算机网络机构构成的计算机网络,如 IBM 公司的 SNA、NEC 公司的 DNA 等。公共数据网则指提供共同的信道,以供不同地区不同型号计算机之间进行信息交换的网络。它常采用分级结构,在首都、省会、各级市、县分别成立交换中心,形成树形结构。

(2)远程网和局域网。根据网络覆盖的面积和各互相连接器之间相隔距离的不同,可以分为远程网和局域网。远程网传输距离大于 10km,以网状为通讯子网的拓扑结构,可跨越很大的距离,覆盖很大的地域,直至全国全球范围。80 年代以来国际上建立了一些覆盖全世界的远程网,如 Internet、CSNET 等。我国与西德共同建造的中国科技网 CANET 也已加入国际科技网中。与远程网相比,局域网的传输距离在 0.1~10km,它仅限定于单个组织范围内拥有。局域网迅速发展的背景是微型机,尤其是个人计算机的发展和广泛应用。

(3)综合业务数字网(Integrated Service Data Network, ISDN)ISDN 能在网络内传输多种业务和信息,包括图像、数据、文字、语音,一个单位只要建立这样一个网络,就能解决所有常用信息业务的传送问题。目前,建立这种网络已成为网络技术发展的趋势。

二、国内、外医院信息系统发展概况(The introduction of domestic and abroad hospital information systems' development)

计算机和信息技术在医学领域的应用,在历经了 30 多年的研究与发展后,已成为现代医学中的新的边缘学科,称为医药信息学。基于计算机网络的医院信息系统(Hospital Information System 简称 HIS)是这一学科的基础课题。

国外 HIS 已有相当发展,其涉及内容由起步时的医院管理扩展到包括病人登记、门诊预约、药品库房管理、财务和人事管理、医疗统计以及膳食管理、体格普查等各个方面。HIS 的应用取得了良好的社会效益。

目前国外具有代表性的 HIS 有日本商知医科大学综合医学信息系统,美国退伍军人管理署的分布式医院计算机程序,日本北里学附属医院综合信息系统,美国犹他州盐湖城 LDS 医院开发的 HELP 系统等。这些系统的终端分布于医院管理的方方面面,构成医院的"神经系统",时刻起着重要的信息支持作用。

为进一步适应医学模式的转变和医院管理的需要,目前 HIS 呈现以下发展趋势:

（一）智能化的 HIS

智能化 HIS 的关键——医学决策支持系统是当今世界上医药信息学最活跃的研究领域。目前人工智能技术最令人瞩目的成果之一是医学院专家系统。但孤立的专家系统仍需要用户交互式地输入信息方能得出结论。未来的智能 HIS 期望可充分利用 HIS 的数据资源，在适当的时候主动给予咨询，而在信息的处理方面则将更加高速化、标准化、社会化。具有这种能力的 HIS 可能称之为智能化 HIS。

（二）光卡技术

激光光卡是一种容量大，数据完全，读取方便快速，可以不断写入而又廉价的存贮介质。光卡上记录病人的健康检查及住院治疗过程，由病人随身携带。病人在发病时，任何医院的临诊医师皆可据此作出全面的判断，在急救时大大缩短准备时间，获得主动。

（三）图像文档与通讯系统（Picture Archiving and Communication System, PACS）

PACS 是 HIS 的一部份，它在数据库中存贮各类影像诊断的数据化图像信息，并可以图像的形式提取出来。PACS 实现的关键在于硬件，应使影像生成设备与计算机实现接口。

我国的 HIS 研究工作起步于 70 年代中期，当时仅在个别有条件的大医院开展。1986 年 7 月，卫生部向 10 个单位下达了研制开发统计、病案、人事、器材、药品、财务 6 个医院管理软件任务的委托书，目的在于促进适合我国国情的 HIS 的发展。卫生部制定的“1991～2000 卫生系统计算机应用发展规划”对 HIS 在医院的应用起了推动作用。1992年，卫生部和电子工业部开始组织实施一项国家“八五”攻关项目——医学综合信息系统研究，目前已开发出一套大型 HIS 产品——中国医院信息系统（CHIS），这是迄今为止我国规模最大、系统技术水准最高的 HIS 产品，它的推广应用对我国的 HIS 产业将作出有益的贡献。

总的来看，目前我国计算机在医院内的应用范围仍十分有限。大家更多的是认识到它对于管理工作的意义，而对它对临床医疗护理工作的意义还认识不够。因而目前计算机在医院内的应用仍以管理范畴为主，其应用范围尚待进一步拓宽。

三、计算机在护理领域中的应用概况（The use of computer in nursing）

近十年来，随着医院信息系统发展的不断深入，计算机已越来越广泛地应用于护理信息管理，其应用范围涉及到 ICU 病情监护、护理程序实施、护理管理及日常护理事物处理等方面。

（一）在 ICU 病房中的应用

计算机在医院中的应用最早是在 ICU 病房，主要是用监护仪来监测病人病情，使病人信息的采集更加方便、迅速、准确。目前 ICU 对计算机的应用已不单纯限于病情监护，通过建立计算机网络等，计算机在 ICU 的应用潜力正被进一步挖掘。日本及许多西方国家已在 ICU 中较多的采用计算机联网系统形式。他们通过 RS(Recept System)232 通信线路对各单一工作的仪器实行复数计算机联网，以构成一个总体的计算机系统。系统的建立促成了多种功能的实现。从病人的生命体征、基本信息(如体重、饮食、安静度等)到处置情况(包括输液输血量、氧气疗法、各途径给药)等各方面的数据均可通过联网系统输入到中央监控系统，根据这些输入信息，反映病人(水分、输血、出血情况)状态的数据、投药、处置的数据等均可在病历记录表上被表达出来。

如针对心胸外科采用体外循环的病人而开发的输液平衡自动控制系统，可按照医生的批示有计划地自动控制水分的平衡，当遇到超计划的排尿情况时，立即通过控制系统自动控制输液量;反之，则自动给利尿剂以减少体液。这一系统的设置对患者术后肾功能的恢复起到支持性的作用。与护士人工控制相比，使用系统使控制更连续、更精确，同时减轻了护士的工作量。此外，还可利用计算机辅助评价病人病情的危重程度及预后，如利用美国研制的 APACHE 系统预测死亡率，其准确度高于医生们根据经验作出的推测。

在我国，景德镇市第二人民医院编制的"ICU 微机管理系统"软件可记录 ICU 住院病人的全面资料，并可对历年 ICU 住院病人的资料进行各种查询、统计。广州呼吸疾病研究所针对监护室内危重病人常因各种原因致营养不良而发生 MODS 的情况，开发了"营养支持微机管理系统"，对病人的营养支持通过该系统进行科学合理的管理，达到辅助病人的治疗、减低死亡率的效果。

当监护病房对计算机的应用不再局限于单独的监护仪、输液泵等，而逐渐渗透到病人病情的全面监护与自我反馈控制甚至参与决策时，ICU 病人的监护治疗将更为精确、连续、主动，工作人员的工作效率也将随之提高。

(二)在护理程序中的应用

随着新的医学模式的提出，护理也正由传统的功能制护理向以病人为中心的整体护理过渡。护理程序是实施以病人为中心的整体护理的科学工作方法，而其中护理诊断一项则是中心环节。利用计算机开发出的计算机辅助护理诊断系统可帮助护士建立护理诊断，大大减轻护士工作负担，并促进以病人为中心整体护理工作的推广。

1.国外著名计算机辅助护理诊断系统介绍

PCS(Patient Care System,病人护理系统)

于 1983 年由 Light 建立。该系统包括护理诊断、护理诊断的相关因素、预期目标、护理措施及护理评价。使用时，由护士自己根据病情选择护理诊断，之后计算机自动调出相应的护理措施。该系统的缺点是护理措施采用的是一般性常规，不够细致，缺乏特异性。

HELP 系统

1990 年，美国 LDS 医院遵循护理程序开发出该系统。它也是由护士自己根据病情提出诊断，随后计算机自动调出护理措施。它所制定的护理措施与 PCS 相比较为先进。措施不仅限于一般的护理常规，同时兼有需医护共同解决的问题、护嘱等内容，措施可自己选择，也可直接利用常规性的成套措施。这样，对病人的措施可做到因人而异。LDS 医院于病人床旁设有终端,可方便地输入病人各方面的资料,所存贮的资料可随时地回顾、修改、打印。HELP 系统和终端的使用使护理诊断的过程轻松化,使该医院的护理计划实施率由 40% 上升至 90%。

COMMES 系统

1985 年 Ryan 设计了 COMMES(克雷通氏网络多模式专家系统),与前两个系统相比,此系统可帮助护士作出护理诊断。在护士输入病人的症状体征后,计算机可建立若干个护理诊断,为保证诊断的准确性及个体差异性,计算机还可一方面通过提出护理诊断的依据存在与否而确定诊断的存在;另一方面还可基于病人资料提出附加的护理诊断。系统还提供给护士各个护理诊断的定义及相关因素,以在理论上辅助护士作诊断。在提供措施方面,它不仅给出相应疾病、症状的治疗原则,还给出具体的措施原则及并发症的预防以供护士使用。该系统的特点在于:①通过辅助护士提出护理诊断提高了诊断质量。②提供护理诊断的定义及相关因素,并以问答的方式确认护理诊断,使护士的护理诊断水平在训练中得到提高。③在措施方面对并发症也给予了重视。由于该系统可为护士在护理诊断上提供方便、值得信赖的帮助,目前已在美国、加拿大广泛应用,促进了护理程序的推广实施。

2. 国内计算机在护理程序方面的应用状况

空军石家庄医院最先于 1985 年 9 月研究成功"微机辅助设计护理计划系统",于 1986 年通过省级鉴定,1987 年投入使用。该系统包括病史采集,护理诊断、计划设计、计划实施、评价修正(反馈)五部分,系统从心理社会、营养、睡眠、二便、活动、自理及病情观察、并发症等几个角度提出护理诊断,在护理计划上则分为基础护理、常见疾病护理、常见并发症护理、常见症状护理及治疗相关护理几个层次。使用者可借助此系统辅助制定内科(包括传染科、儿科)12 个系统、87 种常见病的护理计划。

内蒙古医学院附属医院肿瘤科于 1993 年 4 月建立了护士办公计算机系统,其中以护理病史采集一项为其重要内容。为使其在各科推广使用,并达到直观易操作、快速高效、完整及专业化的目的,该系统具有以下特点:①在由计算机专家编一个共用的操作主程序的同时,由护理专业人员自己编写各种独立的文件,与主程序分开,并可随时增加修改。②以屏幕菜单方式进行问答操作,使非计算机专业人员也可使用。③设置病历各规范项目,对操作者逐一问答,可防止遗漏。④采用标准字键输入,尽量减少汉字键盘输入操作,增加输入速度。该程序在病房试用,深受护士欢迎。

北京医科大学人民医院在借鉴 PCS、COMMES、HELP 系统的基础上,提出了护理诊断认知心理学模型及计算机实现的方法,目的在于采纳三种系统的长处,消减它们的短处,使之更适合于国内护士的专业水平情况。在护理诊断方面,该模型针对国内护士学历中专、大专、本科参差不齐的状况,为了既使护理诊断完整准确,又可发挥大专、本科生的能力,采用了三条作出护理诊断的途径。第一条:由护士对新入院的病人进行生理、心理、社会三方面的评估,评估信息输入计算机后,计算机通过确认系统建立全面的诊断。第二条:对已入院的病人,计算机通过询问患者目前的状况,自动给出新的诊断。第三条:对有自行作出护理诊断能力的护士,计算机直接给出一系列护理诊断由护士挑选。模型在护理计划制定方面自动完成。

模型设计将知识库与数据库结合,使其容量更大,可容纳内、外、妇、儿近千种疾病的评估、诊断和计划,同时它还设计有护理常规,包括与护理程序不兼容的药物使用常规及检查、治疗、手术常规。

我国计算机在护理程序方面的应用目前仍处于探索阶段,通过在实践中不断改进,互相借鉴,计算机在护理程序中的应用将日趋成熟,真正成为责任护士的得力助手。

(三)在护理管理中的应用

计算机在护理中的应用最先也由护理管理起步。目前,它在护理管理中的应用范围已扩展到护理质量管理、护理人事管理,护理科研管理及护理安全管理等各个方面。

1. 在护理质量管理中的应用

护理质量管理是护理管理重点,涉及到护理工作的多项内容。对各项工作的质量用数字量化的形式进行评价,使评价更为客观化、标准化,同时与计算机应用也更为适应。利用计算机进行评估、统计,将使护理质量的评价过程比护理部定期采用单纯手工统计的方法简捷高效得多,同时也使评价所得的信息存贮更为可靠,取用更为方便。

昆明医学院第一附属医院于1993年自行设计了"护理质量控制计算机管理系统"。他们根据"三甲"医院对护理工作的要求,结合该院护理管理经验制定出护理质量检查的项目及具体评价标准。护理质量检查的项目包括:基础护理质量、特护及一级护理质量、护理表格书写合格率、病房管理、消毒与灭菌、查对制度、急救药品完好率等9项共300条。具体每项均有评分标准、以百分制来计算。他们据此设计了计算机管理系统,每月将统计到的数据输入计算机,由计算机自动处理、贮存,结果可随时打印以供使用。

该系统采用量化的方式评价护理质量,并通过计算机来运算,使护理质量的管理客观化、标准化,同时减轻了管理者的工作量,具有较大的实用价值。

2. 在护理差错事故分析中的应用

管理者对护理差错事故进行分析,可掌握差错发生的规律,从而指导管理者有重点地抓护理安全管理,提高管理的效率。

通常管理人员只注意差错事故发生数量增减的表面现象,但如将差错事故的发生与时间、科室、发生差错事故原因、护士的情况等联系起来进行分析,所得的信息将更反映本质,从而能指导管理者制定更科学的管理措施。

北京酒仙桥医院从1988年开始设计一项护理事故差错分析软件系统,对该院的护理事故差错情况进行科学分析。系统于1992年开始应用,对该院的护理管理工作有很大的帮助。软件中与差错事故相关的项目包括:①差错事故的性质、给病人造成的后果、经济损失。②发生差错事故护士的年龄段、时间段、科室、班次、职称、毕业年限。③发生差错事故的原因。通过软件分析,管理者可查找出发生差错事故最常见的原因、多发科室、护士易发年龄与职称段、易发班次等,用查找出的结果指导管理,能有效地杜绝或减少护理差错事故的发生。

3. 在护理人员档案管理中的应用

护理人员管理是护理管理工作的核心。掌握护理人员的技术素质、科研情况是管理者进行人才管理的前提,利用计算机建立护理人员档案,可使护理人员有关的信息得以妥善保存,并利于信息取用。

黑龙江省医院设计有"计算机护理科技档案管理系统",该系统内档案管理的内容包括　护理人员的简历、考核成绩、学习进修情况、论文、译文、著作、新技术操作、教学内容、创造发明、科研成果、业务技术工作、受奖情况、医疗差错事故、出勤情况等11个方面。系统用于实际工作,收益明显。

计算机运算速度快、存贮量大、信息取用便利的特点,使它能在应用于管理工作时大大减轻管理者的工作量,提高工作效率,而如果将计算机系统进一步涉足于管理中的决策,则更将成为管理者的得力助手。

4.用于医嘱处理及体温单记录

临床工作中,处理医嘱、记录生命体征于体温单的过程都要求护士必须十分仔细,保证正确无偏差,而整个过程又十分机械,属于较简单的脑力劳动。如果我们将这两项工作交由"死板"却又高效的计算机去做,不仅可减轻护士的工作负担,还可使工作完成得更漂亮无错。

5.在科研方面的应用

进行科研之前的文献查新对科研选题很重要。通过手检的方法查新往往需较多精力,而计算机检索则要快捷方便得多。同时随着护理学的日益发展,护理学的科技信息量也不断增长,计算机存贮量大的特点正迎合了信息的存贮需求,保证了检索内容的广泛全面。

在科研过程中往往会有一些繁琐的计算过程,通过设计程序,交由计算机去计算,亦可使科研工作轻松许多。

6.在临床护理教育中的运用

目前中专水平的护士仍是我国护理队伍的主力,因此通过多渠道对护理人员进行提高学历的教育以及规范化培训与继续护理学教育成为摆在护理管理人员面前的重要课题,而计算机在临床护理教育中的运用为护理人员提供了一种新型的教学和管理方式。

石家庄空军医院于1993年研制了"微机辅助实施护理训练系统",该系统由"自学练习、模拟考试、试卷生成和知识竞赛"四大部分组成,具有以下特点:①该系统将训练内容划分为基础护理、内科护理、外科护理三大部分,护士可根据自己的要求选择题目,计算机在屏幕上实时显示,并实时判断正误和进行试题分析,从而达到练习——提高——再练习——再提高之目的;②试题库内题目量多面广,且大多是结合临床工作实际设计的,因而使训练形式更接近于临床;③该系统既可用于自学练习又可用于考试,还可自动进行评分、考绩管理与分析,较好解决了培训师资不足单位的培训与考核问题。

广州军区总医院于1991年研制的"微机学分管理系统",则利用计算机对每个护理人员规范化培训、继续护理学教育的各考核项目的考核结果进行数量化处理、统计与储存,减少管理人员的手工劳动时间,增强了护理人员考核与考绩管理工作的系统性和科学性,为护理人员的晋级晋职提供客观依据。

远程教育是利用信息传播技术对异地的人员进行教育的一种形式。Internet(国际互联网)的出现,以其丰富的网上护理资源,为护理人员提供了内容丰富、课程安排及教学方式灵活的远程教育渠道。例如:美国爱荷华州医科大学在Internet上建立的虚拟医院系统(http://indy. radiology. uiowa. edu /Virtual Hosptial. html),它可以向实习医师和护士提供远程学习的课程,亦可查询到各科护理的详尽资料;美国护理学杂志在网上建立的一个大型的护理学网点(American Journal of Nursing. http://www. ajn. org)提供了各种护理学习课程,有护理医学论坛、护理医学新闻,它还提供了和数十种专业护理学杂志电子版的链接,而且它的个案式教学也很有特色;美国护理专业继续教育协会(Nurse Practitioner Associates for Continuing Education, NPACE, http://www. npace. com)的网点则提供了许多有关护理学的 Mailing List 讨论组的列表。

在国外,护理人员可自己选择时间、地点,通过 Internet 有关远程教育的网址或其他护理教育网络来完成学士学位、研究生学位及继续护理学教育。

Internet 是国际上最大的计算机网络,它使得全世界信息资源共享得以实现,它的建立促进了各国科技文化在各方面的交流。同样的,护理学的发展也从中获益。通过检索服务器 Yahoo、Infoseek 等工具即可查找到护理专业的有关网址,从而获得各种护理信息。

目前由于多因素的影响,我国护理人员对网上护理资源的利用还比较少,但随着 Internet 在我国的逐渐普及,利用网上护理资源的重要性将越来越被广大护理人员重视。

7. 在社区护理中的运用

随着护理工作内容的日益扩展,护士将更多地进入社区服务。社区保健是社区护理的一项重要内容,通过建立计算机网络,可使护士不必亲临社区而给家庭提供健康咨询。还可借计算机建立社区人员的健康档案,以掌握社区人员的健康信息。

护理学的发展,对护理人员提出了越来越高的要求,面对工作对我们提出的挑战,我们应充分借助计算机,使我们的工作完成得更快,更好。

(谢红珍)

第六章 ●

现代护理管理学与相关学科
（Modern nursing management and related subjects）

第一节 伦理学与护理管理
（Ethics and nursing management）

一、伦理学与护理伦理学（Ethics and nursing ethics）

伦理学是研究道德理论的科学,是一门研究道德的本质、作用及其起源和发展,人们相互之间行为准则的学说。所谓道德,是一定社会调整人们之间以及个人与社会之间的关系和行为规范的总和。包括社会公共道德、职业道德、婚姻家庭道德。

护理伦理学是以一般伦理学的基本原理为指导,研究护理道德的科学,它研究的对象就是护理道德。护理道德又叫专业品格,是护理人员在其职业活动中正确处理个人与他人、与社会的关系方法和行为规范的总和。护理伦理学是随着护理学作为一门独立学科后从医学伦理中分化出来的。护理伦理学研究内容很丰富,包括理论、规范和实践三大部分。护理伦理学的基本规范要求护士要热爱专业,忠于职守;勤奋学习,精益求精;热情体贴,认真负责;互尊互助,团结协作;仪表端庄,慎言守密。

二、护理道德在护理管理中的作用（The role of nursing morality in nursing management）

护理道德是医院精神文明建设的重要组成部分。它对保障医院良好的秩序,提高医疗护理质量,加速人才培养等起着重要的作用。

（一）协调各部门和人员之间的关系

医院是一个由多层次、多学科、多专业人员组成的整体,在这个整体之间存在着各种各样的关系,如医院护理管理部门与临床科室的关系,护士与医生、护士与护士、护士与病人、护士与其他员工的关系等等。要调节好这些关系,高效率地完成各项任务,实现全院护理质量安全、优质、高效,需要全院护理人员具有高尚的道德境界。敬业爱岗、忠于职守、高度负责,科室之间、同事之间形成团结协作、互相支持的道德风尚,是正确处理各种关系的基础。

(二)保证规章制度的执行

护理人员 24 小时连续护理病人,所护理对象有的是失去知觉的危重病人,有的是不能自由活动的瘫痪病人,很多护理活动往往是在没有他人监督下单独进行的。工作中多干点、少干点、正规点、马虎点往往无人知晓,在这种情况下,如果护理人员没有高尚的医德,规章制度的贯彻执行就难以保证。

从规章制度本身来看,具有条文多,内容细,要求严格的特点。在执行中,稍有松懈,就会造成严重不良后果。护理人员具有高尚的职业道德修养,就能想病人所想,急病人所急,以高度负责的精神恪守规章制度,并形成内心信念,不按规章做,就要受到道德良心的责备,从而达到正确、安全地执行医疗护理措施、确保病人身心健康的目的。

任何实用的规章制度都难以包罗万象,在医疗护理服务的实际工作过程中又难免碰到各种复杂的情况。这就要求护理人员以主动性、律已性、创造性的精神去执行规章制度。而这只能以热爱护理科学、忠诚于病人、全心全意为人民服务的高尚的职业道德为前提。

(三)维护职业声誉

在护理事业发展中,各种旧的观念和不良习俗,常常会通过各种渠道,侵蚀护理队伍。在抵制侵蚀,反对不正之风,维护医院护理人员良好的职业声誉中,护理道德是有力的武器。护理道德目标与理想能引导护理人员树立起护理道德信念,深化护理道德认识,如同航标一样,为护理人员的护理道德意识和行为指明方向、树立目标;激励护理人员坚持原则、遵守规章制度、自觉抵制不正之风与不良行为,从而维护医院与护理工作者的良好形象与职业声誉。

(四)建设精神文明

加强护理道德建设,提高护理人员的思想觉悟和护理道德水平,使护理人员能以良好的护理道德风貌,精湛的护理技术,严谨的工作作风,和谐的人际关系等美好的职业形象,展现在患者和医院各个窗口中,优化了医院的人文环境,也有助于优化社会环境,形成良好的社会风气,从而推动社会和医院的精神文明建设。

三、护理管理的道德责任(Moral responsibilities of nursing management)

护理管理离不开规章制度,离不开护理人员对护理工作的道德责任感。良好的护理道德,表现为美好的护士职业形象、良好的服务态度、精湛的护理技术、严谨的护理作风、和谐融洽的人际关系、有条不紊的病区秩序等等。护理管理中涉及的道德问题很多,要正确解决护理管理中出现的道德问题,保证护理工作高质量、高效率的科学管理,没有护理道德作为基础是难以实现的。

（一）护理目标管理中的道德要求

护理目标管理是指在护理工作全过程中，每一个护理环节都有质量标准的要求。它是提高护理质量和进行全面质量管理的重要管理方法，是评价护理人员护理道德水平的尺度，也是护理科学管理的基础。在实施护理目标管理方案时，其调查研究、制定计划、实施、评价各个阶段都要体现护理道德的要求：各项护理质量标准制定时既要包含技术标准，又要体现着护理道德责任，护理质量目标必须在道德保证下才能顺利完成；在护理目标实施中，要体现以病人为中心的管理伦理思想，使护理道德的原则、规范贯穿在整个护理工作的始终，不仅要提高护理质量，而且要提高护理人员的道德水平；在效果评价阶段，要以高度的道德责任感去检查和评定，要坚持护理质量目标的道德标准，定期、不定期地检查和考核，实事求是地评价检查情况，及时反馈、及时奖惩，以激发护理人员完成更高目标的工作热情。

（二）医院卫生经济管理中的道德要求

医疗卫生服务直接产生社会效益，其"产品"是"病人的康复"。当前，医院为适应社会主义市场经济的大环境，必须要讲经济效益，必须处理好经济效益与社会效益两者之间的关系。

1. 坚持社会效益第一，病人利益第一。医院的社会效益是指从办院宗旨和方向上，如何为大众防病治病，促进健康，保护劳动力，为社会主义现代化建设服务，这是首要问题。护理管理的道德本质是：以人民利益为重，全心全意为保障人民的身心健康服务。要保障人民的健康和利益，就不能只图经济利益，或只顾护理方便，或为了护理人员的私利而损害国家和患者的利益，否则，就是背离根本方向，违背了护理道德的基本原则。因此在护理管理中，必须坚持医院的两种效益相结合，必须始终坚持社会效益第一、患者利益第一的原则。

2. 必须从减少消耗取得最大疗效上下功夫。如果医院具有良好的社会效益，在社会上享有崇高信誉，医院的业务量就会增加，经济效益也会随之提高。同样，如果医院有良好的经济效益也可以改善条件，更新设备，激发医院医护人员更好地为病人服务，从而提高社会效益，从这一点看，经济效益和社会效益是统一的。但是片面追求经济效益，"一切向钱看"，"爱钱不爱病人"是极不道德的。评价医护服务的效益原则是：能否在同样医疗费用消耗的情况下为更多的病人服务；或者是，能否在同等质量地为病人服务的情况下所使用的医疗费用最少。具体表现在每个病人身上就是"费用低、疗效好"。不能因费用问题而耽误危重病人的抢救；不得以提高经济效益为理由，多收费，乱收费；不得以提高病床和设备利用为由，违背医疗原则，延长住院时间，重复检查或做不必要的检查等等。要坚持合理治疗，保护病人的合法权益，必须遵守这些管理中的道德原则问题。

（三）护理人才管理中的道德要求

护理人才的培养，护理队伍的建设和管理，是医院护理管理的重要内容。为保证护理人才的科学管理,充分发挥护理人才的积极性、创造性,必须遵循护理人才管理中的道德要求。即要一视同仁、任人唯贤。医院护理人员是一支庞大的队伍,人才济济,要善于发现人才,培养人才,在护理人员的培养、提拔、聘任、使用上要一视同仁,任人唯贤,择优使用,决不能以个人恩怨、好恶、亲疏决定取舍,严格杜绝在护理人才管理中的不道德的行为和不正之风。

四、实施护理道德管理的方法(The methods of implementing nursing morality management)

护理道德管理是医院护理管理的重要内容。搞好护理道德建设,护理管理者要克服护理道德属于医德医风,归医院党政部门抓,护理部门主要是抓护理质量管理的模糊认识。如果有这种认识就不可能做好护理质量管理。近年来,随着《护理伦理学》这一学科的建立与发展,一些医院护理管理工作者将护理道德教育建设目标纳入护理工作计划、规划,坚持护理道德教育的目标管理和长期的养成教育相结合,在实践中形成了一些操作性强,实施效果好的管理方法。主要做法有:

(一)强化教育,树立护理人员崇高的职业道德理想

首先要进行系统的理论教育,帮助护理人员定好人生坐标。要提高护理人员的道德认识,激发护理人员的道德情感,必须搞好理论灌输。可定期组织护理人员系统学习《伦理学教程》、《护理伦理学》、青年思想修养丛书,也可安排各种专题讲座,如《哲学与人生》、《立足护理岗位,实践人生价值》、《人生的价值在于奉献》等。通过这些道德理论知识的教育或专题讲座,让护理人员在思想上形成认同感。那就是,要做好护理工作,做一个优秀护士,首先必须树立崇高的职业道德理想;要实现崇高的职业道德理想,首先必须解决好人生观、价值观问题,人生观决定职业道德,职业道德体现人生观。

其次,开展专题教育,解惑释疑,让护理人员以行动实践道德理想。在不同社会时期,医院护理人员不同程度地受到大环境的影响。如医院参与医疗市场竞争,护士面临着经济利益与尽职尽责的两难选择:外面灯红酒绿异彩纷呈的社会生活与白衣天使要在病房任劳任怨,无私奉献的巨大反差给护士,尤其是给年青护士带来的困惑;与同龄人相聚,宾馆或美容厅的服务员、银行职员等,她们的环境舒适,工作轻松,而经济收入要比一天八小时在病房里尽职尽责,长年倒夜班的护士高出好几倍。这种护理职业与经济收入反差的困惑,可导致部分护理人员中敬业意识淡化,甚至个别人会追求自身价值,重报酬,轻奉献,重实惠,轻责任,不热爱护理工作或出现"跳槽"现象。护理管理者要敏锐,分析这些现象可能导致的不良护理行为,适时开展一些专题教育活动,如"敬业爱岗,树立白衣天使的美好形象"、"为病人服务,争创南丁格尔杯活动"、女性"自尊、自信、自强、自立"的"四自"教育等。通过这些专题教育,让护理人员在错综复杂的环境下,及时澄清模糊认识,逐步树立对护理工作的责任感,对病人的同情心,对护理职业的自豪感,立志在护理岗位上做学问,作贡献的事业情感。从而从根本上调动护理人员兢兢业业做好本职工作的积极性,主动性和创造性,养成敬业、爱业、乐业、勤业、精业的良好职业道德行为。

（二）完善制度，规范护理人员的职业道德行为

良好的护理行为必须形成良好的道德行为习惯才具有品格的意义，在护理管理中可采取如下措施：

1. 建立健全护理管理制度，规范护士的日常工作行为

用制度来进行管理就带有强制性，日久天长的陶冶就能形成良好的职业行为习惯，如对护理人员的仪表、仪容、语言、举止行为等方面可制定"护士基础文明素质管理规范"、"护士夜班值班管理规定"、"护士站管理规定"、"基本护理技术操作细则"等规章制度。并将这些包括有职业道德要求的制度规范、细则印制成册，护理人员人手一本。对新护士实行岗前培训，培训后逐项考核，考核合格后，再进行庄严的授帽仪式，使之形成规范化、制度化。这样不仅可以使新护士受到庄严神圣的职业理想教育，同时更好地规范了她们的职业行为。

2. 建立规范化培训制度，将职业道德要素纳入学分管理

当前国内不少医院以学分制的形式对新毕业的护士开展了规范化培训，对护师职称以上的护理人员开展了继续护理学教育，为了培养德与智，临床与科研全面发展的临床应用型护理人才，将护理道德的具体要求编入培训考核内容，每年必须修满一定的学分，否则不能参加评先、评优、晋职、晋级等。这一制度不仅使护理人员自觉遵守护理道德规范，而且又利于培养"又红又专"的护理人才。

（三）重视修养，培养良好的护理道德品质

良好的护理道德品质，必须经过长期养成教育与实践修养，护理管理者必须重视平时的护理道德养成教育和修养。

1. 创建护理共同文化、营造护理道德修养的良好氛围

医院护理部、科室可以制定护理哲理，"我们相信具有良好的职业道德，熟练的技能，全面的专业知识，是护士为病人提供优质服务的保证。"这样的护理哲理就能使护理人员思想上有理念，行动上有遵循，为培养护理人员良好的专业品格营造了较好氛围。

2. 加强"慎独"修养，培养护理道德的内心信念

"慎独"在伦理学上是指人们在无人监督的情况下，虽有做各种坏事的机会，并且不会被人发觉，但仍然坚持正确的道德信念，遵守原则规范，不做违反道德的事。它是道德修养的一种极高的思想境界，也是道德修养的重要方法。

"慎独"对护理人员道德修养有着极为重要的意义。因为护理工作虽具有群体性，但并不像其他职业那样，很多人集中在一起同时生产一件物品，执行一道工艺；而且护理工作常常是一个人单独值班，无人监督；同时护理职业专业性强，一般人缺乏这方面知识，不容易发现其中的问题；再加上护理工作内容多、面广，常无硬性指标。如果单独值夜班，当工作的对象是一些昏迷不醒、不能自理的病人，护理工作中的不道德行为，是不容易被人察觉的，这时在很大程度上就只能依靠护理人员的责任心和道德信念。因此，护理管理者要克服就事论事、搞突击检查的短期行为，一定要抓好长期的养成教育，尤其是重视抓好"慎独"的教育和修养。可通过护理道德评价的方式，帮助护理人员明确各种道德行为的

是非界限,促进她们加强道德修养,提高道德境界。如对护士建立护理道德行为的"百分制管理办法"。即病人与其家属的评价占 20%,护士长的评价占 50%,医生、护理同行的评价占 20%,护士个人评价占 10%。长期的陶冶,护理人员的整体素质、护理道德水平就会不断提高。

第二节　心理学与护理管理
(Psychology and nursing management)

一、心理学与管理心理学(Psychology and managing psychology)

心理学是一门研究人的心理现象及其规律的科学。长期以来,心理学一直从属于哲学的范畴。随着近代哲学思想和生理学研究的进步,尤其是 19 世纪以来,自然科学的迅速发展,特别是生物学的发展,为心理学的研究积累了大量有关人体的知识;医学在神经系统研究方面的巨大成就,为心理学的研究提供了科学依据。这些学科的研究成果促成了关于心理是人脑的机能的理论的产生,为心理学的创立奠定了基础。1897 年,德国生理学家、哲学教授冯特在莱比锡大学创办了世界上第一所心理学实验室,对各种心理功能进行系统的研究,创立了心理学刊物,从而使一向从属于哲学范畴的心理学分离出来,成为一门独立的学科。20 世纪以来,心理学有了极大的发展。心理学在它自身发展中的一个最突出的特点,就是它最容易与邻近学科建立联系,并向一切与之相联系的学科渗透和结合。因此,它的发展之快,分支之多,服务领域之广,是其他任何一门学科都难以比拟的。心理学的形成与发展,为管理心理学在这一领域的研究和应用,进一步提供了理论依据。

管理心理学又称行为管理学,是研究人的行为心理活动规律的科学。它是用管理学、行为学、心理学、社会学、生理学、伦理学、人类学等学科的原理,来研究人的心理行为、人际关系和人的积极性的一门综合性的科学,是一门边缘科学。

管理心理学的前身是工业社会心理学,第二次世界大战争后,开始以极快的速度发展,20 世纪 50 年代在美国正式定名为管理心理学。它既是心理学的一个分支学科,又是管理科学的一个重要组成部分,是在行为科学发展基础上形成的学科。

管理心理学主要是研究人的行为激励问题,探索人的心理活动,提高激励人的行为的各种途径与技巧,以达到最大限度提高管理效能的目的。

在护理管理活动中学习与运用管理心理学,一是要树立以人为中心的管理思想。即正确认识和评价人事组织管理和教育工作在现代护理管理中的地位和作用;强调研究护理管理活动中各类人员的动机和心理活动规律;强调在护理管理中如何有效地调动各类人员的工作积极性;强调研究护理领导引导的问题。二是要综合运用各种方法研究各类人员的心理行为。由于人的行为和心理现象是复杂多样的,因此,研究方法也多种多样。常用的有调查法、观察法、实验法、问卷法、测验法等等。现在,国外管理心理学研究方法中已广泛采用先进的现代化技术手段,例如,用电子计算机分析领导人的个性心理品质,测定群体心理气氛。对微观环境中群体活动的分析采用摄影、电视录像等先进技术以备微观分析。美国麻省理工学院在管理心理学课程中强调用数理统计方法,开始由定性分析逐步深入到定量分析。而哈佛大学则强调用案例研究的方法,把管理心理学作为一种领导、管理艺术来研究。此外,系统方法和信息科学也已渗透到管理心理学中,对心理现象做到质量和数量分析的统一,并将发现到的规律尽量用算法化、程式化的方式表示出来。研究人的心理行为的这些新理论、新方法、新技术非常值得护理管理者学习、借鉴、应用,以更加完善护理管理的科学手段,最大限度地搞好人本管理(有关人本管理的基本理论在本书第二章第二节已有论述)。

二、医院心理环境(Hospital psychological environment)

医生、护士等生活工作在社会大环境和医院小环境的同心圆中,因而,他们的心理活动,不能不被打上医院这一特殊环境的"烙印"。医院的心理环境要素主要有:

(一)医院的整体社会功能。医院的社会职能是治病救人,救死扶伤,全心全意为人民服务。这就为医院成员提出了最基本的行为规范。它的制约必然影响到引导行为的需要、动机乃至全部心理活动。

(二)医院的组织目标。在医院整体社会功能一致的前提下,为提高医院整体效率而制定的近期或远期组织发展与改革目标,规定了医院所属下级组织、群体以至个人的发展目标。如果个人目标与医院整体目标一致或相容,则使个人心理保持平衡,否则就会导致心理冲突。

(三)医院成员个人职责。个人职责是医院整体目标层层分解分配,落实于个人的部分,它规定了个人从事的社会劳动责任、权利与利益。个人职责的认识与忠实决定着人们的工作行为。因而,也影响心理过程。

(四)医学科学技术发展。当前世界范围内的新技术革命,引起了人类知识总量的急剧膨胀,知识更新周期越来越短,在科学技术进步信息的冲击下,护理人员在不同程度上出现了知识老化、新知识缺乏、亟待更新知识的危机感。这就强有力的刺激了他们的自我发展的需要,培养了竞争意识。当然也可能有负面心理效应。

(五)护患关系。这是医院环境中最丰富、最敏感、要求最严格的一种人际关系。它最本质的内涵是护理人员对患者的服务,这种人际关系的优劣,主要取决于服务态度与技术水平,全面体现了护理人员的知识经验、技能技巧、道德作风、人格品质。

(六)医院条件。指医院能否满足护理人员对物质和精神两个方面的基本需要,如住房、交通、子女入托、入学等基本需要,以及进修、深造、学术交流、晋职、晋级、立功受奖等高层次的需要,同时兼顾文化、体育、艺术、娱乐等精神方面的需要,这在一定程度上可以培养护理人员的安全感与归属感。

医院环境对成员的影响是多方面的。如一名刚毕业的新护士,毫无临床经验,她必须虚心学习,认真实践,努力钻研业务,才能逐渐成熟,这就是她专业知识经验社会化过程。与此同时,由于实践的磨炼,在其心理过程和个性心理方面也出现了一系列适应护理工作职业要求的变化,即个体社会化过程。这是持续毕生的过程,受个人职责、工作单位群体规范、直接上级领导(如护士长)和服务对象需要等因素的制约,护理管理者要抓住这些对护理人员心理行为起主导地位的作用因素。

三、护理群体心理与管理(Psychology of nurses and management)

在医院护理人员占医务人员一半以上。由于护理人员绝大多数为女性,在这一女性群体中,集中了女性的优点,但同时也体现了女性的一些弱点。医院护理群体在心理、行为层次上有如下特征:

(一)心理上相互依存。由于护理工作 24 小时连续为病人服务等特点,让护理人员不仅在护理工作上互相帮助、互相制约,而且还以这种联系为媒介,形成了心理上互相依存的关系。即心理上彼此认同,并以对方的存在为自己心理上的依托,从而影响行为。

(二)行动上相互一致。由于共同的目的、共同的利益、共同的兴趣,并以情感为纽带而把大家联结在一起,形成了一个行为规范的集体,个人不得损害群体行为规范。

(三)意识上总体趋同。在医院护理群体内有占统治地位、起主导作用的社会意识,如道德信念、道德行为、技术规程等,使新成员逐渐与集体趋同。

(四)情感上有共同的归属。由于个人的职业、名誉地位、感情慰藉等因素,都有赖于所属群体,使个体对所属群体在心理上有一种归属感。如果群体中人际关系恶化,群体气氛不好,个体的归属感将受到损害,个别护士甚至因此产生调离等想法。

(五)性格上多样互补。护理群体成员间,性格差异大,在性格各异的个体之间,所以能建立起较和谐的人际关系,就是因为差异导致了互补。各自的弱点,可能从对方的互补中得到弥补。因而有利于团结,有利于工作。

(六)女性弱点强化。护理群体集中了女性的优点,但若不加强管理,也易使女性的弱点在群体中得到强化,如易攀比、意志不够坚强、心理承受能力弱等,还由于个人利益或心理需要容易形成一些非正式群体。当然,非正式群体中可有积极型、中间型、消极型,但有时也会出现破坏型。

护理管理者在管理实践中,首先要正确认识护理群体心理、群体素质对管理的影响,才能把提高群体素质作为管理工作的重要任务。医院内不同科室的护理群体,素质上都不可能是同一的,他们的差异,是由于个体的文化背景、价值取向、道德观念、心理状态等的差异,以及各个科室群体形成的背景、传统观念、内部的主导氛围等因素造成。所以管理者首先应该重视培养提高护理群体的整体素质,如崇高的理想信念、良好的精神风貌、规范的职业行为、精湛的专业技能。其次,要正确认识群体心理、群体素质对管理的影响,才能清楚估计管理水平,切实改进管理工作,特别要注意增强护理群体的内聚力。群体内聚力,是指群体内个体之间的相互吸引和群体对个体的吸引。群体的内聚力反映群体内部团结程度,人与人之间亲密程度,它与群体整体素质呈正相关。群体内聚力的精神基础,应该是符合精神文明道德规范的集体主义精神,所以护理管理者应该为护理群体规划共同的工作目标,建立护理共同文化,尽力满足群体中各个层次人员的不同需要,让群体成员参与管理,做到决策民主、公开、公正、廉洁、说理多于施压、注意保护护理人员的心理健康,造成一个心理相容和谐的氛围,这些都能增强内聚力。内聚力增强可促进护理群体团结一致,同舟共济,为集体争荣誉、争效益。对于影响内聚力的非正式群体,首先要切实深入调查研究,准确确定其性质与作用。然后,分别对待不同类型的非正式群体,鼓励积极型,改造中间型、消极型、清除破坏型,如调离个别核心成员,对有违纪违法行为者视其性质给予适当的纪律处分,直到绳之以法。

四、保护护理人员的生理与心理健康(Protecting the physiological and psychological health of nurses)

护理人员既是脑力劳动者又是体力劳动者。当前护理队伍中年龄多以中青年为主,且知识学历结构出现了差异,在市场经济、科学技术的剧烈变革中,个人、家庭都面临严峻的挑战。作为护理管理者必须有超前的意识与观念,要保护护理人员的生理与心理健康。

护理工作在整个医疗卫生工作系统中承担了重要的责任,科技发展也给护理内容增加了高新和复杂的内容。随着职业范围扩展、责任增加,主诉身心疲劳的护理人员也在增多。在医疗、康复战线上满腔热忱的护理人员,会不知不觉地变得抑郁冷漠,从生理到心理都会感到疲惫不堪。国内外有关研究表明,在医院中护士处于精神最不健康、耗尽比例最高的状态。而导致身心疲劳的主要社会心理因素是护理职业紧张。

许多研究证实了工作环境中存在大量的潜在紧张因素,如"倒班"、能力不能发挥、工作兴趣低或厌倦、工作超负荷、职责的矛盾、报酬不公平、工作前途未卜、工作中的人际关系、设备的质量和人身危险等。

许多流行病学调查也同时表明了职业紧张因素对健康状态和导致疾病两方面都有负性作用。英国对 1 800 名护士调查: 64％头痛、62％睡眠障碍、31％性冷淡或丧失性欲、82％的人有疲乏感、67％心情不好、29％易被激怒、42％的人人际交往困难。我国尚未见系统研究报告,但有关这类问题的反映不断出现。以上资料表明,护士在紧张、繁重的护理工作中存在较大的精神、心理压力,影响身心健康和工作质量,应该引起重视。

对护理人员保健问题的几点思考:

(一)开展健康教育,增强护士自我保健能力

健康教育在过去多着眼于个人行为的矫正。现在的看法更为全面:个人要放在群体中考虑,力求争取社会的支持。我国的护理人员大都缺乏正规的健康教育,对保健的认识存在偏差,自我保健意识差,缺乏自我调节能力。在生物医学模式思想的影响下,护士保健也存有误区,往往忽视了不良的社会心理因素的影响和作用。应该通过健康教育,对护理人员进行补课,使他们树立正确的健康观,增强自我保健意识;训练他们掌握必要的知识和技能;针对护理人员中普遍存在的健康问题,开展健康促进活动,指导护理人员改变不卫生行为和不良的生活方式,保持和促进自身的健康。

(二)为护理人员建立良好的工作环境

各级护理管理人员不仅要为护理人员提供良好的工作条件、设备,更要注重为其创造一个心理相容、美好和谐的心理环境。因此,要注意改进工作与管理,建立有效的引导和疏通机制。护理管理者要充分认识护理职业可能形成的一些紧张因素的影响,引导护理人员正确对待压力,培养女性自尊、自强、自信、自立的坚强品质;充分发挥护理人员的聪

明才智,给予关怀和鼓励等。另一方面还要注意通过交谈,倾听等途径,如设立护理部主任接待日,让护理人员的内心压力有机会得以释放,以保持心理平衡,真正做好护理人员的情绪压力管理。

五、护理部人员心理结构与协调(The psychological condition and coordination of nursing department)

保持医院护理部成员健康的心理结构,对于增强护理部工作人员的团结、合作、充分发挥"火车头"的作用,提高工作效率,搞好医院护理管理,有着重要意义。

(一)护理部人员的结构

1.年龄互补结构 年龄往往反映着相应的资历,资历是产生影响力的因素之一。德才兼备的资深护理专家会使他人产生敬重感;青年人精力旺盛、体力充沛、知识面广、接受新事物快,是护理未来发展的象征。不同年龄阶段,有着不同的心理素质,年龄上互补,是事业上其他因素互补的基础。为保持护理部的健康心理,在年龄结构上,以老、中、青相结合为宜,而在平均年龄上则必须保持年轻化。

2.知识互补结构 随着医学护理学的快速发展,卫生事业社会化程度的提高,特别是医学护理学模式的转变,对护理管理者的知识结构,提出了新的要求,如一些发达国家和地区要求护理管理者必须具备硕士学位。在我国,由于诸多原因,虽然当前还难以达到上述标准,但可结合国情,使护理部人员的配备,逐步达到以护理大学专科、本科为主体的知识结构,并通过挑选和实行在职培训,使护理部成员具备相应的的政治、法律、经营管理、计算机技术等不同专长,达到合理搭配组合、优化整体结构的目的。

3.能力互补结构 护理部人员的能力,是决定医院护理管理水平的重要因素之一。我国管理心理学界把领导者的能力指标归纳为9项:①进取心:能不断提出新的努力目标,有开拓创新精神;②综合分析能力:条理性,逻辑性,概括力,判断力;③敏感性:看问题比较敏锐,接受新事物快;④专业能力:具有领导岗位的专业知识,运用专业知识能力强;⑤表达能力:善于表达自己的见解、能说服、动员他人,并有良好文字写作表达能力;⑥相容性:心胸宽广,善于团结人,协调好各方关系;⑦自学能力:有自知之明,善于学习和总结,能不断提高自己;⑧讲究工作效率,办事果断;⑨谋划决策能力:能出主意、想办法。

这九项指标是对管理者的一般要求,但作为护理领导者,除此之外,还有些特殊要求,如处理医院护理工作与其他各部门、各科室的公共关系能力;对各类护理人才的识别选拔能力;对全院护理工作运筹的组织能力;护理科研的组织指导能力及适应医院改革需要的卫生经济管理能力等等。

在挑选护理部成员时,不可能要求每一成员同时具备这些能力,但作为个人来说,最好有一两项是自己的专长,这样,就便于达到护理部成员整体能力结构的互补优化,并在集体能力结构优化的条件下,每个成员都努力学习自己不熟悉的东西,以增长才干,同心协力做好工作。

4.个性互补结构 个性品质不是某一个性品质的单一成分,而是多种成分的交合体。如对工作极端的认真负责,谦虚谨慎,善于批判地评价已有的成就,重视集体的力量和经

验;能够开创新局面,支持新事物,善于同下级建立联系,有分寸感,自制力和坚毅性好。归纳起来领导者应具备的个性特征主要有:

责任感　责任感是领导者最主要的个性品质,好的领导者责任心强,不怕挑重担,力求承担最艰苦的任务,而且在完成任务过程中,富于创造性。

意志和勇气　领导者应当精力充沛地追求他所领导的事业的成功,要有不达目的誓不罢休的意志品质。领导人还要明智、正确地运用自己的权力,善于估价别人的智慧、功绩和工作,要有勇气承担风险,承担责任、不争功、不诿过,有自我批评精神。

知识、经验和智慧　护理部的主要领导者的知识、经验和智慧应当超过下级,或者说应当是医院护理群体中最优秀、最有权威者。要不断地开拓自己的眼界,加深专业知识造诣,熟悉医学护理学的新进展、新成果,了解新技术、新知识、不断更新观念,以增强护理部的权威性。

性格感情和情绪　有的人性格恬静,有的却浮躁,在护理部成员构成时是值得特别注意的。领导者要有良好的性格、稳定的情绪、健全的自尊心、自豪感和对集体功绩、成就的渴望。应当坚韧、善良、诚恳、亲切、平易近人、有耐心、善"制怒"。领导者的个性品质是形成他的事业品质的基础,而护理部一班成员则在他们的领导活动中,各自表现出自己的个性品质,并在个性品质互补中完成医院护理管理的领导使命。

(二)护理部人员的心理协调方法

从管理心理学角度来分析,妨碍护理部一班人心理协调的因素是多种多样的,如权力欲、虚荣心、嫉妒、多疑、自卑感、焦虑、忧郁、动机冲突等等,这些在不同时期,不同事件,不同人身上都可能表现出来。因此,为做好不良心理因素的防范,必须高度重视搞好护理部一班人的心理协调。

心理协调是指成员之间的心理素质在已形成互补结构的前提下,通过个体心理调适以消除或避免心理冲突,达到大体一致的过程。心理协调的途径和方法目前尚无统一模式。从管理心理学角度,下列方法值得探讨。

1.**树立正确的世界观**　正确的世界观把人的认识导向主客观一致,错误的世界观则导向主客观分裂。树立辩证唯物论的世界观和方法论,是人们科学地认识世界和改造世界的锐利武器。世界观对心理的影响是通过影响心理认知来实现的。护理部成员只有树立了正确的世界观,才能自觉抵制和纠正各种不健康的思想意识的侵袭和干扰,只有端正心理的认知因素,才能保证心理健康。这是进行心理协调的最根本、最主要的途径和方法。

2.**树立高度的事业心**　护理部成员的事业,是指她们通过自己的领导行为、管理活动,成就一番事业的远大理想和抱负。事业心强的人,责任感就强,所以,它是世界观和人生观在实践中的具体体现,它是护理部成员心理协调的必要条件。如果能够处处为事业着想,而无私奉献自己的一切,那么,为了事业利益可以抛弃个人恩怨,不计个人得失,就会把全部精力投入到护理事业上,成为医院护理管理的坚强核心,就能及时有效地排除影响心理协调的各种因素,带领全院护理人员干出一番事业来。

3.**建立良好情感**　护理部成员之间在高层次上的情感融洽,是内部心理协调的重要条件,也是心理协调的重要内容。特别是护理部主任应当积极主动、自觉地与其他成员搞好关系,建立起良好的感情,这是护理部成员团结共事的心理基础。只有这样,相互之间方可无拘无束交流信息,切磋工作,各抒己见,畅所欲言,避免误解,化解分歧,为护理部内部商讨各种问题,造成一个良好的心理气氛。这种心理氛围有利于集思广益,民主决策,避免重大失误;有利于日常工作的自然协调;有利于提高工作效率;有利于建立起真诚的友谊,良好的情感,避免各种消极情绪及隔阂的产生。

4. 尊重他人的性格　尊重他人的性格,指尊重其他成员的个性心理特征。护理部成员能力、性格、气质等心理特征上的差异是客观存在的。在个性上强求一致,或者要他人服从自己的想法是不客观的。要承认差别,妥善对待这些差别,否则,就必定影响团结,妨碍工作。因此要求每个成员,都应该以宽容的态度对待其他成员的个性,理解他人的个性,尊重他人的个性,特别是护理部主任,更要善于容纳每一个成员的个性,协调不同个性成员之间的关系,帮助克服其心理障碍,以调动他们的积极性、创造性。

5. 培养良好的心理相容性　护理部成员之间的心理相容性的强弱,直接关系到心理协调程度的高低,相容性越高,越能更好地协调共事,越能避免精力消耗,越能增强内部凝聚力。所以,护理部成员都要注重培养、锻炼、提高自己的这种心理相容能力。做到宽容谅解,行为公正,严以律己,谦虚谨慎,善于化解冲突。当然,讲宽容谅解,并不是追求无原则的一团和气,或用原则做交易。真正的心理宽容是洞察他人心态,宽容其心理差异和坚持原则的辩证统一。

6. 学会自我心理调控　自我心理调控的核心是对自己的心理状态的内省,鉴别优劣,以理智的力量予以调节控制。调控的关键是激发积极健康的心理因素,抑制化解消极病态的心理因素。例如,主动进行调查研究,把握事物本来面目,就能纠正无端猜疑的病态心理;处处从事业利益着想,自然求贤若渴,消除嫉贤妒能的狭隘私念。只有护理部成员都能做到自我心理调控,才能保持整体上的心理协调。

7. 自觉完善心理素质　护理部成员个人的心理素质,是构成护理部整体心理素质的基础。领导者个人心理素质的优劣,主要是以其能否与领导角色的要求相适应来衡量的。人不是生来就成为领导,人的心理品质也是个体在其成长的社会环境中不断社会化的结果。所以,个人的心理素质,是否完全与其职务的要求相适应,也不是必然的。相反,存在着这样那样的差距,都是可理解的。因而,护理部成员个人品质的自我完善,就成为自我修养的一个重大课题了。完善心理素质,主要从认识心理、决策心理和组织管理心理三个方面着手。认识心理品质,主要指有良好的观察、记忆、想象和思维能力;决策心理品质,主要指果断的判断力和坚强的意志力;组织管理心理品质,包括组织活动能力,经营管理能力、人际关系能力等。

总之,通过心理协调,以保证护理部一班人能够团结共事,高质量、高效能的完成医院护理管理任务。

面对社会大变革,护理管理者必须做出理性的思考,珍惜机遇,勇于竞争,要不断增强跨世纪的意识,明确跨世纪的责任,提高跨世纪的素质,要崇尚知识,刻苦学习,乐于奉献,坚忍不拔,自尊自信,自强自立,做一个优秀的管理者,将所领导的集体,培养成一个富有高度责任感,进取心强,开拓精神好,生理心理健康的现代职业女性群体。

第三节　法学与护理管理

（Law and nursing management）

法是国家制定或认可的,以国家强制力保证实施的,在其统辖范围内对其所有社会成员具有着约束力的行为规范。行为规范有多种,包括法律、政策、纪律、道德和契约规范等,但这些行为规范并不具有同等的地位和效力。法的主要特征为社会共同性、强制性、公正性、稳定性。随着法制的健全,人们法制观念日益增强,医疗护理工作中碰到的纠纷与法律问题越来越多;另外,我国护理立法已被列为国家法制建设的重要内容,这些对护理管理从法学方面又提出了许多新问题。

一、护理立法的目标和意义（The aim and significance of nursing legislation）

护理法是关于护理教育和护理服务的法律。包括国家立法机关颁布的护理法规,也包括地方政府的有关法令。护理法制定受国家宪法制约。

护理立法始于 20 世纪初。1919 年英国率先颁布了本国的护理法——英国护理法。1921 年荷兰颁布了护理法。1947 年国际护士委员会发表了一系列有关护理立法的专著。1953 年世界卫生组织发表了第一份有关护理立法的研究报告。1968 年国际护士委员会特别成立了一个专家委员会,制定了护理立法史上划时代的文件——"系统制定护理法规的参考指导大纲（Apropos guide for formulating nursing legislation）",为各国护理法必须涉及的内容提供了权威性的指导。制定护理法规时必须首先确定护理立法的目标,明确立法的意义。护理立法的意义包括:

（一）为护理人员提供最大限度的保护和支持

通过护理立法,使护理人员的地位、作用和职责范围有了法律依据,护士在行使护理工作的权利、义务、职责时,可最大限度地受到法律的保护、国家的支持、人民的尊重,任何人都不可随意侵犯和剥夺。

（二）引导护理教育和护理服务逐步规范化、专业化、现代化

护理法集中了最先进的法律思想和护理观,为护理人才的培养和护理活动的展开制定了一系列基本标准。这些标准的颁布和实施,使繁杂的各种制度、松紧不一的评价方法都统一在这具有权威性的指导纲领之下,使护理教育与护理服务逐步纳入标准化、科学化的轨道,使护理质量得到可靠的保证。

（三）促进护理人员接受继续教育

护理法规的护理资格认可条例、护理行为规范等都是不容变更的。它像一面镜子 每个护理人员都要经常地反复地对照,如不达"标",则被淘汰。美国的护理法明确规定国家

认可的合格护士执业执照,有效期仅为一年,护士必须每年接受一定继续教育课程,每年参加国家资格考试,更换一次新的执照;同时也规定护理人员必须不断更新知识和技能。我国 1994 年 1 月 1 日颁布的《中华人民共和国护士管理办法》中也规定,凡护士取得《中华人民共和国护士执业证书》后每两年必须按规定条款进行注册,还有的规定每年必须取得一定的继续教育学分才给予注册;中断注册五年以上者,必须按省卫生厅等有关行政部门的规定参加临床实践三个月,并向注册机关提交有关证明方可再次注册。这就从法律、制度上保证了护理人员必须不断接受继续护理学教育的权力与义务,使其在知识和技能上持续不断的获得学习和提高,对于护理质量的保证、护理专业的发展具有深远意义。

二、护理立法程序 (The procedure of nursing legislation)

护理立法从酝酿到颁布实施都要经过一个严肃的立法程序,一般分下列五个步骤:

(一)依法建立起草委员会

护理法起草委员会是由国家或卫生主管部门负责组建并通过指派、宣布、授权而具有立法机构权威性的职能机构。护理立法起草委员会的成员一般由护理专家、卫生行政管理人员、司法工作者组成,一般为非常设机构。其成员要有高素质、高资历,具有高度代表性,是唯一具备护理法条文解释权的法定代表。

(二)确定护理立法目标

护理起草委员会成立后的第一使命,是确定护理立法的目标,即明确护理法条文应该涉及的范围,其内容应以符合本国现状,又尽可能与国际惯例相适应为基本准则。

(三)起草法津文件

起草过程一般按照集体讨论拟定与分工起草相结合的办法进行。汇总草案初稿后,提交相关的组织或会议审议后方能定为"试行草案"。

(四)审议和通过

护理法规草案的审议一般分两种渠道进行,即按法律草案部分和具体教育培训及服务实践法规部分分别审议。前者的审议,在我国一般要经过地方乃至全国人民代表大会举手通过,后者一般由政府主管部门审批同意。通过后的法律草案全文即可由政府颁布试行。

(五)评价、修订与重订

护理法规的实施大多分为试行或正式施行两个阶段。试行期一般为 2~3 年,在试行期结束前,国家授权起草委员会通过全面收集对试行过程中所反映的意见,作进一步修订,再提交立法机构和政府主管部门审议通过或批准,最后由政府宣布施行。

护理法的重订,一般是在正式施行若干年后,根据国家经济、文化的状况而定。

三、护理法的种类和内容（The varieties and content of nursing law）

护理法是指国家、地方以及专业团体等颁布的有关护理教育和护理服务的一切法令、法规。从入学的护生到从事专科护理实践的护士，从在校培训到任职后的规范化培训、继续教育，从护理教育、医院护理到护理专业团体等均有涉及。不同的内容或程序有不同的护理法规及不同的制定和颁布者。各国现行的护理法规，基本上可以分为以下几大类：

第一类，是国家主管部门通过立法机构制定的法律法令。可以是国家卫生法的一个部分，也可以是根据国家卫生基本法制定的护理专业法。

第二类，是根据卫生法，由政府或地方主管当局制定的法规。

第三类，是政府授权各专业团体自行制定的有关会员资格的认可标准和护理实践的规定、章程、条例等。

除上述三类以外，如劳动法、教育法、职业安全法，乃至医院本身所制定的规章制度，对护理实践也具有重要影响。

护理法的基本内容，主要包括总纲、护理教育、护士注册、护理服务等四大部分。

总纲部分阐明护理法的法律地位、护理立法的基本目标、立法程序的规定，护理的定义、护理工作的宗旨与人类健康的关系及其社会价值等。

护理教育部分，包括教育种类、教育宗旨、专业设置、编制标准、审批程序、注册和取消注册的标准和程序等，也包括对要求入学的护生的条件、护校学制、课程设置，乃至课时安排计划、考试程序以及护校一整套科学评估的规定等。

护士注册部分包括有关注册种类、注册机构、本国或非本国护理人员申请注册的标准和程序，授予从事护理服务的资格或准予注册的标准等详细规定。

护理服务部分，包括护理人员的分类命名，各类护理人员的职责范围、权利义务、管理系统以及各项专业工作规范、各类护理人员应达标准的专业能力、护理服务的伦理学问题等，还包括对违反这些规定的护理人员进行处理的程序和标准等。

四、护理立法应坚持的基本原则（The basic principles for nursing legislation）

（一）国家宪法是护理立法的最高守则

宪法是国家的根本大法，在法律方面，它有至高无上的权威，护理法的制定必须在国家宪法的总则下进行，而不允许有任何与其相抵触之处。护理法规不能与国家已经颁布的其他任何法律条款有任何冲突。

（二）护理法必须符合本国护理专业的实际情况

护理法的制定，一方面要借鉴和吸收发达国家的护理立法经验，确立一些先进目标；另一方面，也要从本国的文化背景、经济水准和政治制度出发，兼顾全国不同地区发展水平的护理教育和护理服务实际,确立更加切实可行的条款。假若脱离本国实际,势必难以实施,不仅失去其先进性和科学性,且无生命力。

(三) 护理法要反映科学的现代护理观

近几十年来,护理学从护理教育到护理服务,从护理道德到护理行为,从护理诊断到护理计划的实施、评估乃至护理咨询,护理管理等已形成较为完整的理论体系。只有经过正规培训且检验合格的护理人员才有资格从事实际护理服务工作,护理法应能反映护理专业的这种垄断性、技术性和义务性特点,以增强护理人员的责任感,提高社会效益的合法性。

(四) 护理法条款要显示法律特征

护理法与其他法律一样,应具有权威性、强制性的特征,故制定的条款措辞必须准确、精辟、科学而又通俗易懂。

(五) 护理立法要注意国际化趋势

当今世界,科学、文化、经济的飞速发展势必导致法制上的共性,一国法律已不可能在本国法律中孤立的长期存在。所以,制定护理法必须站在世界法治文明的高峰,注意国际化趋势,使各条款尽量同国际上的要求相适应。如随着护理服务范围的扩大,社区初期卫生保健护士日益增多,需对护士的种类、职责范围赋予新的规定;随着现代科学技术的飞速发展,出现了许多与护理相关的潜在性法律问题,也需要从护理法中找到解决的依据,等等。

五、护理工作中潜在性法律问题 (The potential law problems in nursing work)

每个合格的护理人员不仅应该熟知国家法律条文,而且更应明白在自己实际工作中与法律有关的潜在性问题,以便自觉地遵纪守法,必要时保护自己的一切合法权益,维护法律的尊严。这些潜在性问题中,常见的有:

(一) 侵权行为与犯罪

护理人员与病人的接触比其他医务人员更为密切,如在护理卧床病人时,在获得其高度信任的基础上,被同意检阅其信件,但对书信往来和个人隐私,护理人员应持慎重态度,为之保密,如随意谈论,造成扩散,则应视为侵犯了病人的隐私权。

(二) 疏忽大意与渎职罪

例如护士因疏忽大意而错给一位未做过青霉素皮试的病人注射了青霉素,若该病人幸好对青霉素不过敏,那么,该护士只是犯了失职过错,构成一般护理差错。假若该病人恰恰对青霉素过敏,引起过敏性休克致死,则需追究该护士法律责任,她可能被判渎职罪。

（三）临床护理记录

临床护理记录，它们不仅是检查衡量护理质量的重要资料，也是医生观察诊疗效果、调整治疗方案的重要依据。在法律上，也有其不容忽视的重要性。不认真记录，或漏记、错记等均可能导致误诊、误治，引起医疗纠纷，临床护理记录在法律上的重要性，还表现在记录本身也能成为法庭上的证据，若与病人发生了医疗纠纷或与某刑事犯罪有关，此时护理记录，则成为判断医疗纠纷性质的重要依据，或成为侦破某刑事案件的重要线索。因此，在诉讼之前对原始记录进行添删或随意篡改，都是非法的。

（四）执行医嘱

医嘱通常是护理人员对病人施行诊断和治疗措施的依据。一般情况下，护理人员应一丝不苟地执行医嘱，随意篡改或无故不执行医嘱都属于违规行为。但如发现医嘱有明显的错误，护理人员有权拒绝执行，并向医生提出质疑和申辩；反之，若明知该医嘱可能给病人造成损害，酿成严重后果，仍照旧执行，护理人员将与医生共同承担所引起的法律责任。

（五）收礼与受贿

病人康复或得到了护理人员的精心护理后，出于感激的心理而自愿向护理人员馈赠少量纪念性礼品，原则上不属于贿赂范畴，但若护理人员主动向病人索要巨额红包、物品，则是犯了索贿罪。

（六）麻醉药品与物品管理

"麻醉"药品主要指的是杜冷丁、吗啡类药物。临床上只用于晚期癌症或术后镇痛等。护理人员若利用自己的权力将这些药品提供给一些不法分子倒卖或吸毒者自用，则这些行为事实上已构成了参与贩毒、吸毒罪。因此，护理管理者应严格抓好这类药品管理制度的贯彻执行，并经常向有条件接触这类药品的护理人员进行法制教育。

另外，护理人员还负责保管、使用各种贵重药品、医疗用品、办公用品等，绝不允许利用职务之便，将这些物品占为己有。如占为己有，情节严重者，可被起诉犯盗窃公共财产罪。

（七）护生的法律身份

护生是学生，她只能在执业护士的严密监督和指导下，为病人实施护理。如果在执业护士的指导下，护生因操作不当给病人造成损害，那么她可以不负法律责任。但如果未经带教护士批准，擅自独立操作造成了病人的损害，那么她同样也要承担法律责任，病人有权利要她作出经济赔偿。所以，护生进入临床实习前，应该明确自己法定的职责范围。

（八）职业保险与法律判决

职业保险是指从业者通过定期向保险公司交纳保险费，使其一旦在职业保险范围内

突然发生责任事故时,由保险公司承担对受损害者的赔偿。目前世界上大多数国家的护士几乎都参加这种职业责任保险。她们认为:

1.保险公司可在政策范围内为其提供法定代理人,以避免其受法庭审判的影响或减轻法庭的判决;

2.保险公司可在败诉以后为其支付巨额赔偿金,使其不致因此而造成经济上的损失;

3.因受损害者能得到及时合适的经济补偿,而减轻自己在道义上的负罪感,较快达到心理平衡。

因此,参加职业保险可被认为是对护理人员自身利益的一种保护,它虽然并不摆脱护理人员在护理纠纷或事故中的法律责任,但实际上却可在一定程度上抵消其为该责任所要付出的代价。同时,在职业范围内,护理人员对他的病人负有道义上的责任,决不能因护理的错误而造成病人的经济损失,参加职业保险也可以为病人提供这样一种保护。

医院作为护理人员的法人代表,对护理人员所发生的任何护理损害行为,也应负有赔偿责任。当病人控告护士,法庭作出判决时,若医院出面承受这个判决,则对护士的判决常常可以减轻,甚至可以免除。因此,医院也应参加保险,可使护理人员的职业责任保险效能大为增强。

第四节　美学与护理管理
(Aesthetics and nursing management)

自然科学、技术科学、社会科学日新月异,迅速发展,它们互相促进、互相制约。如分子生物学、计算机技术、管理心理学等学科渗透到医院管理科学中,并取得了显著的管理成果。美学作为社会科学的一个分支应用于医院管理活动已不是新课题,护理实践活动中早就孕育了护理美学。诸如:护理职业的美好形象、护理人员的天赋姿色和善良心灵、护理环境的雅静整洁、护理实施效果对人体健美的维护和塑造无不令人赞美!

一、美学的基本原理(The basic principles of aesthetics)

(一)美学研究的对象和范畴

美学研究的问题是人对现实的审美关系,人类的全部活动都是与现实发生多种多样关系的活动,其中就包含着审美关系,美学就是专门研究人对现实的审美关系的一门学问。由于客观存在着美的属性,所以人们才同事物发生了审美关系问题,这样,美就成了美学研究的范畴。包括美的起源、美的本质、美的形态、美感的产生及其特点、美的范畴、美的内容与形式、美学思想、审美心理、审美价值和审美评价、审美教育修养等。

(二)美的本质

1. 美的客观社会性

美是客观事物的属性,是不依赖人们的主观意志的存在而存在的。但它不是一种纯粹的自然现象或自然属性,而是一种人类社会生活的现象和属性。作为人类的对象,客观地存在于人类社会生活之中,它是人们社会生活的产物。

2. 美的形象性

美的形象性是指美都是以一定的具体形状或现象存在着的,是人们可以察觉到的。美离不开形象,这是不言而喻的。它们个性鲜明、绚丽多样。有运动的美,也有静止的美;有崇高的美,也有秀丽的美;有古朴的美,也有优雅的美;有华丽的美,也有素淡的美。体现着内容与形式的统一,本质与现象的统一,共性与个性的统一。

（三）审美特性

审美特性,指的是审美感受的特性。客观事物的美,既然以一定的形象出现在人们面前,那么,凡五官健全的人均能觉察到。审美感受的特性有三:

1. 直觉性

人们在审美活动中,往往刹那间升腾起对对象的感觉;在此以前,人们并没有对它作仔细的思考、推理和判断,这就是美感的直觉性。

2. 愉悦性

审美感受的愉悦在于,不论人们面临的是什么形态的美,只要它确实是美的,就一定能使人们产生喜悦的情怀。美有多种多样,它们都能给人以美的享受,产生精神上的愉快,美在本质上是精神的。

3. 个人审美的非功利性和美感的社会功利性统一

审美离不开社会功利的考虑,功利性影响着人们对美的欣赏和鉴别。美是真与善的统一,它总是要体现对善和恶、对真和假的肯定或否定。客观事物的美本身都不是孤立的,客观存在总是同这样或那样的社会因素联系着的。

但是,人们在审美时,又往往不带着什么明确的个人实用目的。如一只玻璃杯能装水,这是它的实用性;当人们欣赏它的造型、色彩、花纹、图案是否好看时,都是在实用外求美。当人们欣赏一幅画,聆听一首优美的乐曲,除了得到美的享受,却不能说追求什么明显的个人功利,也只有这样,才能真正进入审美的境界。

人们在审美活动中,运用形象思维的能力,不但感受到美的外部形态,而且能感受到事物的美所蕴含的社会内容,这就是个人审美的非功利性与美感的社会功利性的统一。

（四）护理美学

护理美学是护理科学与美学的交叉和结合。它是一门研究护理美及其审美规律的科学。

护理美学研究的对象,是护理工作在保障人类身心健康的过程中,护理人员、病人和社会人群三者之间的审美关系,以及由此产生的护理审美意识,审美实施、审美评价和审美教育等。

护理美学作为护理科学的一个重要组成部分,既具有美学理论价值,又具有护理科学的应用价值。它是在充分发挥护理功能的基础上,以人的美感为心理中界来实现美学护理效应而体现其护理科学应用价值的。

二、美学在护理管理中的作用(The role of aesthetics in nursing management)

(一)活跃护理管理思想

现代管理理论强调任何一个事物都不是孤立的,应重视社会和心理的影响,以激发人们的积极性和创造性。这样势必涉及到环境美,人际关系的协调与和谐,在护理管理中如何满足护理人员与病人之间包括审美需要在内的需求等。美学的思想适应了现代医院管理的需要,活跃了现代护理管理思想。

(二)有利于提高工作效率

美学管理强调整体观,从整体的需要来考虑医院的各项设施及设施之间的衔接,考虑各项护理技术操作的合理程序与协调,这样就能使护理人员在工作中做到节力、统筹、提高工作效率。

美学管理还讲究工作的节奏性,要求医院的日常护理呈惯性运转,似一首悦耳的乐曲,流畅自然。在病区工作中,护理人员按照各自分工,有条不紊地与病人做晨间护理,进行静脉输液,做心理护理,写护理记录,使各项护理工作及时顺利而有节奏地进行。

护理管理中运用美学原理,能陶冶护理人员的心灵,形成良好的人际关系与工作氛围。实践中我们观察到,当人们长期处于景色秀丽、清洁、幽静的环境中,会变得神志清爽,安定愉悦,并大大减少心理反常现象的出现。这种良好的和稳定的心境,能助长积极向上的志向和高尚的情操的形成,开阔胸襟,避免急躁和片面性,这对于处理好人际关系,使人际关系趋于融洽产生有益作用,而护理人员之间及与医院其他人员之间的这种团结协作和奋发向上的气氛,正是搞好各项工作,提高护理质量的重要条件。

(三)有利于护理人员工作条件的改善

所谓工作条件,主要是指工作场所和环境、设备、照明、通风、色彩等,良好的工作条件是护理人员工作中迫切的审美需要。如护士站的合理设置,功能美、艺术美的布局,护理人员工作在其中,就会感到身心舒展,把自己创造美的意境融于美的环境中,从而产生满意、积极和肯定的情绪,有利于提高工作效率;反之,如果灯光昏暗,墙壁长霉,通风不良,噪音不断,设备破旧,若护理人员长期在这种恶劣的条件下工作,就有可能出现烦躁不宁,引起不满意、厌恶、消极和否定情绪,使工作效率下降。工作条件影响工作效率是通过从事工作的人的情绪变化而发生作用的。在护理管理中运用美学原理,认真考虑护理人员在工作中的审美需要,并尽可能满足这种需要,有利于安定护理人员的情绪,激发护理人员的士气,提高在工作场所的生活质量。

三、护理管理中的审美实施(The implement of aesthetic in nursing management)

通过对美学基本原理的一些了解,若我们在护理管理中注意抓好美的形象化管理,倾注美的情感管理,富有美的艺术性管理,就能活跃医院护理管理,提高工作效率,提高管理效能。

(一)为病人创造生理性审美环境

医院生理性审美环境主要满足病人的"五官感觉"方面的审美需要。医院周围的自然风光秀丽宁静,病房内清洁、整齐、安静、安全,适度的光照、温度、湿度,方便、适用、洁净的生活设施,清新的空气,洁白的病床单位等客观条件。这些条件,一方面,通过感知去改善人的生理功能;另一方面,通过物质渠道来充实身体基质,从而有利于生命活力的发挥,促进病人康复。

(二)为病人营造心理性审美环境

心理性审美环境着重满足"感觉的人性"方面的审美需要,即情感和伦理方面的审美需要。它要求护理人员要做到:仪容整洁、美观庄重、态度和蔼、表情亲切、工作热忱细致、举止文雅、技术精湛,还表现为工作秩序良好,人际关系融洽,各方面配合默契,这些条件给病人以良好的心理感受及美的体验,促进心境的安宁,起到有益于治病与康复的目标。

(三)为病人创造社会性审美环境

为病人创造社会性审美环境,是着重满足病人高层次的审美需要——自我实现的精神需要。病人都有社会角色,懂得自身的社会价值。但进入医院这一特殊的社会环境之后,他们始终困扰于社会角色与病人角色的冲突中,他们除了要求尽快治好伤病,恢复正常的活动能力外,同时也要求医护人员既尊重他的病人角色,又尊重他的社会角色。因此,这种审美环境要求医院员工尤其是与其接触最多的护士应该尊重病人的人格,对病人一视同仁,亲切和蔼,经常能进行沟通交流,不厚此薄彼。同时要尊重病人的合法权益,虚心接受病人合理化建议和意见,使病人与医院社会环境和谐协调,从而有利于病人身心康复。

(四)实施美的形象化管理

美的形象化管理就是在护理管理中,各方面都以优美的形象来实行管理和体现管理的风貌。美的形象对人具有吸引力,这同人们爱好美、崇尚美的本性是分不开的。在护理管理中创造美的形象,不仅适合于病人疾病的诊疗和康复所需要的环境,而且对护理人员的职业追求,通过美的陶冶,能给以积极向上的启示和引导。

首先,护理管理者应该以饱满的精神状态从事管理工作。应该乐观、坚定、积极向上,有强烈的事业心、责任感和良好的业绩,做到遇事不慌,迎着困难上;吃苦耐劳,任劳任怨,清政廉洁,亲切慈祥,仪表端庄,风度优雅,富有知识涵养,这样的护理　人员,其形象是高大的、美好的,能成为全院护士乃至全院员工的表率。全院护理人员乃至全体员工就会支持护理工作,理解护理工作,齐心协力干好护理工作。

其次,要重视对护士职业形象美的塑造。护士在医院员工中占一半以上,塑造美的护士职业形象在医院建设中的作用是不言而喻的。形,指形成。象,指意象。美好的护士职业形象是指护士的内在美和外在美地有机结合和呈现。她高于单纯的内在美和外在美,这是因为形象美是一个本身良好素质加上职业相关知识的高度修养结果典型化过程。美好的护士职业形象是一种典型的职业形象,具有典型的职业性格,典型的职业意境,典型的职业情操。她通过护理行为的实施,把人追求生活质量、生命质量和生存价值的本质力量显示出来,因而能产生积极的、向上的、有利于康复、有利于生活和工作的力量,是护理职业内容和形式美的和谐统一的美好体现。如护士的外在美,五官端正,体态匀称,着装得体,气质高雅,步履轻盈、敏捷,让人联想到白衣天使;护士声音甜润,笑靥常挂,精神饱满,身体健康,让人联想快乐。护士的内在美(心灵美)包括了积极的人生观,良好的思想品德,良好的心理品质,良好的专业技术。如护士工作认真技艺精湛,全心全意为伤病员服务,让人联想到白求恩、南丁格尔;护士关心、体贴、无微不至的爱护病人,让人联想到慈母、姐妹。表现上述这些审美意识,护士内在美给人们的审美作用主要是增强人们的意志,净化人们的心灵,激起人们对美好生命质量和事业的追求。

(五)实施护理审美教育

护理审美教育简称美育。它是通过特定的护理环境、方式或实施来培养护理人员应具有正确、健康的护理审美观,以达到提高护理人员鉴赏和创造护理美的能力的教育。

我国护理专家王秀瑛先生说得好: 护士职业是一种综合性职业,它可以体现女性所有的"力"和"美"。在长期的护理实践中,护理人员积累了许多有关护理事物或护理行为的审美经验,但要把它系统化、理论化,使之更好地为护理实践服务,必须通过护理审美教育才能实现。护理美育的任务是:

1. 培养护理美的感受力

所谓护理美的感受力,就是指人的视听感觉对护理审美对象的感知能力。培养这种感知能力包含以下内容:

(1)训练对护理美的感觉能力

这种能力决定着对护理过程或行为中美的属性直接而迅速的反映。健全的视听器官是感受美的物质基础,从某些意义上讲,护理人员的自身保健不具备这个意义,而是医疗护理工作的需要。一个熟悉护理业务的护理人员,应该是一个懂得如何完善自身的人。具有健全的视听器官的人,不一定能迅速而准确地反映护理美的属性,这种反映能力只有在反复的护理实践中才能得到训练,这是值得充分认识的,也是护理美育的任务。例如,护士在给患者作静脉输液操作时,护士感受不到每个步骤的协调给人以舒适的节奏感,在病室环境布置中感受不到色彩的调和,那就无法进一步地加以护理技术美和环境美的鉴赏。法国雕塑家罗丹曾说过:"对于我们的眼睛,不是缺少美,而是缺少发现。"正是说明美的感受力缺乏。

(2)提高护理美的认识能力

认识能力较感觉能力高一层次,它不但需要健全的感受器官,而且还需要有较丰富的比较、联想、思维、想象等能力。护理美的认识能力发展不仅需要护理知识和美学知识,还需要在临床护理实践及各个领域中经常加以识别。

(3)培养护理美的情绪体验

美好的护理过程和行为能引起人的情感变化,激起良好意识的产生,故护理美感的主要特点在于对护理美的情绪体验。护理美的情绪体验主要表现对护理专业的事业情感及对病人的责任情感,有了这种情感,就能把病人当亲人,对病人抢救的成功,康复后的快乐就会有充分的情绪体验。这就需要在开展护理审美教育的同时注意加强感情投资,去创造和谐的护患、医护关系。

2. 提高护理美的鉴赏力

对护理美的感受能力进一步发展便是护理美的鉴赏力,实质上是护理人员对护理美的评价能力。如护士通过对病人施行生活护理、心理护理、技术护理,构成美的护理形象,仅此还不够,还应更进一步地对语言美、行为美、心灵美、和谐美等的性质程度加以美的鉴别,这才是较为完善的鉴别力。没有这种鉴别力,就谈不上鉴赏美和理解美,也就得不到美的享受。要提高护理美的鉴赏能力,需要护理人员加强美学知识的学习,在参加护理实践中,善于观察、分析、比较、总结。如通过对护理人员着装服饰的欣赏,不只停留在工作服的整洁、合身、色泽等感性形式,而要透过这些去欣赏服饰与职业、环境、性格、气质的默契配合,进一步领悟到护理工作的高尚意义。因而提高护理人员的文化知识水平和美学修养,是培养对护理美欣赏力的必备途径。文化知识水平应包括与之有关的自然、社会科学知识。美学修养,不只是美学理论修养,还包括美学在医疗护理中的应用水平。

3. 激发护理美创造力

护理美的创造力是指护理人员在感受美、鉴赏、欣赏美的基础上,进一步地再通过护理实践活动,按照美的规律去创造美的能力。

(1)对护理自然美的创造力

主要指护理人员自身及周围环境的美化,如服式的整洁、床铺整理得洁净、美观、病区环境的雅致宁静,不应满足于一般生活性的要求,而应有艺术性的突破。如根据病人年龄、性别、病情、文化程度的不同,可在床头柜上插上一支鲜花,并将自己的构思与心理体验告诉病人,这种审美意境得到病人的认同,其作用是不言而喻的,所以护理美的创造是护理人员对护理业务钻研程度的一种检验。

(2)对护理社会美的创造力

护理社会美是护理人员心灵美的具体体现,主要表现在医护人员之间、护患之间、护护之间形成一个和谐相容的人际关系与心理环境。护理人员不能满足于表面上的一团和气,而是在高层次高境界上的团结协助,特别是在与病人或其他人在冲突一触即发时,护理人员能以高度的修养——心灵美去平息这种冲突或者使冲突不发生。护士的这种心灵美是人格修养的升华,能给人以信任感,有利于保持和谐的人际关系。另一方面护士自身也将得到美的熏陶,有利于人格的完善,同时也给医院创造了一种高雅的人文环境的气氛。

重视美学在护理管理中的应用,不仅是适应现代医学护理发展的必然趋势,也是医院精神文明建设的一个重要"窗口",更是护理人员自身完善的重要手段。对于美学在护理专业中的应用,如何创立发展护理美学,我们还需努力学习,认真探索。

(潘绍山)

第七章 ●

护理领导艺术
（Nursing leadership art）

第一节　现代领导艺术的内涵、特点和功能
（The intention, characteristics and functions of modern leadership art）

一、领导艺术的概念（The concept of leadership art）

领导艺术的起点概念和最基本的范畴是领导。领导者、被领导者、领导环境、领导目标构成了领导活动的基本要素。在介绍领导艺术之前我们先来了解领导、领导者及被领导者的有关概念。

领导是一种行为过程，是领导者为了实现预定的组织目标，运用相应的理论、原则、职能、方法，影响、率领和引导组织内的成员在一定环境中去实现群体目标的活动过程。这一定义有以下五层含义：领导是一种特殊的实践活动，它体现着人们高度的主观能动性；领导者是领导活动的主体，处于主导地位；被领导者是领导活动中不可忽视的重要因素；共同目标是领导活动中不可缺少的因素；任何社会活动，都不能超越环境的限制，环境是领导活动的前提。

领导是活动，领导者则指人。领导者，是组织活动的率领者、引导者，是在领导活动中具有一定职位，掌握一定职权，担负一定职责的个人或集体。领导者的职位、职权、职责是一个统一体中三个不可分割的方面。

被领导者是相对领导者而言的。被领导者是在领导者的率领和指导下，按照领导者的决策、意图，为实现组织目标从事具体活动的个人或群体。被领导者，具有一定的相对性，在组织结构中，处于中间环节的团体或个人，相对于上一个层级来说是被领导者，相对于下属层级来说则是领导者。

领导方法是领导者实现领导职能，完成领导任务的方式和手段。任何领导工作都离不开一定的方法，方法不同，效果不一。方法对头，可以事半功倍；方法不对，不仅往往事倍功半或徒劳无功，甚至会铸成大错。

当某种领导方法的运用体现了创造才能时,或某种领导方法的运用恰到好处时,人们往往称这种领导方法为领导艺术。领导艺术可以说是一种特殊领导方法,是领导方法得心应手的运用。领导艺术与领导方法两者常融为一体,不可分割,但领导艺术毕竟不是领导方法,它们之间还有许多区别,不能等同。那么,什么是领导艺术呢?

所谓领导艺术,是指领导者在一定知识和经验的基础上,能够驾驭实际工作的各种技巧、手段和特殊方法。它是非规范化的、非程序化的领导行为,是领导者智慧、学识、才能、胆略、经验的综合反映,是领导者素质的体现。精湛的领导艺术是领导者实现管理目标,取得最佳管理效果的重要手段。

管理科学不但现在不能完全代替管理经验和领导艺术,就是将来科学技术再发达,计算机再"万能",也永远做不到这一点。因此,护理管理工作者除了要尽量利用现代管理科学的知识和方法外,还必须始终重视自己管理经验的积累和领导艺术的提高。

二、领导艺术的特点(The characteristics of leadership art)

(一)创造性

创造性是科学思维方式在实践中的标新立异。创造性是衡量领导艺术水平的一个重要标志。领导艺术不是拘泥于传统经验、墨守成规的结果,而是创造性思维的产物。领导活动中碰到大量反复出现的常规性事件,都可以按固定的方法、程序去处理,而领导艺术是领导方法知识内核的外围软组织,它不失规范性,但更多地体现为"非程序化"、"非模式化"的动态过程。面对工作中不断出现的错综复杂、非规范化、非程序化的新问题,领导者要靠个人的聪明才智随机处置,不断作出新的创造。领导者运用领导艺术的过程,实质上就是一个不断创造的过程。

(二)灵活性

灵活性是指对具体问题的具体分析。各项领导工作,既有其规律性的一面,又有某些不确定的、偶然的随机的一面。因此决定了领导者在复杂的领导活动过程中对领导艺术的运用,既要不失原则性,更要根据不同的时间、地点和条件,随机应变地认识和处理随机事件,以实现较为理想的领导效果。因此说领导艺术是一种非模式化的技能,具有高度的灵活性。

(三)经验性

领导艺术不是天生的,它是领导者将一定的科学知识、科学方法和领导经验与领导工作实际相结合。与领导者个人的阅历有很大关系,是领导者实践经验的描述、总结和升华。同一领域的领导艺术由不同的领导者来把握,其表现、效果不会完全一样。领导艺术同其他艺术一样,离开经验的作用是很难想象的。

(四)多样性

由于领导工作对象、领域、范围的不同,加上具体领导者的经验、知识、阅历、认识能力的不一,不同的领导者处理同类事情或者同一领导者处理类似问题时,往往会因时因地运用不尽相同的解决办法,但同样可获得满意的领导效果。这就体现了领导艺术的多样性。

(五)综合性

领导活动的最显著的特点表现为对全面工作的指挥和协调,以及对工作整体发展的驾驭。因此一个高明的领导总是善于胸怀全局,综合平衡和处理工作中各个方面的问题,具有较高的综合艺术水平。

三、领导艺术的功能(The functions of leadership art)

(一)领导艺术是实现最佳领导效能的关键

领导效能是以实现组织目标的好坏为尺度的。领导活动所追求的是最佳的领导效能。而领导艺术的高低,直接影响着领导活动的效果。领导艺术是领导者必须掌握的基本功,是领导者运用其学识和实践经验解决实际问题的钥匙,是提高领导效能的关键。

(二)领导艺术直接影响被领导者积极性的发挥

领导工作的对象是一个个有思想、有意志的人,要想充分调动他们的工作热情,发挥他们的主动性和创造性,不但取决于政策,在很大程度上受领导者领导艺术的影响。领导艺术可以产生难以估量的向心力和凝聚力,是成就大事的先决条件之一。

(三)领导艺术直接影响领导者的工作质量

领导工作是否正确,能否取得成效及其成效的大小,就要看领导者是否能科学地运用领导艺术。面对领导工作中出现的某些不确定的、偶然的、随机的事情,领导者若能运用领导艺术,抓住主要矛盾,兼顾次要矛盾,灵活机动地处理各种问题,必能取得较好的效果。

第二节　护理领导者素质修养艺术
(The quality training art of nursing leaders)

一个护理领导者应具备什么样的素养,才能适应现代管理的要求? 护理领导者要使其作用充分发挥乃至增值,自身素质是基础。领导者的素质是领导者所具有的本质特征,是领导者在一定的心理生理条件的基础上,通过学习、教育和实践的锻炼而形成的。在领导工作中经常起作用的最基本的特征及其所达到的水平,是领导者品德、见识、才能、意志、身体的综合反映。现代医院的管理要求护理管理人员不但要有较高的决策、计划、组织、指挥和协调能力,还要具备有与医院规模和功能相适应的领导素养、领导艺术和方法。在特定的条件下,领导者素质的高低、修养的好坏,是领导活动成效大小的决定因素。它包括德、识、才、学、体这五个方面的修养艺术。

一、德的修养艺术（The training art of morality）

"德"即道德，它是依靠社会舆论和内心信念来调节人们之间以及个人和社会之间关系的行为规范及其相应的心理意识和行动的总和。领导者的道德修养包括以下三个方面：

（一）职业道德修养艺术

职业道德是指领导者必须以现行的社会行为规范和职业规范来约束自己，从而使自己的行为符合普遍的要求。以下四个方面的要求是领导者应注意的。

一是集体至上，谦虚谨慎。领导者必须以群体、组织的利益为重，并以此来统率自己的行为。如在对护士施行严格管理、严格要求的同时，必须注意为护士、为护理工作争取必须的利益与条件；当护理工作取得成就时，一定要保持谦虚谨慎的美德，自觉摆正个人与组织、个人与群体的关系。领导者本人无论在何时、何地都必须以自己良好的言行维护集体形象与利益。

二是忠诚正直，以身作则。古罗马政治家西塞罗说："没有诚实，何来尊严。"坦白正直地做人是人性的光荣。作为领导者，忠诚正直是为人的起码要求。待人、接物、处事要公道正直，无论亲疏，一视同仁，不以自己的好恶代替原则，不对下级许愿，不送空头人情，不把"得罪人"的问题推给别人。要求下属做到的自己首先做到，定下的纪律、制定的制度自己首先要遵守，这是建立管理威信，提高管理效率的重要条件。以身作则对于管理者的特殊意义是很有必要强调的。首先，管理者的影响面要比一般群众大，这是一个应该承认的客观事实。管理者的地位越高，被管理的人就越多，涉及的关系就越复杂。因此管理者的一举一动、一言一行，影响面都比一般人大。这就要求管理者要十分自觉，处处谨言慎行，处处考虑可能带来的好坏影响。其次，管理者总是比一般人更受人注意，这也是一个必须承认的客观事实。这是因为被管理者深知管理者的言行总是跟自己的利害相关，因此就很自然地注意着管理者的一切言行。大节当然首先被注意，就是小节人们也不会轻意放过，总是看在眼里，记在心里，不断地予以评价。再者，被管理者对于管理者的要求总是比一般要高，这更是一个客观事实。在一般人的心目中，管理者的水平似乎都应该比下属高，否则怎能管理好被管理者呢？当然，这种想法并不完全切合实际，因为管理者虽会有高明之处，但决不能处处高于下属。但是被管理者对管理者提出更高的要求，却是可以理解的正当愿望，是无可厚非的自然心理状态。因此，管理者必须看到这种要求，承认这种要求的合理性，高标准地要求自己。承认管理者的影响面大，承认管理者更受人注意，承认人们对管理者的要求更高这三个客观事实，就必然得出一个合理结论，即对于一个管理者来说，以身作则，万分重要。管理者能够忠诚正直，言行一致，以身作则，常常可以潜移默化，移风易俗，成为一种无形的、巨大的道德力量，成为一种最可靠的领导威信。

三是大公无私，赏罚分明。上面所说忠诚正直、以身作则主要是对管理者本身的要求说的。大公无私、赏罚分明既是对管理者的要求，也是对被管理者的态度。赏功罚过，这是提高管理效率和管理威信的必要条件。管理者必须有权威，没有权威就没有效率。大公无私、赏罚分明是树立权威的重要途径之一。管理者在大是大非的原则问题面前,要做铁面无私的"包公",要做刚正不阿的"海瑞"。大公无私、赏罚分明,既要十分坚决,又要万分谨慎。功过越大,赏罚越要多方考虑。赏罚得当可以提高威信,赏罚失当又会损害威信。在一般情况下,赏要从严,罚要从宽,要警惕犯"恩赐观点"和"惩办主义"的偏向。

四是敢负责任,敢担风险。护理管理者在长期的管理实践中,尤其是在开展以病人为中心的整体护理的临床改革中,大家都想走出新路子,开创新局面,本身没有现成的模式,需要在实践中进行既大胆又谨慎的探索和创造。这就要求管理者要敢负相当的责任,敢担一定的风险。既无模式可循,又有陋习须破,既要探索,又要创造,如果没有敢负责任,敢担风险的精神,还谈得上什么走出新路子、开创新局面呢! 如果事事都要求先有现成的框框我再做,别人做了我再做,各级领导都点了头我再做,还谈得上走出新路子、开创新局面吗? 显然是不可能的。因此,敢负相当责任,敢担一定风险,不怕挫折和失败,是领导者一种极其可贵的品质,是一种真正的党性,是一种高尚的管理道德。

(二)政治道德修养艺术

政治道德是个人道德体系中的最高层次,但它又是个人道德系统中形成得最晚的。讲政治、讲正气,讲学习是领导干部必须遵循的宗旨,包括以下三个内容:

一是科学的世界观和人生观。它是领导者一切行为的总指导。领导者要树立辩证唯物主义和历史唯物主义的世界观。人生观是关于人生意义的最根本的看法。当领导者有科学的人生观作为基础时,就会有取之不尽用之不竭的力量源泉。

二是崇高的理想。理想是人的全部生活和发展史的产物。没有理想就等于没有灵魂。多数护理领导者都经历了由把从事护理工作当作谋生的职业、值得钻研的专业到毕生为之奋斗的事业这三个转变过程,这符合职业理想树立的过程。

三是高度的责任感。领导者的高度责任感表现为对工作极端地负责任,在"率众达标"方面成就显著。

(三)心理素质修养艺术

领导者的心理素质修养包括认识修养、情感修养和意志修养三个方面。

领导者的个体心理素质,不但对领导活动的成败关系极大,而且还直接影响到整个领导群体的领导效能。一个领导群体如果是由50%的性格暴躁的人,25%性格恬静或冷淡的人组成,那么在领导班子必须迅速作出决定或立即采取行动时,它的工作往往会出现非常紧张的情况。所以,从领导群体素质出发,领导者之间还有心理相容,性格匹配的问题。(详见第五章第二节心理学与护理管理)

二、识的修养艺术(The training art of knowledge)

"识",即见识。领导者要在事业上取得成功和创新,必须要有远见卓识。要求领导者做到:第一,掌握事物发展规律,具有战略眼光和预见性,看准时代前进方向;第二,善于驾驭各种环境;第三,对事物具有一定的深度和独到的见解,有较高的鉴赏能力和判断能力。在平时,应注意生活见识修养;政治见识修养;专业见识修养,"见多识广",是领导者"识"

的修养要求。

三、才的修养艺术（The training art of ability）

"才"，即才能。它是在已有知识积累的经验的基础上，通过劳动实践而形成的技能，它包括一般才能和特殊才能。领导者才能修养，主要包括以下几个方面：筹划和决断能力；组织指挥协调能力；人际交往能力；灵活应变能力；改革创新能力。

四、学的修养艺术（The training art of learning）

"学"，即知识和学问。对一个领导者知识特性的主要要求是精通性、广博性、实用性、更新性。因此领导者必须优化知识结构，一是要有广博的社会科学知识；二是娴熟的管理科学和领导科学知识；三是丰富的科学文化知识；四是深厚的专业知识，要求护理领导者了解护理专业的现状、进展，能跟得上医学科学发展的趋势，能把握护理学科发展的主要方向，并能预见可能出现的变化。

五、体的修养艺术（The training art of posture）

"体"即身体，身体素质修养包括精力和体力。领导者除要保持良好的心身健康外，还要特别重视公众形象的修养。

领导者的公众形象首先是领导者个人素质和能力的外在表现，在一定程度、一定意义上反映出领导者的政绩、素质、能力和水平，这将直接影响到公众对领导者所持的态度以及领导者在公众心目中的地位。领导者公众形象不仅仅是领导者个人的问题，更重要的是，它还代表着整体形象和全局利益，关系到事业的兴衰成败。因此领导者必须首先以突出的业绩赢得公众，深入实际联系群众，同时又应加强修养，注重必要的礼仪礼节。优雅的衣着和仪表，得体的言谈举止，反映了一个人的文化、修养、性格、气质和风度，它有益于领导者在公众心目中树立起良好的第一印象。

以上是一个优秀的护理领导者应具备的素质修养。这些素质不是天生的，而是来源于坚持不懈的学习与长期的积累。

第三节　护理管理艺术
（Management art of nursing）

一、用人艺术（Art of making use of personnel）

现代管理工作的核心是管理人，是调动人的积极性和创造性去实现各项具体的工作任务，人管理不好就什么任务也完成不了，因此对管理者来说，在用人艺术上，特别强调知人善任，善与人同。

所谓知人，就是要知人之所长和人之所短。所谓善任，就是要用其所长而避其所短。

知人才能善任,善任才能发挥人的潜力和积极性。

人是可知的,因为人是一种客观存在,他的一切都会有所表现,都可以反映在人的头脑中。通过人的各种表现可以得到对人的本质的认识。

知人又是困难的。因为人的一切并不都是赤裸裸的直接表现于外的,不仅德和识是如此,才和学也是如此。人是宇宙间发展水平最高级、最复杂的物质,同时人还有一个任何形态的物质都没有的特殊本领,就是主观能动性。这种主观能动性不但使人更加复杂,也可以使人多变、掩蔽、伪装,可以给人以假象。这就是人们常说的"知人知面难知心"。因此,要知人不但要听其言观其行,还要由其外而入其内。这就要求管理者要细心,要冷静,要有经验,要有考察时间,而不要简单轻率地给人作定论。但是,实践是检验真理的标准,实践也是知人的钥匙,通过人的实践来知人,人的长和短又一定是可以认识清楚的。

知人可以做到,善任也可以做到。但要做到善任人,除了必须知人之外,还必须做到"一有"和"四不"。"一有"是要有尊贤爱才、大公无私之心。把发现人才,任用人才当作自己的职责要求,并引为最大的安慰和愉快,而决不嫉贤妒能,怕"高才"威胁自己的"权"和"位"。否则,不但无法做到善任人,而且还会带来极坏影响,或给事业造成损失。嫉贤妒能的现象,现实生活中是存在的,我们应该努力消除这种腐蚀剂。"四不"是:一不要任人唯亲,二不要任人唯资,三不要任人唯顺,四不要任人唯全。只有知人善任,才能成就事业。

宽容大度是善任贤才的一个重要条件。没有容人之量是成不了好的管理者的。"宰相肚里能撑船",可以被认为是一条历史经验的总结,是保证能用人之所长,使人尽其才的一个重要条件,用人不疑,容人之短,愿听逆耳之言,是宽容大度的表现。

现代管理者不但要知人善任,还需要"善与人同"。这里所说的"善与人同"包含两层意思:一是要能善于和人求同存异,搞好上下左右团结,使大家同心同德干事业;二是要把工作的成绩、利益、荣誉和自己的下属同享,千万不能把功劳都归于自己,把错误都归于别人。如果利益多占,好处独吞,或只把"残羹剩饭"留给别人,就会毫无威信,直至丧尽人心。"得人心者得天下",得人心的一个重要条件就是善与人同。与人为善,就是同甘共苦,有福同享,有难同当,劳苦在先,享受在后,关心别人胜于关心自己。千万不可利用权位大搞特权。"善与人者己愈多"。可以认为这也是管理人的艺术。关于护理人才的识别、选拔、培养及使用原则,在护理人才管理一章将详细阐述。

二、激励艺术(Art of encouraging)

(一)激励的含义及重要性

有效地组织并充分利用人、财、物资源是搞好管理的基本要求,其中人力资源的管理最为重要。而在人力资源管理中,激励人又是最关键和最困难的问题。因为人们能够精确地预测、计划和控制财力、物力,而人力资源,尤其是人的内在潜力,至今无法精确预测、计划和控制。激励作为一种调动人的积极性的重要手段,应贯穿于领导过程的始终。领导者要想在工作中最大限度调动下属的积极性,充分挖掘其内在潜力,必须学习激励这种领导艺术。

　　行为科学的研究表明,每个人拥有的能力和他在工作中发挥出的能力是不等量的。一个人如果具有较高的积极性和主动性,就可以发挥他们80%～90%的才能,反之只能发挥20%左右的才能。由此可见,一个优秀的管理人员除了发现问题、解决问题、预防问题之外,更重要的是对他人的优点要懂得激发和应用。

　　激励是心理学上的一个术语,指的是激发人的动机,诱导人的行为,使其发挥内在潜力为实现组织目标而努力的过程。管理心理学把激发人的动机的心理过程模式表示为:

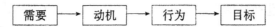

　　这说明人的一切行为均产生于动机,而动机又来源于某种需要。需要是个体对一定客观事物的渴求和欲望,没有满足的需要是调动积极性的起点。

　　人的行为是在某种动机的驱动下,为了达到一定目标而进行的活动。动机的方向、强弱决定了行为的性质、强烈度及实现可能性的大小。激励过程就是以某种物质的、精神的、信息的刺激方式,通过人的需求影响人的动机,使人精神振奋,从而引导出积极的行为。当第一目标达到之后,经反馈再强化刺激,如此周而往复,延续不断的过程。

　　(二)激励理论

　　自管理学理论创立以来,国内外许多学者从不同角度对员工的激励问题进行了大量研究,并提出了许多激励理论,每种激励理论有其各自的侧重面,没有一种单一的激励方法能最大限度地增加员工的工作成绩和满意度。要达到调动员工积极性的有效管理,领导者必须在重视个体需要的基础上把各种激励原理综合运用到不同的管理阶段。在第二章我们介绍了马斯洛的层次需要论,赫茨伯格的双因素理论及麦格雷戈的X—Y理论,这里我们再介绍几种常用的激励理论。

　　1. 期望理论

　　美国心理学家弗鲁姆在1964年提出了研究激励过程的期望理论,该理论认为:当人们有需要,又有达到目标的可能时,积极性才能高。他提出了下列模式:

　　激励力＝行为后果的强度×期望概率

　　行为后果的强度是指一个人对选择某一行动(或从事某一项工作)所导致的成果或报酬的渴望程度。如护理部要从工作表现好的护士中提拔一名护士长,对想当护士长的人来说,他选择这个行动的强度就大,其强度大到从0→1之间;对一个根本就不想当护士长的人来说,其强度就呈负数,介于－1→0之间。选择性行为后果的强度是随各人的需要不同而不同的,按一般情况来说,一个人对选择性行为后果的渴望强度大的话,激励他去采取这个行动或从事这项工作的激励力就大,反之则小。

　　期望概率是指一个人对某一行动导致的报酬或成果的可能性大小的估计和判断,仍以上述例子来说明:一个工作表现好,又想当护士长的护士,对自己工作好,做出成绩导致被提升这一后果的可能性有多大,这就是期望概率,它介于0～1之间。

　　激励力是直接推动和驱使一个员工采取某一行动的内驱力,激励力的大小与行为后果的强度和概率两个因素有关。只有高度的"行动后果强度"与高的"期望概率",才能产生强大的激励力,两者缺一不可。因此,要达到真正激励员工的目的,管理者不但要使员工有行动后果的强度,还要设法加大其强度,促进其采取积极的行动,同时又要增加其对工作获得成功,并获得有吸引力报酬的期望概率。

2.强化理论

强化理论是由美国心理学教授斯金钠提出的。它主要是研究行为与影响行为的环境之间的关系,也就是通过不断改变环境的刺激因素来达到增强、减弱或消除某种行为的过程。有正强化和负强化两种形式。正强化就是通过合理的奖励和报酬使某种好行为重复出现,负强化是通过一定的形式如批评、惩罚等,以防止或避免有些员工的某种不好的行为继续出现。

应用强化理论,应以正强化为主,即奖惩结合,以奖为主。

3.公平理论

公平理论是美国心理学家亚当斯 1967 年提出的有关激励过程的一种理论。它侧重于研究利益分配的合理性、公平性对职工积极性的影响问题。亚当斯发现,在激励过程中,员工之间常常会自觉或不自觉地把自己在工作中所付出的代价与自己所得的报酬与自己过去或相类似的"别人"进行权衡比较。这种比较公式为:

$$\frac{\text{自己工作成果的报酬}}{\text{自己的付出}} \overset{?}{=} \frac{\text{别人工作成果的报酬}}{\text{别人的付出}}$$

$$\frac{\text{自己现在的报酬}}{\text{自己现在的付出}} \overset{?}{=} \frac{\text{自己过去的报酬}}{\text{自己过去的付出}}$$

当两者比值大致相等时,员工会认为自己的报酬是合理的,与别人比较是公平的,在这种情况下,他就感到满足。这种报酬的激励动力就大,员工的积极性就高。当两者比较不相等(包括比较过低或过高二种情况),则易产生不公平感,这种报酬就无法调动其积极性。不公平的分配与奖励对当事人的影响消极多于积极。因此,管理者在进行激励时,既要防止大锅饭式的报酬,又要防止偏心,要使每个员工都得到公平合理的报酬与待遇。只有这样,才能使绝大多数的员工感到满意,才能调动绝大多数人的积极性。

(三)激励的方式和艺术

激励方式是发挥激励作用,达到激励目的的具体途径,也是激励艺术之所在。激励方式多种多样,能否正确运用和不断开拓新的激励方式,是衡量领导才干的重要标志。常用的有以下几种:

1.目标激励

目标是能满足人的需要的外在物,目标管理是领导工作最主要的内容,目标激励则是实施目标管理的重要手段。目标激励即以科学、合理的目标去振奋人们的精神,调动人们积极性的激励方式。领导者要善于设置正确、适当的总目标,使组织、群体目标可望可及,以鼓舞员工士气,同时又要将组织和群体的总目标正确分解成若干阶段性目标,使之同个人的切身利益结合起来,从而调动员工的积极性。

2.奖罚激励

奖励是对人的某种行为给予肯定与表彰,使其保持和发扬这种行为。惩罚则是对人

的某种行为给予否定与批评,使其消除这种行为。应用奖罚激励时应注意:

⑴要公正:奖罚要有统一标准,执行必须一碗水端平。

⑵奖罚结合,以奖为主,奖励会起到很好的作用,惩罚往往会带来员工的不满、反抗甚至敌意。奖励比惩罚有效,领导者应尽量减少采用惩罚手段。

⑶要善于把物质奖励与精神奖励结合起来,做到二者相辅相成。

⑷奖惩要慎重、及时。奖惩不可滥用,以免失去激励作用。过时的奖罚也会削弱激励的作用。

⑸奖惩要适度:领导者要根据员工的贡献,拉开奖励档次,不可不论贡献大小,一律给予同等奖励。对员工的惩罚要合理,不可滥用权力,借故以惩罚形式对员工打击报复。

⑹奖励的方式要尽可能适应员工的实际需要。

⑺领导者要在员工中创造出一种"先进光荣,落后耻辱"的氛围,才能更好地发挥奖惩激励的作用。

3. 信任关怀激励

要想激励人,关键的一条,就要真正信任人。这种信任关怀可以让下属对单位、组织有极大的认同感和归属感,使他们感到自己是单位的主人,从而激发他们的工作干劲和热情,使之为完成组织的任务和目标竭尽全力。

4. 信心激励

一个人不可没信心,信心是领导活动开展的必要条件。领导者要培养下属积极的强大的信心去实现组织目标。

5. 榜样激励

榜样的力量是无穷的,选准一个榜样就等于树立一面旗帜,将起到巨大的激励作用。领导者在组织内选择的榜样应是群众公认的,是扎根于群众的模范人物,这样选出的榜样才能使被领导者感到榜样的可学可做。同时领导者还必须以自己的行为为被领导者树立榜样,以其良好的形象影响被领导者。

激励的方法和手段远不止上述所举,在实践中,方法的使用也不是单一的,但目的都是为了激发人的积极性,实现最佳领导效能。

三、沟通艺术(Art of communication)

沟通又称"信息沟通"、"意见沟通"、"情报交流"等,是人们通过语言、书信、电讯、信号等手段,相互之间进行思想和情况交流,以取得共同理解和认识的一种行为过程。有效的沟通是重要的领导方法之一,它不但有助于建立和改善人际关系,使领导与下属之间增进了解,加强协作,还是树立组织形象,发展公共关系的重要方法。

(一)沟通的要素及模式

沟通是改变行为的有效途径,要达到有效的沟通目的,领导者应熟悉沟通的过程。如图 7-3-1 所示,可分为六个步骤:

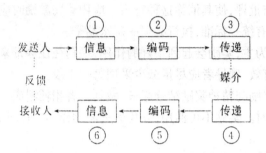

图 7-3-1　信息沟通过程示意图

步骤①：　发送人获得某些观点、想法或事实，并且有发送出去的意向。

步骤②：　发送人将这些信息编译成易于理解的符号，例如语言、文字、图表等。

步骤③：　发送人选择适当的信息媒介(书信、文件、电话、演讲等)将上述符号传递给接受人。

步骤④：　接收人通过媒介接受这些符号。

步骤⑤：　接收人将这些符号译为具有特定含义的信息。

步骤⑥：　接收人对信息作出自己主观理解，据此采取行动并反馈给发送人。

沟通的过程包含了沟通的基本要素：信息发送人、信息接收人、信息内容、传递信息的媒介。

(二)沟通方式

信息沟通的方式很多，可按不同标准进行分类。

1.按信息是否有反馈，分为单向沟通和双向沟通

信息沟通时，若一方只发出信息，另一方只接受信息，不反馈意见，这就是单向沟通。其优点是传递速度快，缺点是发送人难以确认对方是否收到信息，是否正确理解信息，接收人无法表达自己的困难。若发送人在信息发送后，还要听取接收人的反馈意见，发送和反馈可多次进行，这就是双向沟通。其优点是信息传递准确，沟通效果好，能交流情感，增进友谊，缺点是消耗时间多，传递速度较慢。

2.按沟通的媒介可分为书面沟通、口头沟通及非语言沟通

书面沟通是用图、文字的表现形式来沟通。其优点是具有清晰性和准确性，不易在传递过程中被歪曲，可以永久保留。缺点是不能及时得到反馈。口头沟通是以讨论、演讲、商谈、报告等形式进行沟通，属于一种双向沟通，是一种最快的沟通形式。缺点是缺乏书面沟通的准确性与清晰性。非语言沟通即是不通过语言传递的沟通，如通过手势、动作、姿势、表情、音调、音量、触摸、信号、实物等来沟通信息。非语言沟通往往反映人的真实思想感情。

3.按信息传递的渠道不同，可分为正式沟通和非正式沟通

正式沟通是通过组织正式的渠道进行信息的传递和交流。组织内沟通渠道的不同结构形式，构成了不同的沟通网络。常见的沟通网络有倒Y型、轮式、全渠道式、链式(如图7-3-2)。

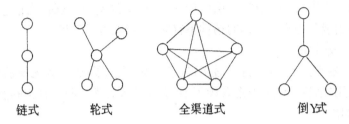

链式   轮式   全渠道式   倒Y式

图 7-3-2 常见的沟通网络

不同形式的沟通网络,各有优缺点,适用于不同的情况。护理管理者应根据情况选择或变换使用各种沟通网络。若要求沟通速度快,容易控制,可选轮式网络,高级管理人员之间的沟通采用全渠道网络较好,若需实行分层管理,则链式网络比较有效。倒 Y 型网络适用于领导需要有人帮助筛选信息时。

非正式沟通是在正式沟通渠道之外进行的信息传递和交流,如谈心、"拉家常"等。现代管理中很重视非正式沟通渠道,因其常能反映人的真实思想和动机,信息传递快,起着补充正式沟通的作用,缺点是信息易失真。因此,对非正式沟通应有正确的导向,而且要注意营造良好的语言沟通环境。

4.按沟通的方向,可分为上行沟通、下行沟通和平行沟通

下行沟通是指管理者向其下属传递信息的过程。下行沟通在传达指示、明确任务、协调行动方面有着重要作用,其缺点是易形成一种权力气氛,影响士气,而且在多层传递时,可能使传递的信息逐步减少或歪曲。

上行沟通是下属向上级传递信息。这种沟通有助于上级了解下级的行动、意见和感情,满足职工的心理需要,缺点是信息从最基层到最高层的传递过程中,许多细节常被筛去。

平行沟通是指组织内不同部门之间的沟通。它是同一级别人员之间的信息交流,有利于平行机构的业务协调,增进了解。

(三)影响沟通的因素及有效沟通的办法

1.影响沟通的因素

(1)非语言因素

非语言沟通常通过表情、手势、音调、姿势、接触等身体语言来达到沟通的目的。当接收者不能完全了解这些身体语言的含义时,可影响沟通的效果。

(2)语言因素

当发送人表达能力欠佳,出现词不达意,字迹不清,逻辑混乱等情况时,都可使接受人产生理解错误。

(3)知识背景的差异

每个人的文化背景及工作经验不同,对同一信息的理解会有差异。发送人按自己的理解对信息进行编译,接受人按自己的理解进行译解,双方的文化背景差异越大,则理解的差异也越大,从而造成不同的沟通结果。

(4)沟通渠道的因素

当组织结构过于庞大,层次过多,层层传递,易使信息偏损、歪曲,当信息发出者选择的沟通媒介不恰当或几种媒介传达的精神不符时,可影响沟通效果。

(5)信息过量或过少

信息庞杂,主题不突出,令人目不暇接;信息零乱,观点矛盾,使人无所适从,反而起不到信息沟通的作用;信息提供的概念含糊不清,会使接收者无法明了真正的意见。

(6)接受者的因素

当接受人会按自己的利益对信息进行过滤,或接受人对发送人怀有不信任、敌意、或紧张、恐惧情绪时,会拒绝信息或歪曲信息内容,而影响沟通的效果。

2.有效沟通的方法

(1)正确运用语言文字,使发出的信息准确明了,易于接受。

(2)要考虑对方的知识背景。信息沟通是双方的事,必须充分考虑对方的情况。选择适当的沟通方式、时机、场合等才能取得有效的沟通效果。

(3)重视双向沟通。实现这一沟通的关键在于创造一种平等和谐的气氛,使下级在上级面前能畅所欲言。

(4)善于利用非正式沟通渠道。非正式渠道传递信息快,沟通方便,领导者亲自接近下属,可传递正式渠道不便传递的信息,也可得到正式渠道得不到的消息,对做好组织协调工作有积极的意义,领导者要加以重视,兴利除弊。

(5)仔细倾听或阅读。在信息接收途径中,"听"与"读"是最重要的,要想准确、完整地接收信息,管理者应抓住主要矛盾,有选择地聆听或阅读各种信息。

(6)实行例外原则和需知原则。例外原则是指只有例外事件的信息才予以上报,有关例行事件的信息一般不必上报,这使上层管理者只接受最必要的信息。需知原则是指只有下级需要知晓的信息才予以下传,不需知晓的信息则不下传,这使下层人员只接受完成工作最必要的信息。

(7)重视交谈技巧。谈话是一种有目的的、面对面的交流,是护理管理者常用的沟通技巧。要想达到有效沟通的目的,管理者应重视培养自己谈话的技巧。

(8)组织内的沟通应按组织结构的完整性进行,即一般情况下,上一级对下一级发出信息,而不是越过下级管理人员而直接向有关人员发布指示,只有在时间不允许时才可例外。

(9)缩短信息传递链。信息传递链过长,既会降低沟通速度,又可造成信息传递的失真。要改善沟通效果,应通过组织结构改革,精简机构,缩短信息传递链。

四、协调艺术 (Art of coordinating)

(一)协调的含义及作用

协调是为了实现组织的宗旨、目标和计划,对组织内外各单位和个人的工作活动和人际关系进行调节,使之相互配合,相互适应以达到最佳整体效能的过程。

协调有工作活动协调和人际关系协调,但协调实质上是人际关系的协调,这是因为组织内外的各项活动都是由人来进行的。工作活动的矛盾、冲突往往表现为人与人的矛盾、冲突,协调好人际关系,有利于解决工作活动的矛盾和冲突。

任何社会组织对内对外都有大量的协调工作,各级领导人在协调内部外部活动上都要花费大量时间和精力。协调是领导的基本职能。正确掌握和使用协调艺术对实现领导活动的目标有重要的意义:

1.协调是组织内部各项活动顺利进行的必要条件。协调可以使组织活动中的各种关系及要素得到合理地调整,整个活动过程得到科学合理的安排,从而使组织活动顺利进行。

2.有效的协调可以减少或避免领导活动中各种摩擦和矛盾的发生,对内可以形成一个良好的人事环境,充分调动员工的积极性;对外可以建立良好的外部环境,有利于组织的发展。

3.成功的协调可以使领导活动的诸因素达到最佳配合,减少人、财、物及时间的浪费,实现组织的最佳的整体效益和系统功能。

（二）协调的类型

按照不同的标准,协调有不同的分类,如按协调的范围,可分为内部协调和外部协调;按协调的方向,可分为垂直协调、水平协调;按协调的组织性质可分为正式组织之间的协调和非正式组织的协调;按协调的对象和内容,可分为人际关系协调、工作协调、利益协调、环境协调等,研究协调的不同类型,有利于正确认识各种协调的特点,根据协调对象和内容的不同,采取相应的方法,使协调活动有序、有效率地进行。下面着重介绍几种协调类型:

1.人际关系协调:人际关系协调主要包括上下级之间的协调、同级领导或组织之间的关系协调、领导班子成员之间的协调。

2.工作协调:包括工作任务协调、工作时间协调及影响工作任务的人、财、物等要素的协调。

3.利益协调:就是对组织活动各方面利益的合理分配和调整,保持所属各部门之间、组织成员之间以及本单位与外部协作者之间适当的利益关系,包括内部利益关系协调和对外利益关系协调。

4.环境协调:就是将本单位的活动与周围的各种环境协调一致,保持领导活动与外部环境的适应性。外部环境包括党和国家的方针、政策、法规,国家的政治、经济形势,社会文化状况,与本单位有来往的单位等。

（三）协调的原则

原则是观察和处理事物的基本依据和准则。协调的主要原则有:

1.互相尊重原则

协调的实质是处理人际关系,而处理人际关系的首要准则是互相尊重,互相关心。只有互相尊重,协调才有良好的基础,有效的协调总是从互相关心、互相尊重中得来的。因此,管理者应提高道德修养,养成平易近人,平等待人的作风。

2.及早协调与连续协调相结合原则

即在组织活动开始之前,在制定计划和实施措施时,就要考虑到将来活动中可能出现的问题,及早拿出预防和调节措施,而不要等不协调现象出现后再去调节。但又要注意到协调是一个动态的过程,不能期望协调一次而一劳永逸,还要注意连续性。

3.强化信息沟通原则

组织内部之间及同外部环境之间的信息沟通对于协调特别重要。要协调好各方面的矛盾,做到及时发现和解决问题,有赖于情况的迅速沟通。沟通信息的质量将影响协调的效果。事实上,许多分歧和矛盾都是由于信息未能及时沟通引起的,因此应强化各部门、各人之间的信息沟通,以增加了解,消除矛盾。

4.正确对待冲突的原则

冲突是矛盾的表现形式,任何事物的发展过程都存在矛盾运动。冲突并非都是坏事,有破坏性冲突,还有推动事物前进的冲突,即建设性冲突。需要区分这两类冲突,采取不同的方法去解决。正确对待冲突是协调工作的一项重要原则。

5.公平合理原则

公平是减少矛盾和解决矛盾的重要条件,合理是各种要素配置达到科学化、最优化的基本要求。因此,领导在协调过程中应按照科学的标准进行,排除个人好恶感等主观因素的干扰。

6.原则性和灵活性相结合原则

协调工作应有原则性。国家的政策法令,组织的目标、计划、制度等,是组织进行业务活动的准则和保证协调工作的依据。灵活性则表现在不违背原则的前提下,组织为实现目标作出的种种努力,包括求同存异、妥协让步、折衷变通。原则性必须与灵活性相结合,没有灵活性,双方僵持不下,难以协调行动,原则性也无从贯彻。

(四)协调的艺术——冲突处理

1.冲突的基本概论

人生活在各种社会关系组成的网络中,由于各种原因,常常会发生意见分歧、争论、冲突,使彼此间的关系出现紧张状态,这在组织行为学中统称为冲突。简单而言,冲突是一种不一致或不协调的现象,是一种敌对、对立或想法的抵触。现代管理哲学认为,冲突是一种自然的产物,而且是组织的活动中不可缺少的一部分。冲突可分为两类,即建设性冲突和破坏性冲突。建设性冲突对事物的发展起着积极的促进作用,破坏性冲突则起着消极的"促退"作用。冲突处理不当可以产生许多问题。在医疗卫生机构中,由于科室内或科室之间人们的背景、对事物的看法、价值观、需要有很大不同,当各类人员之间或科室与科室之间缺乏沟通或了解的程度不够时就会产生冲突。护理管理者常扮演着"领导—仲裁—协调"的角色,因而处理冲突是护理管理者不可缺少的才能之一。要有效地化解冲突,使冲突产生"正面"的绩效,护理管理者应熟悉冲突发生的原因、冲突的表现形式及处理冲突的艺术。

2.产生冲突的原因

有人将冲突分为二类:即人与人之间的冲突及团体之间的冲突。团体之间存在冲突时,所表现出来的也主要是人际关系的冲突,如相互推诿、意见争执等。矛盾是客观存在的,人与人之间难免会发生各种矛盾冲突,护理管理者应正视各种冲突,分析各种冲突产生的原因,针对原因采取适当的方法加以解决,协调好各种关系,以利于组织目标的实现。引起冲突的原因有:

(1) 价值观不同

价值观是一个人对某一概念、事物或情境的重要性、好坏及真实性所持的观念。一个人的价值观是经过教育过程和工作实践慢慢形成的,如代沟在很大程度上就是因价值观不同引起的。

(2) 信息沟通不够或沟通失败

若各部门、个人之间互不关心,缺少沟通,相互间互不了解或在沟通过程中不注意沟通的技巧,导致沟通失败,都易引起相互间的误解、分歧和矛盾。许多冲突就是由于相互之间未达到有效沟通引起的,如当护士向护士长表达自己的意见或工作中存在的困难时,若护士长反应不积极,则会使下属感到领导的冷漠、不关心,会滋生出失望,甚至反感的情绪。

(3) 利益分配

单位、个人都有其自身的利益,如工资、奖金、晋职晋级等。对个人利益考虑过多,当个人利益不能实现或分配不均时,极易引起冲突。

(4) 职责权限规定不清

当组织工作的职责权限划分不清,个人没有清楚的责任范围,造成有利的事争着插手,不利的事互相推诿,则易引起矛盾。

(5) 资源分配的矛盾

每个组织拥有的资源(诸如人、财、物)都是有限的。若大家都只想到要满足自己的要求或需要时,互相间则会引发冲突。

(6) 工作的相互依赖性

在医疗机构中,有许多引起冲突的原因是源于团体工作人员间的相互依赖。如要想为病人提供高品质的服务,依赖于各部门、各人之间的密切配合,若当一个部门发现另一个部门未尽到责任而影响到他们为病人服务的质量时,便会发生冲突。

3. 冲突的分析

护理管理者要有效地处理冲突,应对冲突进行详细的分析,主要包括以下几个方面:

(1) 明确参与冲突者所扮演的角色

在冲突产生时,有三种角色存在,即攻击者、受害者和煽动者,每个参与者都扮演着其中的一种角色。护理管理者应辨认出每个人的角色及他们的行为动机。

(2) 找出冲突发生的真正原因

冲突发生时,当个人或团体无法表明彼此敌视的真正原因时,即可编造一个能为社会所接受的冲突理由,因此在处理冲突之前,护理领导者应由表及里找出冲突发生的真正原因。

(3) 冲突的类型

在明确了冲突的原因之后,领导者应分辨出冲突是处于潜伏期还是已公开化,冲突呈现的方式是直接的还是间接的。在直接冲突中,冲突者会将争执的焦点集中在他们感兴趣及不赞同的论点上,而在间接冲突中,冲突者可能会将原本的争执论点加以掩饰,而只去探讨另一取而代之的争执论点。

(4)冲突发展的时期

每个冲突都会经历从开端到结束的解决过程。这个过程可分为二个时期,即意见不合时期和整合时期。在意见不合时期,各方传送的信息会带有一些敌意,而在整合期,传送的信息则带有正向的感受。领导者应耐心、细致地分析,以区分出冲突处于何种时期,及在此期是处于开端还是接近尾声。

(5)冲突的严重性

冲突的严重程度取决于对立双方之间发生冲突的次数、相隔的时间、情绪的反应程度及双方讨论所持开放性或关闭性的程度。如严重性高,表明冲突有扩大的趋势,领导者应尽可能采取行动,设法减少冲突的规模。

(6)冲突所造成的影响

冲突所造成的影响主要指冲突引起的矛盾双方的紧张程度。一般而言,紧张度很高时,会降低人处理问题的能力,中等或轻度的紧张度则可以增强人处理紧急问题的能力。因此护理管理者应特别注意,当冲突双方产生的紧张度很高时,双方无法有理性的争辩和有效的解决问题,此时管理者就应采取措施停止敌对而非进行协商。

4.处理冲突的艺术

每个领导者都希望组织内人际关系协调,安定团结,但冲突不可避免的发生后,领导者应如何处理呢? 一般来说,处理冲突的态度有三种理论(Robbins,1974):

(1)传统主义者理论:认为所有的冲突都是有害的,会造成破坏的后果,应该加以消除。往往采取回避、掩盖或压制的措施对待冲突。

(2)行为主义者理论:主张接受和认识冲突,认为组织中的冲突是常见的,不可避免的,应采取适当的途径加以解决,且使之合理化。

(3)交互作用主义者理论:认为冲突是绝对必要的,而不主张完全消除,且如果冲突太少或几乎没有时,要刺激及鼓励它的出现。

护理管理者应用辩证唯物主义的观点认识和处理冲突。即一潭死水式的消极平静并不一定能给组织带来好的绩效,组织内的冲突应保持在适当的水平,冲突过多时要设法减少,冲突过少时要设法增加,以保持组织的高度活力与高度绩效。建设性冲突有利于组织的发展,应当予以鼓励和协调。对于不利于组织发展的破坏性冲突则应采取预防和制止的办法。冲突是客观存在的,又千差万别,处理冲突也没有一成不变的固定模式,下面介绍几种处理冲突的方法。

(1)彼此退让

领导者首先根据公正平等的原则,迅速找到冲突者之间的共同点,之后找出他们之间最大的可容点和心理接受点,从而使双方都退让一步,达成双方彼此可以暂时接受的协议。其次是说服双方都站在对方的角度去想一想,有利于双方的理解、谅解,减少相互间的敌意和冲突。第三是引导双方认识两败俱伤的危害,认识协调合作、互相帮助的意义,避免正面冲突的发生。

(2)终止冲突

当矛盾双方态度是独断的、不合作的,冲突发展结果的负向作用大时,领导者应使用权力终止冲突的进一步发展。此种方法的最终结果是造成一方赢而另一方输。输者被迫服从于权威或力量大者,易产生敌对、抗拒的情绪,并不能真正解决冲突。

(3)允许冲突继续

人与人之间的关系,如果总是保持一段缓冲区,彼此的思想就无法进一步沟通,矛盾实际解决不了。因此,对于有些冲突,领导者应让冲突双方畅所欲言,充分发表各自不同的意见,使矛盾各方面暴露得更加充分,既可使冲突双方达到一吐为快的目的,又可从中找出解决问题的办法。

(4)冷处理

如果解决冲突的条件不成熟时,应采取逃避的行为,暂不处理冲突,而是使双方冷静下来,不准扩大事态,待情况缓和或条件成熟后再处理。

(5)含糊处理

对于一些无原则的纠纷,可采取息事宁人的含糊处理方法。大事讲原则,小事讲风格,大事清醒,小事含糊,无疑有利于大局的安定,有利于事业的发展。

(6)安抚冲突双方

当冲突双方一方持着非固执己见的态度,另一方持着合作态度时,领导者可采取安抚的行为,做个和事老,平静地处理好冲突。安抚是一种较有手腕的解决冲突的方式。但如果领导者不能以公平的原则处理冲突的双方,这种方法不可能持久,因为不久之后,双方又会因其他事再次发生冲突。

(7)少数服从多数的原则

使团体中的每个人都有平等的权力参与投票,利用团体中多数人赞同的一种方法,去解决团体中发生的冲突,则少数未被采纳意见的成员,也较能尊重多数人所作的决定,而不会感到是被支配和强迫。

(8)问题的完全解决法

领导者尽可能地让单位中的成员了解冲突的存在,将事实及对该问题的看法和感受,开诚布公地与成员加以沟通和讨论以得到大家的赞同,并从中得到适当的解决方法。

以上主要介绍了几种领导者处理下级成员之间冲突的艺术。领导者也是人,因此不可避免地也会处于冲突的角色中。托莫斯的两维空间模型为我们提供了领导者本人作为冲突一方时,处理冲突的艺术。

(9)托莫斯(K. Thomos)的两维空间模型法

这个模型可将个人之间的冲突进行分类,并提出解决的方法。这种方式将冲突解决的办法定义在两维的狭窄空间之中,这两个维度是:

合作维度:　指对他人利益的满足。

武断维度:　指对自己利益的满足。

在这个空间中,托莫斯鉴别出了五种解决冲突的类型。参见图7-3-3。

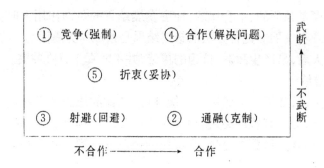

图 7-3-3 冲突和解决方式(吴岩素《领导心理学》)

①竞争式

这种解决方式强调维护自己的权益而不愿合作,以牺牲别人利益换取自己的利益,以权利为中心,为实现自己的主张,可以动用一切权利,这些权利包括职位、说服力等,因此竞争式又称强迫式。竞争式解决法通常适用于下列情况:

A. 情况紧急,必须当机立断;

B. 对重大争论必须采用不受欢迎的措施;

C. 涉及团体根本利益,而自己确信立场正确。

竞争式解决的缺点是不能触及冲突的根本原因,不能从根本上使对方服从,具有暂时性,而且往往得不到好评。

②通融式

为达到合作而牺牲自己利益的处理方式。与竞争式恰恰相反,这种解决具有自我牺牲精神,屈从于他人的观点。通融式也称为体谅式。它适合下列情况:

A.知道自己错了,表明自己是讲理的,让别人感到自己是有诚意的。

B.引起争议的问题对自己并不重要,但对对方很重要,通融可维持协作。

C.让对方明白自己做出了让步,并能使对方在适当时候也做出同样的表示。

D.当继续竞争会损害理想目标时,尤其是在节节败退的时候,可采取通融式解决冲突。

E.当统一显得至关重要时。

F.当领导要培养部属,使其能从中学到管理原则时。

这种方法的弱点是也只能暂时解决问题。它常常能得到好评,但也会被认为是软弱的解决方式。

③躲避式

既不合作也不维护自己权益的处理方式,采取一躲了之的办法。可以是空间上的,也可以是时间上的,以下场合使用躲避式比较适当:

A. 当争论的问题并不重要,或你有更重要问题要处理时。

B. 当双方都固执,你觉得争下去徒劳无益时。

C. 当你觉得即使争下去,损失也大于收益时。

D. 当你想让双方冷静下来的时候。

E. 当你需收集更多信息,不急于行动时。

F. 当别人可以更有效地解决争论时。

这种方式是维持暂时平衡的又一个办法,但不能最终解决问题。

④合作式

既愿意合作又愿意得到自己权益的处理方式。与躲避式相反,这种方式是主动与对方一起努力寻找解决冲突的办法。这种解决方式要求人们深查冲突的原因。适合于下列情况:

A. 对双方都利益重大,无法妥协。

B. 欲综合不同人观点。

C. 既想得到支持,又想调解彼此关系。

D. 旨在学习、了解他人观点。

采用合作式解决冲突的人一般都很有活力,能得到大家好评。费雷认为,这种人有下列特征:a.认为冲突是自然的,也是有益的,如果处理恰当,可引起更具有创造性的解决办法;b.对人信任、坦诚,表达决策时有真实的感情;c.不会为群体利益而牺牲任何个人。

合作式也有不足,比如费时长,而且在某些情况下不适合用。

⑤折衷式

中等程度的合作和维护权益,目的在于得到一个快速的双方可接受的方案,这种方案维护了各方一部分利益,亦称为妥协式,它适合于:

A. 所争取目标只有中等程度重要性,不值得冒险去破坏现有人际关系。

B. 双方目标相反,但势均力敌。

C. 暂时解决复杂争论。

D. 在时间压力下想快速解决问题。

E. 当竞争与合作都行不通时。

五、思维艺术(Art of thinking)

要做好护理管理工作,不但需要管理科学和艺术,而且需要思维艺术,尤其是辩证唯物主义的哲学思维方法。它对于帮助理解管理的科学和艺术有着重要的意义,同时对于帮助正确运用管理科学和管理艺术,也具有十分显著的作用。

第一,在领导和管理实践中,从实际情况出发,按照管理对象的客观运动规律办事,并自觉地发挥主观能动性,这是做好管理工作的根本前提。这一点在管理工作中所以值得特别强调,是因为管理者都有一定的权力和权威,容易有意无意地夸大个人主观的作用,导致主观与客观的脱节。

第二,整体观念、全面联系思想、运动和发展观点、矛盾分析方法、两点论和重点论这些辩证思维方法对于做好现代管理工作关系尤其重大。因为任何管理对象,几乎都是一个十分复杂的系统,这个系统不但同其他相邻和相关的系统存在着各种各样必然的和偶然的联系,而且在系统内部的各种成分和因素之间也存在着各种各样的联系。这种联系还永无休止地处于运动、变化和发展的过程中,处于对立统一的无限循环之中。管理工作者如果没有辩证联系、辩证运动、辩证转化、辩证发展等思维能力的准备和训练,就不能非常自觉又非常主动地去看待和对待被管理的对象,就不能适应现代管理工作的要求,也就难以做好现代管理工作。

第三,科学的思维方法对于现代管理科学和现代管理艺术,还有直接的统帅和指导作用。尤其是对现代管理艺术的运用,如果没有辩证唯物主义哲学思维方法的指导,就很难做到自觉和提高。

上述说明,科学的思维艺术,尤其是辩证唯物主义的哲学思维方法,对于现代管理科学和现代管理艺术的指导作用是十分巨大的。甚至可以这样说,没有相当的哲学素养,也就没有相当的管理和领导艺术水平。下列公式,可给人启示:

哲学素养 + 科学管理 + 领导艺术 = 管理水平

总之,要提高科学管理水平,就必须掌握管理科学,掌握正确的哲学思维方法,在长期的管理实践中形成自己独具魅力的管理艺术,并不断地提高哲学素养。单独强调管理科学而轻视思维艺术是不对的。要克服那种认为哲学思维方法太抽象,不能解决具体问题,护理管理较简单的错误认识。不然,我们的护理学科、护理管理水平将永远停留在经验管理的阶段,摆脱不了落后的局面。所以,护理管理者要充分认识到思维艺术的重要性,科学的思维艺术是领导者有效地摄取知识,发展能力,完善自己的必要条件。因此,一个领导者应特别注意学习、掌握下列思维艺术:

(一) 辩证逻辑思维艺术

辩证逻辑思维艺术是领导者掌握活动规律最基本的艺术。它要求领导者遵循唯物辩证法和认识论规律,从思维内在矛盾揭示思维发展规律,在思维过程中获得领导活动的规律。这种思维艺术要有效地运用以下几种思维方法。

1. 归纳与演绎相统一的方法

归纳是从许多同类的个别事物中,概括出一般原理的思维方法,即从个别到一般的方法。演绎则是从一般性原理、原则出发,推论出对个别事物的认识,得出新的结论的方法。归纳以演绎为前提,演绎以归纳为基础。它们互相促进,辩证统一。

2. 分析与综合相结合的方法

分析是把对象整体分解为各个部分加以考察研究的方法。通过分析可以从错综复杂的现象中、从事物的多种属性中,发现本质属性,抓住要点,明确对象产生和存在的依据。综合则相反,它在分析的基础上,把对象的各个部分联结为一个整体,在诸多关系的多样性上把握对象的本质、规律。它要求领导者要深入实际,调查研究,养成具体问题具体分析的工作作风,培养善于抓住最能表现工作特征的材料、从中总结出规律性东西的能力。

(二) 系统思维艺术

系统思维已成为科学方法论的主导思维,它包括以下几种思维方法:

1. 系统整体性思维方法

系统方法的基本思想是整体性、综合性。领导者应当充分认识。组织是一个整体,组织中的任何一个部分如果离开了整体,就失去了它的系统功能。整个组织系统的功能,即由各个组成部分组织起来的功能,远非各部分处于无组织状态下各自功能的简单相加,而要比简单相加大得多。基于这样一种认识,在领导工作中,从整体性出发,应着重处理好整体与要素的关系,系统目的与子系统目的的关系,整体效益与局部效益的关系,全面地看待问题。

2.系统动态性思维方法

领导者在一个复杂的动态变化过程中开展工作,必须在思想上明确领导活动的对象是发展变化的,不能老是一成不变地去看待它们,用一个老框子去套,而必须在组织处于运动变化的情况下,注意调节、控制、适应系统内外条件的变化,作出正确的反应,这就是动态思维方法。以动态思维方法去领导工作,就要做到以下几点:一是重视收集信息情报,即系统内外条件变化。二是注意预测发展变化对其领导活动系统的影响。三是要保持充分的弹性,以保证系统调节的预备能力和适应变化的能力。四是注意多方面工作在时间上的配合,即各项工作的步骤、进展的衔接,在空间上要协调。五是要善于把握住各种机遇。

3.系统结构性思维方法

一定的系统都是由该系统内部各个部分之间合乎规律的、相对稳定的、相互联系、相互依赖、相互作用的结构方式而形成的。因此领导者认识任何事物,都要认识其整体是以什么样的具体方式构成的,以及什么样的结构方式最能发挥整体效能。

（三）定量分析思维艺术

在现代科学工程和社会管理中,定性分析必须借助于定量分析才能技术化、工程化、实用化。计量已成为思考和决策的依据。没有计量就不可能有精确的思考和决策。客观世界任何事物都是质和量的统一,因而原则上都可以进行定量分析,用数学来描述。作定量分析的目的是找出事物由量变到质变的临界点和事物在现阶段的状况,为领导活动提供依据。

（四）创造性思维艺术

飞速发展的科学技术浪潮有力地影响着人们的整个社会生活,促使人们越来越重视各个领域的改革与创新,领导者创造性思维艺术理所当然地成为人们广泛关注、研究的课题。

1.统摄思维活动的艺术

统摄思维的过程就是用一个概念取代若干个概念的过程。领导者需要这种统摄思维,把全局统摄在胸,才能在总体上把握发展时机、发展方向;才能发现主要矛盾、关键因素和问题的要害;才能拟定创造性的行动方案,并有效地组织实施。当领导缺乏统摄性思维能力时,便会对全局不得要领。既发现不了关键性问题,也抓不住关键环节;习惯于处理具体事物,终日辛苦忙碌;忙不到点子上,工作上没什么新点子、新套套。

2.灵感思维艺术

灵感是一种最佳的创造力。灵感是在思想高度集中,情绪高涨而突然表现出来的创造能力。严肃勤奋的劳动态度和负责精神、丰富的实践经验和经验积累、深厚的修养和高超的技巧掌握是获得灵感的前提。领导者要培养这种灵感思维艺术,就要以平时经验的积累为基础、以特殊的信息触发为机缘、以求异思维为催发灵感的方法,来训练思维的灵感点。

3. 侧向思维艺术

"他山之石,可以攻玉"。为了进行创造,必须广泛地涉猎其他学科,其他业务领域,广取他人,他地,他单位之长,从不同角度启发自己的思维,才能大大地提高创造成功的机会。英国医生博诺把这种利用"局外"信息来发现问题的解决途径同眼睛的侧视能力相比,叫做"侧向思维"。这种侧向思维就是从其他与思索者思考对象有一定距离的领域取得启示的思维方法。

(五)模糊思维艺术

模糊思维的基础就是模糊理论,而模糊理论的核心是模糊数学。它所遵循的是"亦此亦彼"的模糊逻辑,它突破了传统的逻辑"是就是,不是就不是"的界限,为人们解决模糊事物中的问题开拓了广阔的天地。

模糊思维方法最根本的特征是,在模糊条件下取大取小原则,即利取最大,害取最小。这是模糊思维方法的灵魂。为领导者提供了新的认识问题和解决问题的思维方法。

1. 处理模糊性问题中的"粗"与"细"的艺术

对重大决策,原则问题,领导者必须分清是非,果断处理。但对许多具有模糊性问题的处理,都是粗比细好。如对领导班子、下属之间的不团结,群众中的积怨等各种情绪问题采取"宜粗不宜细"的模糊方式处理,其效果往往胜于精深细究。

2. 处理模糊性问题中的容忍与原谅的艺术

对重大原则问题,领导必须旗帜鲜明严肃处理,但对有的问题如领导班子内部,上下级之间,群众之间等许多具有模糊性的问题则以容忍,原谅态度去处理,才能达到领导目的。

3. 处理模糊问题中的拖延与沉默艺术

领导者在处理某些模糊问题时,可以应用拖延和沉默的艺术,如对"可做可不做的事"、"可开可不开的会"有意拖延,不会影响大局,反而会大大提高领导工作效率,这就是拖延艺术。对"可管可不管的事"、"可说可不说的话",保持沉默,效果反倒更好。

思维艺术是领导艺术的内在功力,它将带来领导活动的成功。

六、语言表达艺术(Art of languages)

语言是人类重要的交际工具,它具有许多社会功能,如传递信息,表达说话人的感情及态度,维持社会内部联系等等。领导者的语言表达还是塑造其自身形象,提高威信,取得下属信赖,建立良好人际关系,增强领导效能的有效手段。它可以反映出一个领导者的文化素质、社会经验、思想素质等。因此领导者应研究语言表达艺术,以达到领导的目的。

(一)领导者语言表达需注意的基本点

1. 领导者语言表达应体现其职业特色

(1)要体现阶级性和行业性。这是对领导者语言表达最基本的要求。即不同阶级的领导者,要讲适合本阶级需要的政治语言,同时还应掌握本行业的专业语言,不讲外行话。

(2) 领导者要讲适合自己身份的语言,尤其是在正式场合。若不注意身份,讲些有失身份的话,就会失去领导者的号召力。

(3) 领导者应根据讲话对象选用不同的语言。如大会多用共同语言,小会可用个性语言,对上多用请示、报告语言,对下用指示、要求语言,有时也要用商量语言。

2.运用多种表达艺术

领导过程千变万化,因此,领导者应根据不同的情况,采取不同的表达方式,以达到最佳的领导效果。

(1) 直接表达：　当情况清楚、事态明朗、就等领导表态,这时应运用"行"、"可以"这类肯定性语言简陈表达,一锤定音。此时切不可拖泥带水,给人以优柔寡断的形象。

(2) 间接表达：　当事态不明朗、资料不充足时,不能马上进行果断表态,应使用"我们研究一下"等模糊语言来缓和紧张气氛,待研究和观察清楚或事态发展已经明朗再予回答。

(3) 迂回表达：　本来对方不对,但领导者不直接说"你说得不对",而是以委婉的方式达到目的,使对方保持自尊,又明白你说的意思。

(4) 非绝对表达：　即领导者要把问题讲明又要留有余地,否则话说绝了,事情一旦发生变化,要重新议定,就需大费口舌,加大了工作的难度。

(二)演讲的艺术

演讲是一种综合的语言艺术活动,是人们交流思想感情、传播信息的一种社会活动。领导者的演讲是演讲的一种,是在特定的时间、空间条件下,面对特点的对象,有目的地阐发思想、宣传政策、传播经验、启迪认识、鼓舞和激励听众的一种口语表达活动。演讲是一种领导方法,通过演讲领导者可以将大量的信息灌输到下属的意识中,达到引导和影响被领导者的目的,从而实现有效的领导和管理。掌握和运用领导活动中的演讲艺术,是领导者事业成功的重要条件和基本技能。

1.选择合适的演讲方式

领导者的演讲方式是其用以阐发思想、明辨是非的各种手段的总和,领导者的演讲方式主要有以下三种：

(1) 命题式演讲：　是根据确定的内容、对象、场合、以演讲题目为主及以演讲稿为依据的一种演讲方式。

(2) 即兴式演讲：　是根据某一特定的论题或现象,以自由发表意见和见解为主的一种演讲方式。

(3) 结合式演讲：　是综合运用命题式演讲和即兴式演讲的一种演讲方式。

领导者应根据演讲的内容、对象、场合及领导者自身的气质特征来选择最有利于表达思想、发挥演讲作用的演讲方式。

2.演讲的具体技巧

(1) 演讲除要有鲜明的主题外,还应注意开头与结尾要富有特色。

一般演讲的开场白可以从演讲的题目,演讲的缘由,演讲的主题,当时的形式、当场的情形及具体事例讲起。一个形式新颖、内涵丰富的开场白,可以达到吸引听众的目的,对整个演讲效果都有重要影响。同样,好的结尾可以升华和发挥演讲主题。常用的结尾方式有4种:以总结演讲内容的方法做结尾;用希望和号召的言语做结尾;用简洁诚恳的赞语做结尾;还可以以幽默诙谐的方式做结尾。但结尾无定法,领导者在实践中要勇于创新,不拘一格常可以达到预想不到的效果。

(2)演讲语言的技巧

演讲的目的是领导者要用语言去说服人,感动人,因此演讲一定要研究语言技巧,演讲的语言技巧包括:

①语言的真实性: 演讲的语言要准确恰当、实事求是,要杜绝空话,演讲用语真实可信是演讲取得理想结果的基础。

②语言的简洁性: 简洁不等于简单、简短,而是指丰富、充实的内容与准确、精炼而流利的表达有机结合,语言没有多余的附加物,用最精炼的语言包含最大的信息量。

③语言的新颖性: 即演讲用语要清新鲜明,既反映时代特色,又独具个人的风格,杜绝使用易使听众产生反感的陈词旧语。

④语言的生动性: 有人说要达到语言的生动性,演讲应有四大艺术特色,相声的幽默、小说的形象、戏剧的冲突、诗朗诵的激情。

(3)恰当的使用态势语言

在演讲中使个人仪表、眼神、表情、手势、身姿等因素与演讲内容达到和谐统一,可增强演讲的效果。

(4)重视发声的技巧

演讲是通过声音发出信息的,掌握发声技巧,才能使听众愿意接受演讲者发出的信息。演讲的发声应做到声音准确清楚,清脆悦耳、圆润有力,富于起伏变化。

(三)谈话的艺术

领导者要实现管理的过程就要和下属进行沟通交流,而这种沟通交流大都是以谈话的方式进行的。谈话是一种有目的的面对面的交流,包括谈话方和被谈话方。双方人数一定,但一般不宜过多,谈话的目的一般是比较明确的,它不是随机的传播行为,一般包括了解情况,布置任务、传达上级指示,解决纠纷、批评教育、协调关系、指导工作、请示报告、汇报等。谈话是领导者的一项基本工作,从某种意义上讲,护理领导工作是通过各种谈话实现的。能否正确掌握并充分运用谈话的艺术及技巧,对护理领导者能否有效地进行科学管理至关重要。谈话可分为正式谈话和非正式谈话。正式谈话一般是指在工作时间内进行的业务性谈话,包括座谈、会晤、反映情况,交换意思等,非正式谈话是指非业务性谈话,一般在工作时间以外进行。

(1)做好谈话计划

谈话是一种有目的的交流,因此,领导者在谈话前,必须做好谈话计划。首先要确立谈话的主题,并具体列出要传递、获取或交换的信息,做到有的放矢。其次是时间和地点的安排,安排好时间有助于对谈话过程在时间上进行控制,地点的选择则影响谈话的环境气氛。第三是发出合适的邀请。第四要充分了解被邀谈话者,包括他的脾气、态度、经历、文化及对这次谈话可能有的反应等。第五确定谈话中应有多少"友善"的成分。友善能使谈话者在心理上缩短和领导者的距离,适当的友善,会起到良好的效果;过份的友善,又会妨碍谈话的目的。但不同类型的谈话中,友善的程度是相差很大的,因此,在谈话前,领导者对此应先心中有数。

（2）制造良好的谈话气氛

创造良好的谈话气氛是使谈话成功的重要技巧之一,包括布置谈话的场所;减少或尽量不用制造紧张的物品,如录音机、录相机等;选择人少安静的地方,使谈话尽可能不受干扰;减少无关人员在场,如果有其他人员在场,要为其作介绍及进行必要的解释。

（3）掌握发问技巧、抓住谈话的重点

谈话要抓住重点,在礼节性问候之后,应迅速转入正题。要善于将话题集中在重要的急于解决的问题上,以保证在有限的时间里交换较多的信息。要达到这个目的,必须注意:

①当下级把私事与公事一起提出时,领导者应注意将公事与私事分开,把私事限制在最小限度内。

②领导者应用简明扼要的语言表明自己的观点及意图,使被谈话方容易理解,以达到交流思想与观点的目的。

③发问的方式及措辞会广泛地影响领导者所要获得信息的内容和程度。因此,领导者还应掌握发问的技巧,有效发问的技巧包括:问话应当清楚简短,不要对问话做过多的解释;措辞应当配合发问方式,如直接性发问应使用明确的措辞,试探性发问则宜使用婉转的措辞;发问的内容应紧扣谈话的主题,避免对被谈话方产生暗示,作不诚实的回答。

（4）重视非语言信息的作用

在谈话中领导者除了注意语言的表达要简明扼要、意思明确外,还应当注意到非语言信息如说话的姿态、表情、音调、音量、目光、手势、动作等对被谈话方的影响。在谈话中非语言信息表达适度,领导者谈话时态度诚恳,倾听对方谈话时全神贯注,在谈话中能及时表现自己的兴趣和热情,就能激发下属表达自己的欲望,使领导者掌握真实的信息。

（5）要善于应付各种不适当的反应

由于谈话双方不恰当的问答,会使谈话双方出现一些不适当的反应,给谈话带来困难,达不到谈话的目的。对此领导者要灵活处理。

①谈话中如下属对领导进行批评、指责时,领导者要保持冷静、清醒,避免冲动,要让对方把话说完。

②在谈话中出现停顿,领导者应分清原因。如果停顿是由于下级要观察领导者对其谈话的反应,那么领导者应插话,鼓励其继续;如果停顿是由于思维中断引起的,这种停顿往往是由于一时激动或意外干扰造成的,领导者可用"反响提问法"引出原来的谈话内容。

③谈话时要尽量避免谈及对方敏感或不愿透露的个人私事。在听取意见时,也不应急于发表评论性意见,尤其不要讲伤害对方自尊的评语,否则会导致谈话气氛紧张。评论性意见应放在最后,应采用对方易于接受的劝告和建议方式。

④当谈话陷入僵局时,领导者应采取果断措施宣布有关事项或暂时中止谈话。

以上介绍了在正式谈话中应掌握的一些方法。由于时间、地点、人物及内容等要素的不同,每次谈话都可能出现意想不到的问题,要领导者去面对,因此,领导者应在实践中不断总结经验,不断提高自己谈话的技巧,使每次谈话都能达到预期的目的。

七、开会的艺术(Art of meetings)

(一)会议的含义及作用

会议是领导者为了一定的目的,把被领导者聚集在一起交流思想、感情和信息,以达到统一认识和行动的一种社会活动方式。会议有不同的分法,有人按会议的目的,将会议分为信息分享会议、问题解决会议、创新构想会议及教育训练会议四类。

在现代社会中,领导者最重要的经常性的活动是管理和决策,而会议是领导者实施管理和决策时不可缺少的基本形式,是领导者实施领导的重要工具,召集、出席会议是领导活动中的重要内容。据统计,领导者公务活动时间的 25% ～60% 是在会议中度过的。有效的会议,有着一系列不可取代的作用:

1.会议是集思广益,解决问题的场所。

2.与会者通过会议充分交换意见,互通情况,阐述见解,交流感情,可以消除原有的误解、隔阂和纠纷,达到协调关系,统一思想和行动的目的。

3.使组织成员认识组织及工作性质。

4.使被领导者参与决策,既满足其被尊重的需要,又可提高被领导者的责任感及执行决定的自觉性,减少组织计划实施的阻力。

5.具有学习、宣传和表彰的作用。

6.实现社交的需要。

会议具有如此多的功能,因此我们不应反对会议本身。作为领导者应尽可能讲究开会艺术,有效地利用开会时间,提高开会的效率,防止开马拉松会议或开议而不决的会议。

(二)开会的艺术

开会的重要目的在于解决问题。会议的效果如何可以从两个方面加以衡量:①问题解决了吗? ②解决问题的方案好吗? 可行吗? 一个成功的会议即是通过会议达到最优决策,以最优的方案解决问题。要使会议都取得圆满成功,达到预想的效果,应把握以下几个环节:

1.作好会议的计划筹备工作

在计划开会之前,首先要决定需不需要开会,在确定了必须开会之后,就要进行会议内容的准备。具体包括: ①确定会议主题及其相应的名称;②确定会议的议程;③确定参加会议的人选;④确定会议的召开时间及地点;⑤准备会议需要讨论、审议或下发的会议文件;⑥预先发布会议通知,使参加会议的人员确知开会的时间、地点及中心议题。其次明确会议筹备人员的分工,分别落实会议的有关准备工作。第三是会议的物质准备。做好会议的经费预算,合理安排好会场的布置、与会人员的食、住、行、购、娱、医等,尽可能使与会者满意。第四,领导者除必须亲自参加会议的筹备工作外,还应精心准备讲话或报告,对会议解决问题的方针应有一个初步的设想。

2．选择适当的会议方法

常见的会议方法有以下几种：

(1)典型引导法：在会前做好典型发言的准备，给其他发言人启发和引导。

(2)中心发言法：由一个代表一种意见或方案的人作中心发言，其他人作补充、修正或反驳性意见。

(3)自由发言法：由主持人宣布会议主题、开法及发言时间限制后，与会者自由报告发言。

(4)问题讨论法：会议围绕某一个主题展开讨论。

会议的主持人和计划者要根据会议的内容、目的、人员、时间等条件，选择恰当的方法，以提高会议质量。

3．主持开好会议

善于主持会议是一门高超的领导艺术，领导者要想得心应手地处理会议中的各种情况，必须掌握主持会议的技巧。主持会议的技巧主要有：

(1)主持会议者应精神饱满、举止端庄。

(2)讲好开场白，用简明扼要的语言介绍会议的主题、目的、意义、议程及开法。注意语言表达要清楚、条理化。

(3)会议主持者应注意引导与会者围绕中心议题进行发言，要善于制止离题发言，对于离题的发言，可以先用点到为止的办法巧妙提醒发言者，如无效，就用插话的方式，把论题重新引入到议题上来。

(4)主持人对会议的内容、时间安排应心中有数。在会议过程中要掌握会议的进度，及时转换议题以确保重点内容的时间，限制非重点内容的时间。

(5)要妥善协调各方意见和人际关系。在会议中，与会者对同一问题有不同认识甚至完全相反的意见，这种情况经常发生。会议主持者要鼓励与会者发表自己的意见，并要善于将分歧意见归纳条理化，使大家分清争论的焦点及各方意见的利弊，从而把讨论引向深入。对于会议中发生的各种形式的争吵，主持者要以权威的姿态及时制止争吵。

(6)注意调整会议气氛

会议气氛影响与会者的人际关系和会议目的的实现程度。良好的会议气氛是达到会议目的和效果的重要因素之一，不同内容的会议或同一会议的不同内容要求形成与之相适应的气氛。因此，会议主持者应根据会议的内容、要求随时引导和调整会议气氛，使之与会议内容相协调。

(7)提高会议效率

要提高会议效率，很重要一点是要节约时间。要做到这点，主持者应注意掌握以下几个环节：一是要按预定时间准时开会；二是要讲实效，宁短勿长；三是限定会议进行的时间，必要时规定与会者发言的时间；四是要求主持者和与会者发言简明扼要，少说空话、废话；五是不轻易追加会议任务；六是会议较长时，重视与会人员的休息与娱乐。除此之外，许多学者对如何有效地开会还提出不少建议，例如中国学者夏禹龙、刘吉提出了"会议八戒"就很有参考价值：不开没有准备的会；不开可开可不开的会；不要无关的人参加；不要作离题的发言；不要作重复性发言；不开马拉松会议；不要议而不决。

(8)作好总结

会议总结是主持会议的画龙点睛之笔,关系到会议能否圆满成功。常用的会议总结方法有以下几种:一是归纳法,即会议主持者把发言者阐述的观点加以归纳整理,使之既条理化,又重点突出;二是穿珠法,即主持者把与会者发言中闪烁思想火花的灵珠碎玉穿在一起,形成会议的结晶;三是升华法,即主持者站在更高的层次上,把发言者表达不够深刻、完善的观点加以升华,从而使与会者认识有所提高;四是拍板法,即与会者对有关情况进行了充分的讨论和论证,决策的各种条件已经具备,主持者在总结时进行拍板定案。

领导艺术的多样性特性告诉我们,领导艺术是一种丰富多彩、生动活泼、千姿百态的技艺,具有多样化的形式、类别和层次,因此我们不可能作一一阐述。但我们在学习领导艺术时应记住英国学者约翰·阿代尔的话:"学习领导艺术最重要的方法是研究活生生的领导人物",这告诉我们学习领导艺术不但要从书本上获取,更重要的是要从身边成功的典型例子和生动的现实中获取这方面的知识和技能。

（潘绍山）

下篇

管理实践篇

Section three:management practice

第八章

护理组织管理
（Management of nursing organization）

护理组织管理是运用现代管理科学的组织理论,研究护理系统的结构和人的管理。通过组织设计,建立适合的工作模式,把人员的分工和协作,上上下下的相互关系、时间和空间的连接等各个环节都合理地组织起来,形成一个有机的整体,创造一个和谐一致的工作环境,有效地运用每个护理人员的智慧和能力,为达成护理的总目标而高效率地工作。

第一节 概 述（Introduction）

一、组织的概念（The concept of organization）

组织是按照一定的目的、任务和形式编制起来的人群集合体,是每个成员在这个集合体中进行各种活动的构架系统。

在实际生活中,组织就是机关、团体、学校、医院、军队、工厂、商店和公司等社会单位。很明显,组织是决定我们一生行程的重大力量,人们从一出生开始,就过着一种有组织的生活,这是因为社会的需求日趋复杂化、系统化,要不断满足这种需求,就不得不联合起来,共同行动,依靠群体的合力。总之,当一个独立的个体无法满足自己的需要与愿望时,组织就产生了。

在管理学中,组织的另一个含义是指管理职能。

二、组织原则（The principles of organization）

要使设计出的组织形成如人的器官那样既分工又合作的有机整体,必须遵循一些基本原则。这些原则凝聚了前人在组织设计方面成功的经验与失败的教训。组织结构是否科学、合理对组织功能的发挥具有举足轻重的作用。因此,设计组织结构应遵循以下原则:

(一)统一指挥的原则

无论做什么工作,每一位员工虽然要与许多不同的个人发生联系,但他仅对一位上级管理人员负责,即一个人只能接受一位领导的命令和指挥。如果两个以上的领导人同时对一个下级或一项工作行使权力,就会出现混乱局面,使下级无所适从,影响组织目标的实现。因此,为了避免多头指挥和无人负责的现象,提高管理效果,组织机构的设置必须有利于统一指挥。

(二)专业化分工与协作的原则

组织中多个人为一个目标工作,要提高管理的效能,就需要有分工和协作。分工是根据组织的任务、目标按专业进行合理分工,使各个部门和每个人明确各自应该做的工作,以及完成工作的手段、方式和方法。分工是实现组织目标的需要,但要更好地实现组织的目标,还必须进行有效的协作。协作是各项工作顺利进行的保证,协调则是促进组织成员有效协作的手段。

(三)管理层次的原则

层次是从上级到下级建立明确的职责、职权和联系的正式渠道。凡是组织,都有层次结构,组织越大往往层次越多。指令和命令必须通过组织层次逐层下达,下级的报告也要逐层上报。但如果层次过多,从上报与下达情况沟通的观点看是不利的。因此组织中的层次应愈少愈好,命令路线越短越好。一般来说,从最高领导到基层领导以2～4个层次(级)为宜。

(四)管辖幅度的原则

管辖幅度是指一个指挥监督者或管理人员能直接领导多少隶属的人员。有效的监督及管理,只有在合理的管辖幅度下才能实现。而管辖幅度是随工作的性质、类型、特点,工作人员的素质、技术水平、经验,管理者的能力而异。

一般而言,高职位的行政管理者管辖幅度应较小,因为最困难、最复杂的决策性和方向性问题往往是由上层领导来承担,所以直接领导的人数不宜多,管理者与受监督者人数之比为1:(4～8);而基层管理活动属于执行性工作,处理的问题多是日常事情,有较多的重复性质,所以直接领导的人数就可以多些,约为1:(10～15)。而某些领域狭小的高深研究工作,也许根本无须监管。因此,要根据具体条件来确立适当的管辖幅度。

(五)职责与权限相应的原则

所谓职责与权限相应的原则,就是说有什么样的职位,就应拥有什么样的权力。权力是完成任务的必要工具,而有多大的权力,就应负多大的责任。遵循这一原则,对上级来说,要有一个正确的授权问题,上级对下级授予的职权不应大于或小于下级的职责,下级也不能向上级伸手要职责范围以外的更多职权。有权无责会助长瞎指挥和官僚主义,有责无权或权限太小,束缚了管理人员的积极性、主动性,实际上不可能负起相应的责任,使责任制度形同虚设。正确的应该是上级只掌握总的权限,其他权限必须分配给下级,既统一领导,又分级负责。

(六)例外的原则

这一原则要求属员对于日常例行性业务按常规措施和标准执行,领导只须加以必要的监督和指导,下属定期向上级汇报工作。只有在偏离正常运作的特殊情况时,才向上级报告,由上级亲自处理。这种上下级的分工,有利于领导摆脱日常事务,集中精力研究和解决全局性的管理业务;有利于调动下级的积极性。

此外,在设计组织的指挥机构时,还要注意精干,以避免头重脚轻,人浮于事。

三、组织结构的基本类型(The basic types of organization structure)

(一)直线式组织结构

直线式组织结构,又称军队式结构,是最古老的一种形式。组织系统从最高管理层到最低管理层按垂直系统建立管理形式,结构简单而职权明确,一个员工只对一个主管负责,接受一个主管的命令(图8-1-1)。其优点是组织中每位成员都了解所处的地位及工作任务与目标;联系简捷,当发生问题时,可迅速地作出决定性处理。缺点是多数的主管人须负全责,有违专业化分工的原则;同时因事物杂多,对问题处理容易流于草率;这种组织所需的人才要求通晓多方面的知识和工作能力,求之不易。它适用于目标单一,任务简单,规模小及具有能干的主管的机构。不适用于规模较大,管理比较复杂的组织机构。

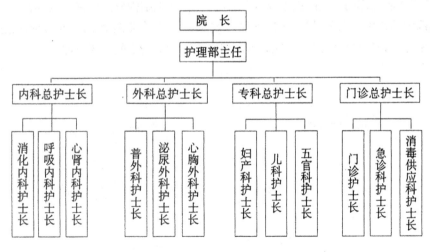

图 8-1-1 直线式组织结构示意图

(二)职能式组织结构

是在各级领导者之下,按专业分工设立管理职能部门,来代替直线式的全能管理者,各部门在其业务范围内,有权向下级发布命令和下达指示,下级领导者既服从上级领导者的指挥,也听从上级职能部门的指挥(图 8-1-2)。这种组织机构有利于提高专业管理水平,对培养专门人才,有效地发挥专家特长,促进组织的发展,亦具有实质上的功能。但它的最大缺点是每个职能部门都有权指挥,易导致基层要接受多头领导而无所适从。

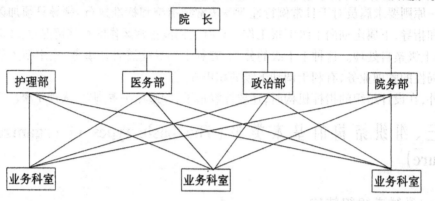

图 8-1-2 职能式组织结构示意图

(三)直线与幕僚式组织结构

直线与幕僚式组织结构又叫直线参谋机构或直线职能机构。这种组织形式把管理人员分成两类(图 8-1-3):一类是直线指挥人员,他们拥有对下级实行指挥和命令的权力,并对该组织的工作负全部的责任;另一类是职能管理人员,对指挥系统起参谋助手作用,对下级机构只能进行业务指导,通常无决定和指挥权。有时直线领导为充分发挥职能管理部门的作用,可授予某些职能部门一定的决策权、控制权。这种组织结构分工严密,职责清楚,有利于发挥职能部门的作用,有利于提高组织的管理效能。但是,各职能部门之间目标不统一,在实际工作中容易发生直线领导与职能管理部门以及职能部门之间的职权冲突。

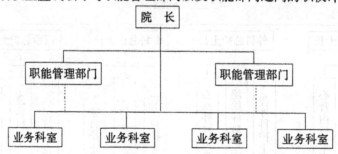

图 8-1-3 直线与幕僚式组织结构示意图
——为领导关系 ---为指导关系

(四)特别设置的组织机构

现代化医院,由于科技、人类意识等诸多变迁,使直线与幕僚及职能式组织结构之效率已不能适应当前的需要。于是 1971 年阿尔文·托夫勒(Alvin·Toffler)提倡了一种新型的组织结构——特别组织结构。

这种组织结构常由机构的首长发起,成立一个计划小组或工作小组,由一群专业领域各异的专家,暂时集合在一起,共同完成一项特殊的目标或参与一项极重要且复杂性极高的非例行性任务。计划小组有特定的目标、时限及一般的指引,有指派的领导人,这位领导人有权从各自不同的直线部门或层级单位中选择各类专家为组员。计划小组是属于临时性的、例外的和补偿性的及横向的组织附属在现存的组织结构中。

此种组织结构具有弹性,适合许多特殊的任务,由于每位组员均为专家,故具有独立之功能,在需要时均可成为其他组员的咨询者。但由于这是一个临时组成的团体,工作限制并非很严谨,以致团体的亲和力较欠缺,小组领导人虽可下达命令或指示工作方向,却无明确的措施来约束组员,计划小组若被利用得太频繁,将减少正式指挥路线的权力,并降低员工对原属工作单位的忠诚度。

(五)委员会组织

一个机构,尤其是发展中机构,有许多重要的专业计划,很难指派组织中的哪个单位负责时,多会以委员会的形式处理,如职称评审委员会就属于这类组织。委员会能弥补直线和直线幕僚式组织结构的沟通困难,以及弥补正式组织中一些管理上的功能。它的性质有别于永久性的组织,它多半具有特殊之意义,在时间上是较短的或定期的。虽然委员会具有管理上的功能,但亦有某些缺点,如职责分离,有些参与讨论的人不负责执行决议。

(六)矩阵式结构

矩阵式结构是借用数学上把多个元素按横行、纵行排列的矩阵概念,由纵、横两套管理系统相配合而组成的组织结构。一套是纵向的直线职能组织,另一套是横向的规划项目系统,使组织结构既保留纵向的垂直领导形式,又使横向之间发生联系,增加了管理的灵活性。

现代医院既有直线参谋组织,又有横线联系的矩阵组织。如临床各科与各辅助诊疗部门,就是这种组织形式。医院的科研组织也可以组成矩阵组织(图 8-1-4)。

这种机构有加强和协调横向联系,发挥专业协作的长处,可更好地调动成员的工作积极性,能使管理技术更专业化。但这种结构在领导关系上的多重性难免发生矛盾。

(七)分部制组织结构

这种组织结构又称事务部制结构。它的特点是在高层领导者之下,按地区或特征设置若干分部,由高层领导者授予分部处理日常事务的权力,高层领导者仍然负责制定整个组织的方针政策、目标和计划,并对各分部的人事、业务、财务等实行重点监督。在采取分部制形式的组织中,高层领导仍可按管理业务性质分设职能机构或人员,而每个分部则可沿用直线——幕僚结构(图 8-1-5)。

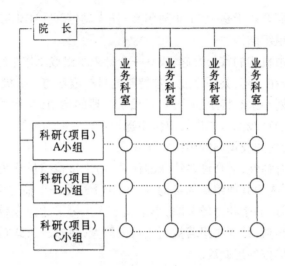

图 8-1-4 矩阵式组织结构示意图

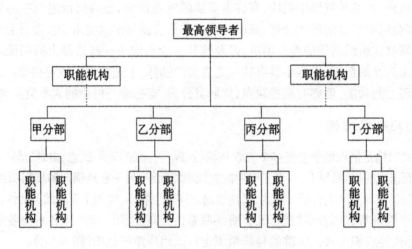

图 8-1-5 分部制组织结构示意图

——为领导关系 ---为指导关系

分部制组织结构适宜于特大型组织,如我国政府在全国各地分设的地方政府就属此类结构。其主要优点是有利于最高管理部门摆脱日常事务,集中精力搞好全局及战略决策;有利于发挥事业部门管理的主动权,提高干部管理水平。但也有缺点,如职能机构重叠,管理人员增多,费用开支大;分权不当易导致各分部闹独立,损伤组织整体目标和利益;各分部的横向联系和协调较难。

(八)立体组织结构

立体组织又称多维组织,实际上是距阵管理体制的进一步发展。"多维"是借用了数学上的概念。"维"是几何学和空间理论的基本概念,直线是一维的,平面是二维的,立体是三维的,再加上时间就是四维。立体组织结构就是根据这个概念在组织内部设置事业部、职能部、地区和时间等维,不仅有事业部和直线职能组织构成的坐标,还加上地区或时间作为一个坐标(图8-1-6)。

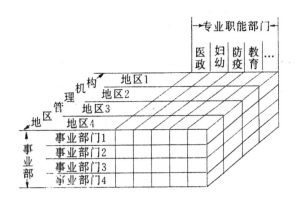

图8-1-6　立体组织结构示意图

这种体制,除能使直线型职能组织和事业部统在一起外,还能使它们在地区或时间上取得协调。

(九)球面体组织结构

在现行的组织结构中,大都是平面三角体的金字塔型。从上到下,由窄至宽,层次分明,似乎是一种稳定的三角体。其实这种组织管理模式不便于组织主管与员工直接沟通与交流,不利于组织中坦诚、自由、协作氛围的形成。

日本新近推出一种全新的球面体组织结构,使得组织上下变成了一个自由流动的整体,形同一个围绕轴心转动的大磨盘(图8-1-7)。以院长为核心,依次向外至部门,再分设不同的小组。各小组负责相关的任务,在任务完成之后,又迅速重新组合,形成新的小组,处理新的问题,这种模式以人为中心,为所有员工创造出一个展示才华与实力的大融炉。员工们在这个大融炉里吸收他人长处,在不断完善自我的过程中推动组织的进步。

以上介绍了九种组织结构形成,各有其优缺点。在实际生活中一个组织可能是多种形式并存,很难找出一种能适用一切组织的唯一最好形式。一般而言,以能完成工作任务的最简单的结构,为最优的结构。

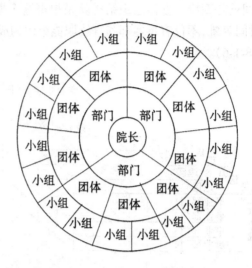

图 8-1-7　球面体组织结构示意图

第二节　我国护理组织管理体制
（Management system of nursing organization in China）

一、我国的护理管理体制（The management system of nursing in China）

由于受护理工作从属于医疗的传统观念影响,我国的护理管理一直未能完全形成独立的体制。为切实改善护理工作的管理状况,适应医院现代化发展的要求,1986 年召开的全国首届护理工作会议,提出《关于加强护理工作领导,理顺管理体制的意见》,要求大医院设护理副院长。卫生部公布的医院工作人员职责中也明确规定了护理部主任对各科护士长进行直接领导的体制,各科室主任对护士长是业务指导关系。这对逐步实现医院护理管理自成体系,建立独立的护理指挥系统,提高护理工作的地位与水平具有十分重要的意义。

目前,我国的卫生行政部门护理管理系统是(图 8-2-1):国务院卫生部下设的医政司护理处,是卫生部主管护理工作的职能机构,负责为全国城乡医疗机构制定有关护理工作的政策法规、人员编制、规划、管理条例、工作制度、职责和技术质量标准等;配合教育人事部门对护理教育、人事等进行管理;并通过"卫生部护理中心"进行护理质量控制、技术指导、专业骨干培训和国际合作交流。

各省、自治区、直辖市政府卫生厅下设的医政处以及地(市)、自治州政府卫生局下设的医政科,普遍配备了一名主管护师(或主管护师以上技术职称)全面负责本地区的护理管理,有的配备了助手。部分县(市)卫生局也配备了专职护理干部。此外,卫生厅(局)均有一名副厅长(副局长)分管医疗和护理工作,对加强护理管理发挥了重要作用。

　　各省、自治区、直辖市及其下属各级卫生行政部门的护理管理机构与人员的职责任务是:在各级主管护理工作的厅、局领导的领导下,根据上级的精神和实际情况,负责制定本地区护理工作的具体方针、政策、法规和技术标准;提出发展规划和工作计划,并检查执行情况,组织经验交流;负责听取护理工作汇报,研究解决存在的问题;并与护理学会的各分会互相配合,共同做好工作。

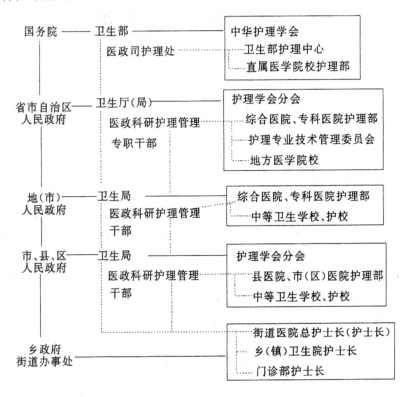

图 8-2-1　我国各级卫生行政部门所属的护理管理组织结构模式

——为领导关系　　---为业务指导关系

二、医院护理管理体制(The management system of nursing organization in hospital)

　　我国医院护理管理体制在建国前与国外大同小异。建国后由于取消高等护理教育,医院推行科主任负责制,护理管理部门附属于医务部(处),使护理管理与发达国家出现较大差距。

　　改革开放以来,给医院护理管理带来了生机,医院相对独立的护理管理体制逐步建立起来,少数医院设了护理副院长,护理部从医务部独立出来,成为医院的一个职能部门。护理部的职权不断扩大,护理部主任直接进入医院领导层,参与整个医院管理活动。新的管理体制,把中国护理推向现代化。

目前,我国医院护理管理体制主要有以下三种:

1. 在院长领导下,设护理副院长—护理部主任—科护士长—病区护士长,实施垂直管理。

2. 在医疗副院长领导下,设护理部主任—科护士长—病区护士长,实施半垂直管理。

3. 床位不满 300 张,规模较小的医院,不设护理部主任,只设总护士长。

第三节 护理人员的配备
(The equipment of nurses)

一、我国护理人员配备方法(The equipment methods of nurses in China)

(一)按卫生部颁布的《编制原则》编配

国家卫生部 1978 年颁布的《综合医院组织编制原则试行草案》(以下简称《编制原则》),对城市综合医院、医学院校的综合性附属医院和县医院的人员编制作了如下规定:①病床与工作人员之比:根据医院的规模和承担的任务分类,即 300 张床位以下 1:(1.30~1.40),300~500 张床位 1:(1.40~1.50),500 张床位以上 1:(1.60~1.70);②医院各类人员的比例:行政管理和工勤人员占 28%~30%;卫生技术人员占 70%~72%(其中医师占 25%,护理人员占 50%,其他卫生技术人员占 25%)。

卫生部还确定了每名护理人员担当的病床数,见表 8-3-1:

表 8-3-1　每名护理人员担当的病床工作量

	每名护理人员担当的病床工作量		
	白　班	小夜班	大夜班
内外科 妇产科 传染科	12~14	18~22	34~36
眼.耳鼻喉.口腔科 皮肤科 中医科	14~16	24~26	38~42
小儿科	8~10	14~16	24~26

病房以外的科室护理人员编制规定为:①门诊护理人员与门诊医师之比为 1:2,也可按 100 门诊人次配备 1 名护士;②急诊室护理人员与医院总床位之比为(1~1.5):100;③婴儿室护理人员与病床之比为 1:(3~6);④供应室护理人员与病床之比为(2~2.5):100;⑤手术室护理人员与手术台之比为(2~3):1;⑥助产士与妇产科病床之比为 1:(8~10)。同时以上各单位每 5 名护理人员应增加替班 1 名。

关于护理管理人员的配备,一般每个科设护士长一名,病床多的可设副职。300张床位以上的医院应逐步创造条件设专职的护理副院长,并兼护理部主任,另设副主任2~3名;病床不足300张,但医、教、研任务繁重的专科医院,设护理部主任1名,副主任1~2名;其他300张床位以下的县和县以上医院,设总护士长1名。100张床以上或3个护理单位以上的大科,以及任务繁重的手术室、急诊科、门诊部,设科护士长1名。

《编制原则》是各医院进行人员编配必须遵循的准则,但随着医学科学技术的进步,对各类专业技术人员的需要及要求又有了新的变化,如何使人员编配比例更符合医院实际,已成为众多医院管理者探索的新课题。

（二）按工作量配备

病房护理人员应编人数,还可根据工作量编配计算公式推算:

1. 计算公式 I

$$应编护理人员数 = \frac{编制床位数 \times 床位使用率^{(1)}}{每名护理人员担负病床数(日)^{(3)}}$$
$$+ \frac{编制床位数 \times 床位使用率}{每名护理人员担负病床数(小夜班)}$$
$$+ \frac{编制床位数 \times 床位使用率}{每名护理人员担负病床数(大夜班)} + 机动数^{(2)}$$

(1) 床位使用率 $= \frac{占用床位数}{开放床位数} \times 100\%$,一般按93%计算。

(2) 机动数一般为20%~25%,包括因各种假期缺勤人数。

(3) 每名护理人员担负病床数,参见表8-3-1。

2. 计算公式 II

$$应编护理人数 = \frac{床位数 \times 床位使用率 \times 每名病人日均所需护理时间^{(2)}}{每名护理人员日有效工时单位值^{(1)}} + 机动数$$

(1) 工时单位是指完成某项工作所消耗的平均工时,通常以分计算。每人每小时完成的工时单位称工时单位值。最理想的工时单位值为每小时45个工时单位,即认为每个人在每小时内有45分钟的有效劳动。因此,每名护理人员日有效工时单位值为360个工时单位,即每天的实际有效工作时间为360分钟。

(2) 每名病人日均所需护理时间 = 直接护理时间 + 间接护理时间。即根据等级护理或每班工作内容,计算每名病人在24小时内所需的护理时间。梅祖懿、林菊英主编的《医院护理管理》对此提供了计算方式,并得出结果。每名病人每日所需直接护理时间: 一级护理4.5小时、二级护理2.5小时、三级护理0.5小时、病区所有病人每日所需间接护理时间为13.5小时;遇有机动、抢救、特殊护理时应增加护理时间。

例: 某科编制床位数为40张,其中一级护理10人,二级护理20人,三级护理10人,平均床位使用率93%,则该病区应编护理人员数

$$= \frac{40 \times 93\% \times (\frac{4.5 \times 10 + 2.5 \times 20 + 0.5 \times 10 + 13.5}{40}) \times 60}{360} \times (1 + 20\%) = 21.111$$

$$\approx 21(人)$$

二、国外护理人员配备方法（The equipment methods of nurses abroad）

国外有关专家根据"患者照顾需要"，也提出了护理人员编配的计算方法：

$$护理人员数 = \frac{平均每位患者每天所需的护理时数 \times 365（天）\times 床位数 \times 占床率}{每日工作时数 \times 每年实际工作天数}$$

在这里，确定患者的护理时数是重要的。前面已介绍了国内关于护理时数的计算方法，而美国护理界的专家们提出，根据"患者的照顾需要"来确定患者的护理时数，可以计算出最经济的护理人员数，从而为医院节省大量的资金。

患者的照顾需要，包括患者饮食、清洁、排泄及所需治疗、护理等情况，它主要与各医院的护理目标、哲理等有关。通过评估每个患者的照顾需要，以累计的护理时数区分，可分为不同等级，有三等级、四等级之分。如表 8-3-2：

表 8-3-2　各种患者分类比较表

专家姓名＼分类	Ⅰ	Ⅱ	Ⅲ	Ⅳ	Ⅴ
Georgette	0.65	1.35	2.0		
Harris	1:58	2.53	2.79	3.27	4.47
Edgecore/(Cash)	2.73	4.2	5.7	8.5	
Medicus	0.2	2.4	4～10	10plus	

这里主要介绍 Edgecore(CASH) 的分类方法，如表 8-3-3：

表 8-3-3　CASH 分类法

项目	所需总时数	所需注册护士护理时数（小时）	所需其他工作人员的照顾时数（小时）
Ⅳ	8.5	5.5	3.0
Ⅲ	5.7	3.4	2.3
Ⅱ	4.2	2.4	1.8
Ⅰ	2.73	2.23	0.5

不同等级病人所需护理时数是不一样的。从表 8-3-3 可以看出，Ⅳ级患者所需的时数最多，如监护病房的患者；Ⅲ级一般指内科与外科的患者；Ⅱ级患者需要一般性的照顾，Ⅰ级患者需少许照顾。

此外，国外还提出了通过护理工作量确定护理人员数的方法，即通过计算护理患者的工作量，按照转换公式，从而得到所需的护理人员数。

经过临床统计比较，以上两种方法的计算结果，即护理人员数是相等的，但后种方法相对麻烦些，所以前种方法较为常用。

如何参照国外的先进方法，找到适合我国国情的护理人员编制方法，是我们应努力的一个方向。

第四节 护理部的组织与工作
（The organization and work of nursing department）

护理部作为医院的一个职能部门，既是医院的参谋机构，又是管理机构，负责组织实施与管理护理临床、科研、教学等工作，处于承上启下的枢纽地位。为保证各项任务的完成，护理部的组织结构和人员配置必须科学、合理，以体现高素质、高效率为原则。

一、护理部的组织结构（The organization structure of nursing department）

护理部设主任一人，助理员（干事）若干人。根据医院的规模与任务，护理部可设副主任。理想的护理部，除主任、副主任外，应设2～3个科，每科编配科长一人，助理员（干事）1～2人。

二、护理部的作用、特点和任务（The role，characteristics and tasks of nursing department）

（一）护理部的作用

1. 参谋助手作用

现代医院管理日趋复杂多变，护理部作为医院的职能机构应主动当好院领导的参谋、助手。一是根据护理工作的规律、特点和任务，在调查研究的基础上，定期分析估计护理工作形势，及时提供有关资料、信息及建设性意见，为领导决策服务。二是在贯彻实施领导决策的过程中主动搞好跟踪检查，及时发现问题，反馈信息，为院领导调整计划提供科学依据，为实现医院总目标服务。

2. 组织指挥作用

按照医院组织结构的规定，护理部虽然不是一级领导层次，无指挥命令权限，但在院领导授权下，在业务工作范围内可行使组织指挥职能。如对护理活动中的人、财、物、时间和信息等卫生资源进行合理组织，使人尽其才，物尽其用；对全院临床护理、教育与科研等工作统筹安排，进行有效的指挥、领导和监督等等。

3. 协调沟通作用

医院的护理组织机构是一个由各个相互联系又相互区别的专业组成的多层次的有机整体，不仅内部关系错综复杂，而且与外界环境也有着千丝万缕的联系。因此，协调好各种关系和沟通各方面的信息，建立和维持医院良好的内外关系，使护理工作保持贯性运行是护理部经常性的重要工作。

（二）护理部的工作特点

1. 政策性

护理部是贯彻医院方针、政策,制定护理规章制度和质量标准的重要部门,承担着反应情况、传递信息、处理事务、答复问题等政策性很强的工作。所以护理部人员要有很强的政策观念,在办事情、处理问题时,必须严格遵守国家的政策法令和医院的规定。

2. 专业性

护理部承担医院护理学科技术建设与管理的重任,不仅本身专业性很强,而且管理的对象也具有不同的专业特点。因此,必须按专业工作的特点和规律,采用科学的管理思想、手段和方法,才能保证管理目标的实现。

3. 广泛性

为临床第一线服务是对护理部工作的基本要求,也是护理部工作的显著特点之一。临床护理工作所需保障涉及的范围相当广泛,包括技术保障、物资保障、生活服务保障、病区环境保障、安全保障等,这些都需要护理部统筹和安排。

4. 随机性

医院护理服务的对象是伤病员,由于病情常常瞬息万变,再加上难以预料的突发灾害事件,这就决定了护理工作随机性大。护理部要加强工作的预见性,在制定计划、安排工作时一定要留有余地,以保证一旦遇到突发情况时能应付自如,不影响正常工作的顺利进行。

5. 事务性

护理部承担着大量来自医院内外的繁杂事务的处理任务,如来信来访,纠纷事故的处理等,这些事务处理费时、费力,有些还十分棘手。因此,护理部必须提高处理事务的能力与效率,尽量从事务堆里解脱出来,集中精力抓好临床护理工作。

（三）护理部的任务

1. 负责医院护理工作计划的制定、实施、检查和总结;

2. 制定和贯彻执行护理工作制度,常规,标准,不断提高护理质量,抓好护理安全,预防事故;

3. 合理地配置和使用护理资源;

4. 组织护理科研和业务技术训练,不断提高护理技术水平,负责护理人员的考核、奖惩;

5. 抓好护理技术建设,发展医院护理技术;

6. 搞好病区管理;

7. 组织昼夜不间断地对病人进行护理,并与医生密切配合,共同完成医疗业务。

三、护理部人员结构与素质要求(The personnel structure and requirements of quality in nursing department)

护理部人员的素质是指胜任护理部工作应具备的基本条件或内在因素。一个高效率高管理水平的护理部,不仅需要具有科学合理的结构,而且还要具有与其职能相应的人员群体素质,它是决定管理活动成败的重要因素。

（一）护理部主任

护理主任是医院护理管理的核心人物,其素质和能力对整个医院的护理管理工作起着举足轻重的影响,因此对护理部主任的素质和能力要求较高。

1.品德修养要求

良好的品德,包括正直、谦虚、热诚豁达……做到办事公道认真,一丝不苟,言出必行;待人热情和蔼,有将帅胸怀,有进取心、自信心,又适度地谦逊。

2.学历及经历要求

必须受过良好的教育,具有胜任本岗位工作要求的最低学历或同等学历,最好具有硕士以上学位,副主任护师以上职称,担任过护士长或科护士长等职位,有较丰富的临床护理和护理管理经验。

3.知识要求

现代管理活动要求管理者具有足够的知识跨度。知识面越广,考虑问题越全面,理解问题越深刻。护理部主任要努力把自己培养成为具有"T"型知识的人才,即纵向上具有造诣比较深的专业知识和技能;横向上具有广博的相关学科知识。

4.能力要求

领导工作是否有效,很大程度上取决于领导者工作能力的高低。护理部主任应具备的能力是:

（1）组织能力

具有较强的理解判断力,能领会上级有关方针、政策、文件指令、目标任务,对工作中的具体问题进行分析、综合,作出正确判断。又能从医院护理管理的整体出发,对方向性,全局性重大问题进行决策,对护理管理工作进行研究、开发、改革创新,并善于协调医院各部门及人员之间的关系。

（2）社交能力

著名教育家卡耐基认为一个人在世界上生存、发展,获得成功,第一靠的是专业知识、专业技能,第二靠人际关系,处世技巧。作为护理部主任所处的特殊地位,与人的交往显得特别重要,如何在千变万化、错综复杂的社会交往中,被别人接纳,受到别人的欢迎和尊重,已成为摆在护理部主任面前的一个重要课题。所以,护理部主任为了工作的发展,应善于与人交往,善于领会别人的意图,并善于以对方能够接受的方式把自己的意见传达给别人,让别人充分理解自己的想法和意见,这是护理部主任成功和发展的阶梯。

（3）表达能力

指语言、文字表达能力和教学能力,它看似简单,实际上是一门复杂的学问。作为护理部主任,有着数不清的讲解示范、集体演讲、课堂授课的机会,应当注意语言技巧,珍惜讲话机会,总结演讲经验,提高口头表达能力。一般而言,富于情感,注意抑扬顿挫又言简意赅妙趣横生的讲演,一上场就能抓住听者的心理,调动人们的兴趣,这种具有吸引力、感召力的演讲,达到了炉火纯青的境界;人们想听、爱听。护理部主任在起草文件、报告、编写计划、撰写论文或论著等方面都需要有较好的文字水平。所以,表达能力对于护理部主任来说是极其重要的。

5.健康和气质风度要求

现代管理实践要求管理者既要具有丰富的经验,又要有健壮的体魄和充沛的精力。年轻者在体力、精力和智力上占有优势,但经验和学识不足;年老者,经验丰富,但体衰精力不济。一般认为,管理者以壮盛之年最为适宜。

气质风度是优秀素质的外在表现,它能引起对方的注意,获得对方的尊敬和配合,吸引他人团结在自己周围。作为一个经常出入公共场所,抛头露面的护理部主任,应注意自己的仪容、风度和气质。端庄的仪表、得体的衣着和举止,使护理部主任既具有庄重、威严的风度,又有和蔼可亲、平易近人的魅力。这样与人相处时对方感到快慰和幸会,别人因能与你接触或共事而感到由衷的高兴,你时时处处都在影响和改变着他人。

(二)护理部助理员(干事)

助理员(干事)是护理部主任的参谋,按照任务分工,抓好临床护理质量,科研与教学,管理好信息资源,处理机关日常事务工作等。任务繁杂,工作量大,素质要求高。

助理员应具有较高的觉悟,有崇高的理想,有责任心,事业心;受过系统的专业培训,有坚实的业务基础和广博的知识;有健全的性格,稳定的情绪,良好的体力;有较强的组织能力和表达协调能力,所有这些都是护理部助理员(干事)做好工作的必备条件。

(三)护理部人员群体素质要求

护理部由群体组成,仅强调每个人的个人素质还不够,还应重视人员结构的优化问题,也就是说,护理部成员在各种素质方面的构成比例和组合状况,要按照人才结合、功能互补的原则配备人员。

1.合理的能力特长结构

每个护理部主任都希望自己的助理员(干事)有能力,工作起来得心应手,但实际工作中,样样都强的人是不存在的。护理部成员应该有的善于运筹,有的善于决策,有的善于对外开拓,善于协调人际关系,有的能坐阵控制,这样就可以做到能力互补,形成合理的能力结构。

2.协调的气质性格结构

气质、性格相同或者相近,这样的人容易互相欣赏,找到共同语言,工作易想到一块,达成一致。护理部成员在这方面肯定有差异,有人说话直爽,办事果断,有人处事谨慎,考虑问题周到;有的人工作大刀阔斧、雷厉风行,而有的人则精雕细刻,有条不紊,处事沉稳。这就需要相互抑制和补充,做到相互了解,互敬互让,求大同存小异,并在相容的基础上,以人之长补己之短,实现协调。

3.梯形的年龄层次结构

不同年龄的人有不同的特点,年长者经验丰富,深谋远虑,善于处理复杂问题和应付复杂局面;中年人年富力强,中流砥柱,兼有青、老干部的长处;年轻干部,朝气蓬勃,充满活力,思维敏捷,富于创造性。最理想的年龄结构是老、中、青结合且适当放大中、青年的比例。

　　护理部成员的级别、职称结构也要形成梯次,而建立合理而适时的晋升制度与流动制度,则有利于组织成员形成梯次。若护理部成员都在同一层次,则易造成"两虎相争",互相抵消的局面。

　　总之,护理部要根据工作需要,实行群体结构的优化组合,才能最大限度地发挥团结协作的效能。

(王美珍)

第九章

护理人才管理
（Management of qualified nurses）

护理人才管理是护理管理的重要组成部分。"尚贤者,政之本也",这是春秋时期大思想家墨子曾说过的话。它道出了尊贤重才与国家昌兴的重要关系。发展护理事业必须以人才为本。因为护理人才决定护理事业的兴衰。因此,加强护理人才管理是护理事业发展的需要。

第一节 概 述（Introduction）

一、护理人才的概念（The concept qualified nurses）

人才,是指具有德、识、才、学、体的良好综合素质,并能以创造性劳动对社会发展和人类进步作出一定贡献的人。通常,人们把"有才识学问的人"、"德才兼备的人"或"有某种特长的人"叫做人才。现代的人才观包括: 正确认识人才的含义、人才的标准、人才在经济建设中的地位和作用,以及认识到人才是一种发展战略资源等等。人才的本质是人才的创造性、进步性和社会性的统一。创造性是指人才对社会的创造和贡献;进步性是指人才对社会发展和人类进步所起的推动作用;社会性是指人才受一定社会关系制约。人才是在一定的社会关系中进行社会生产和工作实践的,并以一定的方式存在于社会中,随着社会关系的变化而变化,因此总是受到一定的社会关系制约。创造性、进步性、社会性作为人才的本质属性,缺一不可,相辅相成,相互制约,统一于人才之中。

护理人才是指具有系统的现代护理学知识,有较强的专业才能和业务专长,并能以其创造性劳动对护理事业作出一定贡献的护理专业人员。它包括管理人才、教育人才、护理专家三个不同类型及普通人才、优秀人才、杰出人才三个不同层次的人才。

二、护理人才管理的概念（The concept of the management of qualified nurses）

护理人才管理是指对护理人才的规划、选拔、培养、考核、使用等项工作进行计划、组织、监督、协调、控制的活动过程,它贯穿于护理职业发展的各个阶段。哈默(Hammer)指出职业发展可分为几个阶段:自做事起至 20 岁中期,大致决定了职业的方向;自 20 岁中期至 30 岁早期,会完全投注在职业和家庭关系上;在 30 岁后期,就会寻找一个良师帮助其在工作上有优异表现;进入 40 岁时,已建立起一个稳定职业或专业信誉而脱离良师,完全独立工作;40 岁后期至 50 多岁,个人仍可能对工作本身掀起新的兴趣,而将个人导向更高度的发展和专业知识技术的精通。护理人才的发展也是如此。护士的专业发展过程包括三个主要阶段,即专业确定阶段、专业成熟阶段及专业精深阶段。护理管理者必须高度重视护理人才的成长发展规律,通过科学的人才管理,加速护理人才的成长,提高护理人才整体素质,使护理人才人尽其才,才尽其用,用尽其能,事竟其功。

第二节 护理人才类型与要求
(The types and requirements of qualified nurses)

一、护理管理人才 (Qualified nurses manager)

护理管理人才是指护理工作管理者,例如医院护理副院长、护理部主任、护士长等。护理管理人才具有正式的职位及与其职位相应的权力,可担任组织管理和领导等工作。因此,选拔、培养护理管理人才,直接关系到医院护理总体目标与任务的实现,关系到护理专业的发展。

护理管理人才必须具备良好的职业道德、政治道德、心理道德素养;有较强的组织管理能力,包括策划和决策能力、组织指挥协调能力、人际交往沟通能力、灵活应变能力及表达能力;熟悉管理科学知识和专业管理知识,掌握护理管理方法与技巧;有系统的护理理论知识及丰富的临床工作经验,了解国内外护理动态;具有一定的政策水平与领导气度,有号召力、亲和力,精力充沛,体质强健。

二、护理教育人才 (Qualified nurses teachers)

护理教育是开发护理人才的方法和手段,其最终目标是为保证护理事业的发展,不断培养出高素质的优秀护理专业人才。因此,配备及培养高水平护理教育人才十分重要。护理教育人才应是热爱护理事业,热心护理教育,具有良好的职业道德素质;系统地掌握护理理论知识与技能,掌握新理论、新知识、新技术、新方法;具有丰富的临床工作经验,能解决专科护理难题;熟悉教育学基础理论和技能,并能创造性的运用于临床教学中。

三、临床护理专家 (Clinic nurse specialist)

临床护理专家是指在某专业领域具有非凡而超出一般的知识和才能,受到人们的认可,可以解决临床实际问题并完成难度较高的专职工作的护理人才。Elston 把护理专家描述成是在社会上有自主权,受过高等教育和专业训练,而且在不断自我完善更新知识的人。

随着医学模式的改变,护理工作内容也在发生变化,由原来单一的疾病护理转向以病人为中心的整体护理,即生物、心理、社会全方位的护理。同时,由于遥控医学和卫生保健的功效已逐渐被人认识,遥控远程护理的临床运用将明显地提高护理工作质量。因此,随着医学科学技术的迅猛发展,人类卫生保健及护理模式转变的需要,临床护理专家必然应运而生。

临床护理专家一般是具有学士学位和硕士学位的专科护士,主要工作任务是:负责护理活动及直接参与治疗;直接参与临床教学及临床研究;指导护士和患者;承担专科顾问及咨询工作。

临床护理专家应具有高尚的敬业精神,无私奉献及健康向上的人生观;有较强的管理能力、组织协调能力和丰富的感染力;有丰富的临床护理工作经验,具备独立判断病情的能力和各种危险信号的鉴别能力;有较深的专科护理知识造诣及疾病的预防、康复相关知识,有较强临床教学和临床研究能力。

第三节　护理人才管理系统
（Management system of qualified nurses）

人才管理是一项复杂的系统工程,包括:目标、规划、选人、培养、控制与使用。护理人才的管理模式如图9-3-1。

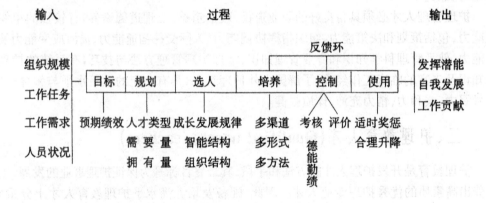

图9-3-1　护理人才管理系统模式

一、护理人才的规划（Program of qualified nurses）

（一）概念

人才规划是人才管理的重要内容。护理人才规划是指根据医院护理技术建设的要求,预测各类护理人才的需求,并为满足和达到这些需求所进行的各项工作。护理人才规划的目的在于最有效的运用资源,将浪费和无谓的努力减至最小的程度,从而获得最大的绩效。规划以其时间的长短可分为长程计划与短程计划:长程计划通常指五年以上的计划,具有弹性,允许组织根据规划目的与手段视环境改变而调整;短程计划通常指一年以内的计划,此种计划不具弹性,其内容、策略、目标均为固定。短程计划以长程计划为指针,必须与长程计划之目标相配合,力求详尽。

(二)规划程序

人才规划涉及从若干方案中选择未来的行动途径。其程序包括分析、设立目标、预测、评估、选择、制定计划、实施计划、评价与窥视(图 9-3-2)。

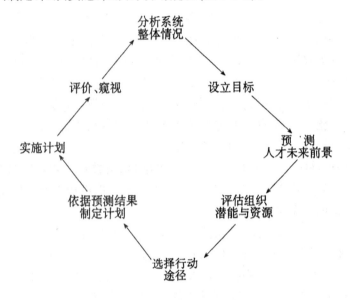

图 9-3-2 规划程序

1.分析 即收集各方面资料,并根据可靠资料分析组织人才整体情况。

2.设立目标 即依据护理临床服务、行政、教学与研究四项工作设立目标,使护理专门人才在数量、质量上与医院护理事业的发展相适应。集医、教、研为一体的多功能综合医院,其人才规划应以长程计划为主,辅以短程计划。

3.预测 是对人才未来前景的预先估量。基本方法有 4 种:

(1)直观型预测 主要靠人的经验、知识和综合分析能力进行预测;

(2)探索型预测 对未来环境不作具体规定,假定未来仍按照过去的趋向发展,从而可以在现有的基础上探索未来发展的可能性,再根据组织未来的前景预测人才的类型及需要量;

(3)规范型预测 根据组织的需要和预想的目标,作为限制条件来估测实现目标所需人才的培养时间、途径和方法;

(4)反馈型预测 将探索型预测与规范型预测相互补充,使它们处在一个不断反馈的系统中。

4.评估　评估目前组织所具有的人才潜能及资源。

5.选择　即对可供选择的行动途径的可行性进行分析,以确定最佳的途径。

6.制定计划　依据预期目标制定人才培养计划。

7.实施计划　按计划的目标和要求组织实施。

8.评价与窥视　计划在实施的过程中,应进行评价与窥视,并贯穿于整个实施过程,以帮助确认规划的成效能否达到预期的目标。规划导致评价与窥视,评价与窥视则可指引修改计划,使规划更具可行性。

(三)人才的合理配制

护理人才可分为高级、中级、初级三个层次。500张床位以上综合医院的护理副院长或护理部主任,必须是专业通才并经过管理科学培训,具有护理高级职称;500张床位规模综合医院或专科医院的总护士长必须是专业通才,并经过管理学培训,具有护理高级职称或中级职称;病区护士长一般应经过护理大专训练,具有护师以上职称。

高级教育人才是指具有副教授或相当职称以上的护理教育人员。高级教育人才应具备较高水平的教学能力,能举办大型讲座,能指导中级教育人才教学,组织编写护理教材;中级教育人才是指具有讲师或相当职称的护理教学人员。中级教育人才应具有较好的教学水平,能举办中型讲座,能指导初级教育人才教学;初级教育人才是指助教或相当职称的护理教育人员。初级教育人才应具有一定的教学能力,能进行小型讲学,能指导新护士和护生进行临床护理工作和技术操作。

护理人才的配备应根据医院承担的任务与未来发展规模而定。一般500床位以上综合医院,配备高级护理管理人才2~4名,中级管理人才6~8名,初级管理人才25~30名;高级护理教育人才5~6名,中级教育人才8~10名,初级教育人才30~50名。全国或全军重点专科、ICU、CCU、急诊科、手术室等应配备有临床护理专家。

二、护理人才的识别(Recognizing of qualified nurses)

识才是加强护理人才建设和管理的重要环节,也是领导的基本功。世上不愁没有千里马,而是缺乏发现千里马的眼睛。领导必须具有一双识才的慧眼,识才,首先必须坚持用全面的、历史的、发展的眼光看待人才的观点,这是识才应遵循的基本原则。其次,要对识别对象的特征、学识、论文、工作成果等进行研究,综合比较,取其长,舍其短。第三,识别人才最好的办法就是将拟用的人才置于实践中去考察,尤其是困难和关键时刻。在实践中才能考验出人的真才实学,最后才能得出符合实际的结论。此外,在识才过程中,既要注意锋芒毕露的人才,更要注意发现潜在人才。

三、护理人才的选拔(Selecting of qualified nurses)

(一)选人要素

1.人才的成长和发展规律　人才并不是一个均衡的发展过程,有其发展鼎盛、衰弱的不同阶段。日本东京大学名誉教授度边茂把人才成长大致划为三个阶段：(1)从出生到27岁，是才能的成长阶段；(2)从28岁到54岁，是才能的活跃阶段；(3)从54岁到81岁，是才能的总结阶段。因此，把握各类人才能力发挥及创造发明的最佳年龄区，进行有计划的培养与使用，是人才选拔最基本的要求，对护理事业的兴旺发达至关重要。同时人才的选拔必需顺应社会的发展趋势，做到社会需要、组织安排、个人特长与兴趣三者协调一致，才能最大限度的发挥其才能。

2.人才的知识结构　人才的知识结构有通才与专才之分。护理管理人才为"T"字型的通才，护理教育人才和临床护理专家属专才。

3.人才的思维结构　人的思维可分为直线型思维、平面型思维与立体型思维三种模式。直线型思维模式的特点是继承性强，富于理性、闭合、单一化，接近护理技术人才思维模式；平面型思维模式特点是横向发展、知识面宽、思路开阔、随意化、可塑性强，护理管理人才的思维模式属于这一种；立体型思维模式的特点是多样性、系统性、整体性、想象力丰富、综合能力强，有百折不挠的进取精神，多为护理科研人才的思维模式。对护理人才的选拔必须根据人的不同思维模式进行有机的组合，使组织中各类人才各有所长，各有所用。

4.人才智能结构　人的智能结构大致可分为四种类型：第一类头脑敏锐，基础知识宽实；第二类头脑敏锐，缺乏宽实基础知识；第三类缺乏敏锐头脑，但有宽实的基础知识；第四类头脑迟钝，基础知识又单薄。选人时应根据组织的职能，选择不同智能型的人才，尽量优化人才的智能结构，以达到既有利于事业的发展，又能充分发挥人才的特长，有利于人才成长的目的。

5.人才的组织结构　选人不仅要考虑被选者的个体条件，还要注意人才的组合结构（即群体结构）。合理的群体结构必须考虑人才不同水平的层次，不同年龄的结构，不同气质、个性、兴趣、特点等，以利于组成一个有机的整体，取长补短，各得其所。

（二）选人原则

选人是人力资源开发的关键环节，也是人尽其才，才尽其用的前提，必须遵循以下原则：

1.注重能力与水平。选拔人才必须注意调查研究，注重实际工作能力与水平，防止论资排辈。

2.不求全责备，用其所长。人各有所长，各有所短，选人时注意发现其特长，避免人才浪费。

3.坚持公平竞争。要选出具有真才实学的人，就要创造一个平等竞争的环境。因为人才只有经过互相比较才能鉴别，而竞争则为人才的比较创造条件，有利于选才。

过去护理人员全部为中专以下学历，随着我国护理高等教育的恢复和发展，逐年有获得学士学位以上的毕业生充实到护理队伍中，这些人文化素质高，护理基本理论、基本知识扎实，是发展护理事业的一支重要力量。但在个别护理管理干部眼中，却把她们看成将取代自己的威胁，因而，对她们不关心、要求苛刻、百般挑剔，甚至压制，这是一种非常错误的观点，应坚决予以纠正。护理管理者应站在从发展护理学科、发展护理事业的大局上来认识她们,甘当人梯,认真关心、培养、理解、帮助她们,充分发挥她们的聪明才智,为她们早日成才积极创造条件。

(三)选人方法

人才选拔必须按照预定的总目标,包括人才的类型、需要量及未来的工作任务进行,选人的方法很多,主要有比较法、实践法、专家座谈法及面谈法。

比较法:对候选人与职务进行比较;候选人之间相互比较,从相同点中找出特异点;特别是潜在人才,要从德、才、学、识、体上进行比较,通过比较,辨别优劣。

实践法:就是给候选人到各自岗位上试用的机会,让他短期负责工作或跟班作业,进行实地考察,以试其能。

专家座谈法:专家座谈法一般采用两种方式,一种是邀请有关专家开座谈会;另一种是个别拜访收集见解。通过听取各种不同意见,汇总综合,分析研究,以求得准确结论。

面谈法:面谈多用于人才引进,可根据候选人的经历、背景资料及工作成果安排面试。面谈者应是组织决策人或各类专家,必须了解组织的目标,同时要熟悉有关技巧,如社交技巧、沟通技巧、评估技巧等。

护理管理人才的选拔,不论用何种方法,均由人事部门与业务部门共同组织,医院主要领导选拔高级管理人才;护理副院长及或护理部主任与人事部门选拔总护士长;护理部主任、科主任、总护士长与人事部门参与选拔护士长;护理教育人才由各级护理管理者参与选拔。

四、护理人才的培养(Training qualified nurses)

(一)人才培养原则

1.有目的、有计划、有组织地培养人才原则。人才培养是人才管理的重要内容,护理管理者必须把它摆到发展护理事业的战略位置,根据对各类护理人才的需要量、素质要求、群体结构进行规划,同时制定出切实可行的培养计划,使人才培养有计划、有步骤地进行。

2.重点培养与群体性培养相结合原则。护理人才不同于一般的护理人员,除具有扎实的专业知识和技能外,还要有较强的组织管理能力、决策能力、协调能力和创造能力等。上述能力都不是天生的,是在实践中培养形成的,因此,在群体培养的基础上,还应重点加以培育。

3.进修深造与在职教育相结合原则。为了达到多出人才、快出人才之目的,在抓好在职教育的同时,对重点人才可选送到高校或出国进修深造,这是培养高级护理人才的有效办法。

4.专长培训与基础培训相结合原则。所谓专长培训是指培养专门的才能,如科研才能。扎实的、全面的医学与护理学基础知识,是进行护理科研的基础,而业务专长则是解决难题的重要手段。因此,为造就既有扎实的基础又有业务专长的人才,必须坚持专长培训与基础培训相结合。

5.因才施教,因人而宜的原则。人才的培养必须根据个人的需要,坚持因人而易,有目的培养,避免埋没人才和压抑人才,造成人才浪费。

（二）人才培养方法

1.基础训练

扎实的专业基础是护理人才必须具备的基本条件。护理人才的培养一定要从打好基础入手,努力抓好基本理论、基本知识和基本技能训练。只有基础打牢了,才有利于今后人才的不断提高和发展。

2.知识更新

知识更新是培养护理人才的基本方法。无论管理人才、教育人才还是临床护理专家,其专业工作能力和业务水平的高低,都取决于知识更新的程度。知识更新主要是以学习现代护理学科与技术发展中的新理论、新知识、新技术、新方法为重点,同时兼顾必备的相关学科知识。知识更新途径主要有:

（1）举办各种类型人才培训班

如护理管理学习班、护理科研学习班、护理教育学习班、护理新业务新技术学习班等,为医院培养全方位的、高水平的护理人才。

（2）进修深造

可根据需要选送中级人才以上人员外出进修。方式有两种,一是带着问题到医科院校进修,二是参加进修班或专科班。

（3）参加学术活动

参加学术活动可使专业人才拓展思路,开扩眼界,丰富知识,是培养人才的重要方法。

（4）在实践中学习提高

人才的成功离不开实践。护理人才只有坚持在临床第一线,才能不断充实知识,能力才能不断得到锻炼和提高,经验才能不断地积累,创造力才能有成功的基础。在实践中学习、磨炼、提高,是培养人才的根本途径。

3.定向培养

定向培养是指对护理骨干人才进行专门的培养。方法是根据医院护理建设的需要,选拔一些具有发展前途的优秀护理人员送到高等院校或出国学习,提高管理能力、教学能力、科研能力及专科临床技能,这是培养高级人才的主渠道。

五、护理人才的考核（Assessment of qualified nurses）

护理人才考核是指通过一定的方式对护理人才的德、能、勤、绩作出客观公正的评定,是护理人才管理的一项重要工作。考核的实质是为了给每个护理人才的劳动以公正合理的评价。

（一）绩效考核的目的

绩效考核可起加速人才成长,挖掘人才潜能,最大限度的发挥人才贡献力的作用。绩效考核的主要目的是:

1.管理者对人才的甄选、使用、提拔和奖惩;

2. 人才自我成长与工作表现的认知；

3. 激励人才，提高贡献力度；

4. 建立人才管理标准；

5. 管理者拟定人才培养的目标与计划；

6. 给人才资料库提供人才资料。

（二）绩效考核的内容

考核内容包括德、能、勤、绩四个方面：

德：政治思想品德和职业道德；

能：创新能力、科研能力、组织管理能力、表达能力、解决实际问题能力等；

勤：工作态度、事业心、责任心、组织纪律性；

绩：工作成绩、成果和贡献。

（三）绩效考核标准和方法

绩效考核应根据不同的考核对象和要求，制定统一的绩效考核标准，作为考核评价的依据。

考核的方式多种多样，按照考核对象可划分管理人才考核、教育人才考核、临床护理人才考核；根据考核时间可划分为年度考核、阶段考核、日常考核；根据考核内容可分为工作成绩考核、工作态度考核；根据考核的目的可划分为培训考核、提拔考核、奖励考核等。

常用的考核方法有：

1. 判断考核法：由考核者个人或小组根据考核内容的 4 个方面进行判断。评定被考对象优劣的一种方法，此法简单易实施，但容易受个人主观因素的影响。

2. 测试考核法：一般有答辩、卷面及计算机测试 3 种形式，计算机测试是一种科学的考试方法，能准确、全面地测试出人才的实际水平和能力。

3. 标准考核法：根据人才类型标准，衡量人才的优劣，这个方法比较明确、具体、容易掌握。

4. 综合评价考核法：即以上三种考核法综合应用，其优点是能对被考核者的实际能力及实绩进行系统、全面、准确地评价。

（四）绩效考核的要求

1. 绩效考核项目必须与不同类型人才的目标相符合；

2. 评估者与被考核者均应熟悉考核的项目、内容及要求；

3. 评估者应掌握各种考核方法与标准；

4. 参与考核的评估者，一定要客观和公平，尽量克服各种偏见；

5. 培训与进修阶段的考核者，必须是被评估者的直接导师；

6. 绩效考核应设立考核档案（表 9-3-1），并储存于人才库，以建立完整的人才资讯系统；

7. 管理者应注重绩效考核结果，作为人才使用、晋升、奖惩的依据。

表 9-3-1　护理人才考核表(正面)

编号				人才类型				
姓名		性　别		出生年月			婚　姻	
籍贯		住　址					电　话	
职称		任现职年月		职务			任职年月	
学位				获学位年月				

主　要　学　历	毕业年月

工　作　经　历	起止时间

奖　惩　情　况	时　间

表 9-3-1　护理人才考核表(背面)

论文、科研成果及著作		

培 训 及 进 修 内 容	时 间	成 绩

考 绩		成 绩	评估者
年 度	考 核 内 容		

其他

（五）评价

如何客观公平地评价护理人才，到目前为止还是一个有待研究和探索的课题。以下介绍几种目前常用的评价方法：

1. 评语法

此方法是评价者写下考核对象某段时间中的能力、成绩及行为表现的评语。由于没有特定方向和指标，容易忽视其主要行为，欠客观性。

2. 图表评分法

图表评分法是将考核对象的绩效设计出不同分数，评价者再针对被评价者之绩效，选择出等级点，如图9-3-3所示。

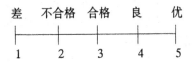

图9-3-3　绩效评分图

3. 绩效核对表

绩效核对表即将各类护理人才应具备的相关条件，给予一定的分值，评价者依据被评价者的绩效，在评价栏上打记号，再根据模糊数学原理计算出成绩（见表3-5-2）。此法能较全面地反映出被评价者的整体情况，是一个客观且可信度较高的评价方法。

4. 目标管理

目标管理是绩效考核的最有效的评价方法，即评价者与被评价者共同制定行为目标和行为标准，隔一段时间后，双方彼此讨论其成败，再设计下一个目标与标准。此方法能较客观地评价绩效的得与失，同时，被评价者加入评价自己的行列可以激励自我认知与成长。

任何绩效评价方法都是一项行为测试，必须准确地反映出被评价对象的实际行为，管理者应定期的对考核者进行评价，并根据环境改变及时修正评价内容，以保证评价的信度与效度。

下面介绍某医院护士长任期目标责任制管理方法：

（1）制定任期目标

任期目标由医院主管部门按"政治建设、行政管理、护理技术、教学与科研"五个方面的内容制定，如表9-3-2。

表 9-3-2 护士长任期目标管理考评标准

分类	项目	权重	分值	考核分类标准			
				优秀 （权值1）	合格 （权值0.8）	基本合格 （权值0.6）	不合格 （权值0.4）
政治思想 (0.3)	政治思想	0.15	60	1.积极学习政治,有一定政策理论水平; 2.护理人员思想稳定,风气正,情操好; 3.任期内受上级单位表彰。	1.积极学习政治; 2.护理人员思想较稳定,风气正,情操好; 3.任期内获嘉奖2次以上。	1.学习政治; 2.护理人员思想不够稳定; 3.任期内获嘉奖1次。	不注意学习政治,护理人员思想不稳定,问题较多。
	职业道德	0.15	60	科室护理人员能够严守职业道德规范,不以护谋私,无收受红包现象,护理人员服务态度测评满意率达95%以上,无医德医风问题投诉。	科室护理人员能较好遵守职业道德规范,不以护谋私,无收受红包现象,护理人员服务态度测评满意率达90%以上,无重大医德医风问题投诉。	科室护理人员能遵守职业道德规范,但要求不够严,护理人员服务态度测评满意率达70%以上,无重大医德医风问题投诉。	未能遵守职业道德规范,问题较多,护理人员服务态度测评满意率在70%以下。
行政管理 (0.15)	管理能力	0.07	28	1.努力学习管理科学知识,有较好的组织协调能力和决策能力、表达能力和文字水平; 2.任期内科室被评为先进护理单位1~2次。	1.努力学习管理科学知识,有一定的组织协调能力和决策能力、表达能力和文字水平; 2.任期内科室被评为先进护理单位1次。	1.能学习管理科学知识; 2.任期内科室未评为先进护理单位。	1.组织协调能力差,护理单位问题较多; 2.护理单位发生违规违纪问题较多。
	作风纪律	0.04	16	1.护士长以身作则,办事公道正派,民主测评满意率达90%; 2.护理人员无违规违纪现象。	1.护士长以身作则,办事公道正派,民主测评满意率达85%; 2.护理人员无违规违纪现象。	1.护士长民主测评满意率达75% 2.护理人员偶有违规违纪现象发生。	1.护士长民主测评满意率在75%以下; 2.护理人员有违规违纪现象发生。
	卫生经济	0.04	16	严格遵守医疗收费管理制度,无乱罚乱收费现象发生,无病人投诉。	无乱收费罚款现象发生,无重大问题投诉。	偶有错、漏、欠收现象发生,但无乱罚款现象。	有乱收费乱罚款现象发生。

分类	项目	权重	分值	考核分类标准			
				优秀 （权值1）	合格 （权值0.8）	基本合格 （权值0.6）	不合格 （权值0.4）
护理技术（0.35）	护理质量指标	0.15	60	护理质量指标全部达标。	护理质量指标达标率在85%以上。	护理质量指标达标率在80%以上。	护理质量指标达标率在80%以下
	专业技术水平	0.125	50	熟练掌握本专科护理操作，能亲手示教，能解决本专科疑难技术问题，了解本专科护理发展动态，是本专科护理学术带头人。	基本护理技术和专科护理技术熟练，能解决本专科疑难护理技术问题。	基本护理技术和专科护理技术熟练，能解决一般疑难护理技术问题。	本专科护理技术掌握不全面，未能解决疑难护理技术问题。
	护理安全	0.05	20	无护理事故和重大护理纠纷，无严重差错，一般差错低于0.4%。	无护理事故和重大护理纠纷，护理差错发生率低于0.4%	无护理事故和重大护理纠纷，护理差错发生率大于0.4%	发生护理事故和重大护理纠纷，护理差错发生率大于0.4%或有护理问题隐瞒不报
	新业务新技术	0.025	10	能积极开展新业务新技术，并富有特色。	能开展新业务新技术	只有部分护理人员能开展新业务新技术	未能开展新业务新技术
教学（0.15）	规范化培训	0.1	40	教育计划落实好，学分手册填写及时准确，护理人员100%完成学分。	教育计划落实好，学分手册填写及时准确，护理人员90%以上完成学分。	教育计划落实好，学分手册填写及时准确，护理人员80%以上完成学分	培训不落实，学分手册填写不及时，完成学分情况差。
	专科人才培养	0.03	12	人才意识强，有专科人才培养计划，有专科护理骨干，能为医院输送护士长人选。	人才意识强，有专科护理骨干，有合格的代理护士长人选。	人才培养工作一般，有代理护士长人选。	没有人才培养计划，没有专科护理骨干。
	进修实习带教	0.02	8	有进修、实习专科教学培训计划和管理办法，并有落实措施。进修实习人员对带教满意率达90%以上。	有进修、实习专科教学培训计划和管理办法，并有落实措施。进修实习人员对带教满意率达80%以上。	有进修、实习专科教学培训计划和管理办法，并有落实措施。进修实习人员对带教满意率达75%以上。	不能按计划完成进修实习教学任务，进修实习学员对带教满意率低于75%。

续表

分类	项目	权重	分值	考核分类标准			
				优秀 (权值1)	合格 (权值0.8)	基本合格 (权值0.6)	不合格 (权值0.4)
科研 (0.05)	论文科研	0.05	20	护理单元在省级以上期刊发表论文2篇以上(其中护士长第一作者1篇以上),有护理科研成果	护理单元在省级以上期刊发表论文1篇以上或全国护理学术会议交流1篇(其中护士长第一作者1篇)	护理单元在院刊发表论文1篇以上或按有关管理规定投稿参加学术会议交流(其中护士长第一作者1篇以上)	未在公开期刊与专题护理学术会议上发表论文。
合计		1	400	优秀 (360分以上)	合格 (360~320分)	基本合格 (320~240分)	不合格 (240分以下)

(2)签订任期目标责任书

任期目标责任书由考评对象依据任期目标拟订。目标责任书的主要内容包括:考评对象本单位的一般情况;任期内要达到的主要责任目标;实施目标的措施;要求医院提供的条件;单位领导确定任期。任期目标责任书由医院主要领导(护士长由护理部主任)与考评对象在一定形式上共同签字,责任书自签字之日起即生效。

(3)落实任期目标责任

任期目标责任书签订前,考评对象应组织本单位全体人员认真学习,逐项研究。责任书签订后应制定落实计划,并认真的贯彻执行,确保任期内达到预期目标。

(4)考核

任期目标考核采取年度与任期考核相结合,任期满进行全面综合考核,未满任期的与年度专业技术职务考核结合进行。考核程序包括:①述职报告。考评对象对照本人任期目标内容分三个方面进行述职,即任期的主要成绩、存在问题及今后的打算。②民主测评。参加述职报告会全体人员结合考评对象的工作表现与业绩,采取无记名投票方式进行测评。③考核检查。主管部门根据民主测评结果和考评对象工作业绩进行综合的考核评定。④医院领导评议。

(5)考绩管理

任期目标考核采取百分制记分法,每年为100分,任期四年为400分,考评结果分为优秀(360分以上)、合格(360~320分)、基本合格(320~240分)、不合格(240分以下)四个等级,并应用计算机进行考绩评定与管理。

对任期考核优秀或合格且未达到最高任职年限者,给予留任、连任,其中优秀者可连任三届,并给予奖励。对任期考核不合格者,终止任期,报请免去行政职务改担任技术职务工作。考核评定材料统一由主管部门存档。

六、护理人才的使用(Using of qualified nurses)

人才的使用是整个人才管理工作的中心环节,用人得当与否,是衡量人才管理水平高低的依据。科学地使用人才,不仅使每个人的聪明才智得到充分的发挥,人尽其才,而且可以最大限度地发挥人才群体效能,最大限度地提高工作效率。

用人的原则

1. 德才兼备,量才而用。做到人事相宜,事得其人,人尽其才,才尽其用。如按职称上岗,做到因岗设人,充分发挥人才潜能。

2. 知人善任,扬长避短,各尽所能。

3. 才能相称,职能相当。做到职务与知识和能力相宜,如科研人才不能安排到管理岗位上,避免人才所学非用,造成人才浪费及工作损失。

4. 以责授权,做到责、权、利相一致。

5. 优化结构,合理流动。注意解决人才的老化和更新,保持人才的优化结构。

6. 把握时机,及时使用。即根据人才发展规律,在人的才能最活跃阶段及时使用,不要等到人才的总结阶段才使用。

7. 用人不疑,疑人不用,充分信任人才。

留住人才的措施

如何才能留住人才,减少人才流失至关重要。它是未来护理事业发展的需要,也是未来社会需求的需要。目前人才竞争激烈,护理人员流动大,如何留住人才已成为管理者的重要任务。要留住人才,根据作者的体会应处理好以下几个问题:第一,在人才选择时,应尽量选择对护理事业有兴趣者,能视护理为终身职业,并培养具备南丁格尔式的燃烧自己、照亮别人的精神的人;第二,要想方设法为人才提供必要的工作条件,以满足人才自我实现的需要;第三,对做出贡献的人才要及时给予奖励,通过激励的手段,调动人才的积极性,增强凝聚力;第四,及时了解人才生活上的困难,并致力给予改善,解除后顾之忧;第五,积极帮助塑造专业形象,提高社会地位;第六,鼓励人才自我发展,通过各种途径再接受高层次教育,获护理硕士、博士学位,走向护理高级职称的角色,同时积极激励人才发挥潜能,勇于创新,著书立说,使其乐于为护理事业的发展作出贡献。

附　护理人员的技术职务、任职条件与晋升考核
（The technical titles，professional requirement and promotion examination of nurse）

根据卫生部1986年发布的《卫生技术人员职务试行条例和实施意见》的规定,卫生技术职务是以医药卫生技术的应用为主要职责,根据医药卫生的实际需要,设置专业技术工作岗位,卫生技术职务有明确的职责和履行相应职责必须具备的任职基本条件,在定编定员的基础上,高中低级专业人员、技术职务的人员要有合理的结构。

一、技术职务

卫生技术职务分医、药、护、技 4 类(见附表 9-1):

附表 9-1 卫生技术人员职务序列

类　　别	高级技术职务	中级技术职务	初级技术职务
医疗、预防、保健人员	主任医师 副主任医师	主治医师	医师、医士
中药、西药人员	主任药师 副主任药师	主管药师	药师、药士
护理人员	主任护师 副主任护师	主管护师	护师、护士
其他卫生技术人员	主任技师 副主任技师	主管技师	技师、技士

二、任职条件

(一)护士任职的基本条件

1.了解本专业的基本理论,具有一定的技术操作能力;

2.在上级护理人员的指导下,能胜任本专业的一般技术工作;

3.中专毕业见习 1 年期满。

(二)护师任职的基本条件

1.熟悉本专业的基本理论,具有一定的技术操作能力;

2.能独立处理本专业常用的专业技术;

3.借助工具书,能阅读一种外文的专业书刊;

4.中专毕业,从事护士工作 5 年以上,经考核证明能胜任护师职务;大学专科毕业,见习一年期满后,从事专业技术工作 2 年以上;大学本科毕业,见习一年期满;研究生班结业或取得硕士学位者。

(三)主管护师任职的基本条件

1.熟悉本专业的基本理论,具有较系统的专业知识,掌握国内专业的先进技术并能在实际工作中运用;

2.具有较丰富的临床或技术工作经验,能熟练地掌握本专业技术操作,处理较复杂的专业技术问题,能对下一级护理人员进行业务指导;

3.在临床或技术工作中,取得较好的成绩,或具有一定水平的科学论文或经验总结,能比较顺利阅读一种外文的专业书刊；

4.大学本科或大学专科毕业后担任护师职务满4年,中专毕业担任护师职务满8年,或获得硕士学位后,担任护师职务满2年。

(四)副主任护师任职的基本条件

1.具有本专业较系统的基础理论和专业知识,了解本专业国内外的现状和发展趋势,能吸取最新科研成就,并应用于实际工作；

2.工作成绩突出,具有较丰富的临床或技术工作经验,能解决专业复杂疑难问题或具有较高水平的科学论文或经验总结,能顺利阅读一种外文的专业书刊；

3.具有指导和组织本专业技术工作和科学研究的能力,具有指导和培养下一级护理人员工作和学习的能力；

4.具有大学专科以上学历,从事主管护师工作5年(本科)或8年(专科)以上；取得硕士学位后,从事主管护师工作2年以上。

(五)主任护师任职的基本条件

1.精通本专业基础理论和专业知识,掌握本专业国内外的发展趋势,能根据国家需要和专业发展,确定本专业工作和科学研究方向；

2.工作成绩突出,具有丰富的临床或技术工作经验,能解决复杂疑难的重大技术问题,或具有较高水平的科学专著,论文或经验总结,能熟练阅读一种外文的专业书刊；

3.作为本专业的学术、技术带头人,善于指导和组织本专业的全面业务技术工作,具有培养专门人才的能力；

4.从事副主任护师工作5年以上。

三、考核晋升

按照晋升条件,先由干部本人申报,经考核、考试、评审,然后审批任命。具体是:

1.本人申报

符合晋升条件的专业技术干部,可自愿申报晋升职务。个人填写好《专业技术职务评审考核表》、《述职报告表》、任职期间的获奖证书以及发表的论文原件(晋升中级以上职务的还需上交学历证明书),以上原件人事部门审查后,上交复印件。

2.考试

申报"士"晋"师"的,参加医院或上级卫生部门统一组织的资格考试；申报晋升中级专业技术职务的,参加全国(或省)卫生技术考试中心组织的资格考试(含专业理论、外语、专业技能)；申报晋升高级专业技术职务不具备规定学历(指大专以下学历)的,一律参加专业理论知识考试,凡任职务有外语要求的,都要参加外语考试。考试由各省(市)、自治区统一组织,逐步过渡到全国统一组织。考试成绩不及格的,不得晋升专业技术职务,考试成绩三年内有效。

3.考核

按照岗位职责和拟任职务条件的要求,对拟任职对象任职以来的政治思想表现、工作业绩和业务能力进行综合考核,作出"优秀、称职、基本称职、不称职"的基本评价。凡考核评定为"基本称职"或"不称职"的,不得晋升专业技术职务。考核由人事部门负责,有关业务部门和专家参加,按照任免权限和分级负责的原则进行。

4.评审

以科室为单位,组织晋升专业技术职务对象进行个人述职,群众评议,然后由初、中级专业技术职务评审委员会对晋升高级技术职务的人员进行评议,并向上级专业技术职务评审委员会提出推荐意见,最后由高级专业技术职务评审委员会评审。

符合高级专业技术职务任职资格的,由评委主持专业理论和实践问题答辩,然后进行集体评议,按任职条件,对干部的思想表现、工作业绩和业务水平进行综合性衡量比较,最后以不记名投票方式,评定干部的任职资格。评委会议必须有2/3以上的委员出席,多数同意为通过任职资格。

5.审批聘任

对评审委员会通过、人事机关审核取得任职资格的干部,按照任务权限审批任命。

（肖　兵）

第十章 ●━━━━━━━━━━━━━━━

护理质量管理
（Management of nursing quality）

护理质量直接关系到病人的生命与健康,关系到医院在社会公众中的形象。医学模式的转变,健康观念的更新,人们生活水平的提高,服务对象对护理质量提出了更高的要求,他们不仅仅要求治好疾病,还希望得到尊重、重视、关怀、理解等心理上的满足。因此,加强护理质量管理,不断提高护理服务质量,使病人满意是护理管理的中心任务,是医院工作的主要目标,也是护理管理者探讨的重要课题。

第一节 质量管理概述
（The introduction of quality management）

一、质量（Quality）

质量的概念在不同的历史阶段有不同的内涵,人类对质量的认识是随着生产力的发展而演化的。

在早期,由于生产力低下,物质资源极度匮乏,人们渴望的主要是产品数量上能够得到一定程度的满足,以维持生活上的最基本的需要。因此,当时人们对质量的理解和认识,主要是突出产品的数量,突出产品的有无,存在就是质量。

随着生产力的发展、物资的不断丰富和生活水平的提高,人们对质量的认识也不断深化。许多质量管理学者从不同角度阐述了质量的基本概念和内涵。其中最具代表性的是世界著名质量管理权威 J. M. 朱兰博士所提出的质量概念。在他的经典著作《质量控制手册》中是这样论述质量概念的,"所有人类集团(工业公司、学校、医院、教会、政府)都从事对人们提供产品或服务,只有当这些产品或服务在价格、交货期以及适应性上适合用户的全面要求时,这种关系才是建设性的。""在这些全面需要中,产品在使用时能成功地适合用户目的的程度,称为'适应性'。适应性这个概念,通俗地用'质量'这个词来表达,是一个普遍的概念,适用于所有产品与服务。"这里朱兰博士把质量与产品(数量)、服务、价格、交货期及适应性联系起来,构成一个从狭义上讲比较完整的质量概念。

在工业发达国家,由于生产系统由所谓"刚性"生产线向"柔性"生产线转化,管理体系由垂直的纵向管理向"扁平化"发展,社会资源主要体现为信息和理论知识,劳动的价值退到次要地位,产品质量中文化成分增加,形成所谓"魅力质量"。产品体现的将不再是劳动力的价值,而是知识和观念的价值。产品或服务质量给予人们的已不仅是使用上的满足、生理上的需求,而是心理和个性上的满足。故此,一种广义的质量概念应运而生。最具权威性的是国际准标化组织(International Organization for Standardization,简称 ISO)对质量所下的定义:即"反应实体满足明确或隐含需要的能力的特性总和"。这个定义既包括产品质量也包括服务质量;既包括满足明确规定的标准,也包括用户潜在的需要;既包括产品或服务的内在特性,也包括产品或服务的外在特征。

二、质量管理(Quality management)

质量管理是指确定质量方针、目标和职责,并在质量体系中通过诸如质量策划、质量控制、质量保证和质量改进,使其实施全部管理职能的所有活动(ISO 8402-1994《质量管理和质量保证术语》)。在理解质量管理的概念时,必须同时明确以下二层含义,即:质量管理是各级管理者的职责,并且必须由最高管理者领导;质量的实施涉及到组织中的所有成员,因此应全员参与。质量管理中要考虑经济因素,因为产品或服务的价格和用户满意程度与质量成本直接相关。

三、质量管理发展简史(A simple history of quality management)

按照质量管理所依据的手段、方式及管理范围的不同,质量管理的发展经历了以下四个阶段(见图10-1-1):

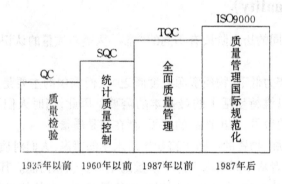

图 10-1-1　质量管理发展的四个阶段

(一)质量检验阶段

20 世纪初至 40 年代以前的质量管理为质量检验阶段,也叫事后检验阶段。在这个阶段,主要按产品技术规格,采用各种各样的检测设备和仪表,通过严格检验来控制和保证转入下道工序和出厂产品的质量。在 20 世纪以前,产品的加工和质量检验聚一人之身,质量检验由手工操作者自己或工长完成,个人工作质量决定着产品的好环,产品质量参差不齐。随着工业的发展、生产规模的扩大,这种"操作者的质量管理"方式已不能适应社会化大生产的要求,于是在企业内进行职能分工,把检验与生产分开,出现了专门的检验部门和专职的检验人员。专职检验对于保证下道工序和出厂成品的质量、提高工作效率起了一定的作用,但它属于"事后检验",无法在生产过程中起到预防和控制的作用,即它只能挑出不合格产品,但是无法预防和控制不合格产品的产生,因些必然会给企业造成损失。而且它要求对产品进行全数检验,这在经济上也不合算、在技术上有时也不可能做到。在 20 世纪 20 年代,一些专家开始注意到质量检验的弊端,并设法用数理统计学的原理去解决这些问题,1929 年美国的休哈顿(Walter A Shewwhart)就提出关于抽样检验的概念,但在当时并没被人们接受。

(二)统计质量控制阶段

20 世纪 40 年代后,生产力进一步发展,大规模生产形成,如何控制大批量产品的质量成为一个突出问题。第二次世界大战的爆发,战争对军需品的特殊需求(既要保证质量,又要按时交货)促使美国政府和国防部组织数理统计专家对质量管理方法进行改革,将数理统计方法应用于质量管理,使质量管理从质量检验阶段进入统计质量阶段。统计质量管理是运用数理统计法的原理,将质量管理的重点由"事后把关"变为对生产过程进行检查和控制的"事先预防";将全数检查改为随机抽查,根据抽样质量数据的统计分析制作"控制图",再用控制图对生产过程的工序进行质量控制,从而杜绝了生产过程中的大批量不合格产品的产生,大大减少了不合格产品造成的损失。但是这一阶段过份强调统计质量控制方法,而忽视了组织、计划等管理工作,给人们以质量管理即数理统计方法,而数理统计方法太深奥,只有少数质量管理专家才能掌握的印象,在一定程度上影响了统计质量控制方法的普及推广。

(三)全面质量管理阶段

1961 年,美国工程师费根堡姆(A. V. Feigenbaun)提出了全面质量管理的理论和方法,很快就被世界各国接受。各国在接受费根堡姆的全面质量管理这一全新观念的同时,又根据本国的国情加入自己的实践成果,使质量管理发展到一个新的阶段,即全面质量管理阶段。全面质量管理理论和方法在全球的运用,获得了极大的成功,被誉为 20 世纪管理科学最杰出的成就之一。它具有以下几个特征:①全面的质量管理,不仅抓直接与产品质量有关的各项工作,而且抓间接与产品质量有关的各项工作,以良好的工程质量和工作质量来保证产品质量。②全程的质量管理。全面质量管理强调产品质量有自身的形成过程,必须对质量形成的全过程都进行质量管理。③全员参与管理,要求从上至下全体人员都参与质量管理活动,而不是把质量看成仅是质量管理部门或少数专业人员的事。④管理方法多样化,强调除"三全"以外,管理方法可以多种多样。全面质量管理常用的方法有:PDCA 循环法、数理统计法、价值分析运筹学等。

(四)质量管理国际规范化阶段

质量管理国际规范化的主要标志是 ISO9000《质量管理和质量保证》系列标准的发布和推广。六十年代以来,全面质量管理理论和方法的推广,在提高和保证产品质量方面发挥了重要作用,是质量管理的一次飞跃,也是系统科学在质量管理上具体运用的一个范例。随着社会的进步,科学技术的发展,国际的贸易往来和技术经济合作与交流越来越频繁。由于各国经济、科学技术和管理的水平不同,对产品质量的要求也不相同。全面质量管理虽然提供了质量管理的理论和方法,但并未对产品或服务质量的有关标准作统一的规定。因而,不同国家不同企业生产的产品在质量上仍有明显的差异,因此,在国际贸易往来中常常出现产品质量和产品质量责任的争端,影响了国际间的贸易和技术经济合作与交流,为解决国际间产品质量争端和产品质量责任问题,保护消费者的利益,国际标准化组织(ISO)于 1987 年发布了 ISO9000《质量管理和质量保证》系列标准(以下简称系列标准)。系列标准的发布、实施和推广,使质量管理进入了规范化、国际化的新阶段。我们将系列标准的发布和实施作为质量管理的新阶段,主要基于以下认识:

1.系列标准虽然是在总结全面质量管理实践经验的基础上,吸收全面质量管理基本内核而产生的,但与全面质量管理比较,仍有其不同之处。主要是:(1)强调管理者的质量职责,特别是企业最高管理者的质量职责;(2)提出了质量体系要素,并将要素分为基本要素和选择要素,选择要素可根据产品或服务质量的实际情况舍取;(3)强调质量体系审核、评审和评价,是质量体系实施和有效运行的重要保证;(4)强调建立质量体系文件,认为质量体系文件是开展质量管理和质量保证的基础,是质量体系审核和质量认证的重要依据。

2.系列标准不是一个具体的质量标准和管理工具,而是一个理论体系。实行系列标准并不是在标准规定的领域内实施标准化,执行一个模式,而是用于对该领域的质量管理进行原则指导。这个理论体系由质量术语概念、质量体系、质量保证模式、质量体系审核、质量改进、质量认证等理论组成,是各国质量管理和质量保证实践经验的科学总结,并吸收了社会学、经济学、技术科学等多种学科的理论和方法,是质量管理理论新发展的标志。因此,系列标准一发布就受到了世界各国和地区的普遍重视和采用,并获得了巨大的成功,在比较短的时间内就在世界范围内形成了"ISO9000 热"。所以,有人说,系列标准的发布和实施是 80 年代质量管理上的一个惊人创举。

3.系列标准统一了质量术语、保证模式,术语的新概念比旧的概念更加完美。提出了合同环境和非合同环境、内部质量保证和外部质量保证等新概念,是质量管理发展到国际规范化阶段的重要佐证。

四、ISO9000 系列标准与护理质量管理(A series norms of ISO9000 and nursing quality management)

(一)ISO9000 系列标准简介

ISO9000 系列标准是国际标准化组织于 1987 年正式发布的,1994 年进行了修订,并发布了 1994 修订版。

　　ISO9000 系列标准是一个大的标准家族,标准数量较多,而且还在发展之中。该标准由 1 个术语标准、11 个主体标准和 13 个支持性标准构成(参见图 10-1-2)。

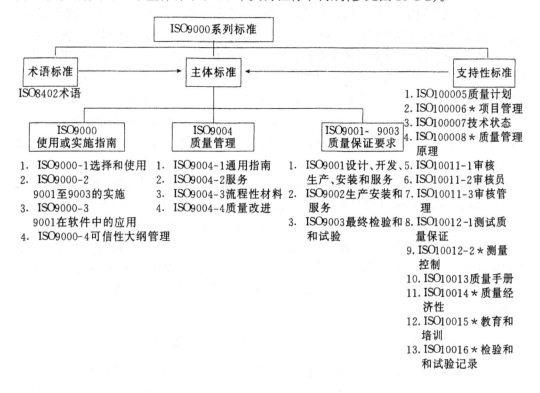

图 10-1-2　ISO9000 系列标准的构成
(注带 * 标记的标准正在制订中)

　　其中 11 个主体标准中有 5 个标准是主干标准,即 ISO9000-1、ISO9001、ISO9002、ISO9003 和 ISO9004-1。5 个主干标准中,ISO9000-1《质量管理和质量保证标准　第一部分　选择和使用指南》是牵头标准,为整个 ISO9000 系列标准的选择和使用提供指导,是 ISO 9000 系列标准的"路线图",它阐明了与质量有关的基本概念以及这些概念之间的区别和相互联系,规定了选择和使用系列标准的原则、程序和方法。ISO9004-1《质量管理和质量体系要素　第一部分　指南》,全面阐述了与质量有关的质量体系要素以及组织建立和实施质量体系选择和使用要素的原则,为组织内部建立和实施质量体系提供指南;ISO9001、2、3 是质量保证模式标准,用于外部质量保证。ISO9004-2《质量管理和质量管理体系要素　第二部分　服务指南》,基于 ISO9004-1 中所描述的内部质量管理的一些原则,阐述了服务质量体系的基本概念和原则,为服务组织建立和实施质量体系提供指南。该标准附录 A 列举的服务实例中将医疗列为第三项:健康服务。支持性标准紧紧围绕主体标准阐明了有关的概念、要求、方法,并提供指南。

　　ISO 9000 系列标准根据使用对象虽然从不同侧面不同角度对质量管理和质量保证提出了具体要求,并强调使用者在贯彻实施过程中应根据自身的具体需要选择质量体系要素或对标准内容加以剪裁,但作为一个国际通用标准仍有一些共同的基本要求,主要是:一是强调建立质量体系,要求参照 ISO9004-1《质量管理和质量体系要素　第一部分指南》,选出适合的、需要加以控制的要素,建立质量体系,并有效地运行;二是强调质量管理职责,主要包括制定质量方针,明确质量目标,规定质量职责和职权,负责管理评审;三是强调全过程控制,运用科学的管理方法和程序,使质量形成的全过程都处于被控制之中;四是强调全员参与,深入开展全员教育培训,使员工明确建立和实施质量体系的目的意义、作用和方法,从而自觉参与质量管理;五是强调预防性活动,以避免发生问题,并有一旦问题发生能及时加以纠正的能力;六是强调质量体系文件化,质量体系文件是进行质量管理,衡量质量保证能力的重要依据;七是强调质量体系审核、评审和评价,确保质量体系运行持续、有效;八是强调质量改进,要求结合服务类型和特点,开发适宜的质量改进过程,不断改进质量。

我国政府十分重视 ISO9000 系列标准,1988 年宣布等效采用,1992 年改为等同采用,并发布了 GB/T19000《质量管理和质量保证》国家标准。为了推动 GB/T19000 系列标准的贯彻实施,国家还先后成立了"国家质量管理和质量保证标准化技术委员会(CS-BTS/TC151)"、"中国质量体系认证机构国家认可委员会(CNACR)"等机构。上述措施有力地促进了系列标准在我国的贯彻实施,至 1997 年 10 月底,全国已有 2934 家企业获得了带有国家认可标志的质量体系认证证书,获证企业涉及全部 39 个专业中的 32 个专业,在地域上涉及了 29 个省份和香港特别行政区。

(二)ISO9000 系列标准在护理质量管理中的地位和作用

医院属于服务行业,服务的对象是病人。为病人提供满意的服务质量既是医院的服务性质所决定的,也是社会和病人对医院的要求。护理服务质量是医院服务质量的重要组成部分。提供高水平的护理服务质量,必须学习和采用先进的、科学的质量管理方法和技术,加强护理质量管理。几十年来,我国广大护理管理工作者为此进行了长期的探索,虽然提出了许多管理方法,但在科学性、实用性方面仍有不少问题,效果也不十分满意,因而,护理缺陷时有发生,护理服务质量仍未达到理想的水平。ISO9000 系列标准总结和吸收了世界先进发达国家质量管理的实践经验和理论精华,阐述了质量管理的原理、方法和程序,是一套科学性、目的性、实用性强,结构严谨、定义明确、内容具体、涵盖面广,对各行各业包括护理专业的质量管理都有指导作用的管理标准。十余年的实践证明,按 ISO9000 系列标准建立和实施质量体系,并保证其有效运行,企业的社会效益和经济效益就会有明显提高,因而,受到企业的普遍重视,纷纷采用,以推动本企业产品或服务质量的改进。由此可见,医院护理系统贯彻和实施 ISO9000 系列标准不仅必要,而且具有十分重要的意义:(1)有利于落实"以病人为中心"的整体护理,保护病人的利益;(2)有利于规范护理人员的工作行为,提高护理管理水平;(3)有利于培育护理人员的职业道德;提高职业道德素质;(4)有利于激发护理人员钻研业务的自觉性,提高专业技术水平;(5)有利于促进护理服务质量改进,提高医院的社会效益和经济效益。

第二节　护理质量管理概述
（The introduction of nursing quality management）

一、护理质量的概念（The concept of nursing quality）

　　一个完整的护理质量定义应包括两层含义,一是护理服务活动要符合规定要求,二是质量与护理服务对象的关系。因此,护理质量的定义可表述为:护理质量是反映护理服务活动符合规定,满足护理服务对象明确与隐含需要的效果。所谓符合规定是指护理人员的工作行为符合职业道德的规范,各项操作符合技术操作规程等;明确的需要是指护理服务对象明确提出的、需护理人员解决的问题;隐含的需要则是指护理服务对象存在但未明确提出寻求帮助的问题。

二、护理质量的特性（The characteristics of nursing quality）

　　特性是指事物的属性,是事物区别于他事物的特征。护理质量特性是指满足服务对象需求的质量特征,主要表现为:

　　（一）功能性

　　护理工作的目的是系统地为护理对象解决与健康有关的问题。为社会服务,保护和提高社会劳动生产力,是护理的基本功能。

　　（二）技术性

　　护理人员为护理对象服务主要是靠知识和技术,护理服务过程就是运用护理知识和技术的过程。扎实的专业知识和熟练的技术是完成护理工作,取得高水平护理质量的保证。

　　（三）整体性

　　现代护理以人的健康为中心,为护理对象提供从生理到心理的整体服务,以帮助人们维持健康,预防疾病,帮助病人接受治疗和管理,促进早日康复。

　　（四）安全性

　　护理是以人的健康和生命为对象,工作质量的优劣直接关系到护理对象生命的安危。因此,使用的技术和手段必须成熟、安全可靠,并要求护理人员在提供服务的过程中,不仅要有安全意识和预见性,而且要认真负责,一丝不苟地执行规章制度和技术操作规程。

　　（五）时间性

　　护理人员在为病人服务的过程中要有很强的时间观念。各项工作的完成需要时间的保证,各项治疗的实施也有相应的时间要求。尤其是危重病人的病情瞬息万变,时间就是生命,抢救工作必须争分夺秒。

(六)精确性

护理服务是一项非常精细的工作,治疗、处置不能有丝毫错误,否则就可能造成不可挽救的后果。所以护理人员在服务过程中应从细微处着眼,提高工作的精确程度,避免发生不必要的偏差。

(七)圆满性

是指护理服务及其结果符合服务规范,服务对象对服务过程中的情感交流、服务场所的环境美化、舒适等的满意程度。因此,要求护理人员在服务过程中应保持良好的形象,做到态度和蔼、服务热情周到、礼貌待人,并注意为服务对象提供优美、舒适的环境。

(八)伦理性

高尚的护理道德既是职业要求,也是影响医院护理质量和社会信誉的重要因素。因此,要求护理人员对服务对象要充满爱心,尊重他们的人格和权利,发扬救死扶伤的人道主义精神。

三、护理质量管理的概念(The concept of nursing quality management)

护理质量管理是指按照护理质量形成的过程和规律,对构成护理质量的各要素进行计划、组织、协调和控制,以保证护理工作达到规定的标准和满足服务对象需要的活动过程。这个定义表达了以下几层意思:首先,开展护理质量管理必须建立护理质量管理体系并有效运行,护理质量才有保证;其次要制定护理质量标准,有了标准,管理才有依据。第三,对护理过程构成护理质量的各要素,按标准进行质量控制,才能达到满足服务对象需要的目的。

四、护理质量管理的原则(The principles of nursing quality management)

(一)病人第一的原则

用医疗护理技术医伤治病,为病人服务,是医院工作的基本特点。护理人员在护理过程中,每项工作、每个环节都直接关系到病人的安危,因此必须坚持病人第一的原则,时时处处都要为满足病人的需要和安危着想。

(二)预防为主的原则

护理质量管理必须坚持预防为主的原则,对护理质量产生、形成和实现的全过程的每一个环节都充分重视,经常分析影响质量的各种因素,找出主要因素,加以重点控制,做到把质量问题消灭在形成的过程之中。坚持预防为主,一是"防止再发生",其基本程式是:问题——分析——导因——对策——规范;二是"从开始就不允许失败"、"第一次就把工作做好",基本程式是:实控——预测——对策——规范。后者是根本意义上的预防。

(三)事实和数据化的原则

要正确地反映医院护理质量状况,必须以客观事实和数据为依据,用事实和数据说话。事实和数据是判断质量和认识质量形成规律的重要依据,用事实和数据说话也是质量管理科学性的体现。护理活动中有许多现象是不能用数据表达的,只能用事实做定性描述。因此,护理质量管理在强调数据化的同时,不能忽略非定量因素,把定量与定性结合起来,才能准确反映护理质量水平。

(四)以人为本,全员参与的原则

重视人的作用,调动人的主观能动性和创造性,发动全员参与是实施护理质量管理的根本。因此,在护理质量管理过程中,必须重视人的作用,增强护理人员的质量意识,引导护理人员参与质量管理,形成一个人人注重质量的局面。

(五)持续改进的原则

质量改进是质量管理的灵魂。护理服务对象的需求是不断变化的,要满足服务对象的需求,护理质量管理必须坚持质量持续改进的原则。每个护理人员尤其是护士长以上管理干部,应对影响质量的因素具有敏锐的洞察能力、分析能力和反省能力,不断地发现问题、提出问题、解决问题,以达到持续质量改进的目的。

五、护理质量管理的任务(The tasks of nursing quality management)

(一)进行质量教育,强化质量意识

护理质量管理"始于教育,终于教育"。质量教育的第一任务是灌输质量意识,以唤起全体成员对质量的重视,树立质量第一、一切以病人为中心的思想。其次要进行质量管理方法的训练与导入。如果大家对质量的重要性有相当的共识,但不懂得应用质管方法,质量问题仍不能得到彻底解决。因此必须十分重视质量管理方法的培训。

(二)建立质量体系,明确质量职责

完善的质量体系,是进行质量活动,实现质量方针、质量目标的重要保证。护理质量是在护理过程中逐步形成的,要把护理过程中影响质量的因素都处于受控状态,必须建立完善的护理质量体系。因为,只有建立健全质量体系,才能有效的把各部门、各级护理人员、各种质量要素、各项工作和活动以及物资组织起来,形成一个目的明确、职权明确、协

调一致的质量管理体系,以实现质量方针和目标。

(三)制定质量标准,规范护理行为

质量标准是质量管理的基础,也是规范护理行为的依据。没有标准,不仅质量管理无法进行,而且护理行为也没有遵循的准绳。因此,制定质量标准是护理质量管理的基本任务和基础工作。

(四)建立质量反馈信息系统

建立质量信息反馈是质量管理的重要环节,只有质量信息反馈及时、准确,才能做到上下级各个层次情况明了,发现问题及时给予解决,使质量管理按照 PDCA 循环,一环扣一环地循环反复,螺旋上升。

第三节　护理质量体系的建立与实施
（The establishment and implement of nursing quality system）

一、护理质量体系的概念 (The concept of nursing quality system)

护理质量体系是指实施护理质量管理所需的组织机构、程序、过程和资源。根据这个定义,护理质量体系可作如下解释:

护理质量体系包括护理质量管理的组织机构,质量职能、质量职责以及机构之间的纵向、横向关系,质量工作网络与质量信息传递与反馈;包括为进行某项活动所规定的途径(即规定某项活动的目的、范围、做法、时间进度、执行人员、控制方法和记录),所有工作都是通过过程来完成的,每一过程都有输入和输出,输出是过程的结果,护理质量管理是通过对各个过程进行管理来实现的;包括人员和物资,人员(含技术)和物资是护理质量体系的硬件,是实施护理质量管理,实现质量目标的前提和基础,必须给予有力的保证。

一个医院的护理质量体系包含在质量管理的范畴内,是为了实施护理质量管理而建立和运行的。建立护理质量体系必须结合医院的具体情况和内外环境来考虑,且每个医院只有一个。任何一个医院实际上已有一个护理质量体系,按 ISO9000 质量体系的体系标准建立健全护理质量体系是为了使护理质量体系更加完善、科学和有效。

为了避免混乱,应把人们称之为质量保证体系、质量管理体系的体系统一称为护理质量体系。

二、护理质量体系的基本要素 (The basic essences of nursing quality system)

护理质量体系由四个基本要素,即管理者职责、人员和物质资源、质量体系结构及与

护理对象沟通构成。这四个要素在护理质量体系中起着纲举目张的作用(图 10-3-1)。

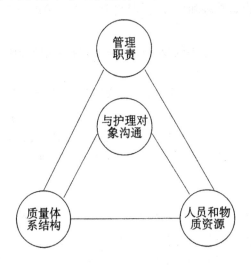

图 10-3-1　质量体系的关键因素

上图表明,护理对象是质量体系三个基本要素围绕的核心或焦点,四个基本要素之间的连线则表示它们之间的相互作用和影响。四个基本要素协调一致时,才能取得满意的服务效果。因此,使护理对象满意既是医院每个护理人员为之努力工作的主要动力,也是医院护理质量管理的最高目标。

（一）管理者职责

1.制定质量方针

质量方针是指医院的质量宗旨和质量方向,是进行质量管理,建立和实施质量体系,开展各项质量活动的准则。质量方针的内容包括质量宗旨、达到的总体质量水平;应树立的形象与信誉;各项具体质量目标;在追求质量目标中采取的措施等。这里提供某医院的护理质量方针供大家参考。该医院的质量方针是:

本院坚持把满足病人的需要作为护理质量管理的最终目标,以对病人高度负责的精神,用快速、准确、及时、彻底、热忱、周到、公正、安全、廉洁、低耗的优质服务赢得病人的信赖。

(1)坚持全员质量教育,强化质量意识;坚持以预防为主,全过程控制的质量管理原则;建立和实施护理质量体系,形成人人自觉参与质量管理,各司其职、各负其责的局面,使护理服务提供全过程的各个环节始终处于受控状态。

(2)坚持大众的健康至上,病人第一的服务宗旨。提供以病人为中心的整体护理,顾及人的整体性及个别需要,尊重伤病员的尊严与隐私。同时严格遵守和执行医德规范、法规制度、质量标准、技术规程,并与其他医疗、技术人员合作,为所有病人提供最佳服务。

(3)坚持在职教育,不断提高护理人员的专业技术水平,注意收集信息,不断推出并采用新的护理技术,满足病人的需求。

(4)建立质量信息反馈机制,认真及时处理质量问题,总结、吸取经验教训,促进质量改进。

(5)加强护理设备设施管理和建设,适时更新和添置护理设备,不断改进护理手段和条件。

(6)各病房之间应本着合作协调及互助的态度,为实现护理质量方针共同努力。

2.明确质量目标

质量目标是实现质量方针的具体内容,是为实现中长期的质量宗旨和质量方向而提出的短期内质量方面要达到的具体目标和活动。例如某"三甲"医院的护理质量目标是:①护理质量指标达到三级甲等医院的标准;②病人得到优质服务,对服务质量满意率达90％以上;③护理人员无违法违纪行为;④无护理事故,护理差错发生率控制在规定的标准以内。

3.规定质量职责与职权

为达到质量目标,要建立一个结构设置合理、隶属关系合理、管理与技术人员比例合理的质量体系机构,对护理质量进行有效控制、评价和改进,并明确机构中所有人员的质量职责和职权,使他们在一定的岗位上做到有职有权,为实现质量方针和目标努力工作。

4.负责管理者评审

管理者评审是指护理管理者正式的、定期的对质量体系运行的有效性和服务成绩及效果进行评审,对质量体系及其运行中存在的问题及时予以修正,使质量体系更加符合医院护理质量管理的实际。

(二)人员和物质资源

要确保建立起来的质量体系有效运行,就必须有包括人员在内的资源保证,通过资源保证把质量改进与医学护理技术的进步与发展联系起来。

1.人员资源

护理人员是护理组织最重要的资源。首先,护理管理者要灵活运用各种激励措施,调动每个护理人员的积极性,以保证质量方针和目标的落实。其次是培训与开发。培训包括两个方面:一是质量体系教育,二是知识更新。通过培训,提高质量控制的自觉性和控制技能;开发是对护理人员的业绩进行评价,了解他们的发展需要和潜力。第三是沟通联络能力,即护理人员应具备与病人和内部工作人员之间进行有效沟通的知识和技能,这是确保护理质量极为重要的无形资源。

2.物质资源

护理服务所需的物资,在科技高速发展的今天已成为影响护理服务质量的重要因素。物资可以帮助改善服务条件和美化服务环境,可以加快服务过程中的信息流转速度,提高服务效率和质量。因此,除保证供应外,还要把好护理设备和卫生材料的采购质量关,防止和避免因这些物资的质量问题而影响护理质量;应注意护理设备的更新,采用先进的护理手段为病人服务。

(三)护理质量体系结构

护理质量体系结构包括护理服务质量环、质量文件和记录、内部质量审核等。

1. 护理服务质量环

护理服务质量环(图 10-3-2)详细表达了门诊和住院护理服务全过程的运转情况,包括五个作业过程和三个评价过程。护理服务质量环从质量改进的原理上清晰地阐述了质量体系各运转要素之间的关系,从病人入院开始,一直到最终满足病人需要的服务结果为止,充分体现了"病人至上"的服务宗旨;还显示了全过程的质量信息反馈系统,以评价护理质量,了解服务在各个阶段中存在的问题,作为质量改进的依据。

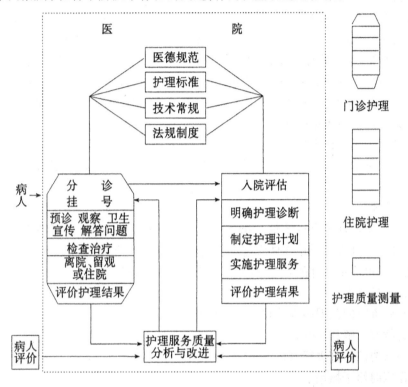

图 10-3-2　护理服务质量环

2. 护理质量文件和记录

(1)体系文件

构成护理质量体系的全部服务要素、要求和规定均应明确并形成文件。护理质量体系文件是评审护理质量体系及其运行情况的依据。质量体系文件包括:护理质量手册、护理质量计划、护理质量程序、护理质量记录和附件(技术规程)。

①护理质量手册　护理质量手册是阐明医院护理质量方针,规定质量体系基本结构,对护理质量体系作出详细阐述的文件,是护理质量体系文件中的纲领性文件,也是建立健全和实施护理质量体系并保证有效运行应长期遵循的行为规范、统一标准和共同准则。质量手册的内容一般包括质量方针、质量目标、组织结构(含职责)、质量体系要素和医院护理质量活动的基本方法、措施及护理质量体系文件的结构和分发等。

质量手册根据其用途可分为:用于内部质量管理时,称为质量管理手册;用于外部质量保证时,称为质量保证手册;用于质量管理和质量保证两种目的的简称质量手册。质量手册的结构和格式没有统一标准和模式,可根据医院护理工作的实际情况确定,以满足需要为准。质量手册的编写要突出重点,思路清晰、简明扼要、控制篇幅、避免繁锁。通过质量手册可对一个医院的护理质量管理状况有较全面和清楚的了解。

②护理质量计划　护理质量计划是指针对某一项护理活动作出的包括质量措施、所需资源和活动顺序进度的具体部署和安排。质量计划是质量体系要求在具体事物上的反映,因此应与医院护理质量体系的要求相一致。

③护理质量程序　程序是为进行某项活动所规定的途径。护理质量程序就是以书面文件的形式规定医院满足病人需要开展的护理活动的方法、目的和范围,以及活动如何实施、控制和记录等。质量程序是质量手册的支持性文件,是落实质量手册的要求而规定的实施细则。通过质量程序的编制使各项质量活动处于受控制状态,使与质量活动有关人员明确职责、权限和相互关系,为执行、验证和评审质量活动提供依据。因此,程序编制的优劣直接影响护理质量体系的建设与运作。

④护理质量记录　护理质量记录是证明护理服务达到的程度,并验证服务质量体系有效性的原始数据资料。其目的一是实现服务的可追溯性;二是为采取预防和纠正措施提供信息。

(2)文件管理

所有的质量文件都应字迹清楚、注明日期(包括修订、再版日期)、内容明确、易于识别和具有权威性。护理部对质量文件应建立严格的管理程序,包括文件的发布、分发、修订和管理办法。根据质量文件的管理程序,所有文件都应保证做到:

·由授权人员批准;

·在需要此资料的范围内发放和保证其有效;

·使用者能够理解和接受;

·对任何必要的修订进行评审;

·文件作废时给予撤销。

(3)内部质量审核

为了验证护理质量体系的实施情况和有效性,发现问题及时纠正,应定期进行内部质量审核。内部质量审核应按照已形成文件的程序由与受审核活动或领域无关的、能胜任的人员有计划地完成并记录归档。审核结论应形成文件并提交给上级管理者。对被审核活动,管理者应负责确保采取必要的、和审核结论相适应的纠正措施。应当评定由前次审核产生的纠正措施的落实情况和效果。

(四)与护理对象的沟通

与护理对象的沟通联络包括了解护理对象的需要,获取与治疗护理有关的信息;向护理对象说明诊疗方法和要求,以取得护理对象的合作;进行健康教育,增强护理对象自我保健水平和能力;收集护理对象对护理服务质量的感受,便于进行质量改进。与护理对象的沟通贯穿于护理全过程,既是护理全过程的出发点,又是护理过程的最后归宿,是实现护理质量目标的焦点。融洽的护患关系是搞好与护理对象沟通联络的前提。因此,护理管理者应在护理对象和护理人员之间建立有效的相互协作关系,帮助护理人员掌握与护理对象及内部工作人员的沟通联络方面的知识和必要的技能。

三、护理质量体系运作要素（The working essences of nursing quality system）

（一）住院护理服务过程

1. 接诊、入院评估

病人来到医院，办理各种入院手续，责任护士进行接诊作入院介绍，并通过询问病史、体格检查及了解各种辅助检查的结果等方式，系统地收集影响病人健康的资料，识别病人的健康问题。责任护士第一次与病人较长时间的接触，无论对病人或护士都是至关重要的。护士给予病人的第一印象，形成服务质量的最初评价（即首次效益），如果留下不好的印象，很长时间不能消除。因此应重视这个阶段的工作，注重护士职业道德的培养和掌握资料收集方法。

2. 找出护理问题，明确护理诊断

把评估中的各种资料进行分析，得出病人的需要和应解决的问题，确定护理诊断，然后制定护理计划。护理诊断的运用在我国还处于初级阶段。正确进行护理诊断对多数护士还有一定的困难。管理者要根据诊断过程的特点，加强专业培训并制定护理诊断规范，以提高护理诊断的准确性。

3. 制定护理计划

计划是一个决策过程，其目的是确定护理对象护理的重点，并采取各种措施预防、减轻和解决护理问题。护理计划的内容包括顺序列出诊断和预期目标，采取一系列措施以达到护理目标，制定护嘱促成目标的实现，护理计划成文。制定护理计划应考虑护理对象的年龄、性别、病情、原来的健康状态和对改变目前状态的愿望；要尊重病人的风俗习惯和宗教信仰，以取得护理对象和家属的合作；要与其他医务人员的治疗目标相一致；要与病人有足够的沟通，使计划内容完整，不能只凭经验或疾病的共性问题来制定，这样的计划缺乏个体性和有效性，因而失去制定计划的意义；要有明显的指导作用，能明确指导实施者做什么？怎么做，由何人、何时、何地完成；按照病情的变化及时修订，病人的病情每时每刻都在变化，计划的内容也应及时给予调整和修订，不再存在的护理诊断，无效的目标与措施应该除去。

4. 实施护理服务

实施是护士为达到病人健康目标的实现而采取的活动，即将计划付诸实现。在这个阶段护士扮演着决策者、实施者、教育者、组织者和联络者多种角色。要实施护理计划并详细记录实施内容；深入病房仔细观察病人的病情及心理变化，继续收集资料，不断进行评估和获得反馈信息，发现新的护理问题；根据需要调整护理措施；对病人进行健康教育等。这个阶段的质量监控主要是抓工作中对计划制定的敷衍、执行中的怠慢，使护理计划得以实施。

5. 评价护理效果

评价是指对护理目标已达到的程度和护理工作已经取得的效果作出客观的判断，再根据护理对象目前的健康状态,对其健康问题重新估计,引入护理程序的下一个循环,给病人一个连续性的护理。

以上五个阶段实际上是护理服务的全过程,病人入院正式进入"病人"角色,是护理过程的开始,护理诊断是对疾病的认识过程,护理计划是实施的指南,在整个护理过程中,经过周密观察,不断反馈信息,实施有效控制,护理结束时,对护理效果做出评价,解脱"病人"角色,使病人回到正常的工作与生活中。

(二)护理服务的重点对象

1.危重、大手术病人

这类病人诊疗手段多,操作复杂,工作紧急而又集中,容易发生意外,产生并发症,出现护理差错事故。

2.疑难病人、预后不良的病人

这类病人心理问题较多,容易发生意外事件,不仅要作为护理管理的重点,而且要当作心理治疗的护理对象。

3.老年病人

这类病人年龄较大,而且有些病情较重、复杂多变,对服务质量要求较高,不仅病人,就是病人的亲属、同事也非常关心,往往就护理工作中的种种细节,提出各种问题,稍有疏忽,他们反应强烈,对医院工作与声誉影响大。

4.开展新技术项目的病人

因为新项目、新技术的未知数较多,对工作的计划安排与组织实施要求较高。

(三)护理质量管理的重点监督对象

护理质量管理是全员管理,需要对所有护理人员进行监督。但是,护理人员发生质量问题的机会和概率不一样,有些很少发生,有些则不断出现大大小小的质量问题。所以要从全员中找出重点监督对象,以提高质量管理的效率和效果。重点监督对象是:

1.刚毕业的护士

她们缺少实践经验和锻炼,不熟悉医院护理工作程序,还没有养成良好的工作作风。只有在严格的监督下,逐步接受工作制度和技术操作常规的约束,才能成为符合质量要求的工作人员。

2.新调入的护士

工作的变动造成环境的不熟悉、病人不熟悉、规章制度、工作程序不熟悉,易发生质量问题。

3.工作责任心不强或技术水平低的护士

她们往往发生差错较多又不能真正吸取教训。对待这部分人,可在日常工作中适量减少她们独立工作的机会或者在工作中加强指导,加强检查。

4.社会、心理原因致发生问题可能性增高的护士

如个人发生了某种不幸的事、情绪波动的人应加强监督。

四、护理质量体系的建立与实施(The establishment and implement of nursing quality system)

建立护理质量体系可根据医院的实际情况,采用不同的步骤与方法。建立护理质量体系的一般程序是:

(一)质量体系的组织准备

1.领导决策,落实组织

建立质量体系,首先要统一高层管理者的认识,明确建立和实施质量体系的目的和意义、作用和方法。在此基础上结合医院实际分析对照找出护理质量存在的主要问题,统一认识,作出决策。然后选择合适的人员组成一个精干的工作班子,负责策划,制定工作计划并组织实施。

2.制定工作计划,确定质量目标

制定工作计划是实施质量体系的基础工作,必须认真做好,工作计划要明确质量方针与目标,实行目标管理,责任到人。质量方针和目标是建立健全护理质量体系的依据,护理最高领导应亲自策划,并利用各种形式宣传质量方针和目标。

3.调查现状,选择体系要素

只有了解单位的现状,找出存在的问题,进行分析研究,才能建立适合本单位需要的有效的质量体系。单位当前存在的问题就是建立质量体系重点要解决的内容。因此要广泛调查了解本单位质量形成过程中存在的问题,明确质量改进方向。对现状作了全面的调查之后,将调查结果与系列标准进行对比分析,找出可以改进的地方,从而确定单位所需的体系要素,并将要素展开为若干个质量活动,并明确每个活动的范围、目的、途径和方法。

4.分解职责、配置资源

当质量体系要素已经确定并把每个要素展开为若干活动后,就应考虑怎样把这些活动落实下去,确定组织机构,把相应的工作职责和权限分解到各质量机构和所有人员。质量职责的分解应遵循职、责、权、利统一的原则,做到职、责、权、利清楚,使各个部门和有关工作人员执行质量职责时理直气壮,毫不含糊。质量职责的分解和资源的合理配置是紧密地联系在一起的,任何质量活动的实施都要建立在一定的人力、物力资源的基础上,并消耗一定的人力和物力资源。因此,根据质量体系建设的需要,应在满足活动需要的基础上精打细算,避免浪费,真正做到人尽其才,物尽其用。

(二)编置护理质量体系文件

护理质量体系文件是对质量方针、质量目标、组织结构、职责职权、质量体系要素等的详细描述。编制质量体系文件是建立健全和实施质量体系的一个重要环节,是整体计划后的细化设计,是开展护理质量管理的基础,也是质量体系审核、评价的依据。因此,质量体系文件应体现科学性、先进性、可操作性、经济性,便于管理与控制。

(三)质量体系的实施

1.开展教育培训

质量体系文件编制完成后,应对全体成员进行教育培训。以程序文件的内容为重点,提高全体护理人员对建立质量体系的认识,使他们在思想认识上、技术管理上都有所提高,以适应新的要求。

2.加强组织协调

在质量体系文件执行中,会因体系设计不周,计划项目不全、体系情况变化等原因而出现各种问题,同时由于执行人员对质量体系文件理解和掌握的程度不同、工作习惯各异以及利害关系而造成不协调。因此,应在部门之间、人员之间不断地进行协调,及时纠正偏差,以保证护理质量体系的有效运作。

3.建立信息反馈系统

质量体系每运行一步都会产生许多质量信息,对这些信息应分层次、分等级进行收集整理、存储、分析、处理和输出反馈到各执行或决策部门,以提供作出正确决策的依据。只有确保信息流通迅速,分析处理及时、准确,才能保证质量控制及时、准确,使整个质量保持在一个稳定的状态中。

4.质量体系评审与审核

对质量体系的运行,应有充分的证据予以证实。因此,应在一定的时间内,对上述一系列的过程和结果,组织有关人员进行评审与审核。通过评审,修改质量体系文件,使质量体系运行更有效;通过检查结果对员工进行激励,调动员工实施质量体系的积极性。

5.质量改进

质量改进的关键是预防问题的出现,而不是等到出了问题才去改进,其目的是向病人提供高价值的服务和使他们满意。因此,为了病人和医院双方的利益,为提高各项活动和过程的效果和效率,护理管理者应增强质量意识,增强 ISO 9000 在护理质量管理中应用的紧迫感,对照国际标准,努力改进护理质量。

第四节　护理质量管理的方法与技术
（The methods and skills of nursing quality system）

质量管理方法多种多样,一般认为,要搞好质量管理,除了要有正确的指导思想之外,还必须依靠思想政治工作、专业技术、管理技术、现代统计方法等。在这一节,我们介绍几种护理质量管理的方法和技术。

一、质量管理的工作程序—PDCA 循环（The working procedure of quality management，the PDCA circle）

PDCA 管理循环就是按照计划(plan)、实施(do)、检查(check)、处理(action)四个阶段来进行质量管理,并循环不止的进行下去的一种管理工作程序。其特点是大环套小环、互相促进且呈螺旋式上升。PDCA 管理循环是由美国质量管理专家戴明于 1954 年根据信息反馈原理提出的,所以又称戴明循环。

（一）PDCA 循环的步骤

PDCA 管理循环四个阶段可分为 8 个步骤

1.分析现状,找出存在的质量问题;

2.分析产生问题的各种影响因素;

3.找出主要因素;

4.针对影响质量的主要因素,制定工作计划和活动措施;

以上四个步骤属于 P 阶段。

5.按照制定的计划措施认真执行,为 D 阶段;

6.根据计划的要求,检查实际执行的结果,看是否达到预期的结果,这属于 C 阶段;

7.根据检查的结果进行总结,把成功的经验和失败的教训形成一定的标准、制度或规定,指导今后的工作,为 A 阶段;

8.提出这一循环中存在的问题,让其转入下一循环去解决。此步介于两循环之间。

（二）PDCA 循环的特点

在实践中,要正确操作 PDCA 循环,还要把握以下几个特点:

1.PDCA 四个阶段是一个有机的整体。只有计划,不去实施,等于没有计划;计划有了,也按它执行了,但不检查,也就无从知道干得怎样;计划、执行、检查都有了,缺乏处理也不行,这样,工作成果无法巩固,工作水平无法提高。因此,四个阶段才能组成一个完整的循环。

2.大环套小环(如图 10-4-1),互相衔接,互相促进。在大 PDCA 循环管理中,包括着若干小 PDCA 循环。护理质量管理是一个独立的质量管理系统,也是医院质量管理工作中一个重要组成部分,所以其既可以在护理系统内进行不同层次的循环管理,又是医院管理大循环中的一个小循环。

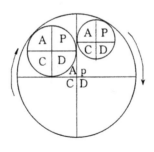

图 10-4-1

3.不断上升的循环(图 10-4-2)。PDCA 循环不是原地不动,而是螺旋式上升的过程,每一次循环都要解决一些实际问题,使质量有所提高,下次的循环是在提高了的基础上进行。

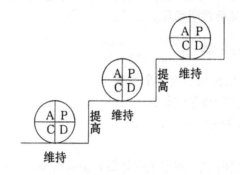

图 10-4-2

4.循环的关键环节是 A。即处理阶段,把执行计划中的成功经验与失败教训都纳入有关的各项标准、规程、制度中去,作为今后的指南或借鉴,才能使工作在已有的基础上提高一步。如果没有把成功的经验纳入有关标准,就等于没有把 PDCA 循环真正推动一圈。"A"阶段具有承上启下的作用,它是实现理论到实践又从实践到理论两个飞跃的重要条件,应倍加重视。

(三)PDCA 循环在护理质量管理中的具体运用

PDCA 循环与护理程序一样,都是科学的解决问题的工作方法、工作程序。近年来,一些护理管理者开始将 PDCA 用于护理质量管理,并体会到这种科学的工作方法在促使管理者的管理行为由原来的经验管理向科学管理转化中的积极作用,既提高了管理者的管理水平,又提高了护理质量。

下面是某医院在预防和控制新生儿脐部感染中运用 PDCA 循环管理法获得成功的实例。

某医院产科护士长在工作中发现科室新生儿脐部感染发生率高达 30%,脐残端愈合率仅 12%。针对以上情况,护士长召集科室质量小组成员对导致新生儿脐部感染的可能因素进行分析,认为以下情况可能是导致新生儿脐部感染的原因:

1.母婴同室后,消毒隔离制度不严,引起交叉感染;

2.新生儿沐浴时脐残端浸泡在非无菌水中;

3.脐残端留置过长,折脐圈不及时易造成细菌繁殖;

4.分娩过程断脐器械污染,脐残端接触污染的手或敷料;

5.脐部护理未按常规进行;

6.产前宫腔内感染。

结合科室护理工作的实际情况,科室质量小组认为以上原因中,第 1、2、4 是引起科室新生儿脐部感染的主要因素。针对这几个主要因素,科室质控小组制定了以下几项护理措施:

1.加强产程的管理,尤其是加强无菌操作意识;

2.脐周围及靠近脐轮的脐带经严格消毒后再断脐,残端采用高锰酸钾溶液彻底消毒处理,手及污染的敷料不可触及脐残端;

3.新生儿沐浴前先用负压球罩住脐部,浴后用 2.5% 碘酒消毒脐残端,75% 酒精脱碘,无菌棉签擦干后再将氟哌酸粉末均匀地撒在脐部;

4.护士护理新生儿之前双手用消毒液浸泡消毒;

5.病房空气消毒 2 次/日,通风 2 次/日。

为了使计划得到很好的落实,该科护士长召开了全体护士会议,护士会的主要目的有三:

1.本阶段科室存在的主要护理问题——新生儿脐部感染发生率高;

2.与全体护士一同分析导致新生儿脐部感染的主要原因;

3.明确科室要降低感染发生率所采取的主要措施以及对每位护士的具体工作要求。

实施了护理措施后,质控小组对计划落实的情况采用不定期抽查法进行检查,检查的内容有环节质量(即每位护士是否严格执行了以上各项护理措施)和终末质量(即新生儿脐部的情况),并将检查的结果做好记录,一个月后护士长对检查的结果进行分析、总结。分析结果显示,护士基本能严格落实以上各项护理措施;新生儿脐部感染率明显下降;脐残端 5 天愈合率达 84%。这一结果有力地说明,科室质控小组找的原因是准确的,制定的措施是有效的,于是该科护士长要求护士把以上几项措施作为预防新生儿脐部感染的护理常规来加以执行,质控小组把此作为质控的一个内容来抓。

至此,该科护士长完成了一轮 PDCA 循环,可针对新的护理问题,进入下一轮的 PD-CA 循环。

不断通过 PDCA 循环解决护理问题,其最终结果就是促进护理质量阶梯式提高。

二、分层法(Grading)

分层法是质量管理中整理数据的重要方法之一。搜集罗列一大堆数据,杂乱无章,看不出问题,利用分层法可以有效地解决这一问题。分层法是把收集来的原始质量数据,按照一定的目的和要求加以分类整理,以分析质量问题及其影响因素的一种方法。运用分层法时应根据分层的目的,按照一定的标志进行区分,把性质相同分列一组,使数据反映的事实更明显、更突出,以便找出问题,对症下药。分层法通常以表格或图形表示,常与排列图法同时使用。表 10-4-1 就是利用分层法对医院 1998 年发生护理差错的原因进行分类。

三、调查表法(Inquiry tables)

调查表是为收集数据而设计的图表。调查表法就是利用统计表进行整理数据和粗略分析原因的一种工具。其格式多种多样,可根据调查的目的不同,使用不同的调查表。下面介绍某医院对消毒供应科护理工作质量评价的调查表。

各科护士长及护士同志：

你们好！为了进一步提高我院供应室工作质量，请你协助我们对下列项目作出评定。

　　1. 玻璃类消毒器械是否清晰、透明、无异物　　　　　　　　　　（优、良、一般、差）

　　2. 无菌针头质量合格率　　　　　　　　　　　　　　　　　　　（优、良、一般、差）

　　3. 搪瓷类物品光亮无污垢、无漏　　　　　　　　　　　　　　　（优、良、一般、差）

　　4. 橡胶类物品不粘连，不变形，腔内外符合要求　　　　　　　　（优、良、一般、差）

　　5. 手套成对不漏气，上粉均匀　　　　　　　　　　　　　　　　（优、良、一般、差）

　　6. 各种无菌包、盆包装合要求，标志清楚，种类数量相符，有消毒日期标志（优、良、一般、差）

　　7. 坚持按时下收、下送物品　　　　　　　　　　　　　　　　　（优、良、一般、差）

　　8. 病区急救用无菌物品保证按时供应　　　　　　　　　　　　　（优、良、一般、差）

　　9. 供应室护士服务态度　　　　　　　　　　　　　　　　　　　（优、良、一般、差）

　　10. 您对供应室工作质量的总体印象如何？　　　　　　　　　　（优、良、一般、差）

　　11. 您对供应室工作还有哪些要求和建议？

四、排列图法（Pareto chart）

　　排列图法又称主次因素分析图、巴雷特图，是把影响质量的因素进行合理分类，并按影响程度从大到小的次序排列，作出排列图，以直观的方法表明影响质量的主要因素的一种方法。

　　排列图的基本结构：1个横坐标，2个纵坐标，几个直方形和一条曲线构成（图10-4-3）。绘制巴雷特图的方法步骤：

　　1. 针对某一问题收集一定时期的资料；

　　2. 将数据按一定分类标志进行分类整理，从大到小依次排列，并计算出各类项目的频数、累计频率。表10-4-1是某医院1998年护理工作差错发生的原因、发生次数（频数）、百分比及累计百分比（累计频率）。

表 10-4-1　某医院 1998 年护理工作差错原因分类表

原　　因	发生次数	累计次数	百分比（%）	累计百分比（%）
发错药	70	70	45.2	45.2
漏执行医嘱	48	118	31.0	76.2
打错针	21	139	13.5	89.7
化疗药外漏	5	144	3.2	92.9
烫伤	5	149	3.2	96.1
褥疮	3	152	1.9	98
输错血	1	153	0.6	98.6
其他	2	155	1.4	100

　　3. 按一定的比例画出两个纵坐标和一个横坐标。横坐标表示影响质量的因素，左边纵坐标表示频数，右边纵坐标表示累计频率，如图10-4-3。

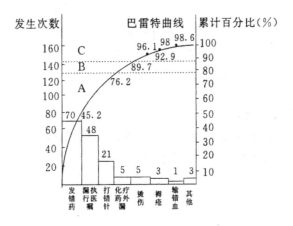

图 10-4-3 护理差错原因排列图

4. 按种类影响因素的程度的大小,依次从左到右在横坐标上画出直方块("其他"放最后,如图 10-4-3),其高度表示该项目的频数,并写在直方块上方;

5. 按右纵坐标的比例,在直方块中间的上方标出累计频率,从原点开始连接各点,画出的曲线就是巴雷特曲线。

应用排列图的注意事项:

(1)通常把因素分为 A、B、C 三类。在累计频率 80% 与 90% 两处画 2 条横线,把图分成三个区域,累计频率在 80% 以内的诸因素是主要因素(A 类),累计频率在 80% ~ 90% 的是次要因素(B 类),90% 以上的为一般因素。如图 10-4-3 可知,发错药、漏执行医嘱是造成护理差错的主要原因,重点做好这两个方面的防范工作,则可以使差错的发生率明显下降。

(2)主要因素不能太多,一般找出主要因素一二项为宜,最多不超过三项。若找出主要因素过多,须考虑重新进行因素的分类。

(3)适当合并一般因素。不太重要因素可以列出很多项,为简化作图,可把这些因素合并为"其他"项,放在横坐标的末端。

(4)在采取措施之后,为验证效果,要重新画巴雷特图,以便进行比较。

五、因果分析图(Cause and effect chart)

因果分析图又称特性因素图、树枝图、鱼刺图。巴雷特图仅对属于同一层的有关因素的主次关系进行统计分析,若因素在层间还存在着纵向因果关系时,就需运用因果分析图就能整理出这两种关系。因果分析图是整理、分析影响质量(结果)的各种原因及各种原因之间的关系的一种工具。因果分析图(图 10-4-4)运用系统分析方法,以结果出发,首先找出影响质量问题的大原因,然后再从影响质量的大原因中找出中原因,再进一步找出影响质量的小原因……依此类推,步步深入,一直找到能够采取改进措施为止。

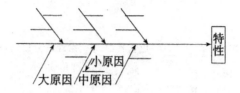

图 10-4-4　因果分析图基本结构

绘制因果分析图的方法步骤：

1.确定要解决的问题(结果)是什么。例如某医院内科病房自从迁入新大楼后,多次空气监测,均发现细菌数严重超标。是什么原因造成的,就可以用因果分析图分析。如图10-4-5。

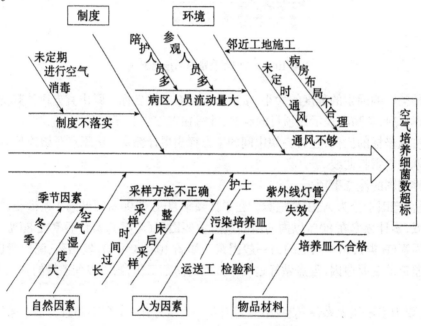

图 10-4-5　某医院空气培养细菌数超标的因果分析图

2.采用开座谈会的方法召集熟悉情况的人员,进行原因分析,把造成空气培养细菌超标的大原因写在用箭头表示的大枝的尾部。本例的可能大原因为制度、环境、物品材料、人为因素、自然因素等。

3.追问大枝上存在的原因,分解出中枝(中原因),再继续追问中枝上的原因,分解出小枝(小原因)。如本例中人为因素是引起细菌超标的一个大原因,采样方法不正确是这个大原因上的中原因,而这个中原因上又有"采样时间过长"、"整床后采样"这两个小原因,直至追问到采取具体措施为止。

4.记录有关事项,如制图时间、制图者、单位、制图时客观条件和情况等。

应用因果分析图的注意事项：

(1)分析原因一定要充分发挥民主、集思广益,把可能的原因都罗列出来,对有争论的问题,应调查了解后再做定论。

(2)大原因不一定是主要原因,可以采用投票方式,确定主要原因,主要原因不要太多,一般不多于 4~5 个。

因果分析图使用简单的图表就可以把质量问题产生的原因和结果都表示出来,便于查找原因,制定改进措施,是一种实用性很强的质量控制工具。

六、控制图 (Control chart)

控制图又称管理图,是画有控制界限的图表,用来检查质量波动是否处于控制状态的一种工具。控制图根据质量特性的数据统计特征可分为计量数据的控制图和计数数据的控制图两大类。计量数据的控制图包括 X 控制图、X-R 控制图、L-S 控制图、X-Rs 控制图;计数数据的控制图包括 Pn 控制图、P 控制图、C 控制图、U 控制图。

控制图的基本格式如图 10-4-6 所示。建立 XY 坐标,横坐标为样本号码或取样时间,纵坐标为质量特性数据。在图上分别划出上、下控制界线和中心线三条线(有的控制图可以是五条线,在 UCL 与 LCL 之间增加上警戒线、下警戒线)。在管理过程中,定期将测量到的质量特性数据,用圆点标在图的相应位置,如果点子落在控制界线之内,则表明质量在控制范围内;如果点子落在控制界线之外,则表明质量不稳定或者发生缺陷,这时质控人员就要分析原因,及时采取措施,以防质量继续下降。

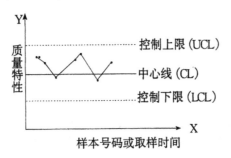

图 10-4-6　控制图的基本格式

不同的控制图有其不同的适用范围,其 CL、LCL、UCL 的计算方法也就不一样。如果所分析的数据呈正态分布,通常采用 X 控制图,以 X 作为中位线,X+3S 作为上控制线,X-3S 作为下控制线(X 为均数,S 为标准差)。

控制图法不是事后检查,它贯穿于护理工作的全过程,它能及时发现异常现象,对于检查护理工作质量是否稳定有重要作用。

七、直方图 (Right square chart)

又称质量分布图,是通过对测定或收集的数据加以整理,从中找出质量变化规律,来判断或预测生产过程质量的一种常用工具。

例如,某医院 1 月份全院各科室护理质量得分如下:

88.8	87.7	81.4	95.9	93.7	95	97.1	95.9	96.9	91.1
90	92.3	89.9	83.1	95.4	95.3	93.5	90	94.1	91.3
93.6	88.2	95.6	95.2	94.3	93.9	96.3	96.7	96.6	97.1
88.6	95.1	95.1	96.8	97.3	94.5	85.7	85.3	86	92.4

以上一组数据分布很乱,要清楚地看出1月份全院护理质量得分分布情况,就可以绘制成直方图。直方图的绘制方法:

(1)找出数据中的最大值、最小值并计算出极差(R)。本组数据中的最大值为97.3,最小值为81.4,最大值与最小值之差为极差,本组 R=15.9。

(2)根据极差决定"组段"数、组距和组段,组段数一般取8~15个,本组取8个,则组距等于15.9/8≒1.99,取整数等于2(分)。

(3)列表划记。如本组,可列出图10-4-7的划记表,将原始数据用划记法计数,得出各组段的频数。

护理质量得分组段	划记	频数
81~	一	1
83~	一	1
85~	下	3
87~	正	4
89~	下	3
91~	正	5
93~	正丁	7
95~	正正下	14
97~99	丁	2
合计		40

图 10-4-7　某医院1月份各科室护理质量得分划记表

(4)依据划记表绘出直方图(如图10-4-8)。

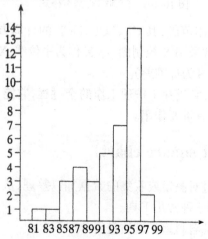

图 10-4-8　某医院1月份各科室护理质量得分分布情况直方图

八、散布图 (Spotting chart)

是描绘两种质量特性值之间相关关系的分布状态的图形,又称相关图。两种对应数据之间有无相关性,相关关系是一种什么状态,只从数据表观察就很难判断,如果按数据作成散布图就比较容易得出结论。

例如要推断科室护士长素质与科室护理质量之间是否存在相关性,就可以使用相关图作出推论。具体方法是:设计调查表对护士长的素质进行调查(可参见表 3-5-2),将调查结果进行整理后运用模糊数学法计算出每位护士长素质的分值;同时计算出一段时间内各科室护理质量的平均成绩,这样就可得到二组数据,每位护士长都有对应的自身素质分值(X)和质量分值(Y)。建立一个坐标,横坐标表示护士长素质分值,纵坐标表示护理质量分值。将每一组(X、Y)分别画在坐标上,就可以观察到护士长素质与科室护理质量之间的关系了。图 10-4-9 是某医院得出的护士长素质与科室护理质量呈正相关关系的相关图。

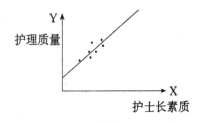

图 10-4-9 某医院得出的护士长素质与科室护理质量呈正相关关系的相关图

散布图的判断与分析,一般考虑如表 10-4-2 所示的四种情况(X:原因特性 Y:结果特性):

表 10-4-2

相 关 类 型	判 断	示意图
X、Y 正相关	X 增加,Y 随之增加,只要控制 X ,Y 就得到控制	
X、Y 呈负相关	X 增加,Y 随之减少,可通过控制 X 来控制 Y	
X、Y 呈非线性相关(曲线)	在一定范围内 X 增加,Y 亦增加,而在一定限度以外,X 增加,Y 随之减少,这时要分别控制	
X、Y 无关	X 、Y 之间没有关系,不能通过一个特征值来控制另一个特征值	

第五节 护理质量评价
（The evaluating of nursing quality）

一、评价形式（The evaluating forms）

（一）全程评价与重点评价

全程评价：顾名思义就是对护理活动全过程进行分析评价，主要是检查护理各个方面的整体情况，找出普遍存在的问题，和个别需要改善的现象，为进一步修订质量标准指明方向。

重点评价：指某项技术操作考核、护理文书书写质量或病区管理、服务质量等单项质量评价，这种评价所需的时间较短，且分析仔细，易于发现存在的不足之处，及时提出解决问题的办法，采取补救或纠正措施。

（二）事前评价与事后评价

按评价的时间先后可分为事前评价、事后评价。事前评价就是在标准实施前进行的评价，找出质量问题，明确实施标准应重点解决的问题。事后评价则指在某些标准实施后所进行的评价，为质量改进指明方向。

（三）定期评价与不定期评价

定期评价是指按规定的时间进行的评价，如周评价、月评价、年度评价。不按规定的时间随机进行的评价称为不定期评价。这种评价真实性强，是无准备状态下所做的评价，能较真实地反映质量问题。

（四）自我评价与他人评价

1.自我评价：是由被评估者本人对自己在一定时期内所做工作的质量对照标准进行的自我总结和评价。

2.他人评价：包括同级护理人员的相互评价，上级机关组织的评价以及病人的评价。

采用自我评价与他人评价相结合，能全面、全方位、全角度的发现问题，弥补自我评价的不足。

一般说来，只要制定的评估标准合理，这种方法的评估准确性较高。

二、评价方法（The methods evaluating）

护理质量评价的方法很多，各种方法都有它适用的范围，都有它的优点和局限性。分述如下：

(一)等级法

是用事先制定的具体衡量标准,来评价被评估者各个方面的护理工作质量,而不是拿某个评估者比较,并对每项标准设立分值,最后把各项得分相加,评分越高质量越好。

(二)因素比较法

也叫要素比较法。这种方法是将评估者的工作质量分为若干因素或要求,把每个要素方面的评分又分为三个或五个等级。三个等级即好、中、差;五个等级为优、良、中、及格、差。又可分为很满意、满意、较满意、可接受和不满意。一般来说,人们对三个等级的评估比较容易产生聚中趋势,趋向评中,而五等级较为科学,评估结果更确切实际。使用因素比较法时,评委们在各个等级中选择一个最符合被评估项目的实际情况的答案,在某一等级中划个圈或打个"√",然后将评委的意见进行综合,得出结论。

(三)评分法

1.百分法:把护理工作与质量标准对照,以百分为基础,根据检查中问题的程度,作分值扣分(也叫负值法)。此法适用一定时期对护理工作质量进行检查评价,易被护理人员、管理人员及病人所接受。

2.赋值记分法:以定额点值法计算工作量,根据得分评价护理质量,也叫正值法。

3.加权平均法:将检查结果赋值,并根据管理者所认为的重要程度加权,计算平均值而评价护理质量。

评价质量的方法还有排列法、目标管理评价法等,这些方法已在管理理论中作过详细的介绍,不再赘述。

三、评价中应警觉的问题(Problems for attention in evaluating)

(一)误差分析

所谓误差就是指评价与实际工作质量之间的差距。评估过程中很多的主、客观因素均可造成误差。例如:评估项目不当,评估各项目之数值不当,评估的目的和意义不明确,评估程序不严格以及评估人未进行培训,仅凭自己的主观感觉或第一印象来评估下属人员的工作质量等等。下面介绍几种最常见的评价误差。

1.宽厚误差

这种误差就是将工作质量基本上定为合格。这种现象在管理实践中最为常见,产生的原因主要是质量标准定得太低,再则是评价者为了化解护理人员的压力而对标准掌握得过松。

2.苛严误差

这种误差与宽厚误差相反,将护理人员的工作质量,都评为不合格,主要是质量标准定得过高的原因。

3. 近期误差

是评估者对被评估近期工作质量印象深刻,而忽视了前期的又属于评估期内的工作质量,以近期的记忆来代替被评估人整个过程中的工作质量。这是由于人们一般都对近期发生的事情留下清晰印象,而对早期发生的事情印象模糊。

4. 偏见误差

人是有感情的,评估人与被评估人之间的感情好坏程度会在无形中造成对工作质量评估偏高或偏低。在社会上,有一些陈旧的传统观念如:论资排辈、平均主义、嫉能妒才等,也会造成误差。为了防止或尽可能减少评估中的误差,为了提高评估信度与效度,挑选与培训评估人员极为重要。

(二)光圈效应

也称晕轮效应,是一种十分微妙的社会心理现象,往往不知不觉地影响着评估者的评估方向,是评估者对被评估人某种特征有特别印象影响到对该人整体认识,以偏概全。如穿着良好,又有讨人喜欢的个性或高水平的社交技巧,往往容易获得较高的评分。对研究感兴趣,临床见解、嗜好性格等与评估人相似的人,能给予较高的评价。

(三)触角效应

触角效应指对实绩评价过低现象。一个全年表现超越平均水准的护理单位或人员,可能因一时与评价者的意见相左,而得到较低的评价,因为管理者容易怨恨下属不支持他的意见和建议;一个工作表现优越的员工,可能因为没有照着主管理想中的穿着或表现态度而得到较低的评价;有些习惯性地给予外来的护理人员较低的评价。

(四)暗示效应

暗示是人们一种特殊的心理现象,是人们通过语言行为或某种事物提示别人,使其接受或照办而引起的迅速心理反应。评估人在领导者或权威人士的暗示下,很容易接受他们的看法,而改变自己原来的观点,这样就可能造成评估误差的暗示效应。

(五)后继效应

当对多个评价者依次进行评价,或者对绩效的各个方面先后进行评价时,先前评价结果对随后评价的影响就称作后继效应。如在各种比赛中,评委们总是把第一个选手的成绩作为参照,既不会得分太高,也不会得分太低,这就是后继效应的一种表现。所以没有哪一个选手愿意第一个出场。

(六)自我中心效应

评价者以自我感受代替绩效标准进行评价,这种误差叫"自我中心效应"。可分为以下两种:

1. 对比型

这种自我中心效应表现为评价者拿被评估者与自己相比较。

2.相似型

这种自我中心效应表现为评价者寻找评价对象与自己相似的地方进行评价,例如喜欢被评估者的服饰、发型,或是被评价者是自己的老乡、亲友或同龄人等为标准来评估。

（王美珍、谢红珍）

第十一章

护理标准与标准化
（Nursing standards and standardization）

第一节 概 述（Introduction）

一、标准与标准化的概念（Concepts of standards and standardization）

标准是指对重复性事物或概念所做的统一规定。它以科学、技术和实践经验的综合成果为基础，经有关方面协商一致，由主管部门批准，以特定形式发布，作为共同遵守的准则和依据。

这个定义说明：标准的对象并不是所有事物或概念，而是比较稳定的重复性事物或概念；标准的产生是在对科学技术成果和实践经验进行分析、比较、选择和综合的基础上形成的，它反映了客观事物发展的规律。标准的形成过程要发扬民主，经各方协商并达到一致，这样制定出来的标准才具有权威性、科学性和适应性，实践起来也较容易；标准的本质特征是统一，即标准由主管部门批准、发布，作为人们共同遵守的准则和依据，不同级别的标准在不同适应范围内进行统一，不同类型的标准在不同行业内进行统一，此外，标准的编写格式也应该是统一的，这样可保证标准的严肃性和权威性。

标准化是指在经济、技术、科学及管理等社会实践中，对重复性事物或概念，通过制定、发布和实施标准，达到统一有序，以获得最佳秩序和社会效益的过程。

标准化不是一个孤立的事物，而是一项有组织的活动过程，活动的主要内容就是制定标准、组织实施标准和对标准的实施进行监督或检查。如同 PDCA 循环一样，每完成一次循环，标准化水平就提高一步。标准化的全部活动中，"化"——即实施标准，是一个十分重要而不可忽视的环节，这一环节中断，标准化循环发展过程也就中止。标准化的目的和重要意义在于达到统一，以获得最佳秩序和社会、经济效益。

二、护理标准与标准化（Nursing standards and standardization）

护理标准是依照护理技术和护理实践经验的综合成果，在协商一致的基础上，对护理工作中比较稳定的重复性事项,以特定的形式和程序所作的统一规定。

上述定义说明:制定标准的依据是护理技术和护理实践的综合成果;制定标准的基本方法是民主性;制定标准的对象是稳定的重复性事物;标准的本质特征是统一;制定标准达到的目的是使各项护理技术和工作都有准则和依据。

护理标准化是指护理实践中,对护理工作中可共同或重复运用的事物,通过制定和实施标准,达到统一有序,以获得最佳秩序和护理效果的过程。

标准化是以护理科学、技术与实践的综合成果为依据,以制定和贯彻实施标准为主要内容的活动。其目的是保证护理工作有序的进行,降低人力物力的耗损,促进护理业务的发展,从而提高护理质量与效率,获取最佳的社会效益和经济效益。

第二节　护理标准的制定与实施
（Establishing and implementing of nursing standards）

一、护理标准的制定（Establishing of nursing standards）

标准是一种技术法规,法规的产生有一定的程序,制(修)定标准也有规定的工作程序,只有严格遵循这些程序,才能保证标准的质量。

（一）制定程序

制定标准的程序可用图 11-2-1 来表示。

(1)确定和制定标准项目与计划

护理工作中需要统一规定的重复性事物或概念很多,它们遍及管理、技术等护理实践活动的一切领域。究竟哪些应制定成标准,哪些标准要先制定,就必须确定标准项目,制定工作计划,按计划、有步骤地进行。

(2)成立标准制定小组

制定标准的项目确定之后,应根据工作量的大小和难易程度组成一个数量适当的标准制定小组,负责标准的制定工作。制定标准小组成员应该是熟悉护理质量要求,掌握专业技术和标准化技术的资深护理人员。

(3)认真调查,编制工作方案

制定小组成立后,必须深入到具有代表性的使用、管理部门和单位调查研究,全面收集有关资料,充分掌握这些部门的现状、发展方向、使用要求等资料。同时还要收集国内外先进标准。在做好调查研究的基础上,编制出切实可行的工作方案。

(4)编写标准草案(征求意见稿)

在调查研究的基础上,制定出标准草案,为了使制定的标准具有较高的科学性、先进性、可行性,应将标准草案送有关部门广泛征求意见。

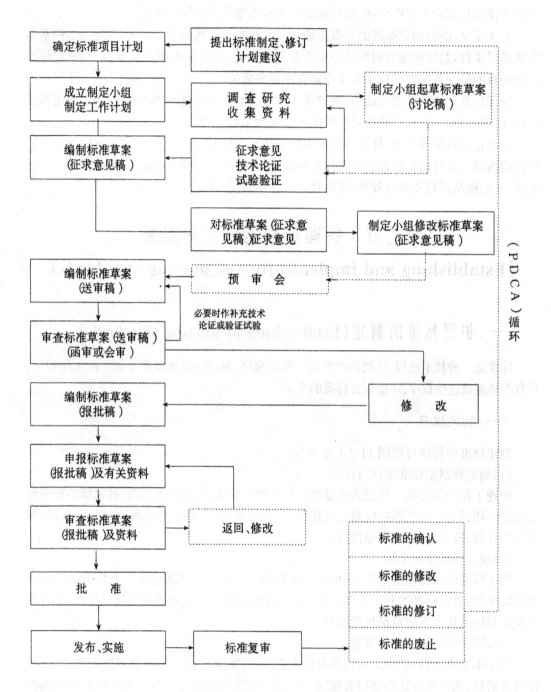

图 11-2-1　制定标准工作流程
（出自洪生伟《标准化管理》）

（5）确定标准送审稿

制定标准小组收到各方面意见后应分类整理，逐一分析研究，合理的意见应采纳，对难以确定取舍的分歧意见可作为一个专题研究或再次征求有关方面的意见，进行协商调整，最后确定标准送审稿。

(6)全国性护理标准项目,应由国家卫生部门组织的技术委员会研讨定稿,上送审批,对地方级、基层的标准草案,应归口分送各自的编写委员会、技术委员会、主管部门审批,并办理批准手续。

如果标准送审稿未获通过,负责制定标准的小组应继续进行工作,然后再提出修改后的标准送审稿,重新上报审查,直到审查通过为止。

(7)批准和发布

标准报批稿及报批所需的文件准备好后,根据标准的级别,按规定的审批权限,报送相应的主管部门批准、编号和发布,明确标准的实施日期。

标准批准、发布后,就要公布于众,尽快把标准发行到各有关实施部门和单位,使他们在标准实施日期之前作好实施标准的各项准备工作。

(8)标准的修定、补充

标准的修定,一是侧重于对原标准不足部分的修定;二是侧重于对先进科学技术的跟踪补充。标准的修改、废止、补充,由标准的审批机关批准发布。标准的解释,由标准的审批机关或指定单位负责。

(二)制定标准的基本要求

制定标准时做到标准的内容要科学,文字表达要准确、简明、通俗易懂,并与国家法规、有关标准协调一致,编写方法必须规范化。

1. 科学　标准的内容必须是以现代科学技术的综合成果和先进经验为基础,并经过严格的科学论证;标准中规定的技术指标、参数、公式等都要科学可靠。

2. 准确　标准内容的措词要准确、清楚、符合逻辑,语句结构要紧凑严密,要避免模棱两可,以防止不同的人从不同角度产生不同的理解。

3. 简明　标准的内容要简洁明了、通俗易懂。不要使用生僻词句或地方俗语,在保证准确的前提下尽量使用大众化的语言,使标准执行者和管理者都能正确理解和执行。

标准中只规定"应"怎么办、"必须"达到什么要求,"不得超过什么界限等",一般不讲原因和道理,凡能定量表达的都要定量表达。

4. 统一　编写标准时,要注意贯彻国家有关法律、法令和法规,而不能与其违背;要与现行的上级、同级有关标准协调一致;标准的表达方式要始终统一,同一级标准或相关标准中的名词、术语、符号、代号要前后一致,同一名词或术语始终用来表达同一个概念,不能在一个标准中出现其他同义词;同级或同类标准的书写格式和使用的文字要统一,汉字要用国家正式公布的简化汉字,杜绝错别字。

二、护理标准的实施(Implementing of nursing standards)

护理标准的实施是整个护理管理工作中一个十分重要的环节。制定的标准只有在实践中贯彻执行才能发挥标准的作用和效益。标准的质量和水平,也只有在贯彻实施过程中,才能作出正确的评价。因此,应下大力抓好标准的实施。护理标准的实施应遵循以下程序(图11-2-2):

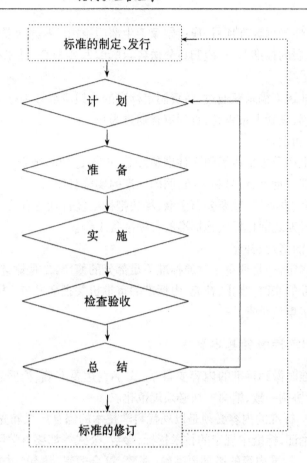

图 11-2-2　实施标准的一般程序
（出自洪生伟《标准化管理》）

（一）计划

实施标准之前，根据本部门、本单位的情况，制定出实施标准的工作计划或草案，主要内容包括贯彻标准的方式、内容、步骤、负责人、起止时间、达到的要求和目标等，使标准实施工作做活做好。

（二）准备

标准实施前必须认真细致地做好准备工作，才能保证标准的顺利实施。贯彻标准的准备工作一般从以下几个方面去做：一是建立机构明确职责。标准的贯彻，需要统筹安排，因而必须有专门组织机构或专人负责，明确各级人员的分工和责任。二是宣传讲解。任何一项标准，都需要宣传讲解，以使全体护理人员明了标准的内容、意义、方法、步骤等，才会增强标准意识及参与意识，才会在护理活动中自觉地贯彻执行。三是认真做好技术准备。对标准规定应开展的业务技术项目和应达到的技术要求做好达标准备工作，如技术人员培养，医疗装备配置等。一般可按照先易后难，先主后次顺序，逐步做好标准实施中的各项技术准备工作。四是充分的物质准备。贯彻实施护理标准，常常需要一定的物质条件,如医疗环境和工作条件改善等。

(三)实施

标准一经颁发,护理管理者就要组织本单位全体护理人员全面贯彻执行。在贯彻执行中,对标准中一些原则规定或缺少的内容在不违背标准精神的前提下,结合单位实际,制定必要的补充规定。这对完善标准,使标准更好地在本部门本单位贯彻实施是十分必要的。

(四)检查

要使制定的标准在工作中有效实施,必须加强督查工作。配置专职或兼职督查管理者,实行定期的检查监督和指导。通过检查,找出标准实施中存在的各种问题,采取相应的纠偏措施,如此反复检查,就可以促进标准的全面贯彻。

(五)总结

包括技术上和贯彻方法上的总结及各种文件、资料的归类、整理、立卷归档工作。对标准贯彻中所发现的各种问题和意见进行整理、分析、归类,然后写出意见和建议,反馈到标准制定部门。

第三节　护理标准体系
(Nursing standard system)

护理标准体系是指为实现护理标准化目的,将有关的标准按其内在联系形成的有机整体。

这个定义说明:护理标准体系的建立是为了实现护理管理标准化,而把各部门分散的护理标准分类组合成一个完整的标准系列,使部门之间建立起相互联系、相互依存、相互制约、相互补充的科学的指标体系。

一、护理标准体系的层次结构(The gradation of nursing standard system)

一般来说,护理标准体系包括以下四个层次。

(一)国际标准体系

指由国际上权威组织制定,并为国际上承认和运用的标准聚合而形成的标准体系。如世界卫生组织(WHO)和联合国儿童基金会(UNICEF)制定的创建爱婴医院,促进母乳喂养标准体系。

（二）国家标准体系

为实现国家护理管理标准化目的，将有关的所有标准分类组合而形成的标准体系。这类标准体系一般由国家卫生部或其他主管部门制定，在全国卫生系统范围内统一。

（三）地方标准体系

指地方政府及省市卫生厅（局）制定并批准颁布的标准体系。

（四）医院标准体系

医院的标准体系有两种情况：一是完全由医院制定的新标准，并使之逐步完善，形成标准体系。二是当上级标准尚未配套或过于原则，医院把上级相关部分的标准结合医院护理工作实际情况，再重新制定标准，并配套成医院标准体系。这样，既保证了上级标准的贯彻，又切合医院的实际。

二、医院护理标准体系的分类（The classification of hospital nursing standard system）

医院护理标准体系从性质上可分为护理技术标准体系和护理管理标准体系两大类。

（一）护理技术标准体系

护理技术标准体系是指对护理技术活动中需要协调统一的技术所制定的标准的聚合。

这一类标准的内容广泛，项目繁多，各科交错，又可分为：

1. 护理技术管理标准：此类标准属于护理技术活动中的一些原则性规定。如护理诊断标准，各种疾病护理常规，护理差错、事故判定标准，护理表格及护理病历书写标准等。

2. 护理技术操作标准：此类标准多属于作业性标准，是实际的护理技术操作的程序和质量要求，如各种注射技术、插管技术、封闭技术、引流技术、输血技术等护理技术操作标准。

（二）护理管理标准体系

为进行科学管理，合理地组织、协调医院护理各方面的工作而制定的各项管理工作标准的聚合，是对事而言的。

护理管理标准主要是对医院内部诸多护理管理事项所作的质量规定，也是护理管理部门进行管理活动的依据，护理管理标准主要有：

1. 人员管理标准：如人员编制标准，人员培养、使用标准，职业道德及服务质量标准等。

2. 工作标准：为实行责任制而建立的工作标准，是对人的行为的约束，包括职责、权限、工作程序、质量要求、检查、考核等内容。

3. 物质、设备管理标准：如病区环境管理标准，药品、器材管理标准等。

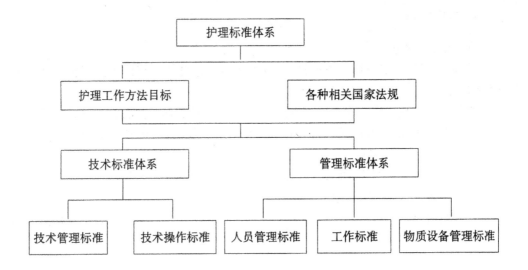

图 11-3-1　医院护理标准体系

附　某三级甲等医院护理标准体系

（Introduction a hospital's nursing standards system）

一、护理管理标准体系

（一）人员管理标准

1. 按编制配备护理人员（病房护士与床位之比为 0.4∶1）。

2. 具有护理专业技术职务的人员必须在护理岗位上工作。

3. 护理人员持有《中华人民共和国护士职业证书》并注册。

4. 实行院长领导下的护理部主任负责制，实行护理部主任、科护士长、病区护士长三级管理。三个护理单元或 100 张床位以上的科及门急诊、手术室等重要科室应设立科护士长。

5. 护理部主任为高级专业技术职称，科护士长为中级以上专业技术职称，病区护士长为护师以上专业技术职称。各护理单元配有中级专业技术职称护理人员。护理部主任、科总护士长经过护理管理专门培训，具有相应的护理、教学、科研和组织管理能力。

6. 35% 以上的护理人员具有大专以上学历；护士长以上管理干部具有大专以上学历。

7. 护理人员在职培训率≥20%。

（二）工作标准

1．护理部工作质量标准

（1）护理部有年度工作计划、季安排、月重点及年工作总结。有护士长例会制度及护士长夜查房制度。

（2）有健全的护理工作数质量登记、统计制度。并定期总结、分析，达到计算机管理。

（3）有护理各项规章制度、护理常规和各项技术操作规程、各级各类护理人员岗位职责，并有落实措施，定期检查。

（4）有质量控制管理组织，并有工作计划，定期检查、总结、分析，资料保存完整。

（5）护理管理达到省、市卫生厅（局）的标准要求。

（6）护理科研、训练有计划，有落实措施，有科研成果；护士规范化培训和继续护理学教育率100％。

2．护士长工作质量标准

（1）护士长具有专科护理学术带头人的水平。

（2）准确及时传达医院或护理部有关制度、规定和要求，并在实际工作中认真贯彻执行。

（3）病区规章制度齐全，岗位职责明确，分工合理，有护理常规和有关专科技术操作规程等资料，有年度工作计划及总结。

（4）各种登记、报表按要求及时、准确完成，原始资料记录准确、完整。

（5）定期进行有关病区护理质量检查，发现问题及时纠正处理，每月向全病区护理人员作有关护理工作总结及布置下月工作等，并有记录。

（6）教学、科研、训练有计划、有落实措施，护理人员业务技术年考核率及合格率达标，护士规范化培训、继续护理学教育率100％。

（7）护理质量指标达标率≥80％。

（8）积极开展以病人为中心的整体护理，工伤人员满意率不低于85％。

（9）完成医院或护理部要求的其他有关工作。

3．护理人员服务质量标准

（1）护士的着装整洁，仪表端庄，举止稳重，符合职业要求。

（2）准确认真执行护士岗位职责、规章制度、护理常规及技术操作规程等，保障病人安全。

（3）护理人员在为病人提供服务的过程中，做到对待病人热情、礼貌、耐心、细致，协助病人解决身心方面的各种问题。服务对象对护理人员服务态度满意率≥90％。

4．基础护理质量标准

（1）新入院的病人，当班护士负责入院宣教，搞好个人卫生，更换住院病人衣服。

（2）按护理级别要求，定时巡视病人，认真执行交接班制度，发现病情变化及时报告医生，及时处理，及时准确记录。

（3）病人床单位整洁，被褥床单平整、干燥、无碎屑，床下无杂物、无便器。

（4）分级护理制度落实，按要求定时做好病人临床护理（含晨晚间护理）。

(5)预防褥疮措施落实,无褥疮发生(不允许翻身的特殊情况例外)。

(6)病人卧位舒适,符合病情要求,并有安全措施。

(7)各种导管、引流管通畅、清洁,定时更换,输液(血)定期观察、记录。

(8)基础护理合格率≥90%。

5．特护、一级护理质量标准

(1)特护病人需设专人24小时护理,备有急救药品、器材,以供急用。制定并执行护理计划,有特护记录;一级护理病人按等级护理要求定时巡视,严密观察病情,及时发现病情变化,及时处理。认真执行交接班制度,并按要求做好各项护理记录。

(2)落实基础护理质量标准。

(3)掌握患者一般情况及病情,包括床号、姓名、诊断、病情、治疗、护理、心理、饮食等。

(4)正确、及时地做好各项治疗与护理。

(5)意识障碍的病人有安全防范措施。

(6)特护、一级护理合格率≥95%。

6．整体护理质量标准

(1)组织分工严密,护士分管的病人责任到人,有工作程序、质量标准及检控方法,有常见病标准护理计划及健康教育方案。

(2)患者入院后2小时内进行入院评估,提出护理问题(诊断),24小时内完成护理病史及补充护理计划。

(3)护士按护理程序对病人实施有效的治疗、护理、预防和保健措施,基础护理质量合格率≥95%。

(4)护士对所负责的病人做到九知道(床号、姓名、诊断、治疗、病情、护理问题、护理措施、心理状态、特检阳性结果),分管的病人、医师对护士的服务态度、服务质量满意率≥95%。

(5)护理病历简洁、完整、及时、准确,使用医学术语,具有科学性、针对性。护理病历按PIO格式书写,问题确切,措施恰当,实施有效,评价及时。

(6)病人住院期间,护士要根据医疗、护理及病人的需要开展健康教育并适当记录,出院时提出口头及书面康复护理指导。

7．消毒隔离质量标准

有预防院内感染的健全组织机构和消毒隔离制度与管理措施。

(1)基础护理

①护士进行无菌操作时要严格遵守无菌操作原则。

②无菌物品、器材必须放置于无菌物品专用柜储存,无菌物品无过期失效。

③存放无菌物品(含灭菌液)的容器清洁,定期灭菌,无菌物品微生物监测合要求。

④熟悉各种消毒方法、消毒液的浓度、配制方法与使用方法。器械消毒达到标准,无菌溶液注明开启日期,并在有效期内使用。

⑤实行一人一针一管一消毒。

⑥氧气液化瓶(含瓶内水)及连接管道,按规定时间更换、消毒。

⑦止血带每位病人一条,用后消毒。

（2）治疗室、处置室、换药室

①有统一的管理规定。

②室内清洁整齐，定期用消毒液拖地及擦拭物体表面，有专用的清洁用具。

③物品按规定放置，严格区分无菌区、清洁区与污染区，室内无私人物品。

④定期对物体表面、空气、工作人员的手进行细菌监测，有报告单。

（3）病床单位

①病床单位清洁整齐，被服按时更换，必要时随时更换。

②病床每天湿扫，做到每床一套湿扫用具，床旁桌、椅每天湿抹，做到一桌一巾，用后彻底消毒。

③病人离院，床单位必须进行终末消毒处理，铺好备用床。

（4）污物处理

①污被服定点放置，不乱丢、乱放。

②使用后的非一次性器械经初步浸泡消毒后，再清洗包装灭菌。

③一次性物品用后消毒、毁形，统一处理。

④凡厌氧、绿脓杆菌等特殊感染的器械、衣物要按规定严格处理，敷料用特殊医用袋包装焚烧。

（5）便器

①便器无污垢，用后浸泡消毒。

②便器消毒液浓度符合要求，并定期更换。

（6）常规灭菌物品管理合格率≥95％。

（7）常规物品灭菌合格率100％。

8．特殊科室护理质量标准

（1）门诊工作质量标准

①工作人员坚守岗位，服装整齐，仪表端庄大方。对病人态度和蔼，彬彬有礼，耐心解答问题。

②门诊各项工作制度健全，并严格执行。

③进行经常性卫生宣传教育工作，介绍卫生防病、计划生育和优生学知识。

④门诊环境清洁、整齐、安静、有序，设有明显的指示标志，室内布局合理，物品放置规范。尽量简化就诊手续，使病人不因非医疗护理原因在门诊停留时间过长。候诊秩序良好，每间诊室保持一医一患。

⑤预检分诊工作准确熟练。做到传染病人不漏检，对疑似传染病患者，及时隔离，污染物按规定消毒。

⑥做好开诊前的准备工作，预习病历，询问病情，备齐各种检查申请单、处方等用物。合理分诊，复诊病人尽量做到连续门诊（即实行治疗一贯制）。

⑦组织好病人的就诊，主动、及时配合医师进行各项诊疗工作，注意观察候诊病人的病情变化，对急症、重症、孕妇、婴幼儿及老弱者酌情提前安排就诊。

⑧质量达标率≥90％。

（2）急诊科（室）工作质量标准

①有救死扶伤的精神,严格的时间观念,急病人所急,想病人所想,服务热情周到有礼貌。

②有严格的岗位责任制为核心的各项规章制度。

③有健全的抢救组织,分工明确,井然有序。做到人在其位,各尽其责。熟悉常见急症抢救预案,有过硬的基本护理技术及抢救技术(气管插管、人工呼吸、心外按压、电击除颤、洗胃等)。能熟练操作抢救仪器和排除一般故障。抢救记录完整、及时、真实。分诊护士要掌握急诊就诊标准,分诊准确率应在90%以上。遇有传染病时,做好消毒隔离。

④急救药品、器材要时刻保持性能良好,做到"一专"、"四定"(专人负责,定位放置,定数量,定卡片,定消毒时间)。

⑤对留观室病人的病情观察做到"四及时"(巡视及时、发现病情及时、报告医生及时、抢救处理及时)。基础护理认真细致,无因护理不当引起的护理并发症。

⑥急诊出诊工作做到动作迅速,用物齐全,记录完整。配合抢救及时熟练。

⑦急诊环境清洁、整齐、安静、有序,室内布局合理,物品陈设规范。

⑧急诊手术室管理符合要求。

⑨质量达标率≥90%。

(3)消毒供应科(室)质量标准

①有健全的岗位责任制,以及物品的洗涤、包装、灭菌、存放、质量监测、保管等制度,并认真贯彻执行。

②工作环境清洁、整齐、安静,物品放置有序,标记醒目。有定期的卫生清扫制度。

③工作间布局符合科学要求,应严格划分污染区、清洁区、无菌物品贮存区。无菌物品与污染物品不交叉逆向回传递送。

④各种医疗用品的回收处理、清洗、包装、消毒灭菌程序符合要求。供应针头质量合格率≥99%,静脉输液器质量合格率100%,治疗包消毒灭菌质量合格率100%。

⑤设有专门质量检测实验室。按规定进行消毒灭菌检测,并有检测灭菌效果登记。

⑥所供应的无菌物品均写明灭菌日期,无过期物品,确保医疗护理安全。

⑦面向临床,保证供应。坚持做到下送下收。

⑧各种物品管理做到帐目相符,分类放置,交接手续严格,建立完善的统计月报制度,登记数据真实可靠。

⑨急救物品供应齐全,备足数量,贮存量大于总数1/3,以保证临时医疗、抢救时应用。

⑩消毒供应科质量达标率≥90%。

(4)手术室工作质量标准

A. 手术室感染控制管理

①严格执行无菌操作规程,无菌手术感染率小于0.5%;

②有严格的消毒隔离制度,并认真贯彻;

③对乙肝、丙肝、庚肝病毒携带者,以及特异感染如破伤风、梭菌性肌坏死(气性坏疽)手术,应安排在指定的手术间,术中严密隔离,术后做好终末消毒;

④每月定期对手术室的空气、医护人员的手、物体表面及无菌物品进行微生物监测;

⑤压力灭菌达到无菌要求,定期进行灭菌效果监测,无过期的无菌物品;

⑥限制参观手术的人数,严格执行参观制度;

⑦手术室感染控制管理达到国家卫生标准。

B. 手术室内部管理

①手术室环境管理达到清洁、整齐、安静、有序,室内布局合理,陈设规范。严格区分限制区、半限制区和非限制区;

②工作人员按规定着装,工作态度认真,一丝不苟,操作正规、敏捷、准确,积极完成手术配合工作,手术科室对手术室工作的满意率≥90%;

③有预防差错事故的措施,差错发生率控制在允许范围内,做到无事故;

④物品器械管理做到专人负责,分类放置,标记醒目,定期清点,达到质量指标要求;

⑤有完善的登统计制度,数据真实可靠。

C. 手术室各岗位工作质量

器械护士 能熟练地配合手术,严格执行无菌操作。保持器械台及手术区清洁整齐和干燥。认真做好查对工作(手术部位、用药、输血、器械敷料、手术标本等),做到异物不遗留在体腔或组织内。妥善保管切下的标本,防止遗失。

巡回护士 根据患者病情及手术步骤做好物品准备,并保证及时供应,性能良好。术前做好各项查对工作,能主动、准确地配合手术及抢救工作。术毕协助器械护士做好器械、敷料清点,并清洁、整理、补充手术间的一切物品定位归原。

D. 手术室质量达标率≥90%。

(5)产房、母婴室护理质量标准

①严格执行医疗规章制度和护理技术操作常规,有预防差错、事故的措施,做到安全无事故。

②组织分工严密,各级人员职责明确,有工作程序、质量标准及检控方法。

③无菌技术管理严格,有健全的消毒隔离制度。器械、敷料消毒合格率为100%。有预防产褥感染及婴儿皮肤感染的具体措施;对 HBsAg 阳性及 GPT 高的产妇(包括性病)、婴儿,应进行隔离;奶具做到一婴一瓶,一用一消毒;每月对工作人员咽部、手指做一次细菌培养,咽部培养有致病菌生长者,应暂时调离工作岗位进行治疗。医护人员的手指不得检出沙门氏菌。

④观察产妇、婴儿的异常情况,做到"三及时"(报告医师及时、抢救处理及时、护理记录及时);"三无"(无漏产、无臀红、无抱错婴儿)。早产儿护理应专室监护,严格隔离。对体温不升或体重不足者,有可靠的保暖措施,喂养做到细微符合要求,记录准确及时。

⑤急救药品、器材齐备,性能良好,分类放置,标记醒目。急救药品护理器材准备合格率为100%。

⑥婴儿护理记录、床头牌、足印、手腕条填写完整正确,与母亲床号、姓名、住院号做到一致。

⑦环境管理达到清洁、整齐、安静、有序。室内布局合理,陈设规范。严格区分无菌区、清洁区、污染区。有定期清扫制度。每月进行一次空气微生物监测,有监测登记。

⑧正常分娩婴儿母乳喂养率≥80%。

⑨产房、母婴室质量达标率≥90％。

（6）监护病房工作质量标准

①监护病房护理人员应具有良好的素质，反应敏锐，判断能力强，身体健康，具有2～3年以上的临床经验，经专科岗前培训，理论基础扎实，技术操作熟练。

②建立一套完整的规章制度，如岗位责任制、消毒隔离制度、交接班制度、仪器使用保管维修制度、监护记录和资料保管制度、急救工作制度等等，并落实在实际工作中。

③护士能根据护理程序，制定全面系统的护理计划，并认真实施，每日进行查房，根据病情修订监护和抢救计划。

④室内布局合理，物品陈设规范，保持清洁、整齐、安静、舒适。空气新鲜。定期消毒空气及地面，定期作细菌培养。

⑤抢救工作组织周密，分工明确。抢救技术熟练，配合及时准确。

⑥病情观察细致。正确分析监护资料并能做出应急处理。

⑦护理记录及时、完整，为诊断、治疗提供准确资料。

⑧熟练掌握监护仪器（含专科）操作方法，掌握仪器性能。仪器设备有专人负责。有使用记录。急救药品、器材管理合要求。

⑨落实特护、一级护理质量标准。监护病房不设陪伴，每天探视时间不超过15分钟。

⑩监护病房质量达标率≥90％。

（三）物资设备管理标准

1．病区管理质量标准

（1）病区环境管理

①病区布局合理，陈设规范。环境清洁、整齐、安静、舒适、安全。

②病人床单位整洁，规格统一，号卡完整，床下无杂物、便器。

③病区内物品、水、电、仪器等标志明显，无不安全因素。

④病人及探视陪护人员管理好，有病人住院规则，有探视、陪护制度。

（2）病区物资设备管理

物资设备管理（包括药品、器材、被服、营具、办公用品等）做到物资分类，建立帐目，定期清点，数目相符，有使用消耗登记；物品管理做到无积压、无丢失、无变质；毒麻药品加双锁保管，每班交接及时补充，数目相符。

（3）病区管理合格率≥90％。

2．急救物品质量标准

（1）急救车（柜）

①定位放置，专人管理。

②各种抢救药品、物品及器械做到定位、定量放置，性能完好，处于应急状态，用后及时补充和维修。

③无菌物品与非无菌物品分开放置，无菌物品无过期失效。

④药品无破损、变色、变质、过期失效。

⑤每日检查、有登记、无错漏、签全名。

(2)氧气装置

①定位放置,装置齐全,氧气表各部分完好,有防火防油防震标记。

②使用时湿化瓶保持 1/3~1/2 蒸馏水,各导管连接正确。

③氧气储存量至少保留 493.3kPa(5kg/cm^2)。

④定期检查、有登记、无错漏、签全名。

(3)吸引器

①定位放置,保持清洁,功能完好,用后消毒。

②接管正确,密闭无漏气,调试吸引压力可达 300mmHg。

③定期检查、有登记、签全名。

(4)其他

有健全的急诊抢救制度、抢救预案及常规。

(5)急救物品准备完好率 100%。

二、护理技术标准体系

(一)护理技术管理标准

1. 护理技术水平

(1)具有与三级医院医疗水平相适应的护理技术水平。护理人员基本理论、基本操作、基本技能考核平均得分≥80 分。

(2)护师以上人员能熟练配合本科开展新技术、新疗法和心、肾、脑、肺、肝脏器衰竭的抢救护理。熟练掌握护理急救技术,熟悉抢救程序及药品、仪器的使用。

(3)开展整体护理,护士能掌握护理程序,实施身心整体护理,并达到"整体护理工作质量标准"要求。

(4)专科中心有本专科的护理特色。能接收进修护士,有举办专科护理讲习班的能力,专科护理理论考核平均得分≥85 分;每个评审周期至少有 2 篇专科护理论文在全国性期刊上发表。

(5)重点专科护士长为高级专业技术职务,具有专科护理学术带头人水平,护理人员配备梯次合理,35% 以上人员具有大专以上学历;每个评审周期至少在中国科技论文统计源期刊发表论文 2 篇,有科研课题,有科技进步奖或护理成果奖。

(6)科研与教学标准

①教学

能承担中、高等医学院校护理专业的临床教学,具有指导和培训二级医院护理人员的业务水平。组织健全,规章制度落实,示教室设备齐全。护士规范化培训和继续护理学教育制度、计划落实。重点专科护理人员经过专科培训。

②科研

经费、档案管理制度健全,有年度计划和工作总结。在省以上学术大会交流文章每年不少于五篇,在省级以上刊物发表护理论文每年不少于三篇。有经省或市科技主管部门或省卫生厅鉴定认可的护理科研或革新项目每年不少于二项。

2. 护理差错事故标准

参见第十七章。

3. 护理记录标准

护理记录包括：体温单、医嘱记录单、病室报告本、特护记录单、医嘱本、生命体征观察单和护理病历等。护理记录要按《医疗护理技术操作常规》或《基础护理学》规定要求书写，做到：格式符合要求、项目填写齐全、记录及时准确、署名处签全名，措词简明扼要、字体端正清楚，容易辨认，页面清洁整齐，不涂改。

(1)体温单

①眉栏项目逐项填写齐全、准确。

②测量体温、脉搏、呼吸、血压的次数符合要求。

③体温、脉搏的绘制做到点圆、线直、连线正确、粗细均匀、不间断、无漏项。

④40~42℃之间及 35℃ 以下项目填写正确，格式符合要求。

(2)医嘱记录单、医嘱本

①医嘱一律用蓝黑墨水书写。必须准确正规，如有错误，不得随意涂改，可用红笔在原医嘱上写"作废"并签名。

②医嘱内容符合要求。

③医嘱转抄、执行、核对及时，执行时间及签名符合要求，医嘱本上三勾完整。

④重整医嘱、转科医嘱、术后医嘱符合规定。

⑤各种过敏试验结果在临时医嘱栏准确记录。

(3)病室报告本

①按规定的颜色笔记录，日间用兰笔，夜间用红笔。

②眉栏各项填写准确。

③按顺序书写各项内容，正确使用各种标记。

④交班内容简明扼要，重点记录病人的病情变化和本班执行的特殊检查、治疗，特殊用药情况，以及请下一班注意的事项，病情记录前后连贯。

⑤应用中西医结合治疗的患者，应书写中西医护理报告。

(4)特别护理记录单

①此种记录单为危重、抢救、大手术后患者使用。首页开始，应简述病情或手术情况，经过的处置及效果。

②眉栏填写符合规定要求。

③患者的病情、生命体征、出入液量、用药、治疗效果、病情变化与护理措施及护理评价，应记录完整、及时、准确，在交班时应作一次清楚扼要的小结，并签班次及值班者姓名。

④按规定的颜色笔记录；眉栏及上午 7:00 至下午 7:00 的记录用蓝笔书写，下午 7:00 至次晨 7:00 的记录用红笔书写。

⑤液体出入总量应按规定进行 12 小时小结和 24 小时总结。各项生命体征、输液量等免记单位名称。

⑥患者病故应有死亡小结。

(5)生命体征观察单

①此种记录单用于昏迷、颅脑外伤、休克、大出血、大手术、高热等,需定时观察生命体征,而又无需派特别护理者。主要记录体温、脉搏、呼吸、血压、神志及瞳孔变化。

②用蓝笔填写各空白项目。

③上午7时至下午7时的记录用蓝笔书写,下午7时至次晨7时用红笔填写。各项生命体征及液体量免记单位。

(6)护理记录书写合格率≥95%。

(二)护理技术操作标准

1. 护理技术操作基本标准

(1)护士的仪表、仪容、行为举止、语言应符合职业规范,每一项操作都体现出护士道德高尚、技术精湛、训练有素的职业风貌。

(2)为病人做各种操作前了解熟悉病人诊断、病情、治疗药物的作用、副作用以及病人的职业、文化程度、心理状态,把对病人的整体护理贯穿到每一项护理操作中。

(3)严格执行查对制度和无菌技术操作原则,确保护理操作准确、高效、安全。

(4)统筹省力、科学严谨,应用人体力学原理和统筹学知识,周密安排,避免重复动作,体现"力"和"美"的结合。

2. 治疗车使用要求

(1)治疗车除了保持清洁、整齐、性能良好外,护理人员还必须树立微生物学、物理学、化学观念,正确使用治疗车。

(2)治疗车上层,放置已灭菌和清洁物品,并且放置合理。治疗盘一般放置在上层左侧,盘内放置无菌物品,一侧抽屉内放无菌物品,另一侧抽屉内放清洁用物。

(3)车的下层,放用过的污染物品和消毒洗手水等。

3. 常用护理技术操作质量标准

(1)铺备用床

项目	权重	质 量 标 准	分值	扣 分 细 则	扣分
准备	15	操作者着装符合专业要求、洗手	4	衣帽、口罩、鞋不合要求、未洗手	各−1
		备物齐全、放置合理	3	少用物或放置不合理	每件−1
		用物折叠方法正确	4	折叠不合要求	每件−1
		移床头柜、方凳(椅)位置合适	2	未移动或位置不当	各−1
		翻床垫、扫床规范	2	未翻床垫、扫床不彻底	各−1
铺大单	30	床单正面向上,展开正确	2	床单放反、展开错误	各−1
		先铺床头、后床尾、再中间	6	顺序错误	−2
		姿势手法正确	4	姿势手法不合要求	各−2
		四角拉平折成斜角	12	一角不合要求	−3
		床单平整、中线对正	6	床单不平、中线歪	各−3
套被套	30	被套正面向上,被套棉胎展开正确	3	被套放反、展开错误	各−1
		边角对齐,被头充实平整,系带正确	8	边角不齐、被头不充实或卷起系带错误	各−2
		被头距床头约15～20cm	3	距床头<15cm 或>20cm	−3
		两侧及床尾齐床垫平整内折	8	不齐床垫或不平整	各−4
		中线对正、棉胎平整	8	中线歪、棉胎不平整	各−4
套枕套	6	四角充实、平整	4	四角不充实、不平整	各−2
		开口背门放置	2	放置错误	−2
铺床罩	6	床罩正面向上、展开正确	2	床罩放反、展开错误	各−1
		床尾斜角折法正确、美观	2	斜角折错或不美观	各−1
		中线对正、床罩平整	2	中线歪、床罩不平整	各−1
整理	3	桌凳(椅)归位	2	桌椅未归原位	−2
		整理用物	1	未整理	−1
整体印象	10	操作熟练、符合程序、节力统筹	5		
		床铺美观	5		
		全过程7分钟		超时一分钟扣1分	

(2)卧床病人更换床单

项目	权重	质量标准	分值	扣分细则	扣分
准备	15	操作者着装符合专业要求、洗手	4	衣帽、口罩、鞋不合要求、未洗手	各-1
		备物齐全、放置合理	3	少用物或放置不合理	每件-1
		折叠方法正确	3	折叠不合要求	每件-1
		向病人解释、协助排便	1	未解释	-1
		桌椅移位合适	4	未移或位置不合适	各-2
换床单	35	翻身动作轻巧、安全	4	翻身不规范	-4
		松单、扫床垫合要求	4	松单方法不当、扫床不彻底	各-2
		各单展开正确、正面向上	4	展开错误、反面向上	各-2
		四角平紧折成斜角	8	一角不合要求	-2
		姿势、手法正确	6	姿势手法不当	-3
		更换顺序规范	3	顺序颠倒	-3
		各单平整、中线正	6	不平整、中线歪	各-3
换被套	25	棉胎在污被套内折成"S"形	6	折叠错误、不平整	各-3
		被套正面向上,中线对齐	4	反面朝上、中线歪	各-2
		边角对齐、被头充实平整	4	边角未对齐、被头不充实	各-2
		棉胎平整	4	套被不平整	-4
		撤污被套方法正确	3	方法不当	-3
		被筒对称	4	被筒不齐床垫	一处-1
换枕套	8	四角充实平整	4	四角不充实、不平整	各-2
		取放正确、开口背门	4	取、放不合要求,开口朝门	各-2
整理	7	桌椅归位	2	桌、椅未归位	各-1
		污单放置处理正确	5	放置、处理不妥当	-5
整体印象	10	动作熟练,符合程序,节力统筹	5		
		关心病人、注意安全、保暖	5		
		全过程为10分钟		超时一分钟扣1分	

(3)测量体温、脉搏、呼吸

项目	权重	质 量 标 准	分值	扣 分 细 则	扣分
准备	10	操作者着装符合专业要求、洗手 备物齐全、放置合理 向病人解释、了解病情、体位适宜	4 3 3	衣帽、口罩、鞋不合要求、未洗手 少用物或放置不合理 一项不合要求	各 -1 每件 -1 -1
测体温	20	检查体温计质量、甩至35度以下 置体温计位置正确 测量时间合要求 看准度数	4 4 8 4	未检查,未甩至35度以下 位置不妥 <5分钟或>10分钟 误差>0.2度 　或>0.4度	各 -2 -4 -8 -2 -4
测脉搏	20	部位方法正确 根据病情数30秒至1分钟 计数准确 能发现异常	4 4 6 6	部位方法不当 时间<30秒 误差<10次/分 不能发现异常	各 -2 -4 -6 -6
测呼吸	20	方法正确 根据病情测量30秒至1分钟 计数准确 能发现异常	4 4 6 6	方法不当 时间<30秒 误差<4次/分 不能判断异常	-4 -4 -6 -6
记录	5	准确记录于体温本上	5	记错一项	-5
绘制体温单曲线	15	眉栏填写完整、准确 绘制符号、颜色、曲线准确 页面清洁、整齐、美观	4 6 5	一处不合要求 一项不规范 点不圆、线不直或页面不清洁	-1 -1 一处-1
整体印象	10	操作熟练、符合程序 统筹安排、动作轻巧、准确 全过程为10分钟	5 5	 超时一分钟扣1分	

(4)测量血压

项目	权重	质 量 标 准	分值	扣 分 细 则	扣分
准备	15	操作者着装符合专业要求、洗手	4	衣帽、鞋不合要求、未洗手	各-1
		备齐用物、放置合理	3	少用物或放置不合理	各-1
		了解病情、向病人解释	4	不知病情、未做解释	各-2
		病人体位合适处于休息状态	4	体位不当或活动后即测量	各-2
测量	60	上臂、心脏在同一水平	5	不在同一水平面	-5
		袖带平整,位置松紧符合要求	15	位置不当过松或过紧、不平整	各-5
		戴听诊器及置胸件方法正确	4	一项不合要求	-2
		血压计汞柱在"0"点位置	6	汞柱在"0"以上	-6
		打气至肱动脉搏动消失再升3～4kPa	7	打气方法不当	-7
		放气速度适中	8	放气过快、过慢	各-4
		测量准确	15	误差大于2kPa	-5
				三次以上才听准	-10
整理	15	放好袖带保护血压计	6	袖带放置不妥,未关水银槽开关	各-3
		整理病人床单位及用物	3	一项不合要求	-1
		记录准确	6	记录不准确或记录格式错误	各-3
整体印象	10	操作者举止、语言符合专业规范	3		
		操作熟练、符合程序	5		
		动作轻巧、整体印象良好	2		
		全过程为3分钟		超时一分钟扣1分	

(5)无菌技术

项目	权重	质 量 标 准	分值	扣 分 细 则	扣分
准备	10	操作者着装符合专业要求、洗手 修剪指甲 备齐用物,放置合理	4 2 4	衣帽、口罩、鞋不合要求、未洗手 指甲长 少用物或放置不合理	各-1 -2 每件-1
无菌持物钳的使用	10	无菌钳浸泡符合要求 取、放钳方法正确	2 8	浸泡不合要求 前端张开、非垂直取放、放后未张开、碰及容器边缘	-2 各-2
无菌容器使用	10	打开容器盖方法正确 容器盖放置正确 盖容器盖方法正确	4 2 4	无菌面朝下或手触及容器内面 放错后但能正确处理 方法不当或未盖严	各-2 -2 各-2
无菌包的使用	10	检查名称及灭菌日期 开包程序正确 取无菌物方法正确 注明开包时间	2 2 4 2	未检查 程序不合要求 未用无菌钳取物或污染 未注明时间	-2 -2 各-2 -2
铺无菌盘取无菌物品	15	盘面清洁干燥 取无菌巾方法正确 铺法合要求 取无菌物品规范	2 4 5 4	盘面不清洁或潮湿 方法不当 铺法不合要求 违反无菌操作原则	各-1 -4 -5 -4
取用无菌溶液	15	核对药名检查液体质量 开瓶盖及塞方法正确 倒液合要求 塞瓶塞方法及消毒规范 注明开瓶时间	2 3 6 3 1	检查不规范 方法不当 未冲瓶口、液体外溅、不成直线 方法不当或消毒不严 未注明开瓶时间	-2 -3 各-2 -3 -1
戴无菌手套	15	查号码、灭菌日期 擦滑石粉方法合要求 取、戴、脱手套方法规范	2 1 12	未检查 方法不当 一项不合要求	-2 -1 -4
整理	5	妥善清理用物	5	清洁、无菌、污染物品放置不合理	-5
整体印象	10	操作熟练 符合程序 动作轻巧 全过程10分钟	10	严重违反无菌操作原则视本操作不及格 超时一分钟扣1分	

(6)穿脱隔离衣

项目	权重	质量标准	分值	扣分细则	扣分
准备	10	操作者着工作衣服,戴口罩 着隔离鞋,取下手表	4 6	一项不合要求 一项不合要求	-2 -3
穿隔离衣	40	手持衣领,取下隔离衣 穿衣方法、顺序正确 隔离衣领口、内面不被污染 不可污染工作帽、颈面部 不露出里面工作衣服 系领、袖、腰带符合要求	4 14 10 4 4 4	取衣方法不规范 方法、顺序不合要求 污染一处 污染帽子及颈面部 工作服外露 一处未系好	-4 各-7 -5 各-2 -4 -1
脱隔离衣	40	解腰带、袖带符合要求 刷手合要求 解领扣不触及帽子、颈、面部衣领 脱衣方法、顺序正确 按要求整理好隔离衣、挂好	6 10 6 14 4	腰带、袖带解开、打结不合要求 未刷手或不规范 污染一处 方法、顺序不合要求 整理、挂衣不合要求	各-1 各-5 -2 各-7 各-2
整体印象	10	操作熟练符合程序 按规定刷手、不污染清洁面 全过程5分钟	5 5	严重污染违反原则视本操作不及格 超时一分钟扣1分	

(7)青霉素皮内过敏试验

项目	权重	质 量 标 准	分值	扣 分 细 则	扣分
准备	12	操作者着装符合专业要求、洗手 备物齐全、放置合理 问用药史、过敏史、家族史及用餐 了解病情,向病人解释 环境整洁、安静	4 3 2 2 1	衣帽、口罩、鞋不合要求、未洗手 少用物或放置不合理 未问"三史"及用餐情况 不了解病情、不解释 操作环境不合要求	各-1 每件-1 -2 各-1 -1
注射前	40	严格查对 正确检查药物质量 消毒、锯、折断安瓿方法正确 抽吸药液手法规范 稀释准确 注射部位合要求 皮肤消毒规范	3 2 2 14 15 2 2	查对不严 检查药物不合要求 少消毒一次或不垫纱布折断 持注射器、吸药方法不当 稀释不准确一次(内有小气泡扣10) 部位选择不妥 消毒不规范	-3 -2 各-1 各-7 -15 -2 -2
注射	24	注射时查对 持注射器手法正确 进针角度、深度适宜 剂量准确,皮丘合标准	2 2 10 10	未查对 手法不当 角度、深度不合要求 剂量不准或皮丘不合标准	-2 -2 各-5 -10
注射后	14	注射后查对 整理病人床单位及用物 守候观察20分钟 判断实验结果正确并记录	2 2 4 6	未查对 一项不合要求 未守候观察 判断错误或未记录	-2 -1 -4 -6
整体印象	10	操作者举止、语言符合专业规范 操作熟练,符合程序 动作轻巧,准确 全过程10分钟(至注射完毕)	3 5 2	剂量严重错误 严重污染视本操作不及格 超时一分钟扣1分	

(8)皮下、肌肉注射

项目	权重	质 量 标 准	分值	扣 分 细 则	扣分
准备	10	操作者着装、仪表符合专业要求 洗手	4	衣帽、鞋、口罩不合要求,未洗手	各-1
		用物齐全,放置合理	3	少用物或放置不合理	每件-1
		了解病情,向病人解释	2	不了解,未解释	各-1
		环境整洁、安静	1	环境不合操作要求	-1
注射前	32	认真查对	2	查对不严	-2
		检查药物质量合要求	2	检查药物不规范	-2
		锯、折安瓿方法正确	4	少消毒一次或未垫纱布折断	各-2
		抽吸药物手法正确	8	方法不当、污染活塞	各-4
		吸尽药液,排尽空气	4	残留余液或有小气泡	各-2
		注射部位准确,体位合适	6	部位不准、体位不当	各-3
		消毒皮肤规范	6	消毒方法、范围不合要求	各-3
注射	40	注射时查对	2	未查对	-2
		持注射器手法正确	3	手法不规范	-3
		进针角度、深度、速度适宜	21	一项不符合要求	-7
		抽动活塞,推注速度适宜	8	有回血后处理不当,速度过快或过慢	各-4
		了解所用药物主要作用、副作用	2	不了解	-2
		拔针迅速,按压方法正确	4	拔针慢、按压不当	各-2
注射后	8	注射后查对	2	未查对	-2
		整理病人床单位及用物	4	未整理、用物处理不当	各-2
		酌情观察病情	2	未观察记录	-2
整体印象	10	操作者举止、语言符合专业规范	3	严重违反无菌操作原则视不及格	
		操作熟练、符合程序	5	未查对而注射错误为0分	
		动作轻巧,准确	2		
		全过程为5分钟(2ml)		超时一分钟扣1分	

(9)静脉注射

项目	权重	质　量　标　准	分值	扣　分　细　则	扣分
准备	10	操作者着装、仪表符合专业要求 洗手	4	衣帽、鞋、口罩不合要求，未洗手	各-1
		备齐用物、放置合理	3	少用物或放置不合理	每件-1
		了解病情，向病人解释	2	不了解，未解释	各-1
		环境整洁、安静	1	环境不合操作要求	-1
注射前	32	认真查对	3	未查对	-3
		检查药物质量合要求	3	检查药物方法不合要求	-3
		启瓶盖彻底	1	启盖不彻底	-1
		瓶口消毒规范	2	消毒不规范	-2
		抽吸药物手法正确无污染	12	未注等量空气、手法不规范，污染活塞	各-4
		排尽空气、不污染针头	3	带小气泡进针或液体倒流	-3
		扎止血带规范	4	止血带位置、方法不合要求	各-2
		皮肤消毒正规	4	方法不规范、范围不合要求	各-2
注射	40	注射时再查对	2	未查对	-2
		穿刺手法正确，角度、深度适宜	3	手法、角度、深度不当	各-1
		一针见血	25	穿刺失败(退针一次扣5分)	-25
		松止血带、松拳	2	未松止血带、未松拳	各-1
		注射速度适宜，针头固定好	4	推注药液过快或过慢，固定不牢	各-2
		注射中抽回血	1	注射中未抽回血	-1
		拔针、按压方法正确	3	拔针或按压方法不当	-3
注射后	8	注射后查对	2	未查对	-2
		整理病人床单位及用物	4	整理不合要求，物品放置不当	各-2
		观察、记录	2	未观察记录	-2
整体印象	10	操作者举止、语言符合规范	3	严重污染视该操作不及格	
		操作熟练，符合程序	5	违反无菌操作原则，视污染程度扣分	
		动作轻巧准确	2		
		全过程10分钟		超时一分钟扣1分	

(10)密闭式静脉输液

项目	权重	质 量 标 准	分值	扣 分 细 则	扣分
准备	10	操作者着装、仪表符合专业要求 洗手	4	衣帽、口罩、鞋不合要求,未洗手	各-1
		备齐用物、放置合理	3	少用物或放置不合理	每件-1
		了解病情,向病人解释,嘱排便	2	未解释、嘱排便	各-1
		环境整洁、安静	1	环境不合要求	-1
插管排气	20	查对、检查药液质量	6	未查对、检查药物不合要求	各-3
		启瓶盖方法正确	1	启瓶不彻底	-1
		瓶口消毒规范	2	消毒不彻底或手法不当	-2
		持瓶、插管手法正确	2	污染针头瓶口	-2
		一次排气成功	5	一次排气不成功(一个气泡扣2分)	-5
		不污染头皮针、不滴液	4	污染头皮针、滴液	各-2
消毒皮肤选择血管	10	垫小枕选血管正确、体位合适	2	一项不合要求	-1
		扎止血带规范	4	位置方法不当	各-2
		消毒皮肤正规	4	消毒不规范	-4
穿刺固定调速	37	再次排气、查对	6	带气泡进针,未查对	各-3
		穿刺角度、深度适宜	1	进针角度深度不当	-1
		一针见血	24	穿刺失败(退针一次扣5分)	-24
		松止血带、拳、调节夹	1	顺序颠倒一次	-1
		固定方法正确	2	固定不牢	-2
		盖无菌纱布,调滴速合要求	3	未盖纱布,未调速,调速不准	各-1
整理巡视	8	注射后查对	2	查对不严	-2
		整理病人床单位及用物	2	不整理或物品放置不当	-2
		巡视、观察、记录	4	不巡视未记录	各-2
拔针	5	取胶布轻、稳	1	动作粗重	-1
		按压正确,污物处理得当	4	按压、处理不当	各-2
整体印象	10	操作者举止、语言符合规范 操作熟练,符合程序 动作轻巧准确 全过程5分钟	3 7	违反无菌操作原则,按污染程度扣分 严重污染视为不及格 超时一分钟扣1分	

(11)开放式静脉输液

项目	权重	质 量 标 准	分值	扣 分 细 则	扣分
准备	10	操作者着装、仪表符合专业要求 洗手	4	衣帽、鞋、口罩不合要求,未洗手	各-1
		备齐用物、放置合理	3	少用物或放置不合理	各-1
		向病人解释,嘱排便	2	未解释,未嘱排便	各-1
		环境整洁、安静	1	环境不合要求	-1
启瓶盖	8	查对检查药物质量,启盖方法正确	4	查对检查不严,启盖不合要求	各-2
		消毒规范,取塞合要求	4	消毒取塞不合无菌要求	各-2
开输液包	7	开输液包符合要求	2	未按无菌包打开法	-2
		持输液瓶方法正确	5	瓶盖或输液管固定不好	-5
倒液挂瓶排气	17	冲瓶口方法规范	4	未冲洗,方法不合要求	各-2
		倒液方法正确	6	倒液不成直线或外溅	各-3
		盖瓶盖、挂瓶正规	2	瓶盖不严,输液管放置不妥	各-1
		一次排气成功	5	一次排气不成功	-5
选择血管消毒	10	垫小枕选血管,体位合适	3	一项不合要求	各-1
		扎止血带规范	4	方法、位置不当	各-2
		皮肤消毒正规	3	消毒不合要求	-3
穿刺固定调速	30	再次排气与查对	4	带小气泡进针或未查对	各-2
		一针见血	23	穿刺失败(退针一次扣5分)	-23
		固定、盖纱布、调速合要求	3	一项不合要求	-1
巡视整理	8	注射后查对	2	查对不严	-2
		整理病人及床单位用物	2	未整理或物品处理不当	各-2
		巡视、观察、记录	4	不巡视、未记录	各-2
整体印象	10	操作者举止、语言符合规范	3	违反无菌操作原则,按污染程度扣分,严重污染视不及格	
		操作熟练、符合程序	5		
		动作轻巧准确	2	超时一分钟扣1分	
		全过程8分钟			

(12)密闭式静脉输血

项目	权重	质 量 标 准	分值	扣 分 细 则	扣分
准备	15	操作者着装、仪表符合专业要求 洗手	4	衣帽、鞋、口罩不合要求,未洗手	各-1
		备齐用物、放置合理	3	少用物或放置不合理	每件-1
		了解病情,向病人解释,嘱排便	3	一项不合要求	-1
		环境整洁、安静	1	环境不合要求	-1
		严格查对	4	查对不严	-4
输入生理盐水	20	插管排气合要求	6	插管不规范,一次排气不成功	各-3
		选血管、扎止血带规范	2	扎止血带位置方法不当	-2
		消毒皮肤规范,穿刺一次成功	10	消毒不合要求,退针一次	各-5
		固定合要求,调速准确	2	调速不准,固定不牢	各-1
输血	30	旋转轻轻摇匀血液	3	未摇匀或动作过重	-3
		两人严格查对	8	未查对或一人查对	-8
		消毒规范	4	消毒不规范	-4
		插管方法、位置正确,不漏血	15	插管方法、位置不当、漏血	各-5
整理观察	10	再次严格查对	2	未查对	-2
		病人及床单位整洁,用物处置合理	2	整理不合要求	-2
		经常巡视排除故障,观察反应	6	巡视不勤出现故障或反应处理不当	各-2
输入生理盐水	10	消毒瓶口正规	4	消毒不规范	-4
		插管规范	2	拔针头及插管不规范	各-1
		冲管彻底	4	输血管内留有余血	-4
拔针	5	拔针按压方法正确	3	拔针或按压不当	-3
		用物处置合理	2	用物处置不当	-2
整体印象	10	操作者举止、语言符合规范	3	违反无菌操作,按污染程度扣分,严重污染视为不及格	
		操作熟练,符合程序	5		
		保存贮血袋时间合要求	2		
		全过程10分钟(至调节血液滴速)		超时一分钟扣1分	

(13)氧气吸入(鼻导管法)

项目	权重	质 量 标 准	分值	扣 分 细 则	扣分
准备	12	操作者着装、仪表符合专业要求 洗手	4	衣帽、鞋、口罩不合要求,未洗手	各－1
		了解病情,向病人解释	2	不了解,未解释	各－1
		备齐用物、放置合理	3	少用物,放置不合理	每件－1
		做好"三防",严格查对	3	"三防"不合要求或查对不严	－3
供氧	40	检查氧气装置方法正确	4	顺序颠倒一次	－2
		检查清洁鼻腔	4	未检查清洁或不合要求	－4
		检查氧管有效期,持管方法正确	6	氧管过期使用,持管不当	各－3
		检查湿润氧管	4	未检查、湿润	各－2
		测量插管长度	4	未测量或方法不当	－4
		插管方法正确,深浅适宜	8	插管不规范,长度不合要求	各－4
		固定符合要求	2	固定不牢,不美观	各－1
		根据病情或医嘱调节流量	8	流量不准或不合病情要求	－8
停氧	25	分离导管再关流量开关	7	顺序颠倒	－7
		拔管合要求,擦净鼻腔周围	6	拔管不合要求,未擦净	各－3
		关氧方法正确,放尽余氧	12	顺序颠倒一次,未放余氧	各－6
整理	13	准确记录用氧起止时间及流量	5	未记录或记录错误	－5
		观察氧疗效果	3	未观察	－3
		用物整理妥当	5	用物整理不当	－5
整体印象	10	操作者举止、语言符合专业规范	3		
		注意用氧安全	2		
		动作熟练轻巧符合程序,节力统筹	5		
		全过程3分钟		超时一分钟扣1分	

(14)吸痰(电动吸引器)

项目	权重	质 量 标 准	分值	扣 分 细 则	扣分
准备	10	操作者着装、仪表符合专业要求 洗手 备齐用物、放置合理 严格查对,向病人解释 体位适宜	4 3 2 1	衣帽、鞋、口罩不合要求,未洗手 少用物或放置不合理 查对不严、未做解释 体位不当	各-1 每件-1 各-1 各-1
检查	4	接电源检查吸引器方法正确	4	未接电源,检查方法错误	各-2
插管	20	湿润检查导管 持管、插管方法规范	5 15	未湿润、检查 未戴手套或未用镊子、方法深浅不当	-5 各-5
吸痰	40	启动开关,开始吸痰 边吸边退边旋转 按要求更换导管 时间、负压合要求 吸尽痰液 观察病情与吸痰效果	5 10 5 10 5 5	吸痰管未到位即启动开关 吸引方法不合要求 未按要求更换导管 一次吸引时间>15秒,负压不妥 吸痰不彻底 不注意观察病情及效果	-5 -10 -5 各-5 -5 -5
整理	16	用物处置合要求 病人床单位整洁 记录准确、及时	12 2 2	吸痰管、导管、贮液瓶处置不当 病人及床单位整理不合要求 未记录或记录不准确	各-4 -2 -2
整体印象	10	操作者举止、语言符合规范 操作熟练,节力统筹 动作轻巧准确 全过程7分钟	3 5 2	人工气道吸痰违反无菌操作原则,按污染程度扣分 超时一分钟扣1分	

(15)鼻饲法

项目	权重	质　量　标　准	分值	扣　分　细　则	扣分
准备	10	操作者着装符合专业要求,洗手 严格查对,向病人解释 病人体位适宜 备齐用物、放置合理	4 2 1 3	衣帽、口罩、鞋不合要求,未洗手 查对不严、未做解释 体位不合要求 少用物或放置不合理	各-1 各-1 -1 每件-1
插管	30	铺巾,置弯盘妥当 检查、清洁鼻腔 润滑胃管前端 持管方法正确 插管方法正确、长度适宜 处理故障及时、准确	2 2 3 6 9 8	未铺巾、置弯盘位置不当 未检查、清洁鼻腔或方法错误 未润滑 持管不合要求,污染胃管 动作粗重,方法不当,长度不准 故障处理不当	各-1 -2 -3 各-3 各-3 -8
判断胃管位置	20	判断方法正确 胃管确在胃内	10 10	方法不妥 胃管不到位	-10 -10
固定	5	固定合要求	5	未固定、固定不牢或不美观	-5
灌食	15	饮食温度适宜 灌食方法、速度合要求 灌食后管口包扎妥当	4 9 2	温度过高或过低 方法不当,速度过快,未冲管 包扎不妥,未夹紧	-4 各-3 -2
整理	10	病人床单位整洁 清理用物,放置合理 记录准确	4 4 2	整理不合要求 清理用物不合要求,放置不合理 未记录或记录不准确	-4 -4 -2
整体印象	10	操作者举止、语言符合规范 操作熟练,符合程序 动作轻巧、利索、准确 全过程15分钟	3 5 2 	超时一分钟扣1分	

(16)大量不保留灌肠

项目	权重	质 量 标 准	分值	扣 分 细 则	扣分
准备	27	操作者着装、仪表符合专业要求 洗手	4	着装不合要求,未洗手	各−1
		备齐用物、放置合理	3	少用物或放置不合理	每件−1
		按医嘱配制灌肠液	12	浓度不准确,温度不合要求	各−6
		病人体位合适,遮挡病人	6	体位不当,未遮挡	各−3
		了解病情向病人解释	2	不了解病情,未做解释	−1
挂灌肠筒(袋)	8	灌肠筒(袋)高度适宜	5	过高或过低	−5
		执行查对	3	未查对	−3
插管	25	臀下垫胶单治疗巾,弯盘置臀边	3	少一项	−1
		润滑肛管	3	未润滑	−3
		肛管连接紧	4	漏水	−4
		排尽空气	5	不排气或未排尽空气	−5
		插管手法正确,深浅适宜	10	手法、深浅不当	各−5
灌液	10	流速合要求	4	灌液过快	−4
		观察反应,及时处理故障	6	一项不合要求	−3
拔管	10	拔管方法正确	8	污染被服,未擦净肛门	各−4
		嘱病人平卧5～10分钟后排便	2	未交待	−2
整理	10	整理病人及床单位	3	未整理	−3
		清理用物,处置合理	5	用物处理不妥	−5
		观察记录	2	未记录或记录错误	−2
整体印象	10	操作者举止、语言符合规范	3		
		操作熟练,符合程序,节力统筹	5		
		动作轻巧、准确	2		
		全过程10分钟		超时一分钟扣1分	

(17)女病人导尿

项目	权重	质 量 标 准	分值	扣 分 细 则	扣分
准备	12	操作者着装符合专业要求,洗手 备齐用物、放置合理 严格查对 向病人解释,遮挡病人	4 3 3 2	衣帽、口罩、鞋不合要求,未洗手 少用物或放置不合理 查对不严 未解释、未遮挡	各-1 每件-1 -3 各-1
冲洗	20	脱裤,臀下垫单,置便盆合要求 清洁外阴彻底 消毒液棉球擦洗外阴规范 撤便盆	3 6 10 1	一项不合要求 冲洗方法,顺序不合要求 顺序不当,棉球反复使用 未撤便盆	-1 各-3 各-5 -1
消毒	25	打开导尿盘、倒消毒液规范 置导尿盘位置适当 戴手套规范 铺孔巾润滑尿管合要求 分开小阴唇 消毒规范	2 2 5 4 2 10	污染无菌物品 位置不当 不合要求 方法不当 未撑开或不规范 顺序错误,棉球反复使用	-2 -2 -5 各-2 -2 各-5
插管	13	持尿管方法正确 插管准确,深度适宜	5 8	持管方法不当或污染尿管 插错位置,深浅不当	-5 各-4
固定	10	尿管固定稳妥 连接尿袋方法正确	6 4	方法不合要求,固定不牢 尿袋连接不当	各-3 -4
整理	10	整理病人及床单位合要求 清理用物,放置合理 观察记录	3 5 2	未整理或不合要求 用物处置不当 未观察记录	-3 -5 -2
整体印象	10	操作者举止、语言符合专业规范 操作熟练、符合程序 动作轻巧准确 全过程为15分钟	3 5 2	违反无菌操作原则,视污染程度扣分 超时一分钟扣1分	

(18)男病人导尿

项目	权重	质量标准	分值	扣分细则	扣分
准备	12	操作者着装符合专业要求,洗手	4	衣帽、口罩、鞋不合要求,未洗手	−1
		备齐用物、放置合理	3	少用物或放置不合理	每件−1
		严格查对	3	查对不严	−3
		向病人解释,遮挡病人	2	未解释、未遮挡	各−1
冲洗	15	脱裤,垫胶单、治疗巾于臀下	2	一项不合要求	−1
		清洁外阴彻底	3	外阴清洗不彻底	−3
		消毒液棉球擦洗外阴规范	10	顺序错误,棉球反复使用	各−5
消毒	25	打开导尿盘、倒消毒液合要求	2	污染无菌物品	−2
		置导尿盘位置适宜	2	位置不当	−2
		戴手套规范	5	违反操作原则	−5
		铺孔巾、润滑尿管符合要求	6	方法不当	各−3
		消毒尿道口、龟头方法正确	10	顺序错误,棉球反复使用	各−5
插管	20	持尿管方法正确	4	持管方法不当或污染尿管	−4
		提起阴茎与腹壁成60度角	6	阴茎与腹壁<60度角	−6
		插管动作轻柔,深度适宜	10	动作粗重,深浅不当	各−5
固定	10	气囊内注入生理盐水剂量准确	4	剂量不准	−4
		固定牢固	2	固定不牢	−2
		连接尿袋合要求	4	连接不当	−4
整理	8	整理病人及床单位合要求	4	一项不合要求	−2
		清理用物,记录	4	清理不当,未记录	各−2
整体印象	10	操作者举止、语言符合专业规范	3	违反无菌操作原则,视污染程度扣分	
		操作熟练,符合程序	5		
		动作轻巧准确	2		
		全过程为15分钟		超时一分钟扣1分	

(王美珍)

第十二章

临床护理教育管理

（Management of clinic nursing education）

第一节 概 述（Introduction）

一、临床护理教育的概念（The concept of clinic nursing education）

临床护理教育是护理教育的重要组成部分，也是现代医院护理管理的重要任务之一。

临床护理教育是指继医学院校教育之后，对从事临床护理专业技术工作的各类护理人员进行专业教育的统称。它包括新护士岗前培训、护士规范化培训、继续护理学教育、护生临床教学和生产实习、护理进修生培训等。临床护理教育不同于医学院校教育，前者主要是结合临床护理实践开展教育，强调理论与实践相结合。通过临床教育，既可使护理人员增长知识，熟练掌握专业技能，还有利于培养严谨的工作作风和良好的职业道德。由此可见，临床护理教育不仅是培养学以致用的合格护理人才的重要途径，也是提高医院护理质量的有效办法。

二、临床护理教育的组织管理（The organization and management of clinic nursing education）

（一）教育学术组

有医、教、研任务的大型综合医院，应在医院护理副院长或护理部主任领导下，设立护理教育学术组，成员由主任护师或副主任护师、护理部助理员等5~7人组成。其任务是研究制定与修改临床教学计划并组织实施，定期了解和检查各科室临床教育进展情况，听取意见，不断改进教学方法，提高教学质量，并根据教育计划的要求组织考核、总结和评价教育效果。条件不具备的医院，由护理部主任指定一名护理助理员专门负责。

（二）科室教学组

科室教学组在科主任指导及护士长领导下，由主管护师及护师3~4名组成，负责临床护理人员培训、评审和考核。同时医院应有科学的教育管理制度和规范的技术操作规程，以形成完善的教育管理体系。

第二节　新护士的岗前培训
（The pre-post training of newly graduated nurses）

一、概　念（Concepts）

岗前培训是指护理专业毕业生上岗前的基础训练，训练内容分为公共部分与专科部分。公共部分由护理部统一制定计划，并组织实施；专科部分由各科室分别制定计划，并按计划逐项落实。公共部分教育时间为2周，普通科室专科部分教育时间3~4周，ICU、CCU、急诊科等科室则根据训练内容及培训对象实际能力而定，一般为6~8周。

新护士的岗前培训是一项重要的工作；通过岗前培训可帮助新进人员转换角色，即从护生角色转换为护士角色；帮助新成员尽快地熟悉医院与科室环境；有利于新成员严格地执行医院各项规章制度；减少新成员对医院临床护理工作产生现实震撼；使新成员很快的投入临床护理工作，并成为一名安全的护理者。岗前培训时间较短，必须注意质和量两方面的效果，使新成员较快适应护士的角色，树立工作信心，达到尽快地、安全地独立开展工作的目的。

二、岗前培训的内容（Content of pre-post training）

新护士的岗前培训内容包括公共部分与专科部分。

（一）公共部分

1. 医院简介

重点介绍医院的组织机构、规模、功能、任务、目标及管理模式。

2. 职业道德

职业道德教育包括医德范畴、医德准则。

3. 工作环境

（1）医院组织体系、护理人员排班、规章制度；

（2）医院环境：包括门诊部、住院部、办公区、生活区等；

（3）基础护理操作技术：生命体征测量、肌肉注射、静脉输液、青霉素过敏试验、给氧、吸痰、导尿、灌肠、鼻饲、铺床、重病人更单、无菌技术操作等；

（4）护理文书：体温单、医嘱单、医嘱本、病区交班报告、特护记录单等的书写。

基础护理操作技术及护理文书两项内容,护生在校期间已接受训练,把它列为岗前培训内容主要是规范新护士操作,纠正实际操作中的错误。

4.细微服务

即护士通过仪表、仪容、行为、举止、语言等,为病人提供高品质的、无微不至的服务。

（二）专科部分

1.科室人员结构,见图12-2-1:

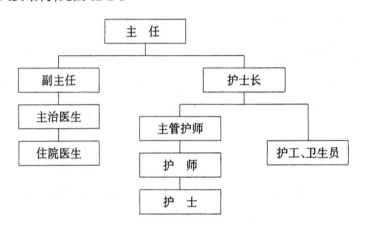

图12-2-1　科室成员结构

2.科室环境。

3.各班工作程序、工作重点、标准及各类人员职责。

4.专科主要常见病的临床表现、治疗原则、护理措施。

5.专科主要常见急症的临床表现、救治原则、护理措施。

6.专科主要检查及特殊诊疗技术的临床应用及护理:如心电监护、呼吸机、各种造影检查等。

（三）授帽仪式

授帽仪式是新护士岗前培训不可缺少的内容之一。洁白、整齐的燕尾帽代表着护士的尊严和责任;划一的格式体现了严格的纪律、严谨的作风和饱满充沛的精力。当每一名新护士踏上平凡而又神圣的护士岗位的第一天,接受了象征着高尚、纯洁的燕尾帽的授帽洗礼,就意味着她将对人类科学的护理事业做出无私的奉献。

新护士的授帽仪式可在室内或室外进行,必须有一明亮、清洁、宽畅的空间,会场正前方悬挂护理事业的创始人南丁格尔画像,画像两侧可配彩旗,并配有扩音系统或音响设备。

授帽仪式由护理部指定专人主持,其程序如下:

1.新护士宣誓　由护理部主任或指定专人带领新护士宣读誓词。

誓词:

我志愿做一名护士。牢记护士的天职,热情、慎独、求实、奉献,尽心尽责,救死扶伤,全心全意为伤病员服务,发扬南丁格尔精神,遵循公道、公正、科学的道德准则,勤奋学习,刻苦钻研,精益求精,不断进取,把知识和生命献给人类的科学护理事业。

宣誓人:×××

2. 授帽　在轻快的《皎皎白玉兰》乐曲声中,由医院领导或医院护理高级职称人员为新护士授帽。

3. 新护士代表发言。

4. 医院领导或护理部主任讲话。

三、岗前培训的方法(The methods of pre-post training)

岗前培训可采取集中式或分散式。集中式即是由护理部统一组织教学人员负责岗前培训内容公共部分的介绍与训练;分散式则由各科护士长安排临床师资负责岗前培训内容专科部分的介绍与训练。教育方法可采用视听、讲课、示教、练习、实地参观、临床带教等多种形式。

视听　视听可采用录像带、幻灯片、投影片等教具进行,优点使学习者比较容易记忆、了解和应用那些看见或听见的现象或事物。如:医院简介、医院组织机构、医院环境、派班、基础护理操作技术等的教育应尽量采用视听教学法。

讲课　讲课是教学的常用方法,可用于职业道德、规章制度、专科护理操作技术、文明礼貌服务教育。

练习　练习能使学习者亲自实验,亲身体会,在练习中悟出灵感,寻求各种问题的解决方法。如护理文书书写、基础护理技术操作等。

实地参观　实地参观多用于科室环境介绍,有利于新成员顺利开展工作。

临床带教　临床带教是岗前培训的重要方法,是新成员独立工作之前的临床实际工作能力教育。由护士长指定临床经验丰富的师资进行带教,主要教育内容为病情观察、基础护理、专科护理、临床护理问题的处理办法及工作程序、重点、要求等,使新成员具备独立工作能力。

四、岗前培训的考核(The examination of pre-post training)

岗前培训考核的目的:一是筛选招聘人员,二是激发新成员对岗前培训的兴趣,鼓励她们努力参与岗前培训,完成岗前培训的各项内容。

培训内容中公共部分的考核以基础护理操作技术为主,训练后选择临床最常用的操作进行考核,如:静脉输液、肌肉注射、皮下注射、青霉素皮试、无菌操作技术,生命体征测试等。专科部分考核以常规、制度、职责、各班工作程序、专科基础理论知识为主。考核成绩可纳入新成员规范化培训的学分管理。

第三节　护士规范化培训
（Standardization education of nurses）

一、概念（Concept）

护士规范化培训是指在完成护理专业院校基础教育后,接受规范的护理专业化培训。鉴于我国护理学科当前的实际情况,其培训对象包括护理专业大学本科、大学专科及中专毕业后从事临床护理工作的护士。扎实的基础是每一个称职的临床护士必须具备的基本条件,如果基础打不牢,不仅以后的提高和发展受到限制,临床护理质量也会受到影响。因此,护士必须进行严格的规范化培训,经过规范化培训,使基础理论、基本知识、基本技能、外语水平和医德医风等得到全面发展和提高,达到卫生部《卫生技术人员试行条例》规定的护师基本条件。

二、护士规范化培训的内容与方法（The contents and methods of nurses standardization education）

护士规范化培训内容包括:政治思想、职业素质、医德医风、临床操作技能、专业理论知识、外语。培训方式以临床实践为主,理论知识和外语以讲座和自学为主。培训时间依据大学本科、专科、中专三个不同学历层次分别为一年、三年、五年。

1. 本科毕业生:培训时间一年。主要是轮回参加本学科各主要科室的临床护理工作,进行临床护理操作技能和有关理论知识的培训。具备独立运用护理程序为病人实施整体护理的能力(培训细则见附件一)。

2. 专科毕业生:培训时间三年。轮回参加本学科各主要科室的临床护理工作,着重临床护理基本操作技能训练,同时学习有关专业理论知识。第2~3年,深入学习和掌握本专业理论知识和临床操作技能,运用护理程序为病人实施整体护理。

3. 中专毕业生:培训时间五年。第1年,轮回参加本学科各科室的临床护理工作,进行各项基本护理技术操作训练,巩固在校期间所学的基础理论知识,达到国家执业护士的合格标准。第2~3年,进行各项基础护理技术操作和部分专科临床护理技能操作训练,学习有关专业的理论知识。第4~5年,深入学习和掌握本专业理论知识和操作技能,运用护理程序为病人实施整体护理,适时进行外语培训(培训细则见附件二)。

附件一　　　　　　大学本科、专科毕业生各主要临床科室轮回培训细则

ICU(CCU):培训三个月。目的是学习危重病的基础护理知识,进行临床护理实践和护理科研设计。掌握休克、感染、水电解质紊乱、酸碱平衡失调、MODS 的基础理论知识和临床护理技能;掌握常见

危重病的病因、病理、临床表现、治疗原则,并能运用护理程序对危重病人进行整体护理;熟悉呼吸机的基础理论知识及临床应用;熟悉各种监护仪的使用及血液动力学监测方法;结合实际选题,完成一份护理科研设计书。

普通外科(综合外科):培训三个月。目的是学习普通外科常见病的围手术期护理,进行临床实践和见习护理管理。熟悉普通外科常见病的围手术期护理并能运用护理程序对病人实施整体护理,完成三份规范的护理病历;熟悉胃肠外营养的适应证、配制方法及营养途径、并发症与护理;跟护士长见习护理管理1~2周。

心血管内科(综合内科):培训三个月。目的是学习心血管内科常见病的基础理论知识,进行临床护理实践。熟悉心血管内科常见病的病因、病理、临床表现、治疗原则,并运用护理程序对病人实施整体护理,完成三份规范的护理病历,组织教学查房一次;掌握普通心电图、心电监护仪、除颤器的使用方法,能阅读正常心电图及常见异常心电图;了解心血管内科常用检查和诊疗技术的临床应用与护理。

急诊科:培训二个月。目的是学习急诊科常见急症的处理原则和抢救配合,掌握常用急救技术和常用急救器材的使用。熟悉损伤、昏迷、中毒、心跳骤停的处理原则;掌握气管插管、气管切开、胸腔闭式引流术的配合及护理,心肺复苏技术,洗胃机、呼吸机等常用急救设备的使用与管理;参与临床教学,完成2学时授课。

注:大学本科毕业生第一年应完成一篇综述或论文。

　　大学专科毕业生第二年应完成一篇综述或论文。

附件二　　　　　　　　　　　　**中专毕业生规范化培训细则**

时间 项目	第1年	第2年	第3年	第4年	第5年
职业素质 医德医风	1. 严格执行《护士基础文明素质规范》,做到仪表端庄整洁、言谈举止谦和有礼。 2. 廉洁行医,服务热诚,对病人一视同仁。 3. 团结同志,工作积极主动,尽职尽责。 4. 全年无差错事故发生。				
临床实践	年考勤时间在330天以上(含正常双休日时间),平均每年上夜班数≥80个。				
基本护理技术	皮内注射法、皮下注射法、肌肉注射法、静脉注射法、铺床、无菌技术、鼻饲法、灌肠法、导尿术、吸痰法、给氧法、生命体征测量法、静脉输血法、穿脱隔离衣法。				
基本理论知识	医德规范、规章制度、《全国护士执业考试应试题集》	《医学临床三基训练·护士分册》(基础知识部分)	同左	护理心理学、护理程序有关理论	同左
专科理论专科技能	详见附件三				
外语	/	/	/	自学许国璋英语第一册	自学许国璋英语第二册

附件三 　　　　　　　中专毕业生规范化专科培训细则(心内科)

时 间	专 科 理 论	专 科 技 能
第一年	熟悉循环系统解剖、生理、病理生理等基本知识;掌握心血管科急重症的病因、临床表现、治疗原则、护理措施。	能够配合医生进行急重症病人的抢救。
第二年	掌握心血管科常见病的病因、临床表现、治疗原则、护理诊断、护理措施;掌握心电图基础理论。	掌握心电监护仪的使用与保养;能阅读正常心电图及常见心律失常心电图。
第三年	掌握心血管科常见病的病因、临床表现、治疗原则、护理措施;掌握心肺复苏理论;了解心脏起搏器、电除颤术的使用指征。	掌握心肺脑复苏术;掌握除颤器的使用;能独立完成非同步电除颤;掌握心脏起搏器病人的护理。
第四年	了解心血管介入性治疗的目的、意义;熟悉心内科常用药物和特殊治疗药物的用法、作用、注意事项。	掌握心血管内科介入性治疗的术前、术后护理;掌握常见药物毒副作用的救治原则。
第五年	熟悉心内科常见检查的目的、意义及正常值范围。	能够运用护理程序对病人实施整体护理;掌握心内科常用检查、治疗的配合与护理。

三、护士规范化培训的考核与管理(Examination and management of nurses standardization education)

护士规范化培训应依逐年的教育过程作整体规划,务使每一次课程的知识与技能在日后的课程计划里扩增,才不至于浪费精力和时间在无关联性的训练内容上。医院教育学术组与科室教学组有责任评价参与培训的护理技术人员是否达到预期的教育目的,因此必须建立考核制度。

1. 定性考核与定量考核相结合

在设计学分权重时,注意克服重定性轻定量的做法,定量考核权重可占 0.85,而职业道德等定性指标则可运用模糊数学的原理进行量化(参见本章计算机学分管理系统)。

2. 年度考核与阶段考核相结合

规范化培训内容均作为考核要素,其中医德医风、实践时间、夜班数、公共理论、专科理论、专科护理技术为年度考核项目,即每年均要考核一次。其余项目为阶段考核,即一个教育周期完成后,最后一次考核授予学分。

3. 卷面考试与计算机辅助考试相结合

公共理论、专科理论考核以卷面考试形式为主,考核内容和试题必须规范化,才能保证考核的科学性、可比性和可靠性。临床护理能力考核则应用计算机辅助考试(参见本章计算机辅助考试系统)。

4. 理论考核与日常工作数质量检查相结合

护理学是一门综合性应用学科,临床工作数质量往往是评价教育对象实绩的一个重要标尺。

表 12-3-1 是某医院护士规范化培训考核内容及学分分配方法。

表 12-3-1　考评内容及学分分配

内　容	权重	评　分　方　法	学分
1. 职业素质 医德医风	0.10	采用定性考核量化计分的方法 医护患满意率大于 90% 服务态度差、有告状信,经核实者扣 1.25 学分 发生护理事故,受处分者扣 2.5 学分	2.5
2. 实践时间	0.18	全年出勤 11 个月以上 病假 1 天扣 0.025 学分,事假 1 天扣 0.5 学分,旷工 1 天扣 1.25 学分 参与重病人护理 20 人以上	4.5
3. 夜班时间	0.18	年内累计夜班数 80 以上;无夜班科室人员在培训周期内参与相关 临床科工作半年	4.5
4. 公共理论	0.14	参加医院统一考试,考试成绩≥60 分	3.5
5. 专科理论	0.10	由科室考核小组组织考试,考试成绩≥60 分	2.5
6. 基础操作	0.14	由护理部组织统一考试,考试成绩≥80 分	3.5
7. 专业外语	0.06	参加统一考试,考试成绩≥60 分	1.5
8. 临床能力	0.04	护理工作计划性强,独立值班时有较好的观察、分析、判断、处置能力,由 科室考试小组采用定性考核	1.0
9. 带教能力	0.04	能带教指导低年资护理人员工作,按规定完成授课学时	1.0
10. 学术论文	0.02	培训周期内有一篇以上论文发表	0.5
合　计	1		25

护士规范化培训要求做到规范化、制度化,为了使培训对象、时间、内容三落实,必须加强教育管理。

1. 由主管副院长、护理部主任、有关职能部门负责人组成领导小组,在医院党委领导下,对全院护理规范化培训工作进行领导、管理和质量检控。

2. 规范化培训实行学分累积,学分分配每年 25 学分,由科室及护理部进行全面综合考核。考核周期结束后,经医院考核小组审核合格,才能取得再次注册及晋升护师专业技术职务的资格。

3. 建立《护士规范化培训学分手册》,每年完成的学分由个人及科室考核小组审查、填写、核对签名。每年由护理部计算机学分管理系统处理存档。

4. 培训对象工作调动时,要把规范化培训档案、材料上交护理部,随同个人档案转出,以供新单位参考。新调入的护士,科室考核组应根据原单位培训情况,进行综合考核后纳入相应培训年度。

附　国家卫生部《临床护士规范化培训试行办法》
(The temporary stipulates of clinic nurses standardization education)

第一章　总则

第一条　为加强临床护士规范化培训,完善毕业后护理学教育制度,培养合格临床护理专业人材,特制定本办法。

第二条　本办法的培训对象是护理专业大学本科、大学专科及中专毕业后从事临床护理工作的护士。

第三条　临床护士经过规范化培训,达到《卫生技术人员职务试行条例》规定的护师基本条件和以下要求:

1. 坚持四项基本原则,热爱祖国,遵纪守法,贯彻执行党的卫生工作方针,具有良好的职业素质和医德医风,全心全意为人民服务。

2. 熟悉本学科的基础理论,具有较系统的专业知识,并能用以指导实践工作。

3. 熟练掌握本专业的临床护理(包括基础护理和专科护理)的操作技能,能独立完成本专业常见病的护理,一般急重症病人的抢救配合及护理。

4. 了解临床护理科研的基本方法、掌握论文(包括个案护理分析、临床经验总结)撰写的基本方法。

5. 初步掌握一门外语,能熟记本专业的外语词汇。

第二章　培训基地

第四条　凡具有卫生部《综合医院分级管理标准》规定的二级甲等以上(含二级甲等)条件的医院可申请作为临床护士的培训基地。

第五条　培训基地由省、自治区、直辖市卫生行政部门或其相应机构审查,批准认可。有关部委属医院的培训基地由有关主管部门会同当地卫生行政部门审批认可。

第六条　培训基地除对本单位临床护士进行培训外,还应承担外单位派送的临床护士培训任务。

第七条　培训基地应根据培训办法,制定具体实施计划,严格进行培训和考核,确保培训质量。

第三章　培训与考核

第八条　培训内容包括政治思想,职业素质,医德医风,临床操作技能,专业理论知识,外语。业务培训方式,以临床实践为主;理论知识和外语以讲座和自学为主。

第九条　培训时间,依据不同学历层次(大学本科、大学专科、中专)分别为一年、三年、五年。

1．大学本科毕业生：培训时间一年。轮回参加本学科各主要科室的临床护理工作，进行严格的临床护理基本操作技能训练，同时学习有关专业理论知识。逐步进行专业培训，深入学习和掌握本专业的临床操作技能和理论知识，具备独立运用护理程序为病人实施整体护理的能力。培训结束由培训基地进行考核。

2．大学专科毕业生：培训时间三年，分两阶段进行。

第一阶段：一年。轮回参加本学科主要科室的临床护理工作，进行严格临床护理基本操作技能训练，同时学习有关专业理论知识。经培训，考核合格后方可进入第二阶段培训。

第二阶段：二年。逐步进行专业培训，深入学习和掌握本专业的临床操作技能和理论知识，具备独立运用护理程序为病人实施整体护理的能力。培训结束由培训基地进行考核。

3．中专毕业生：培训时间五年，分三个阶段进行。

第一阶段：一年。轮回参加本学科各科室的临床护理工作，严格进行各项基础护理技术操作的训练，复习和巩固在校期间学习的本专业基础理论知识，达到卫生部国家考试中心，对执业护士的考试标准。

第二阶段：二年。严格进行各项基础护理技术操作训练，经培训基地考核全部达标。学习有关专业的理论知识及部分专科临床护理技能操作，培训结束由培训基地进行考核。

第三阶段：二年。逐步进行专业培训，深入学习和掌握本专业的临床操作技能和理论知识，具备独立运用护理程序为病人实施整体护理的能力。培训结束由培训基地进行考核。

第十条 临床护士培训由护理部负责制定计划，科护士长，病房护士长执行指导，以保证计划实施。

第十一条 对临床护士的考核成绩，可根据政治思想、理论知识、操作技能等不同内容，采用评分或学分积累形成，由培训基地进行全面考核，合格者发给合格证书作为申报护师的依据。

第四章 组织领导

第十二条 在卫生部领导下，由科教司成教处组织有关部门成立"临床护士培训委员会"负责指导培训工作。

第十三条 各省、自治区、直辖市应在卫生行政部门领导下成立相应机构，其任务是：

1．根据本办法，结合本地区实际情况制定培训考核的实施方案；

2．确认培训基地的认可和撤销；

3．指导检查培训工作；

4．组织对培训质量的评估。

第十四条 医院应成立临床护士规范化培训管理机构，并有专职人员负责具体管理工作。把完成护士培训作为医院考核晋升等级的条件之一。

第五章　培训经费

第十五条　为加强培训基地的建设,其行政主管部门应根据培训任务在经费上给予一定支持,派送临床护士的单位应向培训基地缴付适当的培训费用。

临床护士规范化培训大纲

总　则

为加强临床护士规范化培训,完善护理学毕业后教育制度,特制定本培训大纲。

一、培训对象

从护理专业院校(大学本科、大学专科、中专)毕业后在医院从事临床护理工作的护士。

二、培训目标

临床护士经过规范化培训,达到卫生部《卫生技术人员职务试行条例》规定的护师水平。

三、培训方法

依据不同学历层次(大学本科、大学专科、中专)分阶段进行。

1. 大学本科毕业生(毕业后1年)

专业知识:巩固大学理论知识,学习有关专业的理论知识,阅读本学科进展状况资料,完成一篇综述或论文。

专业技能:掌握本专业的各项操作技能,掌握常见病、多发病及一般急症及危症病人的抢救配合及监护,独立运用护理程序对病人实施整体护理,正确书写护理病历,完成临床教学工作。

2. 大学专科毕业生(分二个阶段)

第一阶段(毕业后1年)

专业知识:巩固学校期间学习的理论知识,学习大学本科护理专业教材。

专业技能:熟练掌握基础护理操作技能,完成对常见病人的护理措施。

第二阶段(毕业后2年)

专业知识:深入学习有关专业的理论知识,了解本学科进展状况,完成一篇综述或论文。

专业技能:掌握本专业各项操作技能,掌握对危、急重症病人的抢救配合及护理,能运用护理程序对病人实施整体护理,正确书写出护理病历,完成临床教学工作。

外语水平:借助辞典每小时能笔译2 000个印刷符号以上。

3. 中专毕业生(分三个阶段)

第一阶段(毕业后1年)

专业知识:巩固学校期间学习的专业理论知识,复习卫生部国家考试中心规定的护士执业考试内容,掌握护理程序的理论知识。

专业技能:掌握各项基础护理技术操作,初步掌握本专科常见的护理操作及常见病人的护理。

外语水平:熟记常用医用英语词汇。

第二阶段(毕业后 2~3 年)

专业知识:完成本省、市卫生人员晋升教材中医学基础知识部分的复习内容,学习护理心理学、护理伦理学理论知识并运用于临床实践,了解本专科的进展状况。

专业技能:熟练掌握各项基础护理技术操作,掌握本专科护理技术操作及各项护理常规,基本掌握本专科急、重症病人的抢救配合及病情观察。

外语水平:借助辞典能阅读医用科普短文。

第三阶段(毕业后 4~5 年)

专业知识:完成本省、市卫生人员晋升指定教材中全部专业理论知识内容,掌握本专科重症监护病人护理知识,阅读大学专科或本科护理教材内容。

专业技能:熟练掌握本专科各项护理技术操作,掌握重症监护病房常规仪器的使用和保养,能运用护理程序对病人实施整体护理,并能书写护理病历,完成对中专护生实习的带教工作。

四、考核

1. 考核项目:政治思想、医德医风、实践时间、理论知识及专业。

2. 考核类型:由护理部主任主持,科护士长及护士长按照培训大纲,对临床护士进行阶段考核和综合考核。全部考核合格者由培训基地给予合格证书。

五、实施

按照培训大纲细则实施。

第四节　继续护理学教育
(Continuing nursing education)

一、概念 (Concepts)

继续护理学教育是继规范化专业培训之后,以学习新理论、新知识、新技术和新方法为主的一种终生性护理学教育。目的是使护理技术人员在整个专业生涯中,保持高尚的医德医风,不断提高专业工作能力和业务水平,跟上护理学科的发展。国际医学教育界把医学院校教育(Undergraduate Medical Education)、毕业后医学教育(Postgraduate Medical Education)和继续医学教育(Continuing Medical Education)称为医学教育连续统一体(Continuum in Medical Education)。由于我国护理学教育存在三种教育体制(中专、大专、本科),继续护理学教育不包括三种不同学历毕业生的毕业后教育,这三种接受不同教育程度的毕业生,毕业后必须经过临床规范化专业培训达到相应的要求,才能进入继续护理学教育。继续护理学教育也不包括成人教育中的补课教育和学历教育,护理学补课教育和学历教育原则上是为那些已经进入护理技术队伍,正在从事护理工作,但却未完整接受过正规基础教育的在职人员举办的。

二、继续护理学教育的培训内容与形式(The training contents and patterns of continuing nursing education)

继续护理学教育内容要适应不同专科护理人员实际的需要,以现代护理学科发展中的新理论、新知识、新技术、新方法为重点。具体教育活动内容包括:学术会议、讲座、专题讨论、讲习班、调研考察报告、疑难病例护理讨论会,技术操作示教、短期或长期培训、提供教学、学术报告、发表论文、著作等。

教育形式和方法可根据不同内容和条件灵活制定,一般以短期和业余在职学习为主。

三、继续护理学教育学分授予与管理(The granting and management of continuing nursing education)

(一)学分授予

继续护理学教育实行学分制。学分分为Ⅰ类学分和Ⅱ类学分。

Ⅰ类学分项目

1. 国家卫生部审批认可的国家教育项目;

2. 省、市审批认可的继续教育项目;

3. 卫生部继续教育委员会专项备案的继续教育项目。

Ⅱ类学分项目

1. 自学项目

2. 其他形式的继续教育项目

继续护理学教育的学分授予办法见表 12-4-1、表 12-4-2。

表 12-4-1　Ⅰ类学分的计算方法

1. 学术讲座、专题讨论、研讨班、学习班、讲习班

	参加者	主讲者
一个月以内的国家级继续护理学教育项目活动	1 学分/3h	2 学分/1h
一个月以上的国家级继续护理学教育项目活动和一个月以内的省、自治区、直辖市继续教育委员会认可的继续护理学教育项目活动	1 学分/6h	1 学分/1h
一个月以上的省、自治区、直辖市继续教育委员会认可的或其授权单位组织的继续护理学教育项目活动	1 学分/12h	1 学分/2h

2. 学术会议

	第一作者			第二作者			第三作者		
	大会	小组	列题	大会	小组	列题	大会	小组	列题
国际会议	8	6	1	7	5	1	6	4	1
全国(全军)会议	6	5	1	5	4	1	4	3	1
行政区(军区)会议	5	4	1	4	3	1	3	2	1
省级会议	4	3	1	3	2	1	2	1	1

表 12-4-2　Ⅱ类学分的计算方法

1. 自学有计划,领导审查同意执行能写出综述　　　　每 2 000 字 1 学分　　　每年不超过 5 学分

2. 卫生部或省市、自治区制定或指定的有关护理学　　护理部组织考核并按规定给予学分
"四新"资料

3. 进修由接收单位授予学分　　　　　　　　　每月 3 学分　　　每次进修不超过 25 学分
4. 出国考察、国内专题调研报告　　　　　　　每 3 000 字一学分
5. 发表护理学译文　　　　　　　　　　　　每 1 500 字一学分
6. 护理学著作　　　　　　　　　　　　　　每 1 000 字一学分
7. 刊物发表论文、综述

	第 1 作者	第 2 作者	第 3 作者
国外刊物	10	9	8
具有国际刊号(ISSN)和国内统一刊号(CN)	8	7	6
省级刊物	6	5	4
地级以下	4	3	2
内部刊物	2	1	0

8. 各类成果奖

	国家自然科学奖、发明奖、科学技术进步奖			部委级、省级奖		
	第一作者	第二作者	第三作者	第一作者	第二作者	第三作者
一等奖	20	18	16	12	10	8
二等奖	15	13	11	10	8	6
三等奖	11	9	7	8	6	4
四等奖	9	7	5			

（若同一项成果按最高学分授予）

9. 出版国家或省市继续护理学教育项目
录像教材成品放映 10 学分,(讲授型 1 学分　编辑型 2 学分　形象素材编辑 3 学分)
幻灯片每 10 张 1 学分

10. 医院组织的学术报告、专题讲座、技术操作示教、新技术推广
主讲人 2 学分,参加者 0.3~0.5 学分,全年不超过 10 学分
多科室组织大查房、个案讨论
主讲人 1 学分,参加者 0.1~0.2 学分,全年不超过 10 学分

（二）继续护理学教育管理

继续护理学教育实行学分制管理，教育对象每年参加经认可的继续护理学教育活动不得少于 25 学分，其中Ⅰ类学分须达到 3～10 学分，Ⅱ类学分达到 15～22 学分。教育对象在任期内每年须按规定修满接受继续护理学教育的最低学分，才能再次注册、聘任及晋升高一级专业技术职务。同时，为加强学分管理，应建立继续护理学教育登记制度，作为参加教育的凭证。

随着临床护理学教育的发展和考核制度化、规范化，采用人工方法处理考核数据已满足不了需要，必须运用计算机辅助管理。近年来，计算机运用于考核管理已取得了一定的经验。下面介绍规范化培训与继续护理学教育的计算机管理。

1．计算机学分管理系统

计算机学分管理系统是综合计算机技术、临床护理学教育理论和模糊数学原理研制而成的应用系统。该系统主要包括考核体系、运行参数和运算模式三个部分。

考核体系：考核体系是学分管理系统的重要内容，考核体系的建立必须服从考核目的和教育内容的需要，应体现专业特点，发挥考核导向作用。通过建立考核体系，统一量纲和量级，以达到对教育对象进行客观、公正考核评价的目的。考核体系根据护理规范化培训和继续护理学教育的不同对象，采用相应的考核项目和权重，建立由二级结构组成的护理人员考核体系。见图 12-4-1：

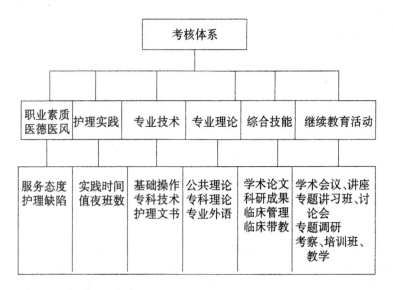

图 12-4-1　护理人员考核体系的二级结构组成（资料来源：广州军区广州总医院）

运行参数：护士规范化培训与继续护理学教育，由于教育对象层次不同，学历不同，所实施的考核科目、培训周期、权重、学分也不同，因此考核体系的参数亦有所区别。如表 12-4-3。

运算模式：学分管理系统考核计算采用直接计量和模糊计量相结合的方法。

直接计量是指在考试、考核中有精确的考试成绩和数量记录，将这些数量记录按评定标准直接计算出分数。例如,理论考试、技术操作考核、外语测验、值夜班数等等。

模糊计量是指考核中难以用精确的数量单位来记录,而是运用模糊数学原理,通过计算使定性的考核要素转化为相应的分数。

医德医风定性考核法:把医德医风分为优(95 分)、良(85 分)、中(75 分)、差(60 分)4个档次,尔后采取不记名投票,再把投票结果纳入计算公式,便得出考核对象医德医风的实际成绩。

表 12-4-3 中专毕业生规范化培训学分分配(资料来源:广州军区广州总医院)

考核科目	权重	标准学分	考核次数
职业素质 医德医风	0.10	12.5	5
实践时间	0.18	22.5	5
夜班数	0.18	22.5	1
公共理论	0.14	17.5	*
专科理论	0.10	12.5	5
基础操作	0.14	17.5	*
专业外语	0.06	7.5	1
临床能力	0.04	5.0	3
带教能力	0.04	5.0	1
学术论文	0.02	2.5	1
合　计	1.0	125	

(带 * 的科目考核次数依据课程次数按实际考核数目而定)

设:优票数为 A_1,良票数为 A_2,中票数 A_3,差票数为 A_4,总票数为 Z,实际考核成绩为K,则:

$$K = \frac{95 \times A_1 + 85 \times A_2 + 75 \times A_3 + 60 \times A_4}{Z}$$

在考绩管理中,无论是直接计量或是模糊计量,各项考核成绩均由计算机学分管理系统换算为"标准学分"及"比较学分"。

●标准学分

标准学分是用来衡量考核对象是否达到某项教育内容的基本标准。如要求中专毕业生规范化培训完成 125 学分才能达标,其中专科理论 12.5 学分。这 125 学分就是衡量其是否达标的分数线,12.5 分则是衡量其专科理论是否达标的分数线。教育对象凡考核、考试合格,便可获得相应的标准学分。有的考核科目,整个教育周期才综合考评一次的,经考试合格便可一次授予整个教育周期的标准学分。对需要每年进行考试或考核的科目,每次合格只能授予一年的标准学分。

●比较学分

比较学分用来表示获得同一标准学分者之间的差异,即在达标者中谁的绩效更佳。比较学分的引入,可区分开教育对象不同的水平梯次,起到了高标准的导向作用,有利于激励人们努力拼搏,平等竞争。

比较学分计算方法:

设:比较学分为 X,考核成绩为 T,该项考核指标权重为 P

则 X = T·P

例如:某中专毕业生在规范化培训周期中,专科理论考试分数为 90 分,问该项比较学分是多少?

代入公式:X = 90×0.10 = 9

学分管理系统以菜单形式,分别完成护理人员教育手册中各类数据的输入、查阅、修改、删除、统计、排序、打印输出等功能。见表 12-4-4。该系统对护理人员考绩实行数量化考核管理,从而增强了考核与考绩管理工作的系统性、科学性。

2. 计算机考试题库

护理专业中级技术资格考试题库(下称题库)的建立,是为了适应护理人员继续护理学教育发展的需要。题库的设置以国家颁发的《卫生技术人员职务试行条例》为依据,作为护理专业中级资格考试命题的基础。题库由基础护理和本专业 39 个不同专科的 1 万多道试题组成(试题数仍在不断扩增),试题包括 3 个方面内容,即基础理论、专业水平、外语。基础理论和外语的考试采用笔试,专业水平考试采用计算机辅助考试。

表 12-4-4　《通用型学分管理系统》主菜单　　(资料来源:广州军区广州总医院)

C. 参数设置	I. 输入修改	M. 资料管理	S. 排序列表	Q. 备份退出
1. 改变当前数据盘号	1. 基本情况	1. 查阅修改删除	1. 屏幕列表	1. 生成框架数据盘
2. 快速建立指标体系	2. 年度数据	2. 永久性删除	2. 打印输出	2. 备份后退出
3. 问答式指标体系	0. 返回	3. 索引维护	0. 返回	3. 直接退出
4. 查阅增减指标项目		4. 晋职处理		0. 返回
5. 设立科别代码		5. 自动纠错		
6. 培训周期		0. 返回		
7. 定性分转换				
8. 功能键设置				
9. 更改名称				
0. 返回				

题库中的试题类型分为 A 型题、X 型题、阅图题和系列多项多选题四种类型。

A 型题

A 型题为单项最佳选择题。先提供一段叙述、一个问题、一份简短病历,然后列出 4~5 个备选答案。备选答案中只有一个是正确或最佳答案,其余是似乎正确的错误答案,称干扰答案。

例1:

提示:病人行小肠部分切除术后 12 小时,T 37.8℃,P 88 次/分,Bp 16/8kPa。

提问:根据目前病人的状况,应给病人采取哪种最佳体位?

A. 平卧位

B. 头低脚高位

C. 半卧位

D. 截石卧位

E. 俯卧位

正确答案为 C。5 个备选答案只有 1 个正确。

●X 型题

X 型题为多项正确选择题。先提供一段叙述、一个问题或一份简短病历,然后列出 4 个备选答案,正确的选项为 2 项或 2 项以上,要求对每一选项都做出判断,全答对给分,全答错或部分答对均不给分。

例 2:

提问:病人经检查确诊为机械性肠梗阻,下列哪些是处理该患者的主要措施?

A. 禁食

B. 清洁灌肠

C. 胃肠减压

D. 补液

正确答案为 A、C、D。4 个备选答案有 3 个正确。

●阅图题

阅图题为问答题。先提供一份病历摘要和有关的图片(如心电图、X 线片),然后根据病历摘要和相关的图片提出问题。例题请参见本章计算机辅助考试,试题实例第 4 问。

●系列多项多选题

参见本章计算机辅助考试系统。

3. 计算机辅助考试系统

临床医学决策能力计算机辅助考试系统(下简称系统),是综合计算机应用、教育测量学和临床医学(含医药学、护理学、中药学、中医学等)学科理论与技术研制而成的应用系统。该系统护理专业计算机辅助考试部分设置于 1991 年,系统由环境配置、文件管理、考试管理、考绩分析和试题分析 5 个部分组成。本节主要介绍该系统考试管理中的试题结构,答题思路,答案类型和答题操作等有关考试的基础知识。

●试题结构

计算机辅助考试试题题型为系列多项多选题,属于多选题的范畴,但不同于目前我国采用的 A 型题、B 型题、C 型题和 K 型题等多选题。系列多项多选题是由一个病历摘要和若干组提示、提问、备选答案所组成,见试题实例。

试题实例

病历摘要:患者男性,60 岁。今晨因胸骨剧烈持续性压榨痛 2h 入院。

体检:体温 37℃,脉搏 92 次/分,血压 14/8kPa(105/60mmHg)。面色苍白,皮肤潮湿,心音低。心电图检查提示:"急性前壁心肌梗死"。

提示:患者感腹部不适,稍有便意。

提问:该患者入院时,应急需做哪些处理?

(√)1. 绝对卧床

(√)2. 持续吸氧

(√)3. 持续心电监护

( )4. 记录出入量

(×)5. 嘱患者先去排便后再回病房

( )6. 做入院介绍

(√)7. 按医嘱止痛处理

提示:心肌梗死后,常伴有不同程度的左心功能障碍和血液动力学改变,容易发生致命性的并发症,故须严密观察病情变化。

提问:应观察哪些主要症状?

(√)1. 疼痛的部位、性质和时间

(√)2. 发热、心动过速

(√)3. 恶心、呕吐、上腹胀痛

( )4. 心脏浊音界增大

(√)5. 室性心律失常

(√)6. 呼吸困难、紫绀、烦躁

(√)7. 血压、皮肤颜色、四肢温度

(×)8. 皮疹、出血

(×)9. 下腹疼痛、腹泻

提问:该患者做下列血清酶检测,什么酶升高最早,恢复最快?

(×)1. 谷草转氨酶

(×)2. 乳酸脱氢酶

(√)3. 肌酸磷酸激酶

(×)4. 碱性磷酸酶

(×)5. 谷丙转氨酶

提示:请看心电图(略)

提问:下列哪些表现支持急性前壁心肌梗死?

(×)1. Ⅱ、Ⅲ、AVF、P 波倒置,QRS 波群呈 rs 型

(×)2. V_2、V_3 导联中,QRS 波群呈 QS 型

(√)3. $V_4 \sim V_6$ 导联中,QRS 波群呈 QS 型

(√)4. $V_4 \sim V_6$ 导联中,S-T 段抬高与 T 波形成单向曲线

(×)5. V_1、V_5 导联中,T 波低平

提示:给患者度冷丁 75mg 肌注、休息、吸氧及静滴硝酸甘油等综合处理后,患者胸痛仍持续 4h 未能缓解,而行静脉溶栓治疗。

提问:应注意观察哪些副作用?

(×)1. 寒颤、发热

（×）2．听力损害

（√）3．出血

（　）4．头昏、乏力

（×）5．血管扩张性头痛

（√）6．心律失常

（√）7．皮疹

提示：患者住院的第二天下午 5 时，突然意识丧失，呼吸暂停，颈动脉搏动消失，心电监护屏幕上出现室颤波型。

提问：应立即采取哪些措施

（√）1．利多卡因 50～100mg 静注

（√）2．直流电除颤

（√）3．胸外心脏按摩和口对口人工呼吸

（×）4．利多卡因 100mg 心腔内注射

（×）5．利多卡因 200～250mg 肌注

提示：对患者进行心电监护

提问：心电监护出现下列哪些现象为危险信号？

（×）1．室性早搏，每分＜3 次

（√）2．连续出现 2 个或 2 个以上室性早搏

（√）3．出现多源性室性早搏

（×）4．频发房性早搏，每分＞5 次

（√）5．出现 RonT

提问：该患者的护理重点是：

（√）1．严密监视恶性心律失常的发生

（√）2．解除疼痛

（　）3．调节水、电解质和营养平衡

（√）4．保持安静休息

（√）5．保持大便通畅

（　）6．进行生活指导

（√）7．变换体位

提示：患者由于进食量减少及卧床而发生便秘，第 3 天给予开塞露 20ml 注入肛门，护士嘱患者排便时勿过度用力屏气。

提问：避免用力排便是因为用力排便可：

（√）1．使迷走神经张力升高

（√）2．反射性引起心律失常

（×）3．使迷走神经张力下降

（√）4．加重心肌缺氧

（×）5．减低右心房压力

（√）6．发生心脏破裂

提示：患者入院已 3 天，病情稳定，心电示波未见异常心律。

提问：对该患者有哪些护理诊断？

（×）1. 意识障碍

（√）2. 舒适的改变

（√）3. 心输出量减少

（√）4. 排便异常

（×）5. 感知异常

（√）6. 焦虑

从试题实例看，系列多项多选题有以下几个特点：第一，问题系列性。试题围绕着某个病人所患的疾病而逐步引伸出与该病人有关的一系列临床护理问题。如试题实例，通过该病历摘要，围绕着急性心肌梗死病人住院期间的检查、治疗、护理等过程引出了 10 问。第二，病例真实性。试题是以实际的临床病历为基础，经过适当"塑造"而成。第三，提问序贯性。试题的每一个提问之间往往有连贯性，因此在解答问题时应注意联想前面的问题。第四，答案多解性。在备选答案中，有正确、错误和无效三种解答。如试题实例第一问，有 7 个备选答案，其中 1、2、3、7 项是正确的，第 5 项是错误的，第 4、6 项是无效的。

答题思路

计算机辅助考试是一种全新的考试方法，应试者要紧密围绕试题所提供的资料，准确的理解提问，从临床护理工作的实际出发，进行思考。对以上试题实例解题如下：

答题思路

病历摘要：患者男性，60 岁。今晨因胸骨剧烈持续性压榨痛 2h 入院。体检：体温 37℃，脉搏 92 次/分，血压 14/8kPa（105/60mmHg）。面色苍白，皮肤潮湿，心音低。心电图检查提示："急性前壁心肌梗死"。

提示：患者感腹部不适，稍有便意。

提问：该患者入院时，应急需做那些处理？

（√）1. 绝对卧床

（√）2. 持续吸氧

（√）3. 持续心电图监护

（　）4. 记录出入量

（×）5. 嘱患者先去排便后再回病房

（　）6. 做入院介绍

（√）7. 按医嘱止痛处理

本试题第一问的关键词是"急需""哪些处理"。患者心电图提示"急性前壁心肌梗死"，其急救措施就是要尽量减少心肌氧的消耗，尽量缩小梗塞面积，保存更多的心肌。绝对卧床、止痛处理是使身体减少活动，降低心肌缺氧，这是正确的。持续吸氧是提高血氧浓度，增加心肌的氧供应，有利于保护心肌。而心电监护有利于心律失常的早期发现，便于早期处理。所以第 1、2、3、7 项答案是正确的。心肌梗死急性期患者的进食、排便及一切生活料理必须在床上进行,才能达到身体减少做功的目的。若患者便秘可给缓泻剂或低压灌肠等处理,而让患者去排便有违急性心肌梗死的常规处理。故第 5 项答案是错误的。对一个新入院的患者来说,本应做入院介绍,但不是急需处理的措施,可在病情稳定,患者情绪安定情况下再做入院介绍。记录出入量应该在所有急救措施执行后再进行。因此,第 4、6 项作为无效答案。

提示:心肌梗死后,常伴有不同程度的左心功能障碍和血液动力学的改变,容易发生致命性的并发症,故须严密观察病情变化。

提问:应观察哪些主要症状?

(√)1. 疼痛的部位、性质和时间

(√)2. 发热、心动过速

(√)3. 恶心、呕吐、上腹胀痛

( )4. 心脏浊音界增大

(√)5. 室性心律失常

(√)6. 呼吸困难、紫绀、烦躁

(√)7. 血压、皮肤颜色、四肢温度

(×)8. 皮疹、出血

(×)9. 下腹疼痛、腹泻

这个问题主要是测试应试者临床观察能力。心肌梗死由于冠状动脉闭塞,常可出现胸骨后或前区压榨、窒息或烧灼样疼痛,且伴有大汗、烦躁不安,恐惧濒死感,持续时间可长达 1~2 小时至 10 多小时,用硝酸甘油不能缓解。部分病人可向左上肢、上腹部、下颌、颈部、背部放射。所以,观察疼痛的部位、性质和时间是非常必要的。发热、心动过速与心肌梗死后坏死物质吸收有关,发热一般在 38℃ 左右,持续时间约一周,心肌梗死病人疼痛剧烈时伴有频繁的恶心、呕吐,尤以下壁心肌梗死常见,与迷走神经受刺激和心排出量降低有关。因此,上述备选答案中 1、2、3 三项是正确的。心律失常是心肌梗死急性期引起死亡的重要原因之一。多发生在起病一周内,尤以 24 小时内最多见,各种心律失常中以室性心律失常为多见,故严密监护心律失常是十分重要的。心力衰竭是心肌梗死的并发症之一,可在起病最初几天内发生,其原因与梗死后心肌收缩力显著减弱以及心脏各部分心肌之间不调所致,患者常出现呼吸困难、紫绀、烦躁等。血压下降,皮肤苍白、四肢湿冷、脉压减小等是心肌梗死并发休克的主要表现,其原因是心肌广泛坏死,心排血量急剧下降所致。所以,第 5、6、7 三项答案是正确的。心肌梗死心脏浊音界可轻度至中度增大,但此项属心脏体征,故第 4 项作为无效答案。皮疹、出血、下腹疼痛、腹泻不为心肌梗死的临床表现,故答案中第 8、9 两项作为错误答案。

提问:该患者做下列血清酶检测,什么酶升高最早,恢复最快?

(×)1. 谷草转氨酶

(×)2. 乳酸脱氢酶

(√)3. 肌酸磷酸激酶

(×)4. 碱性磷酸酶

(×)5. 谷丙转氨酶

　　此问的关键词是"升高最早"，肯定答案只有一个。从上述备选答案中，肌酸磷酸激酶(CPK)升高最早，且恢复最快，一般在病后6小时开始升高，24小时达高峰，2～4天恢复正常；谷草转氨酶(GOT)在发病后6～12小时开始升高，24～48小时达高峰，3～6日后降至正常；乳酸脱氢酶(LDH)在病后8～10小时升高，恢复则更迟；碱性磷酸酶与谷丙转氨酶对急性心肌梗死无特殊意义，所以肯定答案是第3项。

　　提示：请看心电图(略)

　　提问：下列哪些表现支持急性前壁心肌梗死？

　　(×)1. Ⅱ、Ⅲ、AVF、P波倒置，QRS波群呈rs型

　　(×)2. V$_2$、V$_3$导联中，QRS波群呈QS型

　　(√)3. V$_4$～V$_6$导联中，QRS波群呈QS型

　　(√)4. V$_4$～V$_6$导联中，S-T段抬高与T波形成单向曲线

　　(×)5. V$_1$、V$_5$导联中，T波低平

　　急性心肌梗死的心电图常有典型的改变及动态变化，其特点是S-T段弓背向上抬高，为损伤的改变，异常Q波显示心肌穿壁性坏死；T波倒置为心肌缺血改变。这个提问的关键词为"急性"、"前壁"，从五项备选答案中看来，V$_4$～V$_6$导联的S-T段弓背向上抬高，QRS波群呈QS型，此表现支持急性前壁心肌梗死。所以，第3、4项为正确答案。V$_2$、V$_3$导联虽然出现病理性Q波，但根据心电向量的基本观念，该区定为前间壁。应试者在答题时，必须认真阅读提问及备选答案，才能提高答题的准确性。P波倒置及V$_1$、V$_5$导联T波低平不是心肌梗死的心电图表现，故第1、2、5项不支持急性前壁心肌梗死。

　　提示：给患者度冷丁75mg肌注、休息、吸氧及静滴硝酸甘油等综合处理后，患者胸痛仍持续4h未能缓解，而行静脉溶栓治疗。

　　提问：应注意观察哪些副作用？

　　(√)1. 寒颤，发热

　　(×)2. 听力损害

　　(√)3. 出血

　　(　)4. 头昏，乏力

　　(×)5. 血管扩张性头痛

　　(√)6. 心律失常

　　(√)7. 皮疹

　　溶解血栓常用药物有尿激酶和链激酶。其作用是使纤溶酶原转变为纤溶酶，使已形成的纤溶蛋白水解，使堵塞血管再通。溶栓药物其主要不良反应为出血，出血是因血中纤溶酶过度增多所致，表现为注射部位血肿，伤口或溃疡处渗血，鼻出血和血尿。部分病人用药后可有寒颤，发热及头痛等不适，链激酶具有抗原性，若链球菌感染而体内链激酶抗体含量较高的病人，易引起过敏反应，表现为皮疹。如：溶栓治疗成功，闭塞的冠脉再通，恢复灌注，由于代谢的因素，缺氧心肌与正常心肌之间的电位差别，将产生再灌注性心律失常，主要是室性心律失常，甚至心室纤颤或室性心动过速，再灌注性心律失常也是溶栓成功的临床指标之一。所以备选答案1、3、6、7项为正确的；由于溶栓剂是溶解血栓，并不扩张血管，故备选答案第5项是错误的；此药虽无头昏、乏力的副作用，但如发生过敏反应

的病人有可能出现头昏,故第 4 作为无效答案。

提示:患者住院的第 2 天下午 5 时,突然意识丧失,呼吸断续,颈动脉搏动消失,心电监护屏幕上出现室颤波型。

提问:应立即采取哪些措施

(√)1. 利多卡因 50～100mg 静注

(√)2. 直流电除颤

(√)3. 胸外心脏按摩和口对口人工呼吸

(×)4. 利多卡因 100mg 心腔内注射

(×)5. 利多卡因 200～250mg 肌注

病人突然出现意识丧失、抽搐,呼吸断续,颈动脉搏动消失,而且心电示波呈室颤图型,应判断为"心脏骤停",并立即进行心肺复苏的抢救。首先可叩击心前区 2～3 次,每次叩击心前区可产生 5～15 秒的能量,有可能使室颤消除,继而做胸外心脏按压及口对口人工呼吸或其他人工呼吸,并迅速建立有效的呼吸通道。心电示波显示心室纤颤时,应立即进行非同步直流电除颤及静脉注射利多卡因 50～100mg,每分钟注射一次,总量不超过300mg,继以 1～4mg/分钟,静脉滴注。经第 1、2 期复苏心跳恢复后,再进一步的进行生命支持。故第 1、2、3 项答案是正确的。

提示:对患者进行心电监护

提问:心电监护出现下列哪些现象为危险信号?

(×)1. 室性早搏,每分<3 次

(√)2. 连续出现 2 个或 2 个以上室性早搏

(√)3. 出现多源性室性早搏

(×)4. 频发房性早搏,每分>5 次

(√)5. 出现 RonT

心律失常是急性心肌梗死的重要并发症之一,尤以室性早搏最为常见。急性心肌梗死时出现室性早搏是由于心肌急性缺血、损伤和坏死所致。根据 Lown 分级标准,通常把以下 4 种现象定为危险信号:(1)室性早搏,每分>5～6 次;(2)RonT 型的室性早搏;(3)多源性室性早搏;(4)连续出现 2 个或 2 个以上室性早搏。由于这些类型的室性早搏是心室颤动的先兆,应给予及时、有效的处理。因此,备选答案第 2、3、5 项为正确答案;频发性房性早搏,发展下去的结果可能是房性心动过速或心房扑动。这几种心律失常,对血液循环的影响相对较轻。因此,一般不会有什么生命危险,此期不处理,也会导致心衰,加重病情。但由于提问的是危险信号,而不是发展结局。故 1、4 项为错误答案。

提问:该患者的护理重点是:

(√)1. 严密监视恶性心律失常的发生

(√)2. 解除疼痛

( )3. 调节水、电解质和营养平衡

(√)4. 保持安静休息

(√)5. 保持大便通畅

( )6. 进行生活指导

（√）7. 变换体位

此问主要是回答心肌梗死急性期及亚急性期的护理要点。急性心肌梗死可能由于完全性冠状动脉阻塞所致心肌缺血或由于血管再通所致灌注性心肌损伤引起心律失常，而且容易发生室性心动过速和心室颤动。一旦并发恶性心律失常，致死的发生率较高，所以严密监护恶性心律失常的发生是十分重要的。疼痛往往可导致休克与心律失常，应尽早给予有效的止痛处理。安静休息可减轻心脏负荷，减少心肌缺氧。卧床休息，食量减少或使用吗啡易引起便秘，用力排便易诱发并发症甚至心脏破裂。为避免长期卧床的病人发生褥疮而定期变换体位，是必要的。上述备选答案中 1、2、4、5、7 五项答案是正确的。进行生活指导是恢复期的护理重点，作为无效答案。调节电解质和营养平衡也是十分重要的，但已脱离提问中的"护理重点"范围。

提示：患者由于进食量减少及卧床而发生便秘，第 3 天给予开塞露 20ml 注入肛门，护士嘱患者排便时勿过度用力屏气。

提问：避免用力排便是因为用力排便可：

（√）1. 使迷走神经张力升高

（√）2. 反射性引起心律失常

（×）3. 使迷走神经张力下降

（√）4. 加重心肌缺氧

（×）5. 减低右心房压力

（√）6. 发生心脏破裂

当用力排便时迷走神经张力增高，迷走神经受刺激后血压下降，通过颈动脉窦压力感受器引起反射性的心律失常。而且用力可增加心排血量，增加心脏负荷，加重心肌缺氧。心肌梗死尤其是透壁性梗死缺乏侧支循环，梗死区薄弱。一旦用力排便可使血压升高，心室扩大而致心脏破裂，所以第 1、2、4、6 答案是正确的。由于用力时可使迷走神经张力增高，心脏压力增强。因此，第 3、5 项为错误答案。

提示：患者入院已 3 天，病情稳定，心电示波未见异常心律。

提问：对该患者有哪些护理诊断？

（×）1. 意识障碍

（√）2. 舒适的改变

（√）3. 心输出量减少

（√）4. 排便异常

（×）5. 感知异常

（√）6. 焦虑

急性心肌梗死的病人由于冠状动脉供血不足而致胸骨后或心前区疼痛。一旦心肌收缩力减弱，心功能不全使心输出量减少。由于发病后卧床休息，食量减少或使用吗啡止痛而引起便秘。心肌梗死病人发病急，病情重，使病人产生焦虑情绪。备选答案中第 2、3、4、6 项为正确病案。病人住院期间，病情稳定，无并发症。因此，无意识障碍及感知异常，备选答案中的第 1、5 项为错误答案。

答案类型

　　计算机辅助考试主要是检测应试者的临床观察能力、判断能力和处置能力,三种能力之和为总能力,其总和取值100。每一大题包括8～10个小题,每小题有若干个选项,选项分正确、错误、无效三种类型。正确答案,选了得分;错误答案,选了扣分;无效答案,选与不选均不给分也不扣分。每小题的分值是相等的。各种能力分值的大小取决于拥有其小题数目的多少。如果一次考试,小题总数为100题,其中测量观察能力为30道,判断能力为25道,处理能力为45道。三种能力的分值分别为30分、25分、45分。

　　●答题操作

　　人机交互考试过程显示屏幕共分四个部分,见图12-4-2:

病历摘要:

　　患者男性,70岁,因阵发性腹痛、恶心呕吐两天急诊入院。查体:体温38℃,脉搏100次/分,呼吸28次/分,血压15/10Kpa,痛苦面容,低声呻吟,强迫体位。腹部稍膨隆,可见肠型及蠕动波,肠鸣音亢进,可闻及气过水声,腹肌稍紧张,右侧腹部触及有无痛包块。X线检查可见右侧肠腔充气并有2～3个液平面。

　　提示:该患者经检查确诊为机械性肠梗阻。

　　提问:下列哪些不是处理该患者的主要措施?

　　√1.物理降温

　　2.禁食

　　3.立即行术前准备

　　4.胃肠减压

　　5.留置导尿

　　√6.清洁灌肠

　　7.补液

　　8.胃管注入石蜡油

考试总时间: 8:27:00　　　待考病例:8个　　　剩余总问数:8　　　当前病例剩8问

| □ | 1 | 2 | 3 | 4 | 5 | 6 | 7 | 8 | 9 | 0 | | P | G | 图表 | Enter | 图像 |

操作提示　　按数字键1～9,0;选1～9,10答案　　　重复按键消除原选择　　　结束键

图 12-4-2　考试过程显示屏幕

　　屏幕上部为静态窗口,用于显示病例摘要;屏幕中部为动态窗口,显示各问所需提示、提问和备选答案;屏幕下部为信息提示窗口,显示考试总时间,待考病例数,剩余总问数和当前病例问数等;屏幕右下部为显示图表和图像信息。

　　答题操作时答案的选择:应试者只选择正确的答案或者正确的"错误答案",按你认为正确的答案代号相应的数字键,备选答案最多为10个,"0"键代表第10个答案。例如:应试者认为第1项备选答案是应该"√"出的,就按键盘上的"1"键,屏幕上便在序号"1"之前打"√",表示答案生效了。奇数次按同一键为"√",偶数次按同一键为删除"√"。确认自己的选择之后,按"P"键便结束当前的提问,进入下一个提问或考试结束。每一问至少需

选出一个备选答案,否则按"P"键无效。当一个提问选择结束后,不能返回前面修改。

在考试过程中,当某问题需要配合图片显示时,如心电图、X线照片等,系统在屏幕的右下方形象地画出一只手按键图形,提示你按"G"键或"Enter"键,即可显示所需的图表或图像。应试者只需掌握 10 个数字键和 P、G、Enter 键,便可完成整个考试操作。

附　国家卫生部《继续护理学教育试行办法》

（The temporary stipulates of continuing nursing education）

第一条　为了提高护理人员素质,促进护理学的发展,必须逐步建立连贯性护理学教育的完整体系和制度,以适应社会主义卫生事业的发展。

第二条　继续护理学教育是继毕业后规范化专业培训之后,以学习新理论、新知识、新技术、新方法为主的一种终生性护理学教育,目的是使护理技术人员在整个专业生涯中,保持高尚的医德医风,不断提高专业工作能力和业务水平,跟上护理学科的发展。

第三条　继续护理学教育的对象是毕业后通过规范或非规范化的专业培训,具有护师及护师以上专业技术职务的正在从事护理专业技术工作的护理技术人员。参加继续护理学教育,既是广大护理技术人员享有的权利,又是应尽的义务。

第四条　卫生部继续医学教育委员会是在卫生部领导下,对全国继续护理学教育进行领导、管理和质量监控的权威性组织。

第五条　卫生部继续医学教育委员会聘请医院、高等医学院校、科研单位和有关护理学学术团体等的 7~9 位专家组成继续护理教育学科组。

护理学学科组受卫生部继续医学教育委员会委托承担以下任务:

1. 负责国家级继续护理学教育项目及其主办单位和学分的审定,报卫生部继续医学教育委员会批准。

2. 推荐优秀的国家级继续护理学教育文字、声像教材和电视节目,发展多媒体教学及远程教育。

3. 研究并提出全国继续护理学教育发展计划和指导意见,并向卫生部继续医学教育委员会提出建议。

4. 卫生部继续医学教育委员会交付的其他工作。

第六条　各省、自治区、直辖市继续医学教育委员会要重视继续护理学教育,成立护理学学科组,积极开展继续护理学教育。

第七条　各级卫生行政主管部门应加强对继续护理学教育工作的领导,各医疗卫生单位、高级医学院校和护理学学术团体应将开展继续护理学教育作为一项重要的任务,鼓励、组织和监督护理技术人员积极参加继续护理学教育活动,并从制度上予以保证。

第八条　继续护理学教育的内容要适应不同专科护理技术人员的实际需要,注意针对性、实用性和先进性,应以现代护理学科学技术发展中的新理论、新知识、新技术和新方法为重点。

第九条　继续护理学教育活动包括:学术会议、学术讲座、专题讨论会、专题讲习班、专题调研和考察、疑难病历护理讨论会、技术操作示教、短期或长期培训等,为同行继续护理学教育提供教学、学术报告、发表论文和出版著作等,亦应视为参加继续护理学教育。

第十条　继续护理学教育应以短期和业余学习为主,其形式和方法可根据不同内容和条件,灵活多变。

自学是继续护理学教育的重要形式,应有明确的目标并经考核认可,各单位要积极提供有关的文字和声像教材。

第十一条　国家级继续护理学教育项目的申报办法按《国家级继续教育项目申报、认可试行办法》执行。

中华护理学会总会举办国家级继续护理学教育项目可直接向卫生部继续医学教育委员会申报。

第十二条　继续护理学教育实行学分制,可按照《继续医学教育学分授予试行办法》执行。护理技术人员每年参加经认可的继续护理学教育活动的最低学分数为 25 学分,其中 I 类学分须达到 3～10 学分,II 类学分达到 15～22 学分。省、自治区、直辖市级医院的主管护师及其以上人员 5 年内必须获得国家级继续护理学教育项目授予 5～10 个学分。

第十三条　建立继续护理学教育登记制度。登记的内容应包括:项目名称、编号、日期、内容、形式、认可部门、学分数、考核结果、签章等。登记证由省、自治区、直辖市继续医学教育委员会印制和发放。登记证由本人保存,在参加继续护理学教育项目后由主办单位签章认可,作为参加继续护理学教育的凭证。

第十四条　各单位应建立继续护理学教育档案,将本单位护理技术人员参加继续护理学教育活动的情况作为本人考绩的一项内容。

第十五条　护理技术人员须按规定取得每年接受继续护理学教育的最低学分数,才能作为再次注册、聘任及晋升高一级专业技术职务的条件之一。

第十六条　本办法由卫生部继续医学教育委员会负责解释。

第十七条　本办法自发布之日起试行。

第五节　进修生的临床培训
（The clinic teaching of graduate students）

护理专业进修是指护理人员通过短期强化训练方式,有针对性的提高专科理论与技能的培训方法。护理专业进修是医院护理教育的重要组成部分,是培养合格专科护理人才的有效途径。

一、目标与要求（Targets and requirements）

经过进修强化培训,具有扎实的护理基础理论,熟练掌握本专科理论知识与专科技能,能开展专科护理新业务,新技术,胜任临床教学及管理工作。具体要求:

1. 具有良好职业道德修养和护士基础文明素质,全心全意为伤病员服务。

2. 熟悉本专业和相关专业的理论知识,具有较系统的专科理论,并能应用于临床实际,能处理本专科常见病护理疑难问题。

3. 熟练掌握本专科技术操作,掌握本科室开展的专科护理新业务、新技术,能对护理人员进行业务指导。

4. 了解本专科国内外护理新进展。

二、进修生应具备的条件 (Conditions the graduate students should have)

1. 必须是正规院校毕业并有 3 年以上临床实际工作经验者。
2. 具有系统的护理基础理论知识及一定的专科护理知识,熟练掌握基础操作技能。
3. 具有良好的职业道德修养及护士素质,努力工作,勤奋学习,刻苦钻研,勇于创新。

三、进修生临床教育内容 (The clinic teaching content of graduate students)

1. 职业素质:医德医风、文明礼貌、专业形象
2. 专科理论:专科基础医学理论、专科护理理论
3. 专科技能:各种专科技能、新技术、新方法
4. 临床能力:专科护士各班工作内容、程序、要求,常见病的护理常规,急危重症的抢救配合、处理、护理,专科护理疑难问题处理等。
5. 专科环境:含专科的环境设施、医疗、护理设备,各项医疗护理规章制度等。

四、临床带教师资与带教方法 (Teachers and methods of clinical teaching)

护士进修生不同于在校实习生,均具有中专以上专业基础,并经过长短不一的临床实践,且进修目的是通过专科化训练,使其发展成为专科的技术骨干。根据其特点,必须选择称职的带教老师及灵活的带教方法。

(一)带教师资

1. 临床带教老师必须系统掌握本专科的专业知识和技能,熟悉专科护理的国内外新进展。
2. 掌握临床教育理论和教育技能、技巧,并创造性的运用到教学实践中。
3. 热爱护理事业,热爱护理教育,具有良好的职业道德和素质,以身作则,为人师表。
4. 必须是护师或护师以上专业技术职务的临床护理技术人员。

(二)带教方法

承担进修生带教任务的科室,必须根据进修目标制定出周密的带教计划,在重点突出临床实际能力的基础上,安排一定比例的课程,使理论与实践紧密结合。在实际工作中,带教老师可采用各种不同的方法进行讲解、分析、提问、总结,可根据自己的能力选择不同

的教学法,如启发法、分析法、研讨法、论证法、归纳法等。在教学中注意发现进修生潜能,变被动为主动,提高教学效果。

五、进修生的管理(Management of graduate students)

1. 实行二级管理:进修生由护理部及科室协同管理,护理部按照进修生应具备的条件进行严格审核,经审批后由有关科室按照进修人员的进修目的,内容制定出进修计划,并具体组织实施。

2. 完善进修手续:护理部设计"专科护士进修表",凡进修人员必须按表中内容逐项填写清楚,同时履行进修手续。

3. 建立进修生管理制度:全院统一进修生管理制度,内容包括:医德医风、考勤、遵守制度等。

4. ICU、CCU、手术室、急诊科等科室进修时间不得少于6个月。

5. 定期召开座谈会:科室定期分别召开带教老师与进修生座谈会,了解进修进度,带教情况、进修生表现及要求,掌握进修生临床教育整体情况,对存在问题及时发现,并妥善给予解决。

6. 考核

经常性考核:带教老师负责进修生的经常性考核,其内容含工作质量、临床能力、医德医风、考勤等。

终末考核:终末考核于进修结束前进行,包括专科理论知识的卷面考试及专科技能考试。

7. 鉴定:进修生于进修结束时,必须书写自我进修鉴定,科室护士长根据其进修状况写出科室意见,最后由护理部负责人签名盖印,以示证明。

第六节 临床护理培训中心的管理
(Management of clinical nursing training center)

临床护理培训中心是应临床护理工作的需求,以护理基础理论、技术、新业务为主要培训内容,对护理人员进行集中教学的训练基地,其目的是为了全面提高护理人员的基础理论和临床技术操作水平。

一、任务(Task)

1. 组织岗前培训

制定岗前培训计划,内容有:基础护理理论、医院的规章制度、基础文明素质规范、基础护理技术操作的培训与考核,时间为2~3周。

2. 负责规范化培训与继续护理学教育的实施

落实护理人员规范化培训与继续教育方案,适应不同专科护理人员的需要,组织基础护理技术操作与专科护理技术操作的培训与考核,公共理论的学习与考核、学术会议交流、专题讲座、讲习班等。

3．组织临床护理教学

针对临床护理工作中护理难度大、技术要求高的操作以及新理论、新技术、新方法,进行教学,统一标准,使护理人员更好地开展工作。如心电监护、十二指肠引流、输液泵的使用等,同时可应专科护理需要,进行业务指导。

4．开展护理研究,进行临床验证

为护理人员开展护理科研提供一定的场所与实验器材,解释、说明各种护理技术、护理操作的理论基础,改进护理操作程序与方法。

二、布局与设备（The layout and equipment）

临床护理培训中心应力求布局合理,设备齐全,集现代化、科学化为一体,与临床护理工作接轨。总占地面积不得少于 160 平方米,可分设为办公室、资料室、准备室、基础护理示教室、专科护理示教室、课室、护士行为规范训练室等。

1．办公室:宜宽敞明亮,配置电话,可供管理人员办公用。

2．资料室:具备开展护理科研的基本设施,是护士查找护理期刊、专业资料及开展一定护理实验研究的场所。需配资料柜,复印机,多媒体电脑,并与医学情报室联网,可进行科技文献数据库的检索。

3．准备室:为各种物品放置区,是护理人员进行操作考核前的物品准备间,备有放物柜,柜上放置无菌物品(含储槽、治疗巾、手套、不同规格注射器、输液器、输血器)、导尿包、灌肠包、各种处置盘等,治疗车、护理车、药物配伍禁忌表等。

4．基础护理示教室:是进行静脉输液、皮试等基本护理技术操作示教、练习的场所,需备有床单位等设施,有基本护理技术操作流程图。

5．专科护理示教室:有专科解剖挂图,配备一定床单位设施及医疗仪器设备,如:心电监护仪、除颤器、心电图机、静脉输液泵等,可开展心电监护、十二指肠引流等专科护理技术教学与练兵。

6、课室:是对护理人员进行规范化培训与继续护理学教育的场所,需备有一定数量的课桌及音响器材、投影机和幻灯机等,可容纳 100~200 人。

三、管理要求（The management rules）

1．专人负责:临床护理培训中心必须由专人管理,可设一名负责人,2 名组员。

2．建章立制:制度是管理的依据,是产生效益的保证,临床护理培训中心应有较完备的操作规程和管理规则,每年应有工作计划,每季度与科室沟通联系 1 次,及时了解当前护理学科新动态。

3．物品保管:中心的物品管理要由专人负责,每月进行清点登记,对消耗的一次性物品应及时补充,所有教学仪器设备和器材应分类分室、立帐,做到帐物相符,定期维护。

（肖　兵、梁爱琼）

第十三章 ●━━━━━━━━━━━━━━

护理技术管理

（Management of nursing technique）

第一节 概 述（Introduction）

一、护理技术管理的概念与意义（The concept and meaning of nursing technique）

护理技术管理是指按护理技术工作的特点和规律对技术工作和建设进行计划、组织、协调和控制，达到准确、及时、安全、有效，不断提高效益和技术水平的活动过程。世界著名管理学家法约尔对于技术的作用给予了充分的肯定，他将组织的全部活动归纳为六组（技术、商业、财务、安全、会计、管理），而把技术活动放在第一组。因此，护理业务技术管理是护理管理的重要内容，加强护理技术管理对提高工作效率和护理质量，确保护理安全，满足病人的需要具有十分重要的意义。

（一）加强护理技术管理，是护理科学技术发展的需要

现代科学技术成果在医疗领域的广泛应用以及护理科学技术的进步，对护理技术管理工作的要求越来越高。不仅要求护理人员本身要不断提高护理技术水平，而且也要不断提高护理技术管理水平。为此，应遵循护理学科发展规律和护理对象的要求，一方面要积极组织护理技术的改进、开发和引进，不断推动护理科学技术的进步。另一方面还要加强对护理技术活动全过程各个环节的管理，以保证护理技术安全、有效地服务于人类健康。

（二）加强护理技术管理，是提高护理技术效益的需要

护理科学技术是护理人员为病人服务的基本手段。护理效果取决护理技术作用的发挥程度，技术作用发挥得越好，护理效果也就越好。技术作用的发挥离不开科学的管理。如果管理混乱，再先进的技术也难以发挥作用。因此，要使护理科学技术的作用得到充分

发挥,不断提高技术效益,就需要进行大量的细致的组织管理工作。

(三)加强护理技术管理,是维持正常医疗秩序的需要

现代医院医伤治病的一个重要特点,是诊疗手段多,使用的技术复杂,其中大部分都由护理人员实施,难度大、要求高,如监护仪、呼吸机的使用,气管切开病人呼吸道的护理等,如果缺乏强有力的管理,就容易发生工作忙乱现象,影响护理、治疗的顺利进行。因此,应通过建立工作程序、制定技术规范等措施,加强管理,以保证护理、治疗工作忙而有序。

(四)加强护理技术管理,是提高护理质量的需要

护理质量是技术效果的反映和体现,管理则是技术取得好的效果的保证。有先进的技术,如果没有科学的管理,也不可能取得好的技术效果,护理质量也没有保证。管理出效率,管理出质量,这是被实践证明了的。因此,在护理服务过程中,要想取得好的技术效果,达到高质量的目的,就必须抓好护理技术管理。

(五)加强护理技术管理,是促进科间协作的需要

现代医学科学的特点是专业分工越来越细,护理技术活动跨学科、跨部门的技术问题越来越多,对技术协作的要求也越来越高。如抢救多发性创伤患者,就必须取得临床各相关科室、辅诊科室乃至全院各部门的支持和协作;而预防医院感染,除了医生护士要注意无菌技术外,还涉及到消毒供应科(室)的工作质量,以及卫生员的清洁卫生等。因此,只有加强技术管理,搞好科间技术协作,才能保证护理、治疗准确无误、协调一致的进行。

二、护理技术管理的原则(The principles of the nursing technique management)

护理技术管理必须遵循以下原则:

(一)以病人为中心

坚持以病人为中心,千方百计满足病人的需求,不仅是临床护理工作的基本要求,也是护理技术管理的基本原则。因此,所有的技术管理措施必须以确保各项护理业务技术准确、安全地用于病人,避免和减少病人不必要的痛苦为前提,满足病人的需要为目的。

(二)以提高护理质量为目标

护理技术运用是否得当直接关系到护理的效果。先进的技术如果运用不当,不仅不能取得预期的效果,甚至可能给病人增加痛苦。因此,技术管理工作必须紧紧围绕提高护理效果展开,不断促进护理质量的提高。

(三)以基础护理技术为重点

基础护理知识和基本护理技术是护士必须具备的基本功。熟练掌握基础护理知识和

基本技术是完成护理任务的保证。因此,基础护理知识和基本护理技术是护理技术管理的重点。

(四)以提高技术整体功能为前提

护理技术包括基础护理技术和专科护理技术。基础护理技术和专科护理技术虽然都是护理、治疗的手段,但各具不同的功能。基础护理技术是解决病人的一般性问题,而专科护理技术则是解决病人的特殊问题。因此,加强基础护理技术管理的同时,必须十分重视专科护理技术建设,并使两者保持匀衡、协调发展,只有这样,才能充分发挥护理技术的整体功能。

(五)以开展新业务、新技术为先导

新业务、新技术不仅反映了医院的护理技术水平,而且对提高护理质量具有十分重要的作用。一个医院,新业务、新技术引进和开展得越多,表明这个医院的护理技术就越高。因此,护理技术管理应充分发挥新业务、新技术的先导作用,抓好新业务、新技术的引进和开展,促进护理科学技术的发展。

三、护理技术管理的对象(The objects of the nursing technique management)

护理技术管理的对象分三大类:

1. 基础护理技术,如晨间护理技术、注射技术等;
2. 专科护理技术,如小儿喂养技术、球结膜下注射与球旁注射技术等;
3. 新业务新技术。

四、护理技术管理的方法(The methods of the nursing technique management)

(一)落实管理组织,加强指导和控制

首先应根据护理技术活动特点和规律,建立和健全护理技术管理组织体制,明确各级职权,实行分级管理,分级负责。其次,护理部应定期检查科室的技术管理情况,并帮助改进管理。护士长要坚持跟班检查护士的操作情况,及时解决技术方面存在的问题。第三,建立临床培训中心,加强培训,统一技术操作。

(二)建立和完善制度和标准

制度可约束护理人员的行为,统一的技术标准不仅为技术管理提供依据,还可避免由于人们认识不同、水平不等、要求不一造成的随意性,又便于检查和评价。制度与标准在护理技术管理中具有举足轻重的作用。因此,为保持护理技术活动的最佳秩序,争取护理技术最佳效果,应建立和完善制度和标准,实现护理技术操作和管理的标准化、规范化、程

序化。

(三)加强培训管理

主要抓好三点：

1. 建立培训制度，如规范化培训、继续教育、专科护理技术培训等制度；
2. 制定培训计划，确定培训目标、方法，提出要求。
3. 抓好培训措施落实，保证培训质量。

(四)建立信息传递、处理和反馈系统

信息在护理技术管理中的作用主要表现在两个方面，一是为改进管理提供依据，二是了解护理技术新进展，为引进新业务、新技术提供线索。因此，应建立信息传递、处理、反馈系统，为加强护理技术管理服务。

(五)抓好技术资料管理

护理技术资料包括护理技术规程、护理技术考绩记录、差错事故原因分析、开展的新业务、新技术资料等。这些资料对分析护理技术现状和改进管理，都是不可缺少的，应根据其用途分类归纳整理，妥善保管，并运用现代化的管理手段提高管理水平和效能。

第二节　基础护理技术管理
（Management of basic nursing technique）

一、基础护理技术的概念与特点（The concept and characteristics of basic nursing technique）

基础护理技术，又称一般护理技术，是护理人员在实施护理服务过程中最常用的基本知识和基本技术。

基础护理技术有如下特点：

(一)技术成熟

基础护理技术是在临床广泛应用的基础上，经过长期实践，反复锤炼而成的，有严格的操作程序和质量要求，安全、可靠。

(二)操作简单

基础护理技术的操作比较简单，无需特殊设备，护理人员容易掌握。

(三)应用广泛

基础护理技术无论是医院病人，还是门诊病人，普通病人还是专科病人都是不可缺少

的。因此,基础护理技术应用的范围相当广泛,涉及所有的护理活动,贯穿于护理的全过程。

二、基础护理技术的内容 (The content of basic nursing technique)

基础护理技术按用途分为两类:

(一)一般护理技术

包括病人的清洁卫生、饮食与营养、病情观察、各种注射技术、输液输血技术、消毒隔离技术、配药技术、各种标本采集等。

(二)常用抢救技术

如给氧、吸痰、胸外心脏按压、止血包扎、骨折固定等,这些作为急救护理中常用的抢救技术,也是基础护理技术的范畴,应为各专科护理人员所掌握。

三、基础护理技术的管理 (Management of basic nursing technique)

护理技术管理的原则和方法都适用于基础护理技术管理。但在实施管理的过程中,还应根据基础护理技术的特点,着重抓好以下几点:

(一)加强教育,提高认识

由于基础护理技术在护理工作中应用最经常、最广泛,如皮肤护理、病床整理、注射技术、饮食护理等,护理人员往往不重视,要求不高,只求过得去,不求过得硬。因此,应加强对护理人员的教育,不断提高对基础护理技术重要性的认识。教育应形成制度并与培训相结合,寓教于培训之中,不断提高教育效果。

(二)规范基础护理技术操作

1. 制定基础护理技术操作规程 制定基础护理技术规程,规范基础护理技术操作是基础护理技术管理的基本任务,目的是使技术操作达到规范化,便于护理人员学习和管理者检查、考核、评价。制定基础护理技术规程是一项技术性很强的工作,应由经验丰富的资深护理人员组成编写小组,结合护理工作的实际水平和医院的具体情况来制定。技术操作规程一般包括操作细则、流程图和评价标准三部分。在制定这些标准时应遵循以下原则:

①根据每项技术操作的目的、要求、性质和应该取得的效果,制定操作方法、步骤及注意事项;

②技术操作的具体步骤,必须符合人体生理解剖及病理的特点,避免增加病人痛苦;

③严格掌握清洁、消毒和无菌的原则,防止医院内感染;

④各项技术操作必须有利于保证病人的安全;

⑤必须有利于节省人力、物力、时间,消除无效动作,使病人舒适,符合科学性原则;

⑥文字应简单、明了,有条理,便于护士掌握并在临床上推广。

(1)操作细则　将每项操作的用物准备及每一步操作方法按照程序详尽地写明,使操作者看了以后,按照"细则"就可以自行练习,掌握技术规范。

(2)操作流程图　根据集合概念的思维方式和逻辑推理的方法,依照操作的合理流程,编制每项操作的简易流程图,帮助护士建立良好的思维方法,清晰的记忆,有条不紊地操作。下面以测量血压操(如图13-2-1)作为范例,介绍流程图的制作方法:

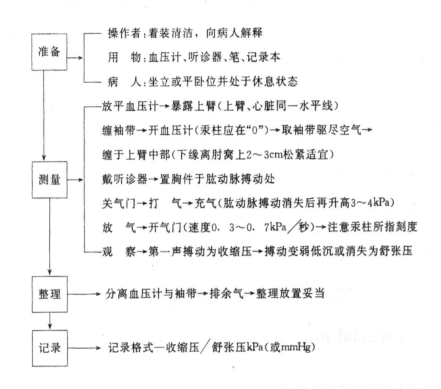

图 13-2-1　测量血压操作流程

(3)评价标准

①制定每项操作的评价指标体系:依据每项操作的内容,确定 A、B 两级评价项目,后者是前者的分解式,每一条指标均有自己的独立评分标准,并同步建立扣分细则。

②赋予评价标准的权重:评价指标体系建立后,根据各项指标的重要程度,采用层次分析法(The Analytic Hictarchy Process AHP),赋予 A 级评价指标权重并直接赋予 B 级指标分值,使考核评价具有客观性、公正性、科学性。

③确定整体印象分:根据护士在整体操作中表现的素质及综合能力,给予一定的分值,起到通过基础护理技术培训全面提高护士素质的导向作用。

评价标准参见第十一章。

有条件的医院最好将操作规程制成录像带(或 VCD 盘),在培训时起到真实形象的影像教学作用。

2.加强培训

操作规程制定后,应进行严格的训练和考核,目的是通过培训和考核使护士熟练掌握每项技术的操作规程并自觉地应用于护理工作中,实现操作规范化,提高效率和质量。培训及考核的程序如下:

(1)思想发动 将训练的目的、意义、方法及步骤向训练对象说明,并运用激励机制激发护理人员的积极性、主动性。

(2)培训骨干 进行护理部负责护士长和科室小教员的培训,以便指导科室护理人员练习。

(3)示范操作及组织练习 护士长或小教员按护理部统一的标准进行示范,并组织科室人员有计划地进行练习。有条件的医院应设立示教室,请技术精湛的教员进行现场技术指导。

(4)考核 由护理部统一组织,每项操作固定二名监考人员,每个护士每项操作都在同一考场、相同的"考官"监考下进行,这样能较好地缩小误差,保证考试成绩的可比性。为避免示教室考试的弊端,一些常用的护理技术操作可以采取跟班考核。

(三)加强质量检控

为确保基础护理技术的运用效果,提高工作质量,应建立健全质量监控制度,并认真组织落实。监控的方法有定期检查、考核评价、交接班时检查、跟班检查,以及征求病人和医师的意见等,发现问题,及时采取纠正措施,提高基础护理技术效果。

第三节 专科护理技术管理
（Special nursing technique management）

一、专科护理技术的概念及特点（The concept and characteristics of special nursing technique）

专科护理技术是指临床各专科特有的基础护理知识和技术。专科技术具有以下特点:

(一)专科性强

专科护理技术使用范围窄,专用性强,往往只限于本专科,有的甚至只限于某一种疾病。

(二)操作复杂

专科护理技术多配有仪器设备,技术复杂,操作难度大,要求高,护理人员除掌握专科基础知识和基础技术外,还要懂得仪器的基本原理和操作程序。因此,从事专科护理的护理人员必须经过专门的培训,才能胜任本职工作。

（三）新技术多

随着科学技术日新月异的发展，并向医学迅速渗透，大量高新尖的技术被用于临床诊断、治疗和护理，不仅增加了诊疗手段，而且提高了医疗护理质量。在这方面，专科尤为突出，几乎每年都有新的技术用于临床，要求护理人员学习和掌握，这是专科护理技术的一个重要特点。

二、专科护理技术的内容（The content of special nursing technique）

专科护理技术的内容很多，归纳起来，大体分三类：

（一）疾病护理技术

疾病护理技术包括各种专科疾病如心肌梗死、脑血管疾病、糖尿病、皮肤病等，以及各种手术病人的护理技术。

（二）专科一般诊疗技术

包括各种功能试验、专项治疗、护理技术，如机械通气气道护理技术、泪道冲洗技术、静脉营养技术等。

（三）专科特种诊疗护理技术

如心脏直流电复律术、冠心病监护技术、血液净化护理技术等。

三、专科护理技术管理（Management of special nursing technique）

专科护理技术管理根据专科护理技术的特点，主要抓好疾病护理技术管理和专科诊疗护理技术管理。

（一）疾病护理技术管理

专科疾病护理技术常规是实施专科疾病护理的依据，也是专科疾病护理技术管理的基础工作。应根据专科疾病的特点，分别制定专科疾病护理技术常规。制定专科疾病护理技术常规，应遵循以下原则：

1. 具有科学性和先进性　疾病护理技术常规要以扎实的医学知识和临床护理实践经验为基础，根据疾病的病理生理改变，疾病的主要症状及不同的治疗原则，并参阅近年来国内外有关文献，使制定的常规既具有科学性，又能反映当代临床护理的先进技术。

2. 注重适应性和可行性　制定疾病护理技术常规既要考虑医院现有的条件，同时也考虑医疗护理现代化的需要和医院今后可能的发展，使常规既切合实际，实用可行，又能满足技术发展的要求，具有一定的适应性。

3. 要体现以病人为中心　疾病护理技术常规除了要有利于疾病的治疗及防止并发症及残疾的发生外，还要有心理护理要求，有利于以病人为中心的整体护理的落实。

（二）专科诊疗护理技术管理

专科诊疗护理技术管理必须与专科诊疗护理技术的特点相适应，重点抓好技术培训和技术规程建设。

1. 抓好专科护理技术的培训

专科护理技术操作复杂、新技术多，有些技术学校教育基本或较少涉及，无论高年资护士还是刚毕业不久的护士都需要进行专门的培训。专科护理技术培训是专科护理技术管理的重点。护理部应结合医院专科建设实际制定专科护理技术培训计划，建立相应的管理制度，保证计划的落实，提高专科护理技术水平。

2. 制定各项专科诊疗技术规程

专科护理技术专科性强，护理技术规程应由各科室根据专科特点，组织技术骨干制定。操作规程的内容除规定适应证、禁忌证、操作方法及注意事项外，对容易发生的差错应特别加以指出，以便防范。

（三）新业务新技术管理

新业务新技术的概念有广义和狭义之分，广义的概念是指在国内外医学领域里近十年来具有发展新趋势的新项目以及取得的新成果和新手段，狭义的则是指在本地区、本单位尚未开展过的项目和尚未采用过的手段，都可视为新业务、新技术。

护理学是门年轻的学科，在许多领域有待研究和开发。护理人员在日常工作中要善于用科学的头脑去寻找机会，敏锐地发现护理工作的新问题、新规律，积极创新。

新业务新技术的管理应注意以下几个方面：

1. 加强对新业务、新技术的论证

对拟引进和开展的新业务、新技术，开展前应进行查新和系统的论证，详细了解原理、使用范围、效果、副作用及注意事项等。保证引进、开展的新业务、新技术的先进性。

2. 建立审批制度

护理新业务、新技术立项后先呈报护理部审批同意，再呈报医院学术委员会批准；本单位研究成功的新技术、新护理用具必须经过护理学术组和院内外有关专家鉴定，方可推广应用；对已确定开展的新业务、新技术，要制定实施方案，组织有关护理人员学习，通过培训明确目的、要求，掌握操作规程、注意事项等。

3. 选择应用对象

新业务、新技术的推广应用，应用对象的选择至关重要，关系到应用的成败。选择应用的对象应具备开展新业务、新技术的基本条件，包括对新业务、新技术的兴趣、技术水平、设备条件等。一个科室不能完成的应成立协作组，吸收有关科室人员参加，发挥集体的智慧。

4. 建立资料档案

开展新业务、新技术的资料，包括设计、查新、应用观察和总结等，应及时进行整理并分类存档。

5. 总结经验，不断改进

　　在开展新业务、新技术的过程中，要不断总结经验，反复实践，逐步掌握规律，不断改进操作方法，在实践中创新，并逐步建立一整套操作规程或常规，供推广使用。

（王美珍）

● 第十四章 ●

护理学科学技术研究管理

(Management of nursing scientific technological research)

护理学科学技术研究管理,是运用管理学的理论和方法对护理学科学技术研究活动进行计划、实施、控制,以实现预定目标的组织协调活动。与其他学科一样,护理学中也有许多问题需要解决,有许多新技术、新理论需要探索,有许多经验需要总结和进行科学验证,以不断完善护理理论体系,促进护理学的发展。

第一节 概 述(Introduction)

我国护理学科学技术研究曾经走过了一段曲折、坎坷的路程。1956 年中华护士学会护士工作研究组指出护理学的内容不够全面和充实,明确提出了护理研究方向。自此以后,护理人员自发的开展了科学研究工作。1966 年至 1976 年护理科学技术研究处于停顿状态。1976 年以后,护理科研工作逐步得到恢复和发展,如烧伤、断肢(指)再植、显微外科、心血管外科、急危重症监护等专科护理研究取得了较大成绩。这一阶段,护理系统没有自己的科研管理机构,护理科研工作归医学科研管理机构管理。1993 年,中华护理学会设立了国家级护理科技进步奖,每两年评审一次,由中华护理学会负责组织和管理。从此,护理系统才有了自己的科研管理机构。这一举措大大地激励了护理人员开展科学研究的积极性,促进了护理科研的发展。自 1993 年以来,共评出一等奖 12 项;二等奖 30 项;三等奖 81 项。从获奖项目看,护理研究的内容和范围逐年发生变化,从专科护理、基础护理已扩展到护理心理、护理管理、护理教育、社区护理、康复护理及计算机护理应用等领域。例如:解放军第 85 医院刘素珍《关于护理心理学对象的研究及其临床应用》(获首届护理科研进步奖),提出了一系列的新理论、新观点,并在临床运用方面开设了护理心理咨询门诊,创立护理心理实验室。目前,我国护理学研究已由经验性总结向前瞻性研究发展,向多学科的综合研究发展,向先进护理技术发展,向中西医结合护理发展。由于我国护理科学技术研究起步晚,基础低,近几年虽然进步较大,但与国外护理科学技术研究相比差距仍较大,与国内医学领域其他学科相比仍处于初级阶段。因此,加强护理学科学技术研究的管理,是护理管理者的主要任务。

第二节 护理学科学技术研究的特点与任务
(The characteristics and tasks of nursing scientific technological research)

一、护理学科学技术研究的特点(The characteristics of nursing scientific technological research)

护理学科学技术研究的根本目的是促进现代科学技术向临床护理领域的广泛渗透和应用,提高临床护理水平,提高护理人员的整体素质,推进护理学科的发展。护理科学技术研究除了具有一般科学研究特点外,还具有护理科学技术研究自身的特点。

(一)护理科学技术研究以结合临床护理需要,解决临床实际问题为主

护理工作的主要任务是为伤病人提供优质的护理服务。护理工作的改进主要是通过护理科学技术来完成的。由于疾病发生的原因及演变过程极其复杂,再加上医学模式的转变,护理任务的变化,都存在着大量极待研究和解决的问题,如护理理论与技术、危重病人监护、老年人护理、社区护理、康复护理、护理管理和护理教育等。由此可见,临床是护理科学研究的广阔天地,护理科学研究必须结合临床需要,以解决临床实际问题为主。

(二)护理科学技术研究应以保证病人安全为前提

护理科学技术研究的主要对象是人,人是最复杂的生物体,不同一般的机器可以随便分解拆卸。同时,护理科研成果最终是要用于人体,促进人的疾病康复和健康,这就决定了护理科学技术研究的风险性,因此,护理科研应以保证人的生命安全为前提。

二、护理学科学技术研究的任务(The tasks of nursing scientific technological research)

(一)护理理论研究

护理理论研究包含基础护理理论与专科护理理论两个方面。基础护理理论包括与疼痛、营养、护理问题(诊断)有关的病因研究、护理模式的研究等。专科护理理论包括专科护理新理论、新观点的研究,它是临床护理研究的重点。

(二)护理技术研究

临床护理技术研究内容很广,主要有急救护理、危重病人护理、内窥镜等新技术、新方

法在临床护理中的应用与效果评价,中西医结合护理及康复护理等的临床研究。

(三)护理心理学研究

护理心理学是护理学与心理学相结合而产生的一门新兴学科。护理心理学研究是运用心理学的理论和方法研究人的心理规律与健康的关系,探索有效的心理护理方法与技巧。其研究对象是病人、病人亲属及护理者。研究内容是三者的心理活动规律,即心理过程(认知过程、情感过程、意志过程),个性特征(兴趣、能力、气质、性格)及相关影响。

(四)护理管理学的研究

护理管理学是护理学与管理学相结合的一门应用科学。先进的护理技术与先进的护理管理是促进护理学科发展的两大支柱。但是先进的护理技术能否很好地运用于实际,有赖于先进的护理管理。目前护理管理正逐渐从经验管理向应用现代管理科学理论、方法和技术进行科学管理的方向发展,其研究内容十分丰富(图 14-2-1)。

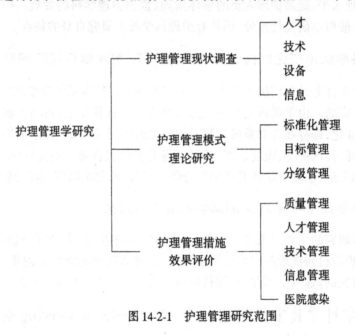

图 14-2-1　护理管理研究范围

(五)护理教育研究

护理教育研究的目的是培养适应现代化护理科学技术发展的实用人才。护理教育研究可结合护理人员的岗前教育、毕业后教育、继续教育及护生实习教育等不同形式进行研究,对各种不同的教育质量进行评估,包括数量评估、资格评估和效益评估。

(六)护理诊断研究

护理诊断是护理程序的核心、护理计划的依据,其研究内容主要有:

1. 现存症状的发生率及其相关因素的调查。例如临床护理诊断中"营养失调、睡眠紊乱、疼痛、自理缺陷、思维过程改变、功能障碍性悲哀"等在什么样的疾病、什么状况下发生? 发生率多少? 相关因素是什么?

2. 潜在症状的发生率与危险因素相关性的研究。例如临床护理诊断中"感染的危险、误吸的危险、受伤的危险、皮肤完整性受损的危险"等在什么情况下发生,发生的机率是多少? 危险因素是什么?

3. 护理、治疗措施效果评价研究。临床上护士在责权范围内必须根据护理诊断制定出若干护理、治疗措施,以达到预期结果,哪些治疗方案最好? 什么护理措施最佳? 就必须进行治疗试验,护理措施效果评价与预后研究。

4. 结合临床实践,总结经验,提出新的护理诊断,并进行研究论证。

第三节　临床护理科学技术研究的组织、实施与管理
(The organization, implement and management of nursing scientific technological research)

一、护理科学技术研究的组织领导(The organization and leadership of nursing scientific technological research)

医院护理科学技术研究必须建立完善的科研管理组织机构,一般由护理科研学术委员会和课题组二级构成。

(一)护理科研学术委员会

护理科研学术委员会在护理部主任领导下,负责护理科研管理的论证、评估、预策、监督和指导工作。主要任务是:拟定和评议医院护理科研工作发展规划和年度计划;论证评审科研课题的科学性、先进性、实用性和可行性;鉴定科研成果;指导学术活动。

(二)课题组

课题组实行组长负责制,承担科研课题的研究和管理。其职责是:①实施科研项目的计划管理,制定规章制度;根据课题任务专项分工,明确各成员责任,并提出工作质量要求。②组织课题研究。③进行经费预算和分配。④定期上报课题研究进度与计划实施情况。⑤资料整理归档,总结上报研究结果材料。⑥对课题组进行工作小结,并提出奖惩建议。

护理部分管科研工作的助理员应是科研学术委员会成员之一,除履行其职责外,还应负责处理医院护理科研管理中的事务性工作,并进行课题追踪管理。

二、护理科学技术研究的基本程序与管理(The basic procedure and management of nursing scientific technological research)

护理科学技术研究的管理与自然科学研究一样必须按科学研究的程序进行管理。科

学研究和管理的基本程序可分为三个阶段(图14-3-1)。

选题立项			组 织 实 施						评 价 总 结				
科研选题	开题论证	课题立项	制定计划	立案设计	实验观察	资料整理	统计分析	论文撰写	评审鉴定	资料归档	成果应用	评价总结	申报奖励
第一阶段			第二阶段						第三阶段				

图 14-3-1 科学研究程序

(一)选题立项阶段的管理

1.科研选题依据

护理科研选题主要依据:(1)国家、军队、省、地区的科研攻关计划或有关部门颁发的研究项目招标指南。(2)探索护理学科学技术中的新理论、新知识、新技术、新方法及医学领域高新技术在临床护理中引发的问题。(3)在护理、教学、科研实践中存在和发现的问题,需通过科学研究以提高护理质量的课题。(4)需要作协作攻关的问题或其他单位委托的科研任务。

2.科研选题原则

选题是护理科学技术研究的第一环节,是科学管理的首要程序。护理工作面临着很多问题需要研究,选题必须在结合临床护理需要,解决临床问题的基础上,最大限度地减少风险,增加探索的成功率。科研选题应遵循以下原则:

(1)创新性原则:科学假说或技术路线必须结合临床实践提出新的设想,新的见解。

(2)科学性原则:课题应有充分理论依据,技术路线合理。

(3)实用性原则:选题必须符合临床护理工作实际,与日常护理工作相结合,有临床应用价值和学术意义。

(4)可行性原则:科研课题必须从实际出发,以本单位的人力、物力、设备和技术水平为依据,量力而行。

3.科研课题来源

(1)临床自身实践的课题　自身实践的课题属个人自选题,是目前我国护理临床研究课题的主要来源。它是护理人员根据护理工作的需要结合环境条件和自己的特长选取的,题目较小,研究进展快,出论文、出成果较多。

(2)指令或招标课题　这类课题是护理科研管理部门根据调研和科学预测提出重点发展领域的研究课题,以下达任务或通过招标方式提出。

(3)借鉴他人研究的课题　从他人的研究成果中提出不完善有争鸣性的学术观点,进行深入的研究和验证。

4.选题立项的步骤与管理

(1)科研选题

选题是护理科研中要解决的首要问题。它大致分为四个步骤,即提出问题、查阅文献、建立假说、确立题目。科研课题的管理也按照选题的程序与方法相应进行。目前,我国护理科学的研究成果水平仍不高,护理研究回顾性多于前瞻性,经验性多于创新性,观察或调查性多于探索性,原因是由多方面因素所造成,其中相当程度上取决于科研课题的选择。选题的注意事项包括:①必须量力而行。选题应考虑本单位科技队伍的知识水平、技术力量、研究工作经验、仪器设备条件和经费保障等,做出正确的估计和判断。切忌知难不进和盲目跟进的现象。②必须以临床应用研究为主。选题应从解决护理实践中的实际问题入手,在注重实用性研究时适当开展应用基础研究,以期促使应用研究有较大的突破。③必须循序渐进。一般来说,开始课题不宜太大,课题过大就不容易攻克,常因失败而告终。而课题过小,研究结果在本学科中价值不大,所以也不合适。因此,课题大小要适当,本着先易后难、由小到大的原则循序渐进。

(2)开题论证

凡是新开课题在完成研究课题设计及预初试验后,均应进行开题报告。开题审议通常有两种情况:一种是医院内部批准科室自选课题,由护理部组织有关护理专家和有科研特长的同行对课题组的开题报告进行评议;另一种是上级机关的指令性课题或基金会的招标性课题,由与接受申报的机关组织跨单位、跨地区的同行对研究课题进行评议,通过同行专家的讨论评议,可使课题设计更加完善、合理。

开题报告的主要内容:

①课题名称,课题负责人,负责人单位;

②研究目的和意义;

③国内外同类研究的现状和本课题创新之处;

④文献查新情况;

⑤主要研究内容,拟解决的关键问题和预期目标;

⑥拟采用的实验方法、步骤、技术路线;

⑦计划总体进度和年度计划指标;

⑧现有基础,含仪器、试剂和技术条件等;

⑨经费预算。

同行审议内容与方法:

同行审议的内容:①对该课题的科学性、创新性、实用性和可行性的论证是否充分;②研究方法、步骤是否得当;③研究的条件是否具备;④经费、物资预算是否合理;⑤预期结果能否实现。

同行审议的方法:在研究者报告研究课题设计及有关情况后,同行专家根据审议内容进行讨论或质疑,研究者给予解答,最后由参加评审的同行专家采用记分法给予评分(表14-3-1)。

表 14-3-1 护理科研课题评审表(资料来源:广州军区总医院)

课题编号:　　　　　　课题名称:　　　　　　　　　　　　　　课题得分:

评价项目	分值	质量要求	评审意见	得分
研究目的意义	10	研究目的明确,有较重要的科学意义,应用前景好。		
科研项目依据	12	调研情况分析透彻,依据充分,对国内外动态掌握准确、清楚。		
专业水平	30	专业水平较高,在该专业范围内具有领先水平。		
实验方法、步骤、技术路线	15	研究方法先进,实施方案明确,技术路线可行。		
学术思想	5	学术思想先进,有创意。		
基础研究与实施条件	8	已有基础研究成果,具备良好的实验条件。		
课题新颖	5	研究内容独创,与以往研究无重复。		
研究能力	5	申请者与合作者有较高的学术和技术水平,能胜任该项研究工作。		
研究预期结果	5	能实现预期目标,并获得一定等级的成果。		
经费预算	5	经费的预算与开支合理。		

(3)课题立项

研究课题立项是管理者运用管理科学的决策方法,最终确立课题的过程。科研管理者批准开题立项的主要依据包括需求、学术、条件、可行四个方面。课题经审定批准立项后,应纳入业务部门的科研计划管理。

(二)组织实施阶段的管理

组织实施阶段包括课题计划、实验观察、课题总结三个步骤的管理,是科研管理的重点。

1. 科研设计

科研设计是研究工作的具体实施方案,是收集直接资料的方法上的具体规定。护理科学研究是探索性的工作,是发现未知事物,创立新方法,解决临床上尚未解决的问题。因此,研究课题确立之后,必须进行周密的课题设计,使研究工作的全过程能顺利进行,并取得较好的效益。护理科研设计与医学科研设计一样,包括实验研究设计、临床观察研究设计、现场调查设计等。

(1)科研设计的基本内容

①实验项目和预期目的;

②研究方法和可行途径;

③观察项目和技术指标;

④记录方式和方法要求;

⑤实验观察和进程安排；

⑥人员组合和条件保障。

(2)科研课题设计常用形式

①自身对照设计；

②组间均衡设计；

③配对设计；

④随机分组设计。

2. 实验与观察

实验是科学研究的一种重要方法，一般分预备实验、正式实验、验证实验。观察作为一种认识方法，就是通过对事物和现象进行仔细地观看和认真的考查，获得初步认识，为研究工作提供第一手资料。实验与观察是证实课题假说是否正确、先进、科学、有效的途径，踏实认真的调查，密切细致的观察，反复考证的实验，是认识客观事物不可缺少的科学方法，是管理过程控制的重要内容。

实验时必须掌握科学的实验方法，周密设计，排除各种误差，保证实验结果的准确性。

观察时必须采用科学的观察方法，注意观察的客观性、系统性和精确性。通过分组对比认识客观事物，力求在等同的基础上进行对比，在统一的标准上进行记录。

调查时必须掌握科学的调查方法，抽样应遵守随机原则，样本要具有代表性，并且要有足够的观察数量。

3. 课题总结

课题总结是对研究工作全过程的技术分析和总结。可分为资料整理、统计分析、撰写论文三个步骤。在实施科研设计过程中必须定期检查，在项目和课题结束时必须及时整理资料、处理数据，并按科技管理统计指标汇总各种统计数据，最后形成论文。通过评价总结，除了完成研究的预期目的外，还可能提出新的研究课题，如此循环往复，推动护理科学技术进步。

4. 课题实施阶段的管理

研究课题，一经确定之后应列入计划，并迅速组织实施。护理科研管理人员根据批准的"计划任务书"或"合同书"认真抓好组织、计划、措施的落实。

(1)确定人选，明确分工　课题一旦列入计划，就要选择课题负责人和课题组成员。课题负责人对课题的实施及完成负有全部责任，课题组成员应形成知识、年龄、学历、智力、职称结构合理的优化人才群体，才有利于研究课题的顺利进行，有利于培养跨世纪的护理科研人才。

(2)实行经济核算，合理分配经费　课题确立后应做好科研经费预算。课题经费预算由课题负责人主持编制，包括整个课题所需的总预算和年度预算，在开题申请报告中提出并上报审核。经费分配应做到专款专用，计划开支，注意节约，避免浪费。

(3)定时检查，组织协作　在课题研究过程中，科研管理人员应检查课题进度指标完成情况，有哪些重要进展，有否重大突破，技术力量，仪器设备，经济开支等情况。对有可能取得重大成果的课题要加大投资，调整力量，及时组织协作。对研究进展缓慢的课题，要及时查找原因，修改计划进度。对研究工作停滞不前属无法解决的问题，经报批后，撤消课题。

(三)总结评价阶段的管理

总结评价阶段包括成果评审、鉴定与推广应用、总结验收与申报奖励。有些科研管理部门将这一阶段的管理分为总结阶段和推广阶段两部分,总结阶段包括资料总结与鉴定归档;推广阶段包括成果推广与申报奖励。总结评价阶段工作主要依靠科研管理人员负责,此阶段工作进行顺利与否将直接影响到科研成果的评审鉴定和推广应用。

1. 成果评审鉴定主要包括

(1)评审前准备工作

由课题组负责准备研究工作总结、技术总结、实验报告、测试报告及质量标准、学术论文等。

(2)成果鉴定申请

凡研究结束且具备鉴定条件的项目,由课题组或科室向本单位业务主管部门提出成果鉴定申请,由业务主管部门进行形式审查。经审查合格后,汇集有关资料及单位签署意见呈报上级业务主管部门审查。

(3)成果鉴定

成果鉴定由业务主管部门组织同行专家评审。鉴定内容包括:实验设计科学与否;技术方法可行与否;分析推断严密与否;技术水平先进与否;技术材料完整与否;学术水平创新与否;成果结果可靠与否;成果效能合理与否等。

2. 总结验收

总结验收的目的是客观公正地评价科研成果,提出还存在的问题和今后研究的方向和展望。一般包括概述、计划完成情况、存在问题、解决问题的措施和方法、建议等五个部分。

(四)护理科研成果管理

护理科研成果是护理科技工作者在护理实践中探索、研究而获得的,是护理科技工作者辛勤劳动的结果。因此,必须做好成果管理工作。

1. 科研成果管理的主要内容

科研成果管理内容包括:成果的评审鉴定、登记、定型、成果的中试、扩试和生产研究、推广应用、奖励、转让、专利和档案。

2. 科研成果管理的程序

科研成果分技术方法性成果和实物性成果,由于成果的性质不同,成果管理的基本程序也不一样。技术方法性成果管理的基本程序是:学术论文发表→评审或鉴定→推广应用。实物性成果管理的基本程序是:技术鉴定设计定型中试→定型→推广应用。

3. 科研成果的鉴定

凡在实践与理论上有创新的,具有一定科学水平和实用价值的新技术、新方法、新工艺、新器械、新药物、新发现等,经过实践考核和检验,证明其结果或结论是可以重复的,均可申请成果鉴定。所准备的各项技术资料及论文,首先提请医院护理科研学术委员会讨论通过,然后报请上级有关部门审批。

(1)科研成果鉴定形式

科研成果鉴定形式有专家评议、检测鉴定和验收鉴定。护理科研成果多采用专家评议,凡科学理论成果和不需进行现场考察、检测及演示的科研成果,可请有关专家5名函审评议,然后将意见综合。对涉及面广,技术复杂的重大项目,或需现场考察、检测、演示的科研成果,以及必须组织会议鉴定的科学理论成果,应邀请5～11名同行专家或与本专业有关的专家教授进行会议鉴定。鉴定会程序包括:听取有关成果的研究报告及技术资料汇报;组织评审讨论;审定通过成果鉴定书;签名。

(2)科研成果的鉴定时机

科学理论成果的鉴定在论文或专著发表一年后,并得到同行专家公认或经他人实验验证后进行。

应用技术成果的鉴定在实验研究结束后,经一定范围试用或验证,确能证明其可行性和效果时进行。

软科学成果的鉴定一般在经有关部门采纳应用,并经实践验证后进行。

拟申请专利的科技成果,不应先组织鉴定,应先申请专利。

4.科技成果的奖励

护理科技成果奖与医学科技成果奖相融合,单独设奖项仅是1993年设立的全国护理科技进步奖。科技成果奖一般分为:

国家自然科学奖　该奖项的研究成果属国家先进水平,每两年评审1次,限额申报,奖励等级为1～4等。申报自然科学奖的项目,不得申报其他国家级奖励。

国家发明奖　国家发明奖分为1～4个等级,每年评审1次,3月份为形式审查,7月份为答辩评审。

国家科技进步奖　国家科技进步奖分为特等、1～3等四个级别。

军队科技进步奖　军队科技进步奖分1～4个等级,每年评审1次,1～2等奖由总后卫生部组织评奖,3～4等奖由各大单位自行组织评奖并报总后卫生部核准。

国家卫生部、省市科技进步奖　国家卫生部科技进步奖每年评审1次,设1～3等奖,省市科技进步奖各地区情况各有不同。

全国护理科技进步奖　1993年由中华护理学会倡导设立,分1～3等奖,每两年评审1次(单数年),由各省护理分会推荐,中华护理学会组织终审与颁奖。

5.科研成果的推广应用

护理科研成果的推广应用是使研究成果尽快转化为直接生产力。成果的推广主要采用学术报告、刊物发表、出版专著、举办成果推广学习班、现场示教、成果有偿转让、成果展销和产品展销等形式。

(五)科研经费管理

1.科研经费筹措的主要途径

(1)各级各类的科学基金

国家科委基金:资助重点是国家重点科技的攻关项目、高技术的发展计划项目。

国家经委基金:资助重点是关系到国计民生的重大开发性项目。

国家教委基金:资助重点是培养硕士生和博士生的重要研究项目。

国家自然科学基金:与护理科学研究有关的资助项目有三种类型:①自由申请项目:资助重点是基础研究,应用基础理论研究课题。②青年科学基金:资助重点是35岁以下获得博士学位或具有中级以上专业技术职务人员的研究课题。③探索性课题基金:资助重点是科学思想独特、新颖的高技术研究课题。

国家卫生部科学研究基金:资助医药、卫生相应的科研课题。

卫生部青年科学研究基金:资助全国医药卫生系统35岁以下优秀青年工作者的基础和应用研究项目。

省市自然科学基金及青年基金等。

(2)国家重点攻关项目的合同经费;

(3)中央部委和地方科技部门重点攻关项目的合同经费;

(4)厂矿、企业、事业单位的委托科研项目经费;

(5)资助的科研经费,如国际科技卫生组织和国内外机构、团体或个人资助科研单位或某课题的科研经费;

(6)科研收入,如科研成果转让费,专科技术咨询服务费中按规定用于科学研究工作的经费。

(7)医院及单位的资金投入。

护理工作是医院工作的重要组成部分。医院要发展,必须依靠医疗护理科技水平的提高。而我国护理科技水平与国外发达国家相比差距较大,要提高护理科技水平就必须开展科学研究,就需要投入,因此护理部门应积极争取得到医院的资金投入。

2.科研经费的使用原则与范围

(1)科研经费的使用原则

护理科研经费是根据科研计划而预算的,各项预算都必须有确认依据。经费的分配使用,首先应做到通盘考虑,保证重点,照顾一般;其次,专款专用,合理开支;第三,使用要有专卡,注意节约,避免浪费;第四是具有财务政策意识,遵守财经纪律,制定必要的检查及监督制度。

(2)科研经费的使用范围

护理部或科研管理部门根据国家科研经费管理办法及拨款指标,合理分配款项。科研经费的使用范围包括专业设备、仪器、试剂、药品、实验动物、原材料、科研协助费和业务费用等。

(六)科技档案的管理

科技档案是科研活动的真实记录。完整地保存和科学管理科技档案,是科研工作的组成部分。科技档案可按计划档案、课题档案、科技经费档案、仪器设备档案、科技成果档案、科技人才档案、学科档案和科技信息档案等分类进行管理。

1.科研资料归档的范围

(1)任务来源的资料

有计划任务书、工作方案、选题论证报告、课题协议书、合同、年度计划、经费预决算。

(2)原始记录资料

科研记录包括各种测试数据及分析,图表及照片,临床观察材料、化验报告、计算机软件程序、数字计算结果、阶段小结、总结。

(3)成果鉴定资料

课题简介表、成果送审表、成果报告表、论文或著作、鉴定证书、鉴定委员会名单、会议记录、课题组人员名单、主要研究者登记表、科研成果推广情况。

(4)成果奖励资料

奖励申请表、上级批复、获奖照片及证件、奖金分配。

(5)成果推广应用资料

成果推广经过的有关材料、标本及样品的照片、用后反馈评价意见、技术转让合同。

2．科研资料立卷归档要求

(1)凡完成的科研课题,必须按课题建立技术档案,课题结束后,迅速组织有关人员完成整理归档工作。课题负责人是该课题建档归档负责人。

(2)研究周期长的可分阶段归档,待课题结束后再综合整理归档。

(3)无论研究工作成功或失败及因故停止,材料均应保存。

(4)技术档案应做到完整、准确、系统,有签署、密级、保存期限等。

　　　　　　　　　　　　　　　　　　　　　　　　　　　（肖　兵）

第十五章 ●━━━━━━━━━━━━━━━━━━

护理资源管理

(Management of nursing resource)

资源是实施管理的物资基础。充分、有效地利用资源,发挥资源的作用是管理工作的基本要求。护理资源包括人力、物力、财力及时间等,有效地运用这些资源,更好地为护理事业服务,是护理管理者的主要职能之一。

第一节　护理人力资源管理
(Management of nursing human resource)

任何组织的发展,都离不开对人的管理,现代管理者,已越来越重视对人的管理。人是最重要的财富和资源,已成了社会的共识。医院要生存、发展,也必须充分重视对人的管理。只有有了素质好、学识广、技术硬的医护人员,医院的技术水平和质量才能不断提高和发展。护理人员是卫生人力队伍中的一支重要力量,加强护理人力资源的开发和管理,更好地发挥护理群体在卫生事业发展中的作用,不仅具有十分重要的意义,而且也是每一位护理管理者都面临的重要课题。

一、护理人力规划(Planning of nursing human resource)

(一)护理人力规划的概念和原则

护理人力规划,是护理人力资源管理的重要组成部分,在护理管理中占有重要地位。人力规划就是预测组织内的人力资源需求,及为满足和达到这些需求所必须进行的各种工作。护理人力规划是指根据医院技术建设发展的要求和护理任务,预测各类护理人员的需求,及为满足和达到这些需求所必须进行的各项工作。内容一般包括:各类人员的需要数量、素质要求、人员配备、培训等。搞好护理人力规划建设,有利于促进医院护理建设持续发展,有利于充分发挥护理人力资源的作用,减少资源浪费,从而保持高质量的护理水平。

编制护理人力规划必须坚持以下原则:

1．功能需要原则

护理的基本功能是为病人提供各种护理服务,以满足患者生物、心理、社会方面的需求。护理人力规划应充分体现护理功能的需要,按照功能需要规划各类人才,确保护理目标的实现。

2．能级对应原则

护理组织是一个多层次、职权不同的结构,不同层次对能力的要求也不相同。在进行护理人力规划时,应充分考虑这一特点,根据各层次的职能要求,选择对象,确定培养目标,使人力规划与职能要求相适应。

3．合理比例原则

医院护理人员是由不同年龄、不同学历、不同资历人员构成的群体。各种年龄、学历、资历人员的比例必须合理,这个群体才有生命力,才能形成最大的整体效能。人力规划应遵循合理比例的原则,考虑各种年龄、学历、资历的合理搭配。

4．动态发展原则

科学技术是不断发展和进步的,护理服务的对象也在不断发生变化,这些变化必然导致医院体制、机构等方面的不断变革。为适应不断变化的情况,人力规划应留有适当的余地,并随情况的变化及时加以调整,使人力规划始终与医院发展的要求保持一致。

（二）制定护理人力规划的方法和步骤

护理人力规划的制定和实施过程,包括四个步骤。

1．分析信息,预测需求

制定科学、合理的人力规划,必须先收集医院的护理人力资源信息并加以分析,预测护理人力资源的总体供给和需求情况。

对人力资源信息的分析是一项非常重要的工作,可以从两个方面进行:

(1)预测需求

首先应对医院现有护理人员的年龄结构、知识结构、工作能力、技术水平,以及现有护理工作任务的内容、性质等加以分析,明确现状。其次根据未来护理技术发展趋势和护理工作任务等情况,分析未来护理队伍的组成成分,分析结果与护理队伍的以往有关统计数据相结合,是进行护理人力规划的重要依据。第三,分析护理人员的缺勤率和离职率,评估工作绩效,从而确定现在的护理工作效率,并依此预测未来的工作效率。第四,根据上述分析和医院各级机构的可能变化情况,确定对护理人力资源的需求。这一工作通常可借助人力资源管理信息系统来完成。

分析护理人力资源信息,预测未来对护理人力资源的需求,有很多预测方法,选用的时候要根据医院的类型,以及所获得的信息的可靠性和精确性的程度而定。常用的预测方法有定性预测法和定量预测法(详见本书第五章第二节)。

(2)供给预测

主要有两类方法,即判断方法和统计方法。

判断方法:又包括①替代计划法,即使用一种替代表格,在表格中写明医院现有的各项职务及其任职人员,以及可能代替各个职务的任职人员名单。同时也标明可能出现空缺的职务,并说明哪一类是空缺的职务(即出现空缺者应立即补上)。确定职务是否可能空缺,是通过对现有任职者的绩效考评来完成的。替代表格提供了有关职务空缺以及可能的接替者的有关信息,即提供了人力资源供给的详细信息;②继任计划法,与替代计划法类似,但更为复杂与灵活,适用于长期的人员接替规划活动。

统计方法:需要准确的数据、合适的计算机软件以及计算机操作的专门人才,并且还要在模型适用的情况下进行,因此未得到广泛应用。

2.确立目标,制定政策

确立目标和制定政策,是人力规划的重要步骤。人力规划目标应以预测结果为依据,同时结合影响目标实现的其他因素综合分析确定。目标应切合实际,经过努力可以实现;政策是实现目标的保证,应根据实现目标的需要,制定相应的政策。目标和政策还应注意与医院的总体目标及上级现行政策紧密衔接。

人力规划目标和政策确定后,必须向上级提出报告,以获得批准和支持。

3.编制计划,组织实施

编制计划和组织实施是人力规划的关键环节。预测完成后应根据护理人力资源需求和供给情况的预测结果,编制人员调整、人员培训以及人员招聘引进等计划,并组织实施。在实施过程中,要加强管理,使各项计划都按预定的方向发展。实施过程管理的关键是人力规划评价。

定期对护理人力规划进行评价是为了及时发现和纠正不完善的地方,确保人力规划的有效性。

用于评价护理人力规划工作的标准有以下几种:①护理人员的实际水平;②护理工作的实际效率;③护理人员的实际流动率;④所制定的计划项目的实际完成情况;⑤已经实施的项目所产生的结果等等。在评价过程中,以上标准可根据具体情况和存在的实际问题选用或调整。

人力规划的完成需要一定的经济保障,因此应制定预算计划,并在规划实施过程中根据具体情况适时调整预算。人力规划所需的资金应纳入每年的预算中。

二、护理人员的招聘与甄选 (The recruiting and selecting of nurses)

招聘护理人员是护理部的工作任务之一。招聘工作做得好坏关系到招聘人员的质量,关系到护理任务的完成和护理质量。因此必须十分重视招聘工作。招聘工作一般按以下步骤进行:

1.确定招聘人员的数量和条件 招聘之前,应先分析、研究护理系统的人事情况,明确需多少人? 需什么样的人? 确定拟招聘人员的数量及条件。

2.确定招聘方法 常用的招聘方法有:刊登广告(可通过报章、杂志、电视等);工作人员推荐;直接到各护理学校招聘等。所有应聘者应先进行笔试、技术考核,然后面试,最后进行甄选,确定聘用人选。为保证聘用者的质量,负责招聘的人员应具备足够的专业知识、技巧和经验。

3.签订招聘合同 被正式聘用的护理人员,护理部应与其签订合同。合同应符合国家颁布的《劳动法》、《合同法》的规定。

4. 建立招聘人员档案　档案一般包括:个人基本资料、专业资料、学历、考绩、休病假、发表文章、成果等。通过个人档案,护理部可了解到以下情况:合同护士总人数及在各科室的人数;合同护理人员的学历、经历、年龄分布情况;合同护理人员的缺勤率、离职率等。并定期进行分析,针对存在的问题采取相应的管理措施,以确保合同护士队伍的稳定。

三、护理人员的排班 (Duty scheduling of nurses)

护理人员的排班是按照不同的护理模式,对各种病房护理人员进行工作分配。常用的护理模式有功能制、小组包干制、责任制、个案护理(特护)、整体护理等。不管采用何种分工方式,都必须按照护理工作 24 小时不间断的特点,保证各班次紧密衔接,人员搭配合理。即根据每个护理人员的水平和能力,做到新老搭配,全面安排;各班的工作量应基本均衡,工作忙的班次,人员应相对集中;各班人员应相对稳定,避免轮换过频,影响连续性和熟练程度。

(一) 排班的类型

排班的类型依排班权力的归属分为三种:集权式排班、分权式排班和自我排班法。

1. 集权式排班

由部门的一级主管、二级主管或秘书负责排班。随着计算机的临床应用,护理人员排班亦可由电脑负责操作。集权式排班方式最大的优点是排班者能了解整个情况,随时调整各单位的人数,避免忙闲不均;若护理人员生病,发生意外事件或单位中病人照顾需要改变时,容易调整;这种排班的方式比较客观,公平。缺点是没有顾及工作人员的个别需要,易降低工作士气或不能真正地了解各单位的需求,而无法发挥所长;否认护士长的排班权力。

2. 分权式排班

排班者为单位护士长,可依自己的排班计划,配合护理人员的愿望及病人的需要来排班,为目前最常见的排班方式。其最大优点是护理管理者能够充分了解自己单位人力需求情况,作有效的安排,可控制自己单位中护理人员的活动。缺点是因护士长职责范围限制,无法调派其他科室的人员,而不能灵活地运用人力。常会缺少足够的护理人员以应付未能预测的情况,排班花费时间较多。

3. 自我排班法

由单位工作人员自行排班,Miller(1984 年)认为自我排班法是护理管理者激励护理人员自主性与工作满意度增高最有效的方法之一。它可增强向心力,改善主管与工作人员的合作关系,使工作人员的自觉性增强。同时护士长亦可节省排班所费的时间。但在自我排班前应确认自我排班存在的问题,拟定排班规则,按照病房护士及病人的需要来排班。此外,还应定期研讨自我排班存在的问题,修正排班规则,并给予护士自我排班练习的时间,先试验 2~3 次,提出讨论,不断完善排班规则。

（二）排班的方法

常用排班方法有三种：

1. 电脑资讯系统排班

将单位所有的护理人力、护理形态、医院排班规则以及单位班别等输入电脑，由电脑每周或每月 1 次地安排员工上班或休假。实行电脑排班的方式，可依据资料存档而立即查出每个工作人员的休假、工作时间与夜班津贴的核算等。

2. 周期性排班

这种方式是护士长根据单位人力运作的实际情况，设定出固定的排班模式，采用每星期或 2、3、4、7 星期等为一周期的轮转方法，使工作及休息时间遵循一定的时序规则来进行。优点是工作及上班时间公开，公正且合理。每个护理人员都知道自己的排班模式，并可先加以计划，安排社交活动及某些私人事务，在护理人员有变化时，可随时加以调整。但需要有足够的护理人员，否则护理工作无法正常运转。

3. 传统式排班

国内病房所普遍采用的排班方式，护士长依单位的需要，每周提出护理人员上班及休假的时间表，上班时数为 8 小时、12 小时及 24 小时制。病房科室多采用三八制混合排班法（见表 15-1-1），即实行每日八小时工作，二日夜班制，夜班后休息两天，扩大了值夜班范围；不连续上夜班，也避免了长时间的夜班的劳累。而 12 小时、24 小制多适合于产房、手术室或其他非病房科室。

表 15-1-1　三八制混合排班示范

日期	5/8	6	7	8	9	10	11	12	13	14	15	16	17	18
星期	一	二	三	四	五	六	日	一	二	三	四	五	六	日
护士1	2~8	6~2	休	休			8~4	2~8	6~2	休	休		8~4	2~8 6~2
护士2	8~4	2~8	6~2	休	休		8~4	2~8	6~2	休	休		8~4	2~8
护士3	8~4	2~8	6~2	休	休		8~4	2~8	6~2	休	休			
护士4	休		8~4	2~8	6~2	休	休		8~4	2~8	6~2	休	休	
护士5	休	休		8~4	2~8	6~2	休	休		8~4	2~8	6~2	休	
护士6	6~2	休		8~4	2~8	6~2	休	休		8~4	2~8	6~2	休	

注：1. 空格为白班，上午 8~12，下午 2~6。

第二节　护理物品设备管理
（Management of nursing articles and equipment）

每个护理单元都拥有相当多的物品与设备，这些物品设备是完成护理工作的保证。管理好物品和设备，充分发挥它们的作用，减少浪费，提高经济效益，是护理管理者的重要任务。

物品设备管理的主要任务是:①建立健全管理制度,提高物品、仪器的完好率和使用率,充分发挥物品、设备的作用,堵塞漏洞,减少浪费;②根据护理需要及使用体会和经济实用的原则,为医院物资采购提供合理的意见和建议。

一、护理物品管理(Management of nursing articles)

护理物品是指护理、治疗使用的用具和用物,包括:护理、治疗用具,病人用具,护理用物等。

护理物品管理的基本要求是:

1. 建立健全管理制度,认真抓好贯彻落实;

2. 建立登记本,详细记录物品的请领、外借、损坏、遗失情况等;

3. 按物品种类建立物品卡,定位放置,定人管理,定期维护,严格交接手续;

4. 建立财产清册,分类登记物品数、质量、起用和报废日期;

5. 按财产清册定期清点检查物品数量、质量、损坏、遗失等情况,对需补充的物品,及时填写申请单请领;破损无法再使用的物品,办理报废手续,填写报废单,与破损品一起送物品采购、管理部门。

二、护理设备管理(Management of nursing equipment)

病室配备的心电监测仪、呼吸机、输液泵等仪器设备,是完成护理、治疗任务的重要工具。加强管理,保持完好状态,对充分发挥仪器设备的作用,提高工作效率和医疗护理质量具有重要意义。仪器设备管理的基本要求是:

1. 建立健全设备管理制度,认真抓好贯彻落实;

2. 指定专人负责收集管理各种仪器说明书,进口仪器的外文说明书应尽快译出,供使用者了解仪器性能、使用方法和操作要求;

3. 制定使用操作规程,要求工作人员严格按操作规程使用仪器,新仪器使用前应由专业人员讲解仪器的使用、保管、注意事项,并示范操作;

4. 按设备分类进行编号,建立设备卡,设备卡的内容为品名、用途、厂家、出厂日期、起用时间、使用单位、维修情况。设备要定人管理,定点存放,定期检查,定期维护,做好防尘、防潮、防蚀,若有损坏,及时送修;

5. 设备的请领、维修、借出、报废等要详细记录在登记本上,并做好以下工作:

(1)修理应填写修理单,一式两份,一份送修理部门,一份留科室;

(2)请领设备应将所请领的仪器依种类、编号、规格、数量、大小说明列于清单上,经科主任同意后送交器材供应维修部门;

(3)到了使用期限的应及时交回供应维修部门,并用红笔勾出。需更换的应即时请领;

(4)借出应征得本单位护士长或科主任同意,且填写借条,在登记本上记录借出、归还日期;

(5)需报废的器材设备应填写报废单两份,一份留科室。

6. 科室负责人更换时,应清点所有医疗仪器及设备,办理移交手续,移交人和接收人应签名。

三、易消耗品管理(Management of easily-consumed articles)

消耗品是指短期使用的物品,包括低值易耗品(如火柴、纱布、纸张、一次性使用的注射器等)和高值易耗品(如血滤用的一次性滤器、深静脉导管等)。易消耗品的管理要求是:

1. 建立健全管理制度,认真贯彻落实;

2. 建立帐目,按物品种类分别登记,登记内容包括领取日期、数量、质量等,每月清点1次,做到帐物相符;

3. 每月统计消耗量及日平均消耗量,分析使用情况,堵塞漏洞,降低消耗;

4. 按规定时间及时请领,保证供应;

5. 各种物品要按用途进行分类,固定摆放位置,整齐排列,指定专人管理。

四、常用药物管理(Management of common medicines)

1. 病区药柜的药品根据临床病种和需要,确定数量基数;

2. 药品应干燥、低温、避光保存,疫苗、胰岛素等生物制剂应放在冰箱内冷藏;

3. 药柜设在护士站内或离护士站最近的地方,应上锁。药柜要光照充足,附近应设水池,便于清洁发药用具;

4. 各类药品(内服、外用、剧毒)要有明显标志,药瓶标签普通药为白底蓝边,剧药为白底红边,毒药为白底黑边,外用药为白底黄边,用中文和拉丁文(或英文)书写药名,注明规格、常用量和极量,分别定位存放,专人管理;

5. 抢救药品必须固定存放在抢救车上或设专用柜存放,规定基数,编号排列,定位存放,每次用后及时补充,每天检查1次,保证随时应用;

6. 毒麻限剧药应专人负责,班班清点,用后及时登记并补充,并上双锁;

7. 定期清点数量,检查药品质量,防止积压变质,如发生沉淀、变色、过期、药瓶标签与药品不符、标签模糊或涂改者,不得使用;

8. 病人个人购买的贵重药品,应注明床号、姓名、单独存放。

第三节　护理经费管理

(Management of nursing financial)

护理经费,是指用于护理临床、教育和科学研究的各种经费。护理管理者必须树立正确的理财观念,增强理财意识,科学、合理地安排和使用经费,以保证财尽其力,物尽其用。

护理经费管理的主要内容有:编制经费预算;申请筹集经费;经费使用管理。

一、护理经费的来源（Nursing financial resource）

医院每年安排的护理事业经费,是护理经费的主要来源。护理事业费一般由护理部于每年年末申请,经财务部门审核后,报院领导审批,列入次年医院年度经费预算安排。

为满足专业发展的需要,护理部还应积极多方筹措经费,比如争取国内外贷款及学术团体、学术基金会的赞助等。

此外,社会各种团体或个人的赠款,也是护理经费的来源之一。

二、编制护理经费预算（Budget nursing financial）

护理经费预算是为保证护理目标的实现,对可能获得的护理财力资源所作的计划安排。预算是对组织在一定期限内预期的收入和支出,以数字方式表达的书面记录。

经费预算,对控制经费开支,提高经费效益,减少浪费具有重要作用,护理部主任应亲自组织。编制预算要有时间观念,最好在上年末进行,以保证年度的各项收支活动都能在预算的监控下正常进行。编制预算须遵循服从整体、保障重点、量入为出、统筹安排、励行节约的原则,全面考虑,周密安排。要客观现实地预计收入,安排支出要与事业任务吻合,以保证预算安排切合实际,科学、合理、可行。

编制经费预算一般包括以下步骤:

1. 确定有哪些护理项目需要资金,并确定优先顺序;

2. 审核并计算出每个护理项目所需的费用;

3. 根据所拥有的护理资金情况分配资金数额;

4. 制定资金使用计划。

例如护理部年度获得的护理经费为50万元,本年度需资金支持的项目有护理人员教育与培训(包括外出学习、进修和参加学术会议)、护理设备更新、护理办公用品维护(如电脑、投影机等)、护士奖励等。结合医院及护理部的年度工作计划、目标,确定分配经费的重点和优先顺序。通过审核、计算,初步确定分配方案为:护理人员教育与培训30万元,护理设备更新5万元,护理办公用品10万元,护士奖励5万元。再根据此分配方案,定出详细的资金使用计划。

三、护理经费的管理（Management of nursing financial）

护理经费应由财务部门总管,护理部负责具体管理,包括经费的申请、筹集,经费的分配、使用及控制。因此护理部除与财务部门一起,制定必要的检查、监督制度,加强对经费使用的评估和控制外,应重点抓好以下两点:

(一)预算执行管理

预算执行管理是经费管理的核心,是职能部门对经费的使用进行领导、组织、控制、协调和监督的有效手段。通过预算执行管理,对经费进行客观调控,加强监督检查,缓解经费供求矛盾,保持收支平衡,从而最大限度地提高经费的使用效益。在预算执行管理中应注意：

1. 严格执行预算

预算一经批准，即成为财务部门及护理部组织经费、供应保障的法定依据，必须严格执行。各项开支必须以预算为依据，按计划使用，不得突破。要严格预算外开支，确需开支的须经护理部领导批准。

2. 适时调整预算

在预算执行过程中，由于受各种客观因素的影响，预计不到的情况常有发生，因此，应根据情况变化适时调整预算。通常每季度或半年进行 1 次。调整预算应先提出申请，由财务部门根据经费总体情况进行调整。

3. 搞好经费决算

决算，是经费管理的重要阶段。所谓经费决算，即年底对经费实际收支情况进行核算和总结。经费决算关系到平衡收支和下年度的经费预算，必须认真做好。

经费管理是一个"预算——执行——决算总结——新年度预算"的循环往复过程。通过决算，管理者应对经费的使用效益、行政开支所占的比例、经费收支综合平衡的程度等指标进行分析考评，对预算执行好的、效益高的单位或个人予以奖励，同时找出未完成预算目标的原因，总结经验教训，不断提高护理部理财的水平。

（二）经费使用管理

护理经费的使用范围：护理人员的教育与培训，奖励业绩突出者，护理科研，护理设备更新与添设。

护理经费开支应严格遵守财务制度和规定，除按照经费的预算计划进行开支外，还应注意把握以下几点：

1. 业务、培训与教育经费的使用应结合工作目标、工作需要以及经费许可情况，精打细算，注重效益，切忌搞一些华而不实的活动，既花了钱，又没有效果；

2. 护理科研经费最好从护理年度经费中单独拨出，专款专用，单独记帐，由课题负责人或机关主管科研的人员掌握使用权。应准确登记每项开支，年终或课题终止时要及时进行核算，年终结余经费可跨年度使用。节约的经费可由课题负责人分配，主要用以改善科研条件，发展科研工作；

3. 更新或添设护理设备必须预先做好调查论证，提出开支方案，严格审批手续，防止盲目购置和乱开支。

第四节 时间管理（Time management）

一、时间管理的意义（The significance of time management）

时间不够用，这是护理管理者常常抱怨的一个问题。诚然，作为身兼业务与行政双重责任的护理管理人员，其事务的纷杂是可想而知的。但除了忙乱无绪地陷身于各项事务却收获甚微外,就没有更好的办法吗?

大多数人认为他们的时间问题是由于各种外部因素,如电话、会议、来访者等造成的。而内部因素造成的时间浪费,如:拖拉、优柔寡断、缺乏自制、不会说"不"、不会授权、盲目行动以及一个任务没完成又开始另一个任务等等,却常常被忽视了,而其造成的后果是相当大的(表15-4-1)。

表 15-4-1　浪费时间的主要因素

外 在 因 素	内 在 因 素
1. 计划外的来访或电话	1. 拖拉的习惯
2. 社交应酬	2. 计划不周全或无计划
3. 会议	3. 未设定目标及方针或设定不当
4. 信息不足	4. 未充分授权
5. 沟通不良	5. 不懂得拒绝
6. 缺乏正向反馈	6. 处理问题犹豫不决,或缺乏决策能力
7. 政策与程序说明不清	7. 无计划的随时接待来访者
8. 协作者能力不足	8. 文件、物品管理无序
9. 突发事件	
10. 文书工作繁杂	

时间是恒定、不可改变的,它不可减慢或加速,不可延长或缩短,因此,从本质上说,我们所能管理的不是时间本身,而是我们的行动。

护理管理者应对此有充分的认识,简单而言,时间管理就是面对有限时间而进行的自我管理。护理管理者应学会根据时间安排好自己的工作、生活,使自己的行动富有成效,这样才会有成功的生活与工作。

二、时间管理的内容和方法(The contents and methods of time management)

(一)时间管理的内容

如何科学、合理地安排时间,使其得到最恰当的分配及最充分的利用,从而获得最好的工作效果,是时间管理的主要内容。

护理管理者在日常工作中往往会碰到许多意外的事,打乱了原来的计划,从而造成了时间的浪费。如何在有限的时间内抓住主要工作,以多余的时间应付临时事件,成为护理管理者时间管理上的主要课题。

无论工作或生活,如果没有了目标,都将失去意义。对于任何医院、病房或各个人来说,都应有工作目标。护理管理者应结合医院及有关部门的政策以及本身工作的需要建立工作目标。

Lakein(1971)提出,为了改善时间的利用,每个人都需要三个阶段的工作目标:长、中、短期目标,即分别在五年内、六个月内以及现阶段要达到的目标。此外,他还建议将每阶段的目标分级,如 A 为最优先(必须完成的);B 为次优先(很想完成的);C 为较不重要的(目前可以暂时搁置的)。

建立了长、中、短期目标的优先顺序后,管理者还应拟订完成目标所需的措施、进度及期限等,以保证目标如期、高质地完成。

为达到目标,须做许多工作。人们发现,在日常生活、工作中,大多数人是用 20％ 的时间来完成占其工作价值 80％ 的工作,而 80％ 的时间都浪费在不重要的事务上了,比如有 10 项任务,所取得的工作价值中的 80％ 是来自于两项任务的完成。因此,有效的时间管理,即是找出这两项,并优先完成它们。

对于繁杂的日常工作,可根据下列表格将其分类(表 15-4-2):

表 15-4-2　日常工作分类表

	重　要	不重要
紧　急	Ⅰ	Ⅲ
不紧急	Ⅱ	Ⅳ

Ⅰ:需要护理管理者花费大部分时间处理,如:抢救病人、人员短缺、资源缺乏等。

Ⅱ:在这上面花费时间可以减少紧急状态下需花的时间。包括那些对于完成工作目标很重要,但可能不会引起即刻注意的工作,如:制定计划、训练下属、定期检查工作质量等。

Ⅲ:常常占有管理者所有时间,如:按照上级要求书写报告、建议、计划等,但对于单位或管理者的目标却非必要。

Ⅳ:常是时间浪费之源,如:组织不善的会议、电话漫谈、重复性公文等。

显然,当Ⅱ类工作需花时间时,Ⅰ、Ⅲ类工作所占时间应减少,而Ⅳ类工作应暂停。而当属于Ⅰ类事件的突发事件或危机出现时,如工厂爆炸、火车车祸或餐厅集体中毒等,管理者应用技术根据每日的目标优先顺序,很快决定哪一项可以删除,从而着手处理紧急事件。根据此种方法将日常工作分类,可以找出对于完成目标重要的工作,并优先完成。

(二)时间管理的方法

时间管理的基本方法有以下五种:

1. 分类法

根据主要程度把要处理的工作分为 A、B、C 三类,其中 A 类工作占工作总数的 20％,而价值占 80％。通过分类,使管理者集中精力处理 A 类工作,以保证工作的有效性。

2. 记录统计法

即通过记录时间耗费的情况,并抽样进行综合分析,以判断时间耗费的整体特征和浪费状况,经过反馈后调整,以提高时间的有效利用率。

3. 目标法

通过确定目标来限制时间的使用,其关键在于设定好预期目标。

4. 信息法

此法运用现代管理中的动力原理,采用各种生动鲜明的时间管理信息,如格言、警句等,使外部环境形成一种节约时间的浓厚氛围,从而促使管理者养成良好的时间管理习惯。

5. 区域管理法

按照区域长短把时间分为整体、阶段和瞬时三种情况来进行管理,对某项工作的全过程或较长一段时间(如一年、三年等)进行全面规划,统筹安排,科学地组织、协调时间,即整体时间管理;阶段管理是对某一段时间(如一周、一日等)进行管理,可利用计划表、卡片等安排实施;瞬时管理法是根据事件发展情况,对于一些无法预料的事件,如例外事件、紧急事件等,迅速调整计划,妥善安排时间,以及时、适宜处理。

三、实施程序化管理(Implement of procedure management)

计划、组织、指挥、控制等作为管理的有力手段,也适用于时间管理,尤其按照护理程序的要求来管理时间,即评估－计划－实施－评价(反馈),是科学且有效的。

(一)评估

要更充分有效地运用时间,首先必须了解自己的时间是如何用掉的,有无浪费时间的习惯,这样才能明确时间的正确用法。

为此,有专家建议管理者应备有一本记事本,以一定时间间隔为单位(如 15 分钟)记录所参加的活动,通常记录一个星期。通过对所记录的时间资料进行综合分析,可以使管理者了解每日工作活动的趋势或模式,知道自己的每日时间是如何花掉的,同时可以明确自己实际所做的是需优先完成的工作,而不是那些与目标无关的工作、无意义的会议、不该见的人等。

通过时间记录,还可以使管理者发现自己浪费时间的原因。前文已指出,造成时间浪费的原因主要有两种,找出自己浪费时间的主要因素后予以有力控制,将会使时间得到充分的运用。一个人必须学会控制造成时间浪费的内部因素,然后还必须学会如何控制或约束外部浪费时间因素的发生。此外在解决这些时间问题的过程中,通过对比、分析结果,还可以使管理者了解每日究竟节约了多少时间及取得了何种成效。

在时间运用的评估中,Gilles 还提出应确认每个人在一天中精神状况最佳与最差的时段,以妥善安排工作内容。在精神体力最好的时段里,宜安排须集中精力及富创造性的活动,而在精神体力较差的时段中从事团体性活动。一般而言,一般人会感觉早上起床后精神体力最好,而在午餐之后精神体力较差。此外,从生理学角度,人的 25～50 岁,是最佳工作年龄时区;当领导者,一般 35～55 岁是效益最佳时区。

(二)计划

良好的时间管理离不开合适的目标与工作优先顺序的正确确定。设定好个人及专业的目标,明确自己每日预期完成的工作及最主要的任务,并将它们形之于文,是进行时间管理计划的第一步。

一旦建立好了目标,就应制定相宜的措施。用一个小时来制定有效的计划,可使工作的完成减少 3 至 4 小时,而且效果更佳。护理管理者应学会有预见性地做事,而不是等事情发生后再处理问题。因此,应学会制定计划。

首先,在每日下班之前列出次日必须完成的工作,这种时间表不仅可使重要事情免于遗忘,而且使大脑得到"解放"。

其次,找出最重要的事情,把它放在首位,并首先完成它,可使管理者有时间去从容应付危机。在确定工作的优先顺序时,应参照下列原则:这项工作与我的目标及任务有何关系? 任务的紧迫性表现在哪里? 真的很重要吗? 为什么要做它? 我现在所做的有哪些完全不需做? 别人能做吗? 任务的本质是什么? (比如,它能与其他事合并吗?)等等。

记录工作的优先顺序时,可将其分为三类:第一优先,最重要的,须立刻解决的;第二优先,不很紧急的,当你有时间即去做;第三优先,不紧要的,保留它以防别人问起,而当任务满时则搁置一边。通过建立优先顺序,可区分"最重要"及"最急迫"的任务,从而减少管理者被突发事件左右的机会。

在制定计划时,应注意:①计划要有一定的弹性,不要把时间安排得太满,没有缓冲空间,以至于有意外事件便将计划完全打乱,失去了制定计划的意义;②应考虑到情绪周期的影响。一般而言,制定计划的时机为每年度、每季度初,能初步规划的应先予规划,每月20 日左右须提出下个月工作计划,每周五安排下周工作计划,每日工作应填写于表上。

一个管理良好的病房护理工作需有下列的时间计划:①表明员工各项工作的日计划;②病房员工工作的周程序表;③护理人员每周的负责人员名单;④每月在职学习计划。病房护理工作的日计划应列出在指定时间内必须完成的护理工作、三班的时间计划(各班的责任应按顺序排列)。

此外,管理者可在每个月安排一天来"休息与放松心情",可以去图书馆收集资料,或者看看最新的专业期刊杂志。同时,在每日的工作中,管理者也应安排时间适当放松一下,即所谓"迷你假期",上、下午各 1 次,每次 5~10 分钟,丢开所有工作,做一些自己喜欢的事,比如:散散步、看看诗歌等,有助于管理者缓解压力,更有信心地投入到工作中。

(三)实施

时间管理的关键在于计划制定后能即刻开始,并从最重要的事情做起。大部分人常常因拖拉而延误时间,其实他们应明白每日开始时的工作状态对一天的工作影响很大。

事实上,管理者能真正掌握的属于自己的完整时间,每日只有 1 至 2 小时,因此应将它用于完成最重要的事件。实施时间计划时应注意:

1. 在完成每个任务时都应全神贯注。正确地工作,才会有效率。不管你在跟谁谈话或者在做什么,都应集中全力,这样才能节省时间,提高效率。

2. 在第一时间完成各项任务。应避免在一件事未完成前又去做另一件事,以免回到原工作时,又须花费时间及精神以重新进入状况。管理者应尽量做到,在书写报告或者讲课前收集好需要的所有资料,安排好时间以免工作受干扰。要尽可能一件一件地完成工作,公文书写应简明、扼要、易懂,节省文字也就节省了时间。学会适时开口及闭口,也要学会有技巧地听。有资料显示,人们在刚刚听完之后就常常忘记了所讲内容的 2/3 多。

3. 关注他人的时间。尽量减少拜访的次数,当有要事相商必须见某人时,最好先电话预约,事先还要准备好谈话提纲,这样既节约了自己的时间也节约了他人的时间。

4.缩小会议规模。当会议比电话商谈更有效时,可召开会议,但应尽量缩小规模。并且在开会前给每位列席者发出通知,告知有关议题,使大家心中有数,以减少进入正题的时间。会议开始前组织者应限定好时间,并宣布开始及结束的时间,便于参加者妥善安排当日工作。

5.作重要电话商谈前,要预先列出讨论的基本问题。在通话时,要减少寒暄,迅速进入正题。

6.减少无成效的阅读。报告或其他文件看一下就行了,并且马上做出回应,不要在休息或旅游时阅读不重要的材料。

7.手头有必须完成的工作时,关上办公室大门,不要打电话,也不要接待来客。有资料显示,每位管理者平均每8分钟会受干扰一次,因此必须有效地控制干扰。

(四)评价

在实施时间计划的过程中,也要采取有力的控制手段以达到良好的时间管理。及时地评价计划的实施情况,参照目标和形势调整计划、时间表,是时间管理必不可少的步骤。

一般而言,每日结束前应回顾一天的活动,对于未完成的任务应找出原因,并消除造成时间浪费的因素。对于当日不想做并计划推迟的任务,应将其放在次日工作的首位。

周期性的回顾也是必要的。对照计划,了解其实施的情况及进度,分析时间的使用是否合理、分配是否均衡。如果不理想,则必须重新校正工作方针,以纠正不平衡的现象。在现实生活中,管理者常不由自主地在其表现较好的方面花较多的时间,而对于那些自己不太擅长的业务则尽可能避免,以免使自己有挫折或无能感。如一位专科理论技能较强而行政管理能力较弱的护士长,就可能会在指导和监督护理人员的专科技术上花过多时间,而忽视了有关组织纪律、工作人员关系的协调与建立等责任。

通过对时间运用的评价,管理者还可以发现一些活动符合过去的计划或政策,而不符合当前形势需要,及时地中止这些过时且不切实际的计划,更多时间就可以用来从事更具建设性的工作。

对于时间的管理方法及程序,可用图15-4-1表示:

评估时间利用情况→确定工作目标和→选择利用时间→计划活动程序
　　　　　　工作优先顺序　　　的策略　　　及具体日程
　　　　　　　　　↑————评价时间的使用 ← 实施计划

图15-4-1　时间的管理方法及程序

第五节　护理信息管理
（Management of nursing information）

在科学技术高速发展的当代社会,信息已成为现代生产活动中最重要的资源。护理信息是医院信息的重要组成部分。加强护理信息资源管理,充分发挥其潜力并卓有成效的加以利用,对提高护理管理效能,确保护理服务质量,促进护理科学的发展,具有重要的意义。

一、护理信息的概念、作用(The concept and role of nursing information)

护理信息是指具有新知识、新内容的护理消息。护理信息与护理消息有联系,但不完全等同,它泛指各种消息、情报、知识、指令、数据、代码及信号中所包含的信息。随着计算机的广泛应用与护理技术的发展,护理信息量正迅速增大。护理信息拥有量的大小,决定着一个单位护理学科的发展前景,其作用不可低估。护理信息的主要作用是:

1. 护理信息的认知作用

护理信息是护理人员认识护理工作规律,提高技术水平和工作能力不可缺少的宝贵资源。经验在护理服务活动中是十分重要的。护理经验,实质上就是护理人员通过对大量护理信息的累积、整理去粗取精,去伪存真而获得的认知,是认识上的一次飞跃。因此,应十分重视护理信息的收集和分析。护理活动中许多带规律性的东西是不会自然而然地表现出来的,必须通过对护理信息的收集和分析,才能认识。如以病人为中心的整体护理模式,就是护理工作者在临床实践中对大量护理信息分析总结,上升到理性后的认识。

2. 护理信息的心理作用

信息具有心理作用,这是人所共知的。信息的心理作用,根据其产生的结果分为积极心理作用和消极心理作用。有经验的管理者都知道,护理人员的"士气"能产生巨大的推动力量,这种"士气"主要来自于信息的积极心理作用。例如,护理部定期召开护士长或护士会议,把护理工作的进步、科研的进展、未来的打算等向与会者阐明,以鼓舞大家的工作热情;把远期和近期的目标交护士长讨论,以统一认识,增强护士长主人翁的责任感等等,都是利用信息的积极心理作用。信息的消极心理作用则相反,使"士气"低落,所以,具有消极心理作用的信息就应严格控制扩散,防止扰乱军心,涣散斗志。护理管理者必须充分利用信息的积极的心理作用,防止信息消极的心理作用。

3. 护理信息的预测作用

信息不仅反映过去和现时的情况,而且可以帮助我们预测未来,这就是信息的预测作用。护理管理者制定长期或短期工作计划,确定预期目标,必须有足够的信息作为依据,如上级指示、任务、方针政策、医院的计划、医院各部门对护理工作的反映、社会的需求等。因此只有深入实际,调查研究,占有足够的护理信息,才能准确地预测和确定未来工作目标。

4. 护理信息的控制作用

护理工作总是围绕以满足病人需要的目标进行活动的,为保证目标的实现,必须对护理活动进行控制。这里的控制包括两种含义:一是为了完成规定的任务和达到预定的目标,护理系统必须稳定于惯性运行状态,当发生偏离时,应及时采取措施,使护理工作恢复到惯性运行状态;二是因某些原因,如大批病人入院,使护理工作处于忙乱状态,护理管理者采取措施,使护理工作从忙乱状态逐步地、稳定地过渡到惯性运行状态。上述这两种情况,信息起着十分重要的作用,并通过反馈方式来体现。

5. 护理信息处理不当的消极作用

有些护理信息的消极作用并不是信息本身造成的,而是由于信息处理工作的有意或无意的错误所造成的。随着信息处理技术的发展,这种消极作用的危害会更加严重。例如,医嘱这一护理信息本身是没有消极作用的,但是如果医生开医嘱、护士转医嘱或执行医嘱过程中发生错误,它就产生消极作用。

二、护理信息的分类与管理(The classification and management of nursing information)

(一)护理信息的分类

护理信息包括护理业务信息、护理管理信息和护理咨询信息。这三类信息是互相交错、互相制约、互为依据的,由它们构成的护理信息系统的完善程度和吞吐量的大小,是影响护理科学技术发展和护理质量的决定因素。

1. 护理业务信息

主要是病人的临床护理信息,包括病人状况、评估、诊断、检查、治疗、饮食、分级护理、药物监测、重症监护、心理状况和社会状况等信息。

2. 护理管理信息

包括护理人员编制,人才梯队,护理业务、技术,临床教学、科研,护理设备,护理经费及管理决策等有关的信息。

3. 护理咨询信息

主要指各种护理资料,包括护理情报、科技情报、护理期刊、护理书籍等。

(二)护理信息的管理

为了使护理信息更广泛的用于指导临床、教学、科研和护理管理,并在时间和空间上不断地延伸和扩展,必须保持信息的完整性、准确性和实用性。因此,应重视护理信息的管理。

1. 护理信息应有专人负责管理,在护理主管直接领导下,负责护理信息的收集、整理、分析和应用。

2. 制定切实可行的护理信息管理规章制度,如使用规则、服务守则等。

3. 信息的收集应完整齐全,应多方面拓展信息渠道,不断增加信息来源和信息量,并充分发挥其功能。

4. 信息的采集应避免主观臆断,确保信息的准确性、可靠性。

5. 重视改进和提高信息处理能力,防止因处理不当而造成的消极作用。

三、护理业务技术资料档案管理（The management of nursing professional and technological files）

（一）护理业务技术资料档案的内容

1. 临床护理资料

临床护理资料，如病人的体温单、医嘱单及护理病历等，对于协助医生诊断与治疗、流行病学调查、教学与科研、护理质量检控等都有非常重要的作用。一是通过对临床护理资料的整理、分析，可以了解护理技术水平和护理质量；二是为总结护理科研成果及撰写学术论文提供实例和数据；三是发生护理纠纷时，是处理纠纷取证的主要来源。因此应重视对临床护理资料的积累和保管。

临床护理资料一般随病历送到病案室保存，方法同病历管理。

2. 护理技术资料

护理技术资料一般包括：

（1）常规、规程

疾病护理常规和技术操作规程，是护理人员工作的依据，具有规范性，应编写成册，印发给护理人员，人手一册。护理部应定期审核手册中的内容，删除、修改或添加有关资料，以保证手册的时效性。

（2）护理科研技术档案和科学技术资料（以下简称科技档案和科技资料）

科研档案是科学研究的重要资料，本书第十四章第三节已作了详细论述。护理科技资料是指收集的国内外在护理理论、技术等方面的新动态、新进展的资料，以及专业会议学术论文等，应分类编目，汇编成册，妥善存档。

3. 护士技术、业绩档案

应建立护士技术、业绩档案，内容包括：个人履历表、基本资料表、体格检查表、业务技术培训及考核成绩、科研与教学情况、奖惩记录等。护士技术、业绩档案应指定专人负责管理。

4. 护理业务工作档案

护理业务工作档案是指上级有关护理工作的方针、政策和护理业务活动开展情况的记录等，应归类建档保存，以便总结护理业务工作时查阅。

护理业务工作档案的内容一般包括：

（1）上级主管部门的有关方针政策、行政措施等，及院内外各种有关的护理规章制度；

（2）护理部工作目标、宗旨、哲理，工作规划（三年、五年规划），年度、季度计划和总结等；

（3）护理工作检查、评比的结果；

（4）护理人员教育受训（参加进修、会议、讲习班等）、请休假、表彰奖励、差错事故登记等资料；

（5）护理部门参加和主持召开的各种会议，如医院办公会、院周会、护士长例会、学术交流会等的会议记录本。

(二)护理业务技术资料档案的管理

护理部应设立资料档案室,并指定专人负责管理。建立健全资料管理制度,并严格贯彻执行,确保各种资料档案齐全完整。

1.收集资料

应指定专人负责资料的收集工作。收集的范围除上述资料,应特别注意易流失的零星材料的收集。

2.资料登记

资料收集到后应分类做好登记。登记本的格式可根据需要自行设计。表 15-5-1 为某护理部使用的登记表格式:

表 15-5-1　护理部资料登记表

日　　期	资料来源	资料名称*	归档日期	归档类别

*:此栏包括资料公布或发行的时间、期号、总页数等。

3.资料整理

各种资料应建立索引,分类、分卷、分档存放,并根据分类按年度装订成册。零散的资料应单独建立索引,附于书后,以便于查找。

4.资料保管

装订好的档案资料应放在固定的架子上或柜子里。不同的资料应放在不同的地方,要有清晰的标记。资料档案存放处也应建立索引表,便于查找及管理。

档案的排列应按照一定的顺序。如护士业务技术档案,宜按照姓的第一个字母顺序依次排列;护理技术资料,可按照数字,即年度顺序排列;护理业务工作档案,可根据项目的不同分别排列。

对有些护理业务工作档案内容,如护理人员的好人好事、差错事故、出勤、科研成果、论文等,可专门建立登记表登记,并每月统计 1 次,每年汇总制成总表。

资料借阅时应办理借阅手续,并督促借阅人按期归还。所有的资料档案不得丢失、涂改或拆散。

有条件的医院,可利用电脑进行护理业务技术资料档案的管理,既节省人力,又科学高效。

四、护理期刊管理(Management of nursing periodicals)

(一)重要性

所谓期刊,《辞海》中的定义是:期刊又名杂志,定期不定期的出版物,是具有专门系统知识的信息印刷载体。护理期刊是临床护理、护理管理和护理教育新理论、新技术、新方法的载体,是宣传、普及科技知识、护理技术、护理新模式、护理教学改革的重要手段,是报道科研成果的重要途径,它具有信息量大、新、快的特点。在信息高速发展的今天,护理期刊的重要作用与价值已越来越被人们所认同,不断吸收与消化相关的护理信息有助于了解国内外护理学发展动态,预测护理学发展趋势。护理期刊已成为护理情报的信息源,学术交流的重要工具,同时还是培养与发现护理专长人才的大学。如何加强护理期刊的使用与管理,充分利用护理信息资源,推动护理科学和技术的交流与发展,已成为当今护理管理者极为关注的问题。

(二)管理要求

1. 期刊订购:订购护理期刊的经费,应专款专用。期刊种类可根据医院提供的经费而定,定刊的对象为各科室的护士长、具有本科以上学历的临床护士及具有高级护理职称的人员。原则上核心期刊必须订,若经费不足,可酌情选择订购,有条件的医院应订购国外护理专业期刊。同时注重期刊延续性,坚持每年订购。

2. 专人管理:护理期刊应固定专人负责管理,护理部(办)可由一名助理员(干事)专人负责,各科室可由科训秘书或带教组长负责。

3. 固定专柜:有条件的护理部(办)可在临床培训中心设立阅览室,定期开放,供借阅和阅读,科室可在护士办公室设立期刊专柜,供护理人员随时查找阅读。

4. 建章立制:护理部(办)要制定期刊管理规定,确保期刊的完好率与使用率在80%以上。

5. 检查督促:护理部(办)每年检查与评估1次,检查分值占科室的护理质量一定权重。科训秘书每月定期组织本科护士学习与本专业有关的信息1次,并做好读书笔记。

6. 定期举办护理文献检索与图书分类知识培训班,对护师以上人员进行培训,提高护理人员获取护理信息的技能。

7. 定期组织读书报告会和学术论文交流会,活跃科研氛围,使护理期刊真正为临床工作服务,促进护理学科发展。

8. 每年的期刊应装订成册、存档,科室护士长调离岗位时,期刊要作为护士长移交的科训资料之一。

(刘　娟、肖　兵、周　彧、梁爱琼)

第十六章 ●————————————

医院感染与护理管理

（Nosocomial infection and nursing management）

第一节 医院感染的概述

（The introduction of nosocomial infection）

医院感染也称医院获得性感染（hospital-acquired infections，简称HAI），它是指病人在住院期间所遭受的感染，但不包括入院时即有的或已潜伏的感染。

医院感染随医院的产生而产生，并随医院内医疗技术及管理的改变而改变。自本世纪20年代青霉素问世以来，新型抗生素不断出现，细菌的耐药性成为一个越来越显著的问题。耐药菌株的出现使医院感染问题因其对病人生命及医院经济的影响而日显突出，成为一个需要管理者予以重视的课题。

一、医院感染的分类（The classification of nosocomial infection）

医院感染按其病原体的来源可分为外源性和内源性两种。外源性感染亦称交叉感染或可预防性感染，其病原体来自于病人体外，已遭受感染的病人是外源性感染最主要的感染源。内源性感染亦称自身感染或难预防性感染，引起感染的病原体来自于病人体内或体表的正常菌群，它们在宿主抵抗力下降或免疫功能受损时对宿主造成感染，因此，常被称为条件致病菌。

二、医院感染的病原体（The pathogenic microorganisms of nosocomial infection）

医院感染的病原体是各种微生物，其中细菌最为多见。近年随着应用抗生素的种类增加及卫生条件、卫生习惯的改善，院内感染的致病菌谱转变为以条件致病菌为主，且多重耐药菌株在不断增加。具体表现为革兰氏阳性球菌逐渐减少，革兰氏阴性杆菌逐渐增加，而一些毒力较弱的条件致病菌增加的幅度也较大。

三、医院感染的感染链（Infection chain of nosocomial infection）

感染的发生必须具备三个基本条件：感染源、传播途径和易感宿主。感染链即由这三者组成，三个条件同时存在并相互联系，导致感染发生。

（一）感染源

感染源是指病原微生物自然存在、繁殖并排出的场所或宿主（人或动物）。

医院感染因其发生地点及人群的特殊性，主要存在以下感染源：

1. 已感染的病人及带菌者

已感染的各种类型病人是最重要的感染源，病原微生物从感染部位的脓液、分泌物中不断排出，它们往往具有耐药性且较易在另一易感宿主体内定植。

此外，带菌者也是一种主要的感染源。带菌者可分为病后带菌者和健康带菌者，其共同特点是机体已获得免疫力或部分免疫力，体内病原体虽不能被清除，但也不再引起全身性感染。带菌者因其所携带的病原体较隐蔽且长时间存在，而被视为一种不容忽视的病原体。

2. 动物感染源

动物感染源中，以鼠类的意义最大。鼠类在医院的密度很高，是沙门氏菌尤其是鼠伤寒沙门氏菌的重要宿主，其粪便污染食品导致医院感染已有多次报告。此外，鼠类是鼠疫、流行性出血热等传染病的感染源，也是某些媒介昆虫（蚤、螨）的宿主。

3. 环境储源

医院潮湿的环境或液体可成为某些病原微生物存活并繁殖的场所，绿脓杆菌、沙门氏菌等兼有腐生特性的革兰氏阴性杆菌可在这些场所存活达数月以上，在有少量养料存在的情况下也能进行繁殖。

此外，某些鞭菌及革兰氏阳性厌氧芽胞杆菌在空气、尘土或土壤中虽不能繁殖，却可长久存活，在传播途径存在的情况下侵入宿主构成感染。

4. 病人自身

病人的肠道、上呼吸道、皮肤、泌尿生殖道及口腔粘膜上寄居有人体正常菌群或来自环境而定植于这些部位的微生物，它们在一定条件下可引起自身感染或成为播菌者。

（二）传播途径

医院感染的传播途径有直接接触传播、间接接触传播和飞沫传播三种。直接接触传播没有传播媒介，由感染源直接传播给接触者，常见如脓液、皮屑的污染等。间接接触传播由传播媒介参与病原体的传递，院内感染最活跃最主要的传播媒介是医护人员的手，其他较为重要的还有共同媒介物（水、食物、医疗设备、血液制品等病人常用或共用的物质）、生物媒介（昆虫、鼠等）。空气作为一种无处不在的物质也在其流动过程中以气溶胶的形式携带微生物而传播。飞沫传播由病原体携带者于咳嗽、打喷嚏或谈笑中产生带有大量病原体的飞沫自口鼻喷出而造成。常见的呼吸道感染主要以此种方式传播。

（三）易感宿主

病原体传播到宿主后并不总是引起感染。影响宿主易感性的因素主要是病原体的定植部位和宿主的防御能力。

人体正常菌群或外来细菌定植于对其有非特异性防御能力的部位时，并不引起感染，而移至其他对它们不存在防御能力的部位时，则可引起感染。如大肠杆菌在正常情况下定植于肠道，当侵入尿道时则会引起感染。

病人全身或局部防御能力降低或缺损时，更易成为医院感染的易感宿主。

医院感染的易感宿主具体可见于以下情况：

1. 患有免疫缺陷性疾病（如 AIDS）、血液病或严重慢性疾患（如糖尿病、慢性肾衰）者。

2. 老年及婴幼儿生理防御功能衰退或未成熟者。

3. 接受放疗、化疗、免疫抑制剂或激素治疗而存在免疫缺损者。

4. 长期使用抗生素致使菌群失调或耐药菌株生长者。

5. 营养不良致皮肤粘膜的防御功能、抗体生成能力及粒细胞吞噬能力受到影响者。

6. 接受各种侵入性治疗或诊断操作者，机体防御屏障受到破坏。

值得引起注意的是，虽然免疫机能受损或衰弱病人的感染率很高，但大部分医院感染仍与医源性因素有关。因此在注重客观原因的同时不应忽视主观原因，尤其在主观原因可以设法消除的情况下。

四、判别医院感染或非医院感染的原则（The principles of distinguishing noscomial and non-nosocomial infections）

根据医院感染的定义，可以根据以下原则区分医院和非医院感染。

1. 对于有一定潜伏期的疾病，自入院第一天起，于平均潜伏期后发生的感染为医院感染；

2. 对于无明确潜伏的疾病，发生在入院 48 小时后的感染应判为医院感染；

3. 病人发生的感染直接与上次住院有关，亦应视为医院感染；

4. 在原有医院感染的基础上出现新的不同位的感染，或在原有感染部位已知病原体的基础上又培养出新的病原体，均应列为医院感染；

5. 新生儿在经母体产道时获得的感染亦为医院感染；

6. 婴儿经胎盘而感染的病原体（如单纯疱疹病毒、弓形体、水痘病毒或巨细胞病毒）且在出生后 48 小时内出现感染指征，不应列为医院感染。

五、医院感染的流行病学指标及统计方法（Epidemiological indexes and statistic methods of nosocomial infection）

对流行病学调查结果进行分析比较，计算出概率将更有助于发现内在规律或认识事情本质。

医院感染的常见流行病学指标及其统计方法如下：

1. 医院感染发生率：指在一定时间内和一定人群(通常为住院病人)中新发生的医院感染的频率。

$$医院感染发生率 = \frac{(同一时期内)新发生医院感染的例数}{(同一时期内)处于危险中的病人数} \times 100\%$$

其中处于危险中的病人数即指住院病人数或出院病人数

2. 医院感染例次发生率。指在一定时期内一定危险人群中的新感染的例次频率。

$$医院感染例次发病率 = \frac{(同一时期内)新发生感染例次数}{(同一时期内)处于危险中的病人数} \times 100\%$$

3. 现患率：指在一定时期内，处在一定危险人群中的实际病例频率。由于现患率包含了新、老患者，因此现患率必然大于前二者。

$$现患率 = \frac{实际病例数}{处于危险中的病人数} \times 100\%$$

4. 罹患率：是一种特殊的发病率，常用于表示较短时间和小范围内感染的暴发流行情况。

$$罹患率 = \frac{观察期间新病例数}{观察期的暴露人数} \times 100\%$$

5. 医院感染部位发生率：指特定部位感染危险人群中新发生该部位感染的频率。

$$感染部位发生率 = \frac{同期新发生特定部位感染的例数}{同期处于该部位医院感染危险中的人数} \times 100\%$$

6. 相对危险数：指暴露组与非暴露组死亡或发病的比值，说明某因素与死亡或发病联系的强度，当其值为1时，表明研究的因素与感染之间无联系；当大于1时，为正相关，即该因素会增加医院感染的发生，当小于1时为负相关，说明该因素可减少医院感染的发生。

$$相对危险度 = \frac{暴露组发病率(或死亡率)}{非暴露组发病率(或死亡率)}$$

7. 比值比：指感染发生与不发生的概率之比，主要在发病率不能测定的情况下，用以近似估计相对危险度。

8. 特异危险度：表示暴露组病人的医院感染发生率或死亡率与非暴露组病人的医院感染发生率或死亡率之差，用以衡量所研究因素与医院感染之间的统计学联系强度。

特异危险度＝暴露组医院感染发生率(或死亡) － 非暴露组医院感染发生率(或死亡率)

当特异危险度为0时，表示研究因素与医院感染无关，大于0时为正相关，小于0时为负相关。

9. 医院感染漏报率：为评价医院感染监测质量及纠正不当之处，医院感染监测系统应定期进行漏报率调查。它是完整的监测系统中不可缺少的一部分。

漏报率调查是回顾性调查，其过程首先是确定调查的时间和范围，然后进行查询、登记等核实工作，之后再将所得结果与相应时间和范围内上报的有关信息资料核对，凡上报资料中没有的感染病例即为漏报病例。根据有关规定，医院感染的漏报率不应超过20%。

$$漏报率 = \frac{漏报率感染例数}{已报感染例数 + 漏报感染例数} \times 100\%$$

得到漏报后可根据以下公式估算实际感染率：

$$实际感染率 = \frac{已报感染率}{漏报率}$$

六、医院感染的控制和预防(Control and prevention of nosocomial infection)

医院感染主要通过以下环节控制和预防：

(一) 隔离预防

隔离预防是防止感染因子从病人或带菌者处传播给他人的一种措施。将处于传染期内的病人及可疑的病原携带者同其他病人分开，或将感染者置于不能传染给他人的条件下，即称之为隔离。切断传播途径是隔离预防的基本原理。隔离预防因其切断传播途径的简单性和有效性而被作为预防控制感染的基本措施。

隔离预防可分为严格隔离、呼吸道隔离、结核病隔离、肠道隔离、接触隔离、引流物/分泌物隔离、血液/液体隔离 7 大类。其技术主要包括工作人员的着装、器械物品的消毒使用，敷料、排泄物、垃圾的处理及陪人、探视的管理等。

(二) 消毒灭菌

消毒灭菌是通过物理或化学方法消除或杀死医疗器械、护理用品、人体皮肤与粘膜、病区环境中的病原微生物，以预防与控制医院感染的发生与传播。

正确的消毒灭菌是预防医院感染的重要措施，消毒或灭菌措施不当可引起医院感染暴发。

常用的消毒方法包括热力灭菌法、辐射消毒灭菌及使用化学消毒剂，其中前两者属于物理消毒法，后者为化学消毒法。

采用不同的物理消毒方法，应严格按照正确的操作规程进行，并应有专门人员负责定期进行细菌学监测。

使用化学消毒剂消毒时，应准确了解各种消毒剂的使用原理，并正确地使用消毒剂，如浓度、时间是否适当等，这是保证消毒效果的关键。化学消毒剂的保存亦至关重要，除按要求保存外，还应经常测定有效成分。

(三) 洗手与无菌技术

医务人员的手是医院感染中一个十分活跃而重要的传播媒介，经手传播往往比空气传播更具危险性。

皮肤上的细菌可分为暂住菌和常住菌两大类。暂住菌指原来不存在，主要通过接触感染源而附着在处于皮肤表面或角质层下表皮细胞上的细菌，其组成和数量取决于宿主与周围环境的接触范围。有人通过实验发现，护士吸痰后，手上可沾细菌达 10^8，给病人清洗会阴而污染的手所带细菌可至 10^{10} 以上。但是,大部分暂住菌与宿主皮肤结合并不紧密,可通过机械清洗或使用消毒剂消除。另外,来自于外界的暂住菌由于受皮肤自洁的因素制约,在一般情况下,经过一定的时间后会自行消灭。常住菌是定植于皮肤毛囊和皮脂腺开口处的正常菌群,其种类和数量经常保持恒定。因其所居位置较深,常住菌通常需含有一定抗菌成分的清洁剂作用一段时间方能被消灭或抑制。

洗手的目的即是消除手上的微生物,切断经手传播的途径。因此,经常而正确地洗手是防止感染扩散的一项简单而重要的措施。

美国疾病控制中心将洗手定义为:将手涂满肥皂泡沫,并对其所有表面进行强而有力的短时揉搓,然后用流动水冲洗的过程。洗手时选用普通肥皂可使皮肤脂肪乳化,并使微生物悬浮于表面;使用含有抗菌药物的肥皂或洗剂则能杀死或抑制微生物。洗手时不应忽略拇指、手指背面或指间、手掌等易忽略的地方,应全面洗到;同时右利手者应注意左手对右手的清洁,反之亦然。所用的流动水应是优质的自来水或消毒过的水,预先用热水器加热的水因常被绿脓杆菌等污染而不宜采用。

(四) 合理使用抗生素

合理使用抗生素是预防和控制医院感染的重要措施之一。使用抗生素在控制感染的同时还可能破坏宿主体内的微生物生态平衡,产生药物毒副作用及导致耐药菌株产生。为使抗生素的使用利大于弊,应遵循严格掌握使用指征、根据药敏试验选择敏感抗生素,采用适当的剂量、给药途径和疗程的原则。在使用抗生素过程中还应注意保护病人的定植抵抗力,尽可能避免使用广谱抗生素。此外,一般情况下不宜预防性使用抗生素。只有对急性风湿热的病人、污染手术的病人及一旦感染将产生严重后果(如器官移植术、心脏换瓣手术)的病人可预防性使用抗生素。

七、我国医院感染监控系统的概况(General situation of monitoring system of nosocomial infection in China)

国际上医院感染的研究和控制工作始于 60 年代。我国最早于 1986 年开始组建一个 17 所医院的监控系统,1987 年春扩大到 26 所医院并一直持续到 1989 年末。这一阶段是我国医院感染监控系统的试点性阶段,为我国建立全国性监控系统提供了全面的经验,并培养了一批从事医院感染管理的专业人员。1989 年,卫生部医政司将医院感染监控系统扩大至全国,这个系统于 1990 年开始运转,总共有 103 家(1992 年已发展至 134 家)医院参加,它们遍布全国 29 个省和自治区,包括中央、省、市和县各级的医院。

自 1991 年起,为使医院感染控制进一步规范化,卫生部公布了一系列规章制度,它们包括《中华人民共和国传染病防治法》、《消毒管理办法》、《消毒技术规范》等。其中,于 1994 年 1 月在"关于进一步加强医院感染管理工作的紧急通知"中对加强医院感染管理提出了 8 项要求,内容涉及组织健全、评审工作、人员教育及监测等方面。同年 10 月,卫生部在下发的《医院感染管理规范》中强调:做好医院感染管理工作必须从组织落实、开展必要的监测、严格管理措施三个关键环节入手,并将我国医院感染管理组织分为 5 个层次,即卫生部医政司医院感染管理委员会、省(市)卫生行政部门的医院感染管理组织、医院感染管理委员会(组)、医院感染管理科(专职人员)、临床科室感染管理小组,同时对各级组织的职责作了明确的规定。在卫生部的领导下,我国医院感染管理正逐步实现系统化、正规化。

在国际交流及学术活动方面,我国自 80 年代起亦逐渐有了进步。80 年代初,WHO和国际医学界曾多次派专家来华调查、研究并讲学。1986 年,我国与丹麦国际开发署协作开办的中丹生物学进修培训中心,为我国培训了一批医院感染预防及监控专业人才;1991 年,卫生部与香港大学微生物学部签署了 5 年的培训和交流协定,也为我国培训了大批专业人才。近 10 年来,我国在医院感染监控方面发展迅速,在国际上已具有一定的地位。国际医院感染联合会已推选我国为常务理事国,负责亚洲地区的发展事业。1994年,首届亚太地区国际医院感染学术会议在北京召开。这一切标志着我国在感染研究和监控领域已实现与国际有关组织的接轨,并处于重要的地位。

第二节 常见医院感染
(Common nosocomial infections)

我国自 1986 年以来开展的医院感染系统监测结果表明:目前常见的医院感染主要为下呼吸道感染、泌尿道感染及外科切口感染。

一、下呼吸道感染 (Infection in inferior respiratory system)

(一)病原体及流行途径

造成下呼吸道感染的细菌以革兰氏阴性杆菌为主,约占 70%,其中以绿脓杆菌为最多;革兰氏阳性杆菌约占 20%,其中以金黄色葡萄球菌最为常见。

病原体由三种途径构成感染:口腔和咽部微生物侵入;含细菌的气溶胶侵入;身体某些部位感染的血溶性播散。

(二)下呼吸道感染的危险因素

1. 宿主抵抗力改变

(1)病人使用免疫抑制剂、患免疫缺陷性疾病或长期患慢性消耗性疾病,全身抵抗力减弱,细菌易于侵入下呼吸道,其中尤以绿脓杆菌最易侵入。

(2)病人由于长期卧床或咳嗽功能减弱、消失,呼吸道清除分泌物的机能大大下降,分泌物沉积于呼吸道而引发感染。

(3)带有人工气道的病人呼吸道的细胞吞噬功能及清除功能无法发挥作用,细菌易于自外界长驱直入下呼吸道,造成感染。

(4)使用广谱抗生素使上呼吸道的常居菌发生菌群失调,耐药菌株大量繁殖并向下蔓延,成为下呼吸道难以抵抗的感染源。

2. 感染源的存在

(1)病人间交叉感染:主要以飞沫传播的途径发生。飞沫的小粒约有50%能进入下呼吸道,引起感染。

(2)雾化器带菌:污染的雾化器上所带有的病原体可随雾化而以气溶胶的形式进入支气管甚至肺泡。

(3)环境污染:工作人员及探视人员所携带的人体常居菌成为病房抵抗力低下病人的感染源,其中工作人员的手因可能携带已感染病人的病原体而被视为较重要的感染源。另外当空调系统的冷却水受污染时,医院病室内的空气也将受到污染,严重时可造成医院感染暴发流行。

(三)下呼吸道感染的监控要点

从控制感染链的三个环节入手,下呼吸道感染监控的重点在于加强空气管理,严格呼吸道侵入性诊疗器械的消毒及协助提高呼吸系统的局部防御能力。

二、尿路感染(Infection in urethra)

(一)病原体

尿路感染的病原体80%为革兰氏阴性杆菌,其中以肠杆菌种和假单胞菌属为主;革兰氏阳性菌占20%,其中以D组链球菌和葡萄球菌为多。近年来,随着抗生素的耐药问题日益突出,沙雷氏菌及绿脓杆菌造成的尿路感染呈进行性增加。

(二)流行病学

无症状的菌尿病人因可成为几周至几个月的贮存宿主而成为医院内尿路感染流行的重要感染源。

有导尿或尿路器械操作的病人20%~60%发生尿路感染,其中80%与导尿有关,20%与尿路器械操作有关。导管菌尿症主要与插管方法、留置尿管时间的长短有关。女性病人发生院内尿路感染者为男性的2倍,但男性发生继发性菌血症的可能性较大。尿路感染的发生率随着年龄增加而增加。

(三)发病机理

正常状态下,人体的尿道因一系列自我防御机制的存在而处于无菌状态,这些防御机制包括:尿液的pH值、尿液内所含的氨、尿素、溶菌酸、有机酸和免疫球蛋白以及膀胱的粘膜屏障和收缩收能。当这些防御机制受到损伤时,尿路感染即易于发生。导尿操作及留置尿管因对下尿道及膀胱防御机能造成损伤而成为尿路感染最为常见的危险因素。病原体可自集尿系统经过导尿管的管腔上行造成感染。病原菌也可通过尿道外面与尿道粘膜之间的腔隙造成上行感染,女性因其尿道解剖学特征而易于发生此种感染。大肠杆菌引起医院内菌尿的机理较为特殊,该菌可与尿路上皮细胞的表面相结合,借此而侵入尿路。

（四）尿路感染的监控要点

由尿路感染的流行病学特点及发病机理可见,尿路感染监控的要点在于对留置导尿病人的管理。除应严格按留置导尿常规进行护理外,还应尽可能减少留置导尿的机会,并应定期进行尿液检测,以及时发现感染源。

三、外科切口感染（Surgical wound infections）

（一）病原体

近年来,由于对外科手术准则和无菌技术不同程度的忽视以及对抗生素的过分依赖,外科切口感染的病原体发生了明显的变化,细菌多具有耐药性,可对多种抗生素耐药,有的甚至对消毒剂和灭菌措施有较强的抵抗力。常见的菌包括绿脓杆菌、沙雷氏菌及某些噬菌体型的葡萄球菌。另外,由于免疫抑制剂、激素及广谱抗生素的应用,真菌及各种条件致病菌也成为造成切口感染的病原体。

（二）切口感染的危险因素

美国疾病控制提出一种由多种因素决定的外科切口感染危险指数,这些危险因素包括:①腹部手术;②2 小时以上手术;③按一般分类为污秽或感染的手术;④有 3 个以上出院诊断的手术。

（三）监控要点

预防外科切口感染应着重于手术室管理和病人管理两方面。手术室管理不仅要强调环境、器械、敷料的管理,还应重视手术人员的管理。病人方面除应对术区皮肤的术前准备、术中消毒予以重视外,还应注意术后的营养,以提高机体免疫力。

第三节 医院感染的护理管理
（The nursing management of nosocomial infections）

一、医院感染管理的重要性及其任务（The importance and tasks of management of nosocomial infections）

随着耐药菌株的不断增加及各种侵入性医疗措施的开展,医院感染正日益严重地影响着医疗效果和医院经济,已成为医院管理必须予以重视的问题。

卫生部规定:300 张床以上医院应设医院感染委员会,300 张床以下的医院应设感染小组,在院长的领导下全面负责感染的监控管理工作。

医院感染管理委员会的任务和职责包括:①根据"急性传染病管理条例"、"消毒管理法"以及其他防止医院内感染的有关规定,制定全院控制感染规划、各项卫生学标准及管理制度。②负责对院内感染发病情况的监测,及时发现问题,分析原因,寻找对策,考证管理效果并研究改进措施。③负责对新建设施进行卫生学标准的确定。④负责对感染管理有关人员的业务培训,并提供有关技术咨询。⑤负责按规定向卫生主管部门填报院内感染发病情况监测表,如发生爆发流行,应立即报告。

二、护理管理在医院感染管理中的地位(Status of nursing management in management of nosocomial infections)

实践证明,预防比治疗更具主动性、积极性。消毒、灭菌、无菌技术及隔离是预防医院感染的基本手段,也是护理工作重要而基础的内容,因此,护士在预防医院感染方面承担着重要的责任。同时由于护士与病人接触最频繁、离病人最近,能最早发现医院感染,因而护士也是医院感染监测的主要操作者。

基于护理工作对于医院感染的重要性,护理管理在医院感染管理中亦具有十分重要的地位。护理部主任(或总护士长)必然是医院感染管理委员会的主要成员之一,积极参加委员会的各项管理活动。医院感染管理科是委员会下属的职能机构,护理部在其指导下对医院感染中与护理相关的部分进行管理。护理部应将管理委员会及感染管理科的各项计划、决策列为日常工作的重要内容,及时实施或督促执行。

三、医院感染的护理管理(The nursing management of nosocomial infections)

(一) 落实组织

护理部在医院感染管理委员会的领导下,组织本系统有关成员成立"消毒隔离"管理小组,由护理部主任或副主任(或总护士长)担任组长,成员包括部分护士长,并于每个护理单元设一名医院感染监控护士,在护士长和医院感染管理专职人员的领导下,督促检查本病区的消毒隔离制度及无菌操作的执行和实施。

(二) 制定计划

切实可行的预防感染计划是感染管理重要的第一步,内容包括远期计划和近期计划。计划由消毒隔离管理小组成员共同参与制定,使之切合实际并有一定的群众基础。

(三) 建立规章制度

要做好预防医院感染的管理工作,建立科学的规章制度极为重要。规章制度需结合经验及科学理论而得来,是客观规律的反映。规章制度的建立使各项工作有章可循,并可作为检查评价的依据,使管理工作实现规范化、标准化。

制定规章制度应注意其可行性,在实施过程中应根据实际情况的变化和科学技术的发展不断修正和完善。

通常需建立的规章制度包括：清洁卫生制度、消毒隔离制度、监测制度、无菌操作制度、探视陪护制度、供应室的物品消毒、灭菌管理制度等，手术室、产房、婴儿室、换药室、治疗室、ICU 等易于发生医院感染的科室应制定单独的科室消毒隔离管理制度。

（四）定期监测

可结合上级卫生行政部门的有关文件中对消毒隔离和防止医院感染的具体规定和要求，定期进行监测，发现问题及时采取措施纠正。

1994 年 4 月，卫生部组织有关专家对全国医院感染管理工作进行了抽样复核性检查，其检查内容和评分方法可作为借鉴。

（五）加强教育培训

对护士不间断地进行有针对性的教育培训是预防医院感染中人员管理的重要环节。护理部应从教育入手，与感染管理专职人员密切配合，根据医院感染不同时期的具体情况对各级护理人员进行教育培训。教育的内容主要包括两方面：一是消毒、隔离、灭菌技术及其他预防或控制感染的技术；二是微生物学、药理学、流行病学、卫生学等基础学科的相关知识。

实践证明，护士长及监控护士的专业水平，管理能力和工作责任心与病房医院感染的发生率有密切关系，因此尤应加强对护士长及监控护士的专业培训。通过学习班，经验交流，专题讨论会等形式，提高她们的专业素质。并可对她们定期进行考评，以掌握情况，指导培训。

护士长、监控护士应善于利用查房、操作示范、小讲课等形式指导科室护理人员做好预防医院感染工作，促进医院感染护理管理工作的落实。

（周　或、周永严）

第十七章

护理规章制度与护理安全管理
（Management of nursing institution and nursing safety）

第一节　护理规章制度管理
（Management of nursing institution）

护理规章制度是对护理人员在为病人和社会人群服务过程中应当履行的工作职责，享有的工作权限，以及工作程序，工作方法等做出的文字规定。它具有法规性和强制性，是护理人员必须严格执行和遵守的规则。护理规章制度是护理管理的重要内容。

一、护理规章制度的意义（The significance of nursing institution）

护理规章制度是护理工作者长期实践的科学总结，反映了护理工作的规律和特点。贯彻和执行规章制度，对维持护理工作正常秩序，确保护理任务的完成，提高护理质量具有重要的作用。

1. 规范作用

护理工作是众多护理人员共同参与的活动，如果没有一个统一的行为规范作为共同遵守的准则，护理工作就不能有序、安全的运行，护理目标也就难以实现。规章制度是护理人员工作时必须遵循的准则，对护理人员的行为具有规范作用。因此要保证护理工作惯性运行，必须十分重视规章制度建设，以达到行为有规范，工作有标准，评价有依据。

2. 协调作用

为病人实施护理，既需要分工又需要协作。随着护理范围的扩大和护理任务的增加，对分工和协作的要求更高，分工和协作已成为完成护理任务的重要条件。规章制度可以协调护理人员之间的关系，使分工更周密，协作更良好，有利于发挥群体力量，提高工作效率，使护理工作以最优、最有效的方式运行。

3. 保证作用

护理工作复杂而繁琐，涉及面广，且需 24 小时不间断的为病人提供治疗护理。规章制度对护理人员的职责、值班、交接班等都作了明确的规定,使各级护理人员有章可循,各班工作互相衔接,保证了护理工作的连续性。

4. 控制作用

护理工作的目标是为病人提供优质服务,满足病人的需求。规章制度的控制作用就是保证护理活动始终围绕目标进行,以实现安全、高效、优质。

二、制定规章制度的原则(The principles of establishing nursing institution)

制定规章制度必须遵循以下原则:

1. 科学性、实用性原则

规章制度既要符合国家的政策、法令和现代化医院科学管理的要求,也要符合护理工作实际,经过充分的论证,具有科学性,切实可行。规章制度必须先经过试用,方可正式实行。

2. 精简原则

规章制度文字应简明、易懂,用语准确,条目不宜过多,便于记忆,易于实施。

3. 群众参与原则

制定规章制度应吸收不同层次的护理人员参与讨论,广泛征求群众的意见,使制定的规章制度具有群众基础,易被群众接受。

4. 相对稳定原则

任何一项制度,只有被群众熟悉,成为习惯和养成作风之后,才能充分发挥作用。如果朝令夕改,修改频繁,纵使是合理的制度也不可能取得理想的效果。因此,制定规章制度必须考虑各种情况,涵盖面要广,既要满足当前的要求,也要考虑未来发展的需要,以保持规章制度的相对稳定。要坚持先立后破的原则。重要制度的修订要报请上级批准。

三、护理规章制度的管理(Management of nursing institution)

1. 学习规章制度

熟悉规章制度的内容和要求是贯彻落实规章制度的基础,也是规章制度管理的重要环节。首先,各级护理管理者要以身作则,带头学习,熟悉规章制度。其次,要建立护理人员学习制度,使规章制度学习制度化,并持之以恒。护理人员只有熟悉规章制度的内容和要求,才能变为自觉行动,规章制度也才能真正落实。

2. 严格要求

贯彻落实规章制度关键是一个"严"字。贯彻制度要严格要求,严格管理。执行制度要做到一丝不苟,严格按章办事,杜绝有章不循,马虎行事的现象。

3. 加强监督检查

监督检查是贯彻落实规章制度的主要手段之一,也是规章制度管理的经常性工作。各级护理管理人员要经常深入第一线,监督检查规章制度的执行情况,发现问题,坚决予以纠正。要坚持定期检查与不定期检查、全面检查与重点检查相结合。岗位责任制是监督检查的重点。

4. 赏罚分明

建立赏罚制度,对执行制度好,成绩突出的给予奖励;对执行不力的要批评教育;对违反制度造成损失的,应视情节轻重和损失大小,给予适当的惩罚,以维护规章制度的严肃性。

四、重点护理制度(The important nursing regulations)

(一)值班、交接班制度

1. 各科应设昼夜值班人员,值班人员必须坚守岗位,履行职责,保证诊疗、护理工作不间断地进行及科室安全,并认真填写值班记录。

2. 值班护士确需离开岗位时,必须向护士长报告,并由护士长指定人员代班。

3. 值班护士要掌握病人的病情变化,按时完成各项治疗、护理工作;要严密观察危重病人;负责接收新入院病人;检查指导护理员的工作。

4. 值班人员要做好病区管理工作,遇有重大问题,要及时向上级请示报告。

5. 每天早晨集体交接班一次,由科主任主持,全体在班人员参加,值班人员报告病人流动情况和新入院、危重、手术前后、特殊检查等病人的病情变化,领导小讲评,布置当日的工作。交接班一般不超过十五分钟。

6. 对规定交接的麻醉药品、精神药品、医疗用毒性药品及器械要当面交清。

7. 严格执行交接班检查制度,按常规做到四看、五查、一巡视。

①四看

看医嘱本:医嘱是否抄录,是否执行无误,有无留待执行的医嘱。

看病室报告:包括全日病人流动情况,新入、危重、手术及有特殊变化病人的重点病情,所给予的医疗处理及护理措施等是否记录正确,有无遗漏。

看体温本:是否按要求试体温,有无高热或突然发热患者。

看各项护理记录是否准确,有无遗漏或错误。

②五查

查新入院病人的初步处理是否妥善,病情有特殊变化者是否已及时处理。

查手术病人准备是否完善,各种须带去手术室的物品是否备齐。

查危、重、瘫痪病人是否按时翻身,床铺是否平整,有无褥疮。

查大小便失禁病人处理是否妥善,皮肤、衣被是否清洁干燥。

查大手术后病人创口有无渗血,敷料是否妥贴,是否排气排尿,引流管是否通畅。

③一巡视

对重危、大手术及病情有特殊变化的病人,交接班人员应共同巡视,进行床旁交接班。

(二)查对制度

1. 临床科

(1)开医嘱、处方或进行治疗时,应查对病人姓名、性别、年龄、床号、住院号(门诊号)。

（2）医嘱要按时执行并严格三查七对，可疑医嘱问清后方可执行。

三查：摆药后查；服药、注射、处置前查；服药、注射、处置后查。

七对：对床号、姓名、药名、剂量、浓度、时间、用法。

（3）清点药品时和使用药品前，应当检查质量、标签、失效期和批号，如不符合要求，不得使用。

（4）给药前，注意询问有无过敏史。使用麻醉药品、精神药品、医疗用毒性药品时要经过反复核对。静脉给药检查有无变质、瓶口有无松动、裂缝。给多种药物时，注意配伍禁忌。

（5）输血前，需经两人查对无误后，方可输入。输血中注意观察，保证安全。输血完毕，瓶内余血保留 24 小时后方可处理。

2．手术室

（1）接手术病人时，要查对科别、床号、姓名、性别、年龄、诊断、手术名称及术前用药。

（2）手术前查对姓名、性别、诊断、手术部位。

（3）凡进行体腔或深部组织手术，要在术前与缝合前清点纱布块、纱垫、纱（棉）球、器械、缝针或线轴数目；术毕，再清点复核 1 次。

（4）凡手术留取的标本，应及时登记送检并查对科别、姓名、部位和标本名称。

（5）用药与输血应按临床科室查对制度要求进行查对。麻醉药品、精神药品、医疗用毒性药品需经 2 人查对无误后方可使用。

（三）医嘱制度

1．转抄和整理医嘱必须准确，不得涂改。执行临时医嘱必须签名，并注明时间。

2．医师下达医嘱后，护士分别转抄于"医嘱记录单"和各项执行单（卡）上。对可疑医嘱，应查清后再执行。除急救外不得执行口头医嘱。执行口头医嘱时，护士应复诵 1 遍，经医师核对后方可执行，事后督促医师及时补记医嘱。

3．护士每班应当查对医嘱，夜班查对当日医嘱，每周由护士长组织总查对 1 次。医嘱经转抄、整理后，须经另一人查对。每班、每次查对后应签名。

4．必须按时执行医嘱，内服药按时按次送给，视病人服下后再离去。

5．凡需下一班护士执行的临时医嘱，应交代清楚，并做好记录。

6．医师因故暂时不在时，如遇紧急或特殊情况，护士可临时对症处理，做好记录，并及时向医师报告，补记医嘱。

7．对长期住院的病人，每月应对医嘱整理 1 次。

（四）危重病人抢救制度

1．对危重病员的抢救，必须明确分工，紧密配合，积极救治，严密观察，详细记录。抢救结束后，要认真总结经验。

2．各临床科应设急救室或监护室，药品、器材放于固定位置，指定专人保管，定期检查，经常保持完备。

3．急救室或监护室内应有常见危重急症的抢救预案，医务人员应熟练掌握抢救技术和仪器的使用。

(五)分级护理制度

病人入院后,由医师根据病情决定护理等级,下达医嘱。分为特别护理及一、二、三级护理,并作出统一标记,在病人一览表和床头牌上显示。病人住院期间,应根据病情变化,及时更改护理等级。

1．特别护理:病情危重或大手术后,随时可能发生意外的病人。

派专人昼夜守护,制定护理计划,严密观察病情变化,预防并发症;备齐各种监护仪器及急救器材、药品,随时准备急救;及时准确填写特护记录,并按规定时间作出小结和总结。

2．一级护理:重症、大手术后需严格卧床休息或有意识障碍的病人。

生活上给予周密照顾,必要时制定护理计划和做好护理记录;密切观察病情变化,每15～30分钟巡视1次;认真做好晨、晚间护理;根据病情定时更换体位、擦澡、洗头,预防并发症。

3．二级护理:病情较重或重病恢复期、年老体弱生活不能完全自理的病人。

适当地做室内活动,生活上给予必要的协助;注意观察病情变化,每1～2小时巡视1次。

4．三级护理:病情较轻或康复期的病人。

在医护人员指导下生活自理;注意观察病情,每3～4小时巡视1次。根据病情参加室内、外活动。出院前做好卫生及健康指导工作。

(六)病区管理制度

1．病区由护士长负责管理,病区工作人员和病人积极协助。

2．保持病区安静,避免噪音,做到走路轻,说话轻、开关门轻、操作轻。

3．病区床单位的陈设和其他物品定位放置,整齐划一,未经护士长同意,不得随意搬动。住院病人要穿病员服;病床单位的被套、床单、枕套定时换洗,保持清洁卫生。

4．坚持每天按时进行卫生清扫,保持病区清洁卫生,注意通风。病区内禁止吸烟。

5．在班医务人员,必须穿工作服,戴工作帽,着装整洁。进行无菌操作必须戴口罩。

6．加强营具和卫生被服管理,建立帐目,专人保管,定期清点。管理人员变动时,应当办妥交接手续。

7．病人出院后,及时更换被服,消毒床单位及用品。

8．医护人员在班期间不准在医护办公室聊天、打闹嬉笑、玩牌等,无特殊情况不准打私人电话,不准干私活和看非医学书报杂志。病房冰箱不准放置私人物品。

9．做好陪护的管理工作,严格控制陪护人数。

(七)病人住院管理制度

1．病人应自觉遵守医院规章制度,听从医护人员指导和管理,与医护人员密切合作,服从检查、治疗和护理。

2．病人须按时作息。在查房、诊疗时间内不得擅自离开病房。特殊情况外出应请假,经科主任同意后方可离开,但不得外宿。

3．搞好个人卫生,经常保持病房内外整齐、清洁和安静。

4．病人不得擅自进入治疗室和医护办公室,不得翻阅医疗文书及资料,不准私自到院外求医购药,或邀请院外医师到医院为个人诊治。

5．病人的饮食由医师根据病情决定,不得随意更改。探视人员送来的食物,须经医务人员同意后方可食用。

6．病人可携带必需生活用品,其他物品不得带入病房。

7．病人不得互串病房,非探视时间不得会客。

8．节约水、电,爱护公物。

9．发扬团结友爱精神,病人之间应当做到互相关心,互相爱护、互相帮助。

（八）探视、陪护制度

1．应当按医院规定探视病人。监护室病人、新生儿室婴儿不得探视、陪护,传染病员(儿童除外)不得陪护,新生儿病房不得探视。

2．每次探视要领取"探视证"每次不超过2人,学龄前儿童不得带入病房。

3．需要陪护的病人由主治医生、护士长共同研究决定,并发给"陪护证"停止陪护时应将陪护证收回。

4．探视和陪护人员必须遵守院规,文明礼貌,服从医院人员的管理,并遵守以下规定:

①不得翻阅医疗文书及资料,遇查房或进行诊疗工作时,陪护应退出病房。不得谈论有碍病人健康的事宜,不得私自将病人带出院外。

②探视和陪护者只准到所探视、陪护的病房,不得乱串其他病房。

③不得使用病人的用具,吃病人的膳食,不得在病人的床上坐、卧和在病区(病房)内洗澡、洗头及洗个人的衣物。

④探视和陪护者发生传染性疾病(含上呼吸道感染时)不得探视和陪护。

⑤爱护公物,节约水、电,保持病区(病房)的清洁整齐,不得在病房内吸烟和随地吐痰。

第二节　护理安全管理
（Management of nursing safety）

一、护理安全的重要性（The importance of nursing safety）

护理安全是指在实施护理的全过程中,病人不发生法律和法定的规章制度允许范围以外的心理、机体结构或功能上的损害、障碍、缺陷或死亡。护理安全是护理管理的重点,是护理质量的重要标志之一,其重要性主要体现在以下三个方面:

（一）护理安全直接关系护理效果

护理工作存在许多不安全因素，这些不安全因素直接影响护理效果。安全、有效的护理可促使患者疾病痊愈或好转，而护理不安全因素则使患者的疾病向坏的方向转化，如病情恶化，甚至造成患者器官功能障碍或死亡。由此可见，护理安全与护理效果存在因果关系，护理安全产生高质量的护理效果，护理效果体现护理安全水平。

（二）护理安全直接影响医院的社会效益与经济效益

护理不安全带来的后果，如护理差错或事故，不仅损坏医院在患者和公众心目中的形象，给医院的信誉造成负面影响，而且还增加医疗费用的支出及物资消耗，使医疗成本上升，增加患者经济负担和医院额外开支。

（三）护理安全是衡量医院护理管理水平的重要标志

护理安全可以综合地反映出护理人员的工作态度、技术水平以及护理管理水平。因此护理安全是护理管理的一项重要工作。护理安全管理措施不落实，护理不安全因素得不到有效控制，就会给病人造成不应有的痛苦。所以护理安全是衡量医院护理管理水平高低的重要标志。

二、护理安全的相关因素(The relative factors of nursing safety)

影响护理安全的因素很多，其中最主要的因素是：

（一）人员素质因素

个人素质是指护理人员思想素质、职业道德素质、心理素质、身体素质，当这些素质不符或偏离了护理职业的要求，就可能造成言语、行为不当或过失，给病人身心带来不安全的结果或不安全感。常见的现象有：不守岗位、离岗、脱班；玩忽职守，对病人护理不周；有章不循，违反制度或技术操作常规；服务态度差，言语冲撞；缺乏同情心，不重视病人的主诉；弄虚作假，不懂装懂；发生错误不报告，不采取或不及时采取补救措施；依赖陪人及实习同学；工作责任心差，观察不细、粗疏；工作计划性不强，工作不按时或遗漏；注意力分散，错误用药或执行医嘱；情感受挫，情绪波动或失控；疲劳、疾病。

（二）技术因素

业务知识缺乏，经验不足，技术水平低或不熟练，操作失误或操作错误等均可给病人造成不良后果。

（三）管理因素

管理不严或失控是影响护理安全的重要因素。如：思想工作薄弱，教育不落实；制度不健全、措施不力、监控不严；不重视业务技术培训、业务技术水平差；护理管理人员对病人中存在的不安全因素缺乏预见性，未采取措施或措施不及时；护理人员严重不足、配置不合理,超负荷工作或分工协调不当。

(四) 物质因素

护理物品、设备与药品是构成护理能力的重要组成部分,药品质量差、失效、变质;护理物品数量不足、质量不好;设备性能不好、不配套,都会影响护理技术的正常发挥,影响护理效果,形成护理不安全的因素。

(五) 环境因素

环境因素是指病人住院期间的生活环境安全。包括:①医院的基础设施、病区物品配备和放置存在的不安全因素,如地面过滑引致跌伤、床旁无护栏造成坠床,热水瓶放置不当致烫伤。②环境污染所致的隐性不安全因素,如由于隔离消毒不严所致的院内感染。③医用危险品管理及使用不当也是潜在的不安全因素,如氧气。④病区的治安问题:如防火、防盗、防止犯罪活动等。⑤社会环境:患者的经济状况、家庭及社会对病人的关心度,对患者的情绪构成影响。

(六) 患者因素

护理是一项护患双方共同参与的活动,护理活动的正常开展有赖于患者的密切配合及支持。患者的心理素质、对疾病的认识及承受力,将影响病人的情绪,进而影响病人的行为及医嘱的依从性,形成护理安全的隐患。

三、护理安全的控制 (The control of nursing safety)

(一)加强教育,提高护理安全认识

护理人员对护理安全重要性的认识是做好护理安全工作的前提。因此,应坚持对护理人员进行经常性的安全教育,牢固树立"安全第一"的观念,增强做好护理安全的自觉性。教育应注意与规章制度学习、职业道德教育相结合,与培养高尚的职业道德品质联系起来,使护理人员明确规章制度是护理安全的保证,护理安全是职业道德的基本要求,自觉地按职业道德的要求,改进服务态度,全心全意为伤病员服务,严格执行规章制度,以高度的责任感,做好护理安全工作,防范护理缺陷的发生。

(二)增强法制观念依法管理

护理安全与法律法规有密切的关系。因护理人员法制观念淡薄而发生的护理缺陷或纠纷屡见不鲜,因此,要加强法制教育,增强护理人员的法律意识和法制观念,自觉遵守法律、法规,以防范由于法制观念不强所造成的护理缺陷,并学会运用法律武器维护自身的合法权益。

(三)加强专业理论技术培训

发生技术性护理缺陷的基本原因是护理人员技术水平低,临床经验不足。因此,提高

护理人员的业务素质是护理安全管理的重要方面。只有加强专业培训,不断提高护理人员的专业技术水平,才能从根本上防止技术性护理缺陷的发生,促进护理安全工作的落实。

(四)建立、完善护理安全监控机制

1. 明确责任。实行"护理部——科护士长——病区护士长"三级目标管理责任制,护理部设立安全领导小组,科室成立安全监控小组,各司其职、各负其责,定期分析形势,发现苗头,及时纠正。

2. 建立、健全安全管理制度。落实安全管理制度是有效防范护理缺陷的重要措施。因此,应建立、健全安全管理制度。各级护理管理人员要严格要求、严格管理,促进安全管理制度的落实,使护理安全工作走上制度化、标准化、规范化的轨道。

3. 把好物品采购关。护理用品质量对防止护理缺陷,保证护理安全具有重要作用。在采购护理物品时应检查物品质量、性能是否符合安全要求,有否对病人及操作人员构成潜在危险;检查物品有无商标、厂址、合格证书等,以防购入假冒伪劣商品。

4. 坚持预防为主的原则。重视事前控制,做到"三预,四抓,两超",即预查、预想、预防;抓易出差错的人、时间、环节、部门;超前教育、超前监督。

此外,护理人员配置不足及不合理,也是影响护理安全的因素之一。因此,护理管理者应合理配置人力资源,使护理人员数量适宜,各类职称、各种层次的护理人员比例恰当,避免长期超负荷工作。

第三节　护理缺陷管理
（Management of defections in nursing）

一、护理缺陷的定义和分类（The definition and classification of defections in nursing）

护理缺陷是指在护理活动中出现技术、服务、管理等方面的失误。护理缺陷包括护理事故及差错。

1. 护理事故

护理事故是指在护理工作中,由于护理人员的过失,直接造成病人死亡、残废、组织器官损伤导致功能障碍。根据 1987 年国务院公布的《医疗事故处理办法》规定,事故分为责任事故和技术事故两大类和三个等级,即一、二、三级事故。

护理事故的原因是非常复杂的,常常是责任与技术因素相互交织,确定护理事故的类别,应依据发生事故的主要原因。护理责任事故是指护理人员因违反规章制度及护理常规等失职行为所致的事故。其特点是行为人虽然可以胜任此项工作,但因玩忽职守,敷衍塞责,违反操作规程所造成的。护理技术事故是指护理人员因技术过失所致的事故。特点是行为人虽然工作上尽职尽责,但技术上发生了过失,造成了后果。

护理事故等级的确定,主要根据给病人直接造成损害的程度。一级护理事故是指护理人员的过失造成病人的死亡。二级护理事故是指造成病人严重残废或严重功能障碍。三级护理事故是指造成病人残废或者功能障碍。

2.护理差错

护理差错是指在护理工作中,因责任心不强、工作粗疏、不严格执行规章制度或违反技术操作规程等原因,给病人造成了精神及肉体的痛苦,或影响了医疗护理工作的正常进行,但未造成严重后果和构成事故者。护理差错分为严重护理差错及一般护理差错。

严重护理差错是指在护理工作中,由于责任或技术原因发生错误,虽给病人造成了身心痛苦或影响了治疗工作,但未造成严重后果和构成事故者。

一般护理差错是指在护理工作中由于责任或技术原因发生的错误,造成了病人轻度身心痛苦或无不良后果者。

二、护理缺陷的处理(The handling of defections in nursing)

(一)护理事故的处理

处理护理事故必须坚持实事求是的科学态度,力求做到事实清楚,定性准确,责任分明,处理恰当。

1.护理事故的处理程序

(1)凡发生护理事故,当事人应立即向科室护士长及科室领导报告,护士长应随即向护理部报告,护理部应随即向医院负责人报告。

(2)指派专人妥善保管有关的各种原始资料及物品,严禁涂改、伪造、隐匿、销毁。因输液、输血、注射、服药等引起的不良后果,要对现场的物品暂时封存保留,以备检验。

(3)立即进行调查、处理,并报告上级卫生行政部门。

2.对事故责任人的处理

对发生事故的责任人,应根据《医疗事故处理办法》的有关规定进行处理。

(二)护理差错的处理

1.发生护理差错后,当事人应立即报告护士长及科室领导,凡属严重护理差错,科室应于24小时内报告护理部。

2.护理单元应于一周内组织护理人员对发生差错的原因及性质进行认真分析、讨论、提出处理意见和改进措施。对暂不能定性的问题,应填写《护理问题报告表》两周内报护理部。

3.护理部应根据各科室报的材料,进行调查,核对事实,每季度做出差错统计分析,找出发生的原因及教训,改进工作。

4.科室应建立差错事故登记本,对发生的差错、事故进行登记。

5.对发生护理差错的当事人,可根据发生差错的情节严重程度酌情给予口头批评、书面检讨等,情节严重者可给予处分、经济处罚。

三、护理差错率的计算与评定（The calculation and evaluation of mistake rate in nursing）

护理差错率,是分析评价护理工作质量的一项指标。常以住院总人数为分母计算差错发生率,计算公式为:

$$差错发生率(\%) = \frac{护理差错例数}{住院总人数(原有加新收)} \times 100 \qquad (17\text{-}3\text{-}1)$$

上式(17-3-1)主要说明平均每 100 名住院病人中发生的护理差错。但因病种不同,病情轻重不同,住院天数不同,处置种类类型不同,发生差错的机会、频度自然会有差异。有人提出以占用床日为分母,计算 10 万床日差错发生率。计算公式为:

$$日差错发生率/10\,万床 = \frac{护理差错例数}{占用床日总数} \times 10\,万 \qquad (17\text{-}3\text{-}2)$$

式(17-3-2)比式(17-3-1)可比性强,但各科占用床日总数大小,不完全反映每天每个患者处置多少,而处置量与差错发生率却是正比关系。因此,又有人提出以处置总数为分母计算差错发生率。计算公式为:

$$护理差错发生率/10\,万床 = \frac{差错发生例数}{护理处置总数} \times 10\,万 \qquad (17\text{-}3\text{-}3)$$

式(17-3-3)较为合理,为了简化处置总数,第四军医大学胡琳等通过调查研究,提出了差错率校正系数,即每个病人平均处置数(A)及每个床日平均处置数(B)。有了校正系数 A、B,利用公式(17-3-3)计算差错发生率就方便了。其计算公式为:

$$护理差错发生率/10\,万床 = \frac{差错次数}{住院人数 \times A} \times 10\,万 \qquad (17\text{-}3\text{-}4)$$

或

$$护理差错发生率/10\,万床 = \frac{差错次数}{占床日数 \times B} \times 10\,万 \qquad (17\text{-}3\text{-}5)$$

评价护理差错的发生情况,不能只看差错的有无、差错率的高低,重要的是结合临床和护理工作实际,具体情况具体分析,并注意以下问题:

(1)护理差错的发生,有局部小范围可能防止的一面;有系统大范围不可控制的一面。尤其针对护理差错的发生有明显重复性的特点,不宜简单地以差错多少、差错率的高低,评价一个单位工作的优劣。

(2)对护理差错的发生要做多因素分析,不能只看个人原因和责任大小,也要从医疗工作、组织管理、指导与领导等方面寻找原因,吸取经验教训。

(3)要重视研究分析那些没有构成差错事故的一般缺点。这些"缺点",往往是构成差错事故的危险因素。

(4)提倡真实地登记护理差错,以此作为分析研究护理工作的基础。如果不认真登记报告,差错率的高低不足以反映工作质量。各科、各医院之间的比较,往往因某个单位对护理差错掌握的严、宽不同而不能作出正确的评价。

附　护理差错的判定标准

一、严重护理差错

(1) 错用、漏用毒、麻、限、剧药及特殊治疗用药,未造成严重后果者。

(2) 易过敏药物,错注入或未按规定作过敏试验即投药,未产生严重后果者。

(3) 静脉输液或注射刺激性及浓度较大的药品,漏于皮下、引起局部坏死占体表面积的 0.25% 以下者。

(4) 输液输错病人、药物、剂量或输入发霉、变质、过期液体,未发生严重后果者。

(5) 各种注射,由于消毒不严或部位选择不当,引起局部感染或因误伤神经引起神经短期麻痹,经采取措施未产生不良后果者。

(6) 输错血未造成不良后果者,输血时污染血液或因加入药物发生溶血、凝血或输血瓶内掉入异物影响治疗抢救,造成浪费者。

(7) 因责任心不强或护理不周,造成Ⅱ°褥疮、Ⅱ°烫(烧)伤占患者体表面积 0.25% 以下者。

(8) 外用药物使用不当或配错浓度,引起Ⅱ°以下灼伤,占患者体表面积 0.25% 以下者。

(9) 重危病人、全麻术后的病人或无陪伴患儿,因护理不当发生坠床、跌倒(或有陪伴,未向陪伴交待注意事项),致使病人发生轻度受伤者。

(10) 错、漏、损坏、遗失、未及时送检重要标本(脑脊液、胸水、腹水、导尿液、活检组织),影响检查结果者。

(11) 产妇出院时抱错婴儿,经发现及时换回者。

(12) 产后阴道破裂未及时发现处理,或会阴破裂、缝合不彻底引起出血,超过 100ml 者。

(13) 产后纱布或异物遗留阴道内,发生感染者。

(14) 误用未灭菌器械物品给病人检查或治疗,无不良后果者。

(15) 术前准备不充分,致使手术停顿时间达 30 分钟以上者;为寻找敷料、器械,致延误关腹、关胸、关颅时间达 20 分钟以上者(体外找到为护士差错,体内找到为医师差错);手术时体位不当,造成轻度压伤或功能障碍,短期内能恢复者。

(16) 接错手术病人或摆错手术体位、在消毒皮肤时发现者。

(17) 搬运病人时致引流管脱离,经紧急采取措施未发生不良后果者。

(18) 发错重病人的治疗饮食或禁食病人误给饮食造成不良后果者。

(19) 不遵守值班、交接班制度或擅离职守,病人病情发生重要变化没有及时发现和处理者。

(20) 因责任心不强,造成器材损坏锈蚀、药品过期、失效变质、霉烂,价值在 100 元以下者。

(21) 供应室误将未灭菌处理或灭菌处理不合格的器材发出;发错器材包或包内少放、错放主要用物影响抢救者。

二、一般护理差错

(1)错漏重要治疗1次或一般性治疗超过3天者。

(2)将激素、抗生素、特效药、时间药投药时间提前或推后2小时者。

(3)抄错、抄漏医嘱(含整理医嘱)已执行,造成治疗错误,但未引起不良后果者。

(4)错(漏)发治疗饮食或禁食病人误给饮食致使病人检查、诊断、治疗延误3天以上者。

(5)采取体液标本时,由于采错标本、贴错标签、错加抗凝剂或采集量不够而重新采取者。

(6)术前备皮刮破皮肤或误给饮食,影响手术按时进行者。

(7)因管理不善,致使在急诊抢救工作中,发生抢救器材失灵,未造成不良后果者。

(8)一般情况下发生不消毒分娩,未发生不良后果者。

(9)产妇产后会阴撕裂、缝合不细致所致伤口出血者。

(10)产妇产后纱布遗留阴道内,24小时内发现取出,未发生不良后果者。

(11)喂奶时抱错婴儿,或护理不周发生婴儿臀部轻度糜烂者。

(12)注射器或输液包内配件不全,清洗不净或莫非氏管倒置,消毒器械过期,发给使用单位者。

(13)已灭菌器械使用时发现有污物或血渍者。

(14)未构成严重差错的其他护理方面的错误。

(何燕娴、王美珍)

第十八章 ●────────────

临床护理支持中心
（Clinic nursing assistant center）

医院后勤是医院系统中的支持系统，医院后勤系统正常、有序的运转是医院医疗护理工作正常运转的保证。医院后勤的现代化管理是医院管理现代化的重要组成部分。

医院的环境卫生，各种物品的供应，仪器的保养、维修，病人的运送等是医院后勤工作的一部分。这部分工作在我国绝大多数医院还是由各科护士长分散管理，护理部负责监督检查，而一些发达国家和地区的医院早已实行集中管理，如香港的各类医院其院内的环境卫生由清洁公司管理，全院病人的文件、标本及其他所有物品的运送项目由中央运输系统支持（中央运输系统 Central Transportation Dispatch System，是美国 Service Master 公司专门为医院和医疗机构设计的提供支援服务的专业管理程序）。由分散管理到集中管理，既提高了服务工作效率和质量效益，增加了医院的经济效益，还体现了医院管理的现代化水平。

近几年，我国少数医院引进国外医院的先进管理经验，结合医院实际，成立了功能类似中央运输系统的临床护理支持中心，将原来分散在医院各科室的工勤人员集中由支持中心统一管理，全院病区卫生、各种物品的运送、补充及病人的运送等任务统一由中心承担。这一改革引起了医疗卫生界的关注，并成为各医院议论的热点。本章将结合一些医院的试点经验，简要介绍临床护理支持中心的模式、运行和管理。

第一节　概述（Introduction）

一、建立临床护理支持中心的意义（The significance of establishing clinic nursing assistant center）

（一）医院现代化的需要

医学科学的发展和群众对医疗需求的提高，要求医院必须加快现代化建设的步伐。为适应医院现代化建设的要求，许多医院都在提高医疗护理水平，更新医疗设备，改善医院环境等方面投入了大量的财力和精力。先进的仪器、优美的建筑设计、高档的室内装修，虽然使医院的硬件建设向现代化前进了一大步，但在后勤支持系统的管理上仍沿用分散管理的传统模式，因而人浮于事，工作效率低，服务质量不高，与医院现代化的要求极不相适应。因此，改革后勤支持系统的管理模式，采用科学的、更有效的管理方法，提高管理效果已成为医院现代化建设的迫切需要。

(二)落实以病人为中心的需要

医院各项工作以病人为中心是医院的根本宗旨决定的。以病人为中心就是医院的各项工作必须以满足病人的需要为目标，并确保这一目标的实现。为病人实施整体护理是医院落实以病人为中心的重要措施。工勤人员分散管理的模式，护理人员因杂务事多，难以集中精力搞好以病人为中心的整体护理。建立临床护理支持中心，既可以使护理人员从繁杂的事务中解脱出来，专心为病人提供身心整体护理，而且还可利用多余的时间参加专业培训，开展科学研究，提高专业技术水平。由此可见，成立临床护理支持中心既是落实以病人为中心整体护理的需要，也是提高护理质量，实现护理目标的重要措施。

(三)提高后勤保障效益的需要

工勤人员分散管理模式的主要弊端：一是平均分配人力，造成工勤人员忙闲不一；二是重复劳动，如科室请领物品，每个科都要安排一个人做，浪费人力资源；三是护士长工作繁杂，精力有限，对工勤人员的管理不到位，服务质量没有保证；四是科室工勤人员少，除完成清洁工作外，还要负责许多外勤工作，人力不足和工作多的矛盾长期困绕护理管理者。成立临床护理支持中心，将全院分散的工勤人员集中由中心统一管理和使用，既可以克服分散管理的弊端，又可以提高工作效率，节省人力、物力、财力。

二、临床护理支持中心的职能及任务(The functions and tasks of clinic nursing assistant center)

(一)负责临床服务保障人员的招聘、培训、使用调度以及招聘人员的工资福利、奖惩、辞退等管理工作；

(二)负责保洁员、护(运)送员的定员、定岗及计时、计件、工作质量标准的判定和管理，围绕满足和服务临床一线的工作目标，合理有效地利用人力资源，实现"保障有力、服务优良、病区整洁、秩序井然、形象良好"的要求，为工作人员和病人营造一个良好的医疗和休养环境；

(三)负责科室间各种医疗用单的传送，卫生被服及各种物品的运送，取送各种需检修的小型医疗仪器和营具，请领外用药、大输液及回收空瓶、送检各类标本，接送各科室行动不便的病人进行检查和治疗；

(四)负责诊疗区、病区的室内卫生；

(五)负责门诊、急诊科各诊室及临床科办公室和病室的开水供应；

(六)负责清洗消毒服药杯、便器，协助配餐员开餐。

三、临床护理支持中心的管理模式 (The managing models of clinic nursing assistant center)

为保证临床护理支持中心的正常运转,应理顺管理关系,建立行之有效的组织管理模式。

(一)行政管理模式

我国医院临床护理支持中心的行政管理模式主要有以下三种:

1. 由医院后勤管理部门统一管理,护理部协助,提供质量保证的指导。

2. 将病区卫生承包给院外清洁公司管理,医院负责监督质量,发现问题及时反馈给承包公司。

3. 由护理部统一管理,医院后勤部门给予物品方面的支持。

目前我国一些已建立临床护理支持中心的医院多采取第三种管理模式,其次是第二种。从医院现代化发展的趋势社会办医院来看,第二种管理模式具有较广阔的发展前景。

(二)经济运作模式

临床护理支持中心需要经费的主要项目包括员工工资、清洁剂费用、保洁工具费用、通讯费、设备维修费、办公费等。中心管理人员每年年初根据所需经费的项目、中心工勤人员的数量、中心的任务等作出年度经费预算,上报医院财务部门。一般说来,经济管理模式要与行政管理模式相配套,主要运作方式有:

1. 采用承包给院外清洁公司的管理模式,医院根据经费预算与清洁公司签订合同,分期将经费拨给清洁公司自行管理。

2. 若采用第1、3种行政管理模式,其经济管理模式可有以下三种:

(1)医院对中心的经费预算审核后,一次性拨给"中心"(经费仍由医院财务部门统一管理),由中心负责使用管理,包括员工工资的发放、保洁用品的购置、保洁机械的维修等,实行定额包干。

(2)中心只负责发放员工工资,保洁用品及其他物品由后勤部门负责供应,中心定期请领,扣除各科的成本费,作为中心所需物品费用的来源。

(3)经费由医院财务部门统一管理。工勤人员的基本工资、加班费等,由"中心"每月报表到财务科领取,再由"中心"决定是否进行第二次分配。保洁用品由后勤部门供应,所领物品的费用从各科成本费中扣除。

第二节　临床护理支持中心的管理
（Management of clinic nursing assistant center）

一、临床护理支持中心的组织结构（The organization of clinic nursing assistant center）

合理的组织结构是临床护理支持中心有序、高效地运转,完成各项任务、实现工作目标的组织保证。中心组织结构的模式应根据医院的实际确定,应以有利于管理,提高管理效果为原则。第1、3种行政管理模式,中心隶属于护理部或后勤部门管理,相当于一个科级单位,其组织结构如图18-2-1所示。

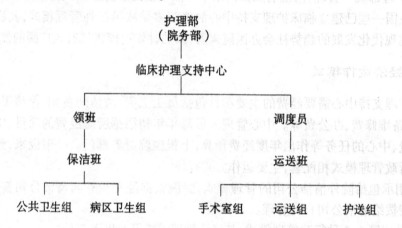

图 18-2-1　临床护理支持中心的组织结构

（一）中心的人员配备

中心一般设主任1名,副主任或主任助理1名,领班2名,调度员1名,保洁班、运送班的人员编制要根据医院的具体情况而定,主要依据是医院的规模、布局、床位数、收容病人数及中心的任务范围。

（二）中心各小组的任务范围

公共卫生组负责病房、门急诊、医技用房的公共卫生；病区卫生组负责病区所有卫生工作,协助护士做好病人晨晚间护理和协助病人用膳；手术室组负责手术室内部的卫生清洁及病人的接送等工作；运送组负责运送科室诊疗所需物品及运送标本,传送医疗和非医疗用单,运送组设中转站,各种标本、预约单等集中到中转站进行分类,由一名员工统一运送到相关科室；护送组负责病人接送。中心必须24小时有人值班,以保证午间、晚夜间工作不间断。

二、工勤人员的招聘、培训与管理(The recruiting, training and management of the assistant nursing workers)

（一）工勤人员的招聘

1．应招人员必须具备以下基本条件：

(1)年龄 18~22 岁，体检合格，身体健康。

(2)具有初中以上文化程度；

(3)政治思想及现实表现好；

(4)持有本人居民身份证和户籍所在地开出的外出劳务证明；

(5)持有原籍计划生育部门出具的《节育证》或《未婚证》。

2．招聘人员填写《雇请临时工登记表》，办理有关手续，由中心统一培训考试，择优录用。

3．录用的临时工实行一个月的试用期，全面考核思想、文化、体质、工作情况，不合格者予以辞退。合格者可与医院签订劳动合同，合同期为 1~3 年，期满后根据表现和需要可续签合同。

（二）员工的培训

中心工勤人员应具备五个方面的基本知识，见表18-2-1。中心管理人员根据这五个方面的要求制定详细的培训计划及考核标准，经培训考核合格后方可上岗。

（三）工勤人员的管理

招聘临时工(工勤人员)是新时期医院用工的一种重要形式，将长期存在。他们既是国家的主人，也是医院的主人。临时工在医院工作期间其工作、学习、生活、娱乐及八小时外的其他活动必须纳入劳动管理。

1．临时工的教育。临时工是医院工作人员的组成部分，加强教育，对确保医疗护理任务的完成具有重要作用，应予以高度重视，落实到人，做到中心上下齐抓共管，逐级负责。教育内容主要为：党和国家的政策、法令、职业道德、医院规章制度和专业知识，如消毒、隔离知识等。

2．临时工一般集中居住，按医院有关规定严格管理，建立健全会议、学习、作息、请销假、会客、留宿、值班、清洁卫生、安全防事故等规章制度，并严格执行。

3．抓好八小时以外的管理教育，中心要经常组织开展丰富多彩的文体活动，进行查房和谈心活动。除医院组织查房外，中心每月要对所属临时工查房 1 次以上。增加凝聚力，保持临时工队伍稳定，防止违法违纪行为的发生。

4．临时工可申请加入党团组织。凡转来组织关系的临时工和正式工作人员一起参加组织活动，并享有同等的政治权利。

表 18-2-1 中心工勤人员的培训内容

项 目	内 容	要求达到目标
院容院貌 规章制度	1. 医院简介 2. 医德医风 3. 各类人员职责、工作质量标准 4. 规章制度	使培训人员了解医院一般情况，树立为医院服务思想；遵守医德规范，热忱为病人服务；明确职责要求，按规定完成工作任务；遵纪守法。
服务礼仪	1. 文明用语 2. 仪表 3. 仪容	掌握接电话，接待病人、陪人及工作人员时的文明用语；着装、举止符合职业要求。
保洁知识	1. 现代保洁要领 2. 各类清洁机械 3. 各种保洁剂、清洁剂的调配、使用 4. 消毒隔离基本知识	使培训人员了解现代清洁概念，掌握各种清洁机械的操作、保养方法；各类清洁、消毒剂的配制和使用
运送知识	1. 搬运与体位 2. 运送中各种管道的护理要点 3. 简要病情观察与处理	掌握病人体位常识及搬运方法；了解各种管道（如氧气管、鼻饲管、深静脉插管、尿管、引流管等）的一般护理知识，防止因搬运不当而造成脱落、堵塞，掌握运送中一般病情观察。
送检知识	1. 标本的一般知识 2. 医疗用单的种类、用途 3. 药物运送要求	了解标本的一般知识；医疗用单的种类及用途；掌握药物运送知识。

5. 负责临工时管理的工作人员，要忠于职守，秉公办事，不准以权谋私，搞不正之风。各科室要主动协助中心做好临时工的管理工作。

6. 建立奖惩制度，实行教育与经济惩罚相结合。对违反规定的临时工以教育为主，经济处罚为辅；奖励以精神鼓励为主、物质鼓励为辅。

7. 严格考勤制度。为建立正常的工作秩序，强化劳动纪律，保质保量地完成好各项任务，必须建立严格的临时工考勤制度。

8. 临时工辞退离院时，应办理辞退手续，退还公款公物及有关证件，经有关单位签名，办理手续。手续办完后，要按时离院。

三、各类人员职责与工作质量标准（The duties and quality standards of various staff）

（一）中心主任职责

1. 在护理部主任（院务部部长）领导下组织各项清洁、运送服务的具体工作，负责对工勤人员的思想教育及行政管理；

2. 对中心各类人员职责、分工、工作内容及时间作出计划并组织实施；

3．经常深入临床第一线,了解实施情况,协调解决工作中出现的问题;

4．参加护理部(院务部)会议,汇报中心工作及听取工作的改进意见;

5．定期对中心各类人员工作质量进行检查、考评;

6．审核中心工勤人员的工资、奖金;

7．审定中心使用或辞退人员名单,根据工作需要调配中心各岗位人员。

（二）中心副主任职责

1．在中心主任领导下进行工作,协助主任做好保洁员、护送员、运送员的管理;

2．负责中心各类人员的工作安排,进行质量考核;

3．协助中心主任招聘工勤人员,参与面试、挑选、培训、试用、考核新招工勤人员,并对中心使用或辞退人员提出意见,上报中心主任;

4．负责协调、处理与有关科室的关系;

5．主任不在时,负责管理中心工作。

（三）助理员职责

1．在中心主任领导下进行工作;

2．负责办公室一般事物;

3．办理员工招聘及辞退手续;

4．负责经费管理,分发工勤人员工资、奖金等;

5．负责中心物资设备管理;

6．负责员工宿舍管理。

（四）中心调度员职责

1．在中心副主任领导下进行工作;

2．负责接听中心调度室电话及中心对外工作联系,调度中心各类人员的临时护送、运送任务;

3．负责中心仓库管理;

4．统计中心人员工作量,制表存档。

（五）保洁领班工作职责

1．在中心副主任领导和病区护士长指导下工作;

2．以身作则,带领本组人员做好所分管病区的卫生工作;

3．协助中心做好工勤人员的一般管理,如考勤、排班等,检查所分管病区的卫生工作,并作好详细记录;

4．发现差错或差错苗头应及时向中心领导和病区护士长报告。

（六）病区卫生保洁员职责

1．在中心副主任领导下及病区护士长和中心领班指导下进行工作;

2．按照分工,负责病区或(和)工作区清洁卫生,协助护士做好病区管理,清洗、消毒便器,并根据需要清洗其他医疗护理用品,负责出院、死亡病人病室的整理和终末消毒工作;

3．协助护士做好晨晚间护理及其他生活护理;

4．及时做好病区(病人、工作人员)饮水供应,协助配餐员做好配膳工作,必要时协助病人进食。

(七)公共卫生保洁员职责

1．在中心副主任领导下和中心领班指导下进行工作;

2．按照分工完成所分管的公共场所的卫生,保持环境的清洁、有序。

(八)护送员职责

1．在中心副主任领导下和调度员指导下进行工作;

2．完成病人检查、治疗时的接送,护送新入院病人至病房,负责接送手术病人;

3．参加中心值班,负责节假日及午、夜间的运送任务。

(九)运送员职责

1．在中心副主任领导下和调度员指导下进行工作;

2．负责收送病区内各种标本,及时补充所需的各类标本容器;

3．传送医疗、护理、行政用单;

4．负责消毒供应科(室)物品交换及请领各种表格、药品、大输液、消毒剂等工作。

5．负责卫生被服及科室所需其他物品的运送。

6．参加中心值班,负责节假日及午、夜间运送任务。

四、保洁、运送工作质量标准(The quality standards of sanitation and transportation workers)

(一)保洁工作质量标准

序号	项　目	质　量　标　准
1	地面	有较好的保养,无灰尘、水渍、杂物,保持干爽,有光泽
2	墙壁	无蜘蛛网、灰尘、污渍,无明显污痕
3	天花板	无污渍、蜘蛛网
4	镜面	洁净、光亮,无污渍
5	梯级	无沙尘、杂物、污渍,有光泽,以手触摸扶手无明显尘痕
6	不锈钢器具	无污渍,无腐蚀,有一定光泽,表面膜保持良好状态
7	玻璃门窗	透明、洁净,无水、污渍、手印

序号	项　目	质　量　标　准
8	办公室	办公用品放置有序,桌椅摆放整齐,无灰尘,无垃圾杂物
9	电话	干净无污痕、灰尘,话筒定期消毒
10	果皮箱	外表干净,无虫蚁等,无特别异味
11	灯具	无灰尘,无油渍,表面光亮
12	床头柜、椅	干净,无灰尘,定时清洗干净并消毒
13	输液架、氧气架	无污痕、尘痕,表面干净,有光泽
14	便盆、尿壶	无污痕、污点,无异味,用消毒液浸泡消毒
15	床褥	定期阳光曝晒,无潮湿,无异味
16	公共设施	干净,无污物、水渍、灰尘
17	厕所、洗漱间	地面洁净,无污物、水迹;水台水池无杂物;便池清洁,无臭味;间隔墙、门无污渍

(二)运送工作质量标准

	服务项目	质　量　标　准
护送组	服务规范	服务热情、耐心、有礼貌,不与病人或陪人争吵,不收受病人礼物及红包
	查　对	严格执行查对制度,按照通知准确及时接送病人至有关科室检查治疗
	保　暖	根据天气注意保暖,防止病人受凉,雨天防止淋湿病人
	搬运动作	搬运病人动作规范、轻稳,符合治疗要求,不得因护送不当增加病人痛苦或加重病情
	防止跌伤	不得因护送不当跌伤病人
	管道管理	病人的各种管道通畅,位置合理,防止脱落
运送组	服务规范	服务热情周到,有礼貌,不与工作人员争吵,运送及时
	查　对	严格执行查对制度,准确无误运送各种物品
	安　全	标本运送中不得丢失,不得损坏标本、单据

（王美珍、谢红珍）

第十九章 ●───────────

整体护理

（Holism nursing care）

第一节 概 述（Introduction）

一、整体护理的历史背景（The historical background of holism nursing care）

整体护理是护理学发展到一定阶段的产物。

二次大战以后,自然科学、社会科学迅速发展,人类对于疾病和健康的认识发生了转变,生物医学模式为生物——心理——社会医学模式所替代,护理也由以疾病为中心的阶段进入以病人为中心的阶段,强调对病人施以身心全方位的护理。

20 世纪 50 年代以来,随着对系统论、人的需要层次论等理论的认识加深,护理学产生了一系列新的理论。从 70 年代初罗捷斯(Rogers)的人类整体学说到 80 年代初帕斯的人类生存健康护理观,在这些现代护理观的不断推动下,护理对自身使命的认识及工作内容、工作方式的探讨,使护理学在理论方面有了长足的进步。

与此同时,护理程序作为一种科学的工作方法萌芽于本世纪 50 年代。在此后持续的探讨中,护理程序逐渐成熟并形成了目前的 5 个固定步骤。

以现代护理观为理论基础,以护理程序为框架,责任制护理于 70 年代在美国诞生,此后经过十余年实践中的不断改进,逐渐演变成为今天的整体护理。目前,整体护理作为一种先进的护理模式已得到国际的公认。

长期以来,我国一直采用的是以疾病为中心的功能制护理。为了改变这种落后的状态,使我国护理与国际接轨,美国波士顿大学护理专家李式鸾博士于 1980 年来华讲学,将护理程序和美国 70 年代兴起的"Primary Nursing"护理分工制度介绍给我国护理界,并倡导实行"责任制"护理,即由护士对病人从入院到出院全面负责的一种工作制度,护士对病人实行 8 小时在班,24 小时负责制。经过数年的实践,责任制护理逐渐改变了我国护士的护理观念,但由于责任制护理本身的缺陷及国内现实条件的限制,责任制护理最终流于形式。

1994 年,美籍华裔护理哲学博士袁剑云在联合国开发计划署的资助下来华讲学,针对国内护理界当时的情况将一种既适合国情又与国际接轨的临床护理模式——系统化整体护理以讲习班的形式介绍给国内护理界,并帮助多家医院建立了模式病房。自此,我国护理界以模式病房为起点,引发了一场从临床护理到护理管理、护理教育的重大变革。

二、整体护理的基本概念(The basic concepts of holism nursing care)

整体护理是一种护理行为的指导思想或称护理观念,是以人为中心,以现代护理观为指导,以护理程序为框架,并把护理程序系统化地运用到临床护理和护理管理中去的指导思想。

整体护理包含以下核心内容:

(一)将护理系统化

美籍奥地利生物学家贝塔朗菲于 1954 年发表了《一般系统论》一书,并将其理论广泛应用于生物、物理等多个自然、社会科学领域。

整体护理正是一种将系统论运用于护理的护理观念。整体护理把病人被看作一个由生理、心理、社会等子系统构成的系统;护理工作被看作一个由临床护理服务、护理管理、护理科研、护理教育等子系统构成的系统;临床护理与医、药、技等作为子系统共同存在于医院的大系统中;而护理本身亦作为一个子系统与法律、科技、文化等共同存在于社会的大系统内。

系统论观点的运用使护理更具科学性,避免了片面和局限。

(二)运用护理程序

护理程序的工作方式起源于本世纪初的解决问题学说。该学说将解决问题的过程分为三个步骤,即:根据工作需要提出问题、制定相关目标和明确解决问题的方法。护理程序借鉴于这种规范化的科学步骤,分为评估、诊断、计划、实施、评价五个阶段。

整体护理将护理程序运用于临床护理、护理管理等各个方面。护理程序的使用使护理工作得以科学地有序化,并能够抓住重点,避免盲目性,从而大大提高了护理工作的效率。

三、整体护理与责任制护理的关系及区别(The relationship and the differences between holism nursing care and primary nursing)

整体护理是责任制护理的深化与继续,它保留了以病人为中心,以护理程序为核心的护理观念,摒弃了理想化的分工方法、不恰当的责任制关系及与护理程序不配套的教学、护士职责、护理表格、护理质量标准等。

整体护理与责任制护理之间具体存在着以下不同:

(一)分工制度、责任制度不同

责任制护理采取 8 小时在班,24 小时负责的专人负责制度,这种责任制度过于理想化,它虽然保证了专人负责,但无法保证 24 小时连续性负责。整体护理则采取了较为灵活的方法,每班将病人分配给护士负责,班与班之间通过护理表格记录紧密衔接,从而实现了 24 小时的连续性负责。

(二)护士的职责和评价标准不同

责任制护理对各级护理人员的职责没有强调护理程序的运用,仍是把基本操作技能等列为职责和评价标准的主要内容。而整体护理则要求护士严格按护理程序思考和工作,并以制定明确的职责条文及评价标准的方式将对护士的职责要求规范化、具体化。

(三)护理表格记录不同

责任制护理的表格没有充分全面地将护理程序渗透在内,护理评估的内容也大部分沿袭了医疗入院病历的内容,未体现护理的特色。整体护理的表格则以护理程序为框架,每一份表格有自己独立的作用,而所有表格又联系成为一个体现运用护理程序进行整体护理的完整资料。

责任制护理中病程记录的方式与医疗病历的病程记录相类似,而整体护理则采用护理记录单,在记录单中以 PIO 的方式围绕问题完整记录问题的解决过程,十分简明而连贯地描述了病人的情况及护理的实施情况。

(四)护理质量评价和控制的内容与方法不同

在实施责任制护理中,主要是根据不同护理等级对病人的"三短"、"三无"、"六洁"等提出要求,对护理程序的运作没有涉及,实际上仍是将以疾病为中心时期所注重的方面作为评价内容。评价的方法也仅是终末质量检查。整体护理采用结构、过程、结果理论进行事先、事中、事后评价,并十分注重护理程序实施状况的评价,使护理质量管理与临床护理工作相适应,并具有全面性,真正起到科学控制质量的作用。

第二节 模式病房建设
(Establishing model unit)

一、建立模式病房的必要性(The essentiality of establishing model unit)

1991 年整体护理引入我国时,对我国护理界来说,它还仅仅是一个理论与设想结合的产物,要使其真正在临床充分实施,还需要通过临床实践摸索出适合我国国情的具体模式。鉴于我国护理界存在着护理人员相对不足、护士素质相对偏低等问题,全面铺开试行显然不合实际。而以模式病房的形式于小范围内探索适宜的实施方式,然后再予以推广,则不失为一种较为省人、省力的做法。

模式病房作为整体护理的实验基地,不仅具有排头兵的作用,还可为护理人才的培训提供基地,其建立和开展的过程是我国护理改革中一个重要的步骤。

二、模式病房建立的基本程序(The basic procedure of establishing model unit)

第一步:选择模式病房。所选的模式病房应具有一定代表性,以使其所得的经验适于推广利用。一般以选择普通外科、呼吸内科或心血管内科等较为普通的内外科室为宜。选择模式病房时还应考虑病房的人员素质基础,开展过责任制护理的病房其护士长及护士有一定的理论基础及实践经验,是较好的选择对象。不可因过于强调人员条件而采用"精兵强将"法,这种条件下所得的实践经验今后将不宜于在普通病房内推广,因而没有现实意义。

第二步:学习和培训。护理部应首先对模式病房的人员进行强化培训,学习整体护理的相关理论及方法,打好认识上的基础。可派模式病房的骨干外出参观学习,以获取经验,用于本病房。

第三步:模式病房项目建设。包括人员结构、护理表格及管理制度的建立,这是最为重要的一步,是一个不断摸索的过程,其经历可能是漫长的。

三、模式病房项目建设(Project building of model unit)

建立整体护理病房、需要建立的项目较为繁杂,其中主要的项目包括护理理念、护理表格、护士长职责条文及评价标准,护理业务质量保证及其评价系统,护理人员组织结构,《标准护理计划》和《标准健康教育计划》,在此将主要项目逐项予以介绍。

(一)护理理念

国际护理学会对护理理念的定义为:护理理念是护理专业的价值观和信念。理念作为一种价值观和信念,对行为具有指导作用和评价意义。在整体护理病房建设之前首先制定护理理念显然十分必要且有益。

理念的制定应遵循以下原则:

1. 以满足病人和社会团体的需要为主旨满足社会和团体的需要是护理的社会职责,亦是其伦理准则,将这一主旨融入护理理念中,可避免护理工作发生原则性的偏差。

2. 理念内容应全面

理念需涉及到护理的各方面,它应包含以下内容:①包含人、环境、健康、护理四个要素;②关注人的生理及心理、社会等各方面;③重视护理教育、护理科研;④护理管理。

3. 由护士共同参与制定理念

这样做不仅可使理念更为详细全面、切合实际,更可调动护士的积极性,加深她们对理念的认识,利于今后将理念贯彻于日常工作中。

4. 理念应符合本病房的特点。

理念,尤其是病房的临床护理理念应与本科室的专科特点相结合,使之更具体明确地指导护士工作。

理念举例:

(1)护理管理哲理

我们相信:

护理服务是多学科的综合服务,护理管理者有责任要求并指导、帮助护士达到标准。

(2)护理教育哲理

我们相信:

加强护理基础、护理哲理、护理美学的三位一体教育是提高护士职业素质的有力保证。

(3)临床护理哲理

我们相信:

• 护理业务的重点是为病人解决问题,而解决问题的护理行为应以护理程序为框架。

• 护理工作的结果是使病人早日康复,维持舒适或尊严死去。

(二)护理表格

实施整体护理需配备的表格包括:入院评估表、住院评估表、护理诊断项目表、护理记录单。

护理表格作为一种病人及护理情况的信息载体,不仅使临床护理工作能够有凭有据,同时也为其他医务人员掌握资料提供了方便,另外护理管理、护理教学及护理科研也可从护理表格中获得所需的信息。

1. 表格的设计

为让护士的时间更多用于对病人的直接护理上,表格应力求简单明了,易于操作。表格填写不可过多占用护士的工作时间,这一点尤应体现于入院评估表和住院评估表的设计中。评估表以能说明病人主要问题为原则,根据医院、科室、病种的不同可各有重点,对不常见的问题可采用设置备注栏的方法。为使表格易于操作,可以采用打勾法,对存在的异常问题则作简要的评述。

2. 表格的填写

(1)入院评估表:入院评估表应在本班内完成。收集资料应亲自到病人床边询问,并进行全面的体格检查。病人意识障碍或疾病不允许交流时,可通过病人家属等知情人员了解情况。无论何种信息获取方式都应尽量避免主观误导。

(2)住院评估表:从理论上讲,护士必须每天,每班评估病人,以随时掌握病人的病情变化,指导护理措施的实施。但鉴于目前国内护理人员的经验,理论尚欠不足,对部分病情较轻,住院时间长的病人可于整体护理实施的初级阶段,视病人病情适当减少评估的频率。但对于危重病人必须每班进行评估。

(3)护理诊断项目表:护理诊断项目表具体反映每个病人每天的护理诊断及其相应措施的实施状况。它主要包括以下项目:①起始日期;②护理诊断排列序号;③护理诊断/病人问题;④预期目标;⑤标准;⑥附加;⑦终止日期;⑧签名。其中起始日期和终止日期栏目填写护理诊断确定及解决的日期;标准栏目内在有标准计划时打"√";附加栏内填写标准计划外添加的措施;签名指提出护理诊断和终止护理诊断时两次护士的签名。随着病人每日情况的变化,护理诊断及其排列顺序也相应改变,这种变化应反映在项目表上,以便于当班护士把握病人当天的护理重点。护理诊断据其重要性可分为首优、中优和次优三等。首优问题指威胁生命或病人认为重要,需要立即行动去解决的问题;中优问题指虽不威胁病人生命,但能导致身体上的不健康或情绪上变化的问题;次优问题则指在应对发展和生活中的变化时产生的问题。护理诊断的排列顺序由各诊断的重要性来决定,具体排列时可根据马斯洛的需要层次论,心肺复苏的 ABC 理论进行排列,对病人认为最关键的问题也应予以优先考虑。另外,潜在的也可能危及生命的问题也应予以充分的重视。

(4)护理记录单:护理记录的方法有直接记录法、PIO(problem, intervention, outcome,即问题、措施、结果)记录法和计算机记录法。直接记录法是一种传统的记录,它随时间而记录,虽然较为全面,却不能围绕问题、突出重点。PIO 记录法属问题记录法的一种,经由 SOAP(subject data, object data, assessment, plan,即主观资料、客观资料、评估、计划)、SOAPIE(subject data, object data, assessment, plan, intervention, evaluation,即主观资料、客观资料、评估、计划、实施)、DAR(digital, action, reaction,即数据、行为、反应)记录法演变而来,自 90 年代初期以来逐渐在国际上得到推广。PIO 是问题、措施、结果三个英文单词的缩写,PIO 记录法正是一种强调只需记录病人的问题、采取的具体措施及获得的结果的护理记录法。PIO 记录法作为一种较为科学的记录方法,是目前护理记录单中最为常用的记录方法。它围绕着 P 而记录,重点突出;同时 PIO 的连续记录有助于护士提高运用护理程序的能力和逻辑思维能力。计算机记录法使问题的解决过程得到完整的反映,并借助于计算机记录,使护理记录实现表格化、自动化及智能化。具有省时省力,资料完整性强的优点,但因费用高,目前在我国难以普及。

(三)标准护理计划

标准护理计划为相同疾病的护理诊断提供预期目标的评价标准和基本的护理措施,它是一种详细和比较全面的护士行为指南。

标准护理计划由护理诊断、预期目标及护理措施构成。护理诊断目前一般以 NANDA(North American Nursing Diagnosis Agency,即北美护理诊断协会)制定的标准为标准。预期目标由主语、谓语、条件状语、时间状语、行为标准构成,主语应为病人或其身体的一部分,也可为病人家属,但不可为护士。护理措施可从 A(assessment, 评估)、T(therapy, 治疗)、E(education, 教育)三方面来制定。

在目前国内护士知识结构参差不齐,对整体护理缺乏经验及理论基础的情况下,设立标准护理计划不仅为护士提供制定具体护理计划时的参考标准,减少工作量,也可作为临床业务指导,使护士在使用过程中不断提高业务水平和护理程序运用能力。标准护理计划举例(如表 19-2-1):

表 19-2-1　急性心肌梗死标准护理计划

护理诊断	预期结果	护 理 措 施
潜在并发症： 　心源性休克 相关因素： 心肌梗死致心泵血功能下降	有心源性休克症状时，护士能及时发现、及时协助处理	1. 密切观察病情变化，如病人出现血压下降、尿量减少（少于30ml/h）面色苍白、出冷汗、脉搏细速、烦躁不安等休克早期症状时应立即报告医生。 2. 保持输液通畅，并根据心率、血压、呼吸及用药情况及时调整滴速，避免引起急性左心衰、肺水肿。 3. 遵医嘱给予升压药时，注意维持好升压药的滴速，使血压维持在 12～13/8～9kPa 之间，处于最理想的水平。 4. 注意监测电解质变化，及时纠正低钾及酸中毒。 5. 准备好急救药品和器材。 6. 注意保暖，防止受凉。
有感染的危险 相关因素： 1. 肺淤血 2. 长期卧床 3. 各种导管、切口的存在 4. 抵抗力下降	护士能采取预防感染的措施，有感染征象时能及时发现、及时处理	1. 观察感染的症状和体征：体温、脉搏、咳嗽、咳痰情况，注意痰及各种引流液的颜色、性质及量。 2. 遵医嘱准确给予抗生素，注意观察药物疗效和副作用。 3. 严格无菌操作，如有深静脉插管或临时起搏器切口，应按外科换药 1 次/日，如有渗血、渗液现象应及时更换。 4. 更换氧管及湿化水 1/日，做好口腔护理，定时督促或协助翻身、叩背。 5. 对病人进行卫生宣教，保持口腔、皮肤、肛门的清洁。
潜在并发症 心律失常 相关因素： 1. 心肌梗死 2. 水电解质、酸碱平衡紊乱	有恶性心律失常时护士能及时发现、及时协助处理	1. 备好急救药品和器材（如除颤器、起搏器及心肺复苏药等）。 2. 持续心电监护监测心率、心律的变化，及时检出恶性心律失常，通知医生，协助处理以防猝死，如出现短阵室速或 RonT 现象时立即给予静注利多卡因，室颤立即予以除颤，高度 AVB 则给予阿托品或异丙肾上腺素或给予临时起搏。 3. 保持输液通畅，维持好抗心律失常药物滴速。
疼痛（心绞痛） 相关因素： 心肌缺血缺氧	1. 疼痛缓解 2. 疼痛消失	1. 绝对卧床休息，协助病人满足全部生活需要； 2. 持续低流量吸氧 2～4L/min，以后根据病情改间断吸氧； 3. 遵医嘱静滴硝酸甘油类药物，注意维持好滴速，一般 15 滴/分左右； 4. 巡视病房 1 次/15 分钟，观察病人面色，心前区疼痛的程度、性质、部位、持续时间、有无放射、诱因及缓解方式，心绞痛发作严重时，遵医嘱及时给予止痛剂，并注意观察胸痛缓解情况； 5. 持续心电、血压、呼吸监测，观察有无心律失常及血压、呼吸变化； 6. 指导病人采用放松术（如深呼吸、全身肌肉放松）。

护 理 诊 断	预期结果	护 理 措 施
潜在并发症： 心力衰竭 相关因素： 心肌梗死致心泵血功能下降,心输出量减少	有急性左心衰竭表现时护士能及时发现、及时处理	1.及时发现急性左心衰的先兆症状:如病人出现呼吸困难、烦躁、紫绀、咯粉红色泡沫痰,两肺底满布湿罗音,应立即作以下处理: (1)立即取端坐或半卧位,两腿下垂。 (2)20%～50%酒精湿化吸氧,流量4～6L/min。 (3)根据病情遵医嘱给予强心、利尿、扩血管、镇静等药物治疗,如静注西地兰、速尿、吗啡等药物。 (4)严密观察病情变化、控制好输液滴速及液体入量。 2.准确记录24小时出入量。
机体活动耐受力减低 相关因素： 1.疼痛 2.心功能减低 3.心率失常 4.焦虑/恐惧 5.疲乏 6.缺乏动机	1.病人活动耐力逐步增加 2.活动时不出现缺氧的体征 3.日常生活基本自理	1.逐步增加活动量,以不超过心脏负荷,不诱发心绞痛为标准,指导病人按以下顺序进行: 1～3天绝对卧床休息→4～6天无并发症,半卧位床上肢体活动→坐位→1～2周后床边活动、室内散步→2周后室外散步、活动时间由5分钟/次逐步增加至10,15,20分钟/次,如有心博、气促、心绞痛发作,立即停止活动并就地休息,及时处理。初期活动时要有医护人员在旁监护,直到心肌梗死恢复期,生活逐步自理。 2.合理安排活动时间,一般选在餐后2小时。 3.早期协助生活护理。
便秘/潜在性便秘 相关因素： 1.卧床休息肠蠕动减弱 2.液体摄入量不足 3.食物中缺少粗纤维 4.缺少隐蔽性 5.不习惯床上排便	1.病人大便保持1次/日或1日/隔日或无大便干结 2.病人、家属能描述预防便秘的措施	1.分析便秘的原因,根据不同的病因给予不同的护理措施 (1)指导病人养成定时排便的习惯。 (2)采取促进肠蠕动的措施,如热敷、按摩病人的脐周及下腹部。 (3)嘱病人不可用力屏气,病情许可,可抬高床头协助坐便盆并用屏风遮挡,必要时专人守护。 (4)遵医嘱给予大便软化剂或缓泻剂,必要时予开塞露或灌肠。 2.平衡膳食:包括进食定量的纤维素及水分,增加新鲜水果、蔬菜和食物,每日需要0.8kg蔬菜和水果,摄入充足的液体量。
焦虑/恐惧/担忧 相关因素： 1.疾病突发,预感到有危险 2.对疾病相关知识缺乏 3.环境陌生 4.语言交往障碍 5.社会家庭支持及经济问题	病人主诉疾病恢复有信心,睡眠良好	1.与病人多交谈,掌握病人有心理负担的原因。 2.对新入院病人尽快消除陌生感,详细介绍环境、主管医师和责任护士。 3.耐心解答病人提出的问题,及时满足病人的需要。 4.提供给病人有关病情、治疗、护理各方面的信息,列举同类患者康复的病例,说明配合治疗、护理与预后的关系,使其树立战胜疾病的信心。 5.护理人员技术操作熟练、正规,以取得病人的信任,建立良好的护患关系。 6.必要时遵医嘱给予镇静或抗焦虑药。

续表

护 理 诊 断	预期结果	护 理 措 施
缺乏知识: 　缺乏对疾病治疗、危险因素的正确认识 相关因素: 1. 缺乏指导 2. 新出现的疾病	1. 病人能描述心肌梗死的症状,掌握预防、急救措施 2. 病人能描述医生开发药物的名称、剂量、作用、服药注意事项	1. 通过与病人及家属交谈,使其掌握以下保健知识: (1)注意休息,避免过度劳累。 (2)控制情绪,避免过度激动和紧张。 (3)饮食宜低热、低脂、高维生素,易消化、无刺激性食物,多食新鲜蔬菜、水果,增加食物中的粗纤维。宜少量多餐,切勿过饱。禁烟、酒。 (4)保持大便通畅,勿用力大便。 (5)外出活动时,随身携带"保健药盒"。如有心绞痛发作立即舌下含服速效硝酸甘油等,就地休息,并叫救护车。 2. 向病人讲述所患疾病的发生发展及预后情况,所用药物的名称、剂量、作用、副作用及服药的注意事项。
药物副反应: 出血、头痛、过敏 相关因素: 1. 使用抗凝剂肝素等 2. 使用溶栓剂 3. 使用血管扩张剂	减少药物副反应的发生,及时发现严重副反应,及时处理	1. 观察病人有无出血的症状、体征:意识障碍、呕吐咖啡色胃液、黑便、血尿、咯血。观察有无伤口凝血时间延长或出血不止。将出血情况及时报告医生,以鱼精蛋白对抗肝素。 2. 观察有无斑丘疹等过敏征,及时报告医生予以处理。 3. 询问病人有无头痛主诉,当病人主诉头痛时适当放低床头,并加大吸氧流量。

(四)标准健康教育计划

健康教育是一种有计划、有目标、有评价的系统的教育活动,通过疾病相关知识的教育,帮助人们形成正确的观念和行为,促进身心健康。它是一种治疗手段,其主要开展者是护士。

我国长期以来开展的是卫生宣教,卫生宣教本质上只是普及卫生知识,并未强调病人的参与及病人认识、行为的改善。健康教育作为一种科学的教育方式,在我国真正实施还需要一个认识和实践上的适应过程。标准健康教育正是应这一现实情况而设立的,其目的在于为护士进行健康教育提供参考和理论指导,从而使我国护理的健康教育逐步走上正轨。

标准健康教育的内容一般主要包括疾病的概述(即定义、病因、症状和体征)、主要并发症及其预防、各项检查的意义与配合、各种治疗方法(活动、饮食、药疗、手术)等。

标准健康教育的形式一般可分为表格式和书册式。

表格式的标准健康教育计划是将教学内容、讲评、示范、效果评价等以表格的形式列出,护士于病人入院时选取相应的项目对病人进行教育。这种方式在保证健康教育内容得以实施的同时,也为护士减少了案头工作。

书册式的健康教育将内容装订成册,或可作为护士进行健康教育的参考用书,或可作为病人及健康者的自学材料。

标准健康教育计划举例(如表19-2-2):

表 19-2-2 糖尿病健康教育计划

病人教育内容	指导日期	指导者签名	评价
A. 病人能够正确地进行解释			
1. 糖尿病(病理学)			
a. 病因			
b. 治疗			
c. 膳食、锻炼和胰岛素的关系			
2. 胰岛素			
a. 利用的类型			
b. 作用/每次时间			
3. 低血糖			
a. 症状和体征			
b. 原因/治疗			
• 携带糖			
• 糖元(Glucagon 药)			
4. 高血糖/酮症酸中毒			
a. 症状和体征			
b. 治疗			
c. 原因/预防			
5. 膳食			
a. 交替膳食			
6. 患病期			
a. 液体交叉膳食			
b. 胰岛素需要			
7. 电话联系			
a. 按预定时间打电话			
b. 急诊			
B. 病人能够示范			
1. 尿化验			
a. 类型			
2. 血液监测			
a. 仪器化			
b. 目测化			
3. 保持记录			
a. 尿和血液结果			
b. 经历过的症状			
4. 胰岛素管理/使用			
a. 混合二种类型的胰岛素			
b. 选择,准备和更换			
c. 注射			
d. 药物贮藏			

（五）护士职责条文和评价标准

护士职责条文及行为评价是护理目标管理系统和工作职责的考核标准，是护理管理的重要项目。

职责条文为各级护理人员明确了工作范围和标准，同时有利于管理者进行规范化管理。其制定过程首先是由上下级共同制定总目标并分解为分目标，之后根据各级目标制定各级护理人员的职责。不同层次护理人员的职责条文应强调协调一致，互相支持，使之形成一个网络体系，从而保证各个分目标、总目标的实现。

在制定职责条文的同时还应制定与之相应的评价标准。管理者通过将评价标准与晋升、聘任、奖金、评比等个人利益挂勾，激励护士向优秀的方向发展。

护理管理者对下一级人员的具体评价应有计划、有步骤地进行。管理者首先应制定评价计划，合理安排评价的周期。一般采用分期分批的方法，如每月评价2～3名，这样有充分的时间将评价结果进行分析并反馈给本人。开展评价可按照先同事间评价、自我评价，最后护士长评价的步骤进行。填写前管理者应让填写者重温职责条文；为提高同事间评价的准确性，分发评价表应遵循随机性的原则，并于短期内(如1周)回收。在进行同事间和自我评价之后，护士长根据两种评价的表格结合护士平时的表现作出大致的判断，并选择适当的时间在友好的气氛下与护士进行个别交谈，通过交谈，护士长将对护士作更深的了解，从而作出更为全面、公正的评价。在评价中，护士长还可通过对护士予以肯定或指出存在的问题，促进护士的成长。

护士行为评价表举例：

姓　名_____　职　称_____　科　室_____
日　期_____
评审员_____

评分标准：

　　1. 不能接受　2. 尚可接受　3. 良　4. 好　5. 优秀

一、临床病人护理评分(选一个分数填入括号)

（一）护理估计

1. 全面、客观地收集和记录病人目前的健康状况及对健康问题的反应。(　)
2. 在病人入院二小时内进行入院评估。(　)
3. 入院后24小时内完成评估资料的综述分析。(　)
4. 在查体和交谈中显示出恰当的评估技巧。(　)
5. 对病情进行连续的估计。(　)
6. 有效地与医生交流病人的需要，护理估计及建议。(　)
7. 准确地估计病人/家属的知识需求。(　)

评语：

总分(　)

(二)护理计划

1. 病人入院后 24 小时内制定起始计划。( )
2. 按轻重缓急正确排列护理诊断的顺序。( )
3. 制定与医疗、护理计划相一致的、切实可行的、可测量的及有时间限定的预期结果。( )
4. 病人与家属参与预期结果的制定。( )
5. 依据护理诊断制定计划。( )
6. 从观察、治疗、教育三方面制定计划。( )
7. 制定计划时与病人进行足够沟通。( )
8. 根据病情变化及时修订持续计划。( )
9. 在出院计划中制定病人自我照顾及疾病所需的护理措施。( )
10. 积极参加其他专业人员对病人做的出院计划的讨论会。( )
评语:

总分( )

(三)护理措施的实施

1. 按照病人的需要,本着安全舒适的原则采取护理措施。( )
2. 在病人能力范围内鼓励其自理,包括:基本卫生常规锻炼、关节运动、行走、饮食、排泄、休息、活动及隐私。( )
3. 在措施的实施过程中,对危险因素及时识别、观察与记录。( )
4. 措施展示出好的操作能力与技术。( )
5. 遵医嘱确定步骤给予药物,观察和记录病人对药物的反应。( )
6. 显示出以敏捷、准确、专业的方式处理紧急情况的能力。( )
7. 运用使病人、家属及其他专业人员能够适应并解决问题的技术。( )
8. 根据确定的生理、心理、社会、精神、教育和经济状况的需要为病人提供相关的忠告、支持和咨询。( )
9. 据病人的理解能力选择合适的教育内容及形式。( )
10. 让病人/家属和其他有关人员参与教育计划的实施和评价。( )
11. 在与病人/家属和其他重要人员的交往中显示出人道主义。( )
评语:

总分( )

(四)护理评价

1. 将病人接受护理后的反应与预期结果相比较。( )
2. 再次估计病人的状况。( )
3. 在评价的基础上准确地、恰当地制定新的护理计划。( )
4. 评价教育目标的进展情况,对教育计划进行适当调整。( )

评语：

总分（　）

二、文件记录

1. 清楚、简洁、完整、及时地将记录写在病历中。（　）
2. 准确地记录护理诊断,护理措施及病人对护理措施的反应。（　）
3. 记录对病人及家属的教育内容及病人学习的进展情况。（　）
4. 100％完成所管病人的出院总结。（　）
5. 在出院时,为病人及家属提供书面的出院指导。（　）
评语：

总分（　）

三、个人与专业的成长

1. 具备专业的证书。（　）
2. 表现出专业角色应有的规范行为。（　）
3. 定期内达到本病房及医院制定的对护士所要求的能力。（　）
4. 保证每年完成急救、预防、安全、感染控制的学习。（　）
5. 出席至少百分之八十本病房工作会议,开会发言踊跃,并阅读所有未参加会议的会议记录。（　）
6. 每年至少参加一次与工作有关的继续教育研习会。（　）
7. 与同事共同学习新知识。（　）
8. 每半年至少与护士长、副护士长一起评价成长目标的完成情况。（　）
9. 积极参与临床教学工作。（　）
评语：

总分（　）

四、对医院及护理事业贡献

1. 准时上班,遵守纪律,并协助减少缺勤率;（　）
2. 遵守医院有关安全、感染的管理及预防措施的规定;（　）
3. 遵守病房常规;（　）
4. 仪容仪表符合标准,上班穿戴遵守医院规定;（　）
5. 以专业态度,维持伦理规范,保护病人隐私权;（　）
6. 有压力时能平稳的进行护理工作,与同事一道显示出适当的应付能力;（　）
7. 能独立地适当地做决定,必要时与领导同事协商;（　）
8. 在护士长或副护士长不在时,能担负一定领导职务;（　）
9. 对人友善,与同事保持和促进相互合作,为同事提供主动的帮助和支持;（　）
10. 参与有关服务质量的讨论,提合理化建议;（　）
11. 使病区内的用品和设备保持清洁、正确使用、有效存放;（　）

12. 参加病房的研究工作,并撰写论文;(　　)

13. 根据医院规定,为病人和工作人员保持环境的清洁、整齐、安全、舒适。(　　)

评语:

总分(　　)

总计得分＿＿＿＿＿＿＿

护士签名

护士长签名

日期:

护士的意见与未来计划

评价意见

签名

(六)护理业务质量保证和评价系统

护理业务质量保证是按照已制定的护理标准对护理质量水平进行监测评价、控制的活动,是进行护理质量管理的科学方法。

1. 制定护理标准

护理标准的制定首先应依据护理理念,以理念的原则作为标准的原则。

借鉴 Donabelina 的"结构——过程——结果"理论,护理标准的内容由结构标准、过程标准和结果标准三方面构成,其中结构标准主要包括病房环境条件、仪器设备和人员配备方面的标准;过程标准包括护理程序的运用、护理操作的执行等内容;结果标准指护士执行护理措施后,病人应达到的理想结果。

2. 建立质量保证组织体系

为保证质量保证工作有序、全面地开展,需建立专门的质量保证组织。常见的组织结构包括:

(1)线性结构:是一种垂直的、逐级领导的结构。这种结构的优点是机构简单,责权范围从下而上逐级增大,质量反馈信息直接、迅速,但要求机构中的领导具备较高的业务与管理素质,熟悉评价中的每一项专业标准。如图 19-2-1 示:

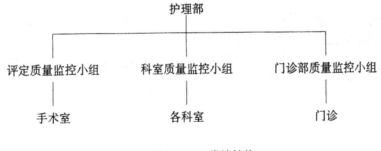

图 19-2-1　线性结构

(2)线性参谋结构:是在线性结构的基础上,由护理部和各大科室加上一个专家智囊团或部门组成。这个部门或专家智囊团根据领导的意图,研究执行和贯彻质量管理工作。此结构最大优点是可以充分发挥具有不同专长人员的作用。毕业时间不长的本科生,具有理论基础功底丰厚,对护理程序及护理诊断运用自如的特点,可以让他们参与对护理病历的评价工作。如图 19-2-2 示:

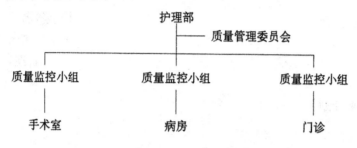

图 19-2-2　线性参谋结构

3．质量评价的方法

(1)审核文件记录:包括审核各种制度,工作计划,护理表格等。

(2)现场观察法:评价者到现场进行观察,获得资料后与目标进行比较,内容可包括设备、护士的操作等。

(3)问卷调查法:制定询问相关信息的问卷发给病人、家属或工作人员,以了解终末质量、医护协作情况等。

(4)面谈法:评价者预先根据评价目标制定评价方案,通过一系列提问从病人、家属及工作人员处获取相关信息。

4．质量评价总结与信息反馈

质量检查结果必须进行总结,将收集到的资料信息进行整理,反馈给有关部门统计分析后,做出总结报告。报告的内容应包括:评价的时间、地点、对象、目标、使用的方法、参与的人员。结果包括:统计数据/分析的结果;优点与不足;结论与建设。评审报告由评审负责人签名入档。

（七）护理人员的组织结构

护理人员合理的组织结构对于整体护理的实施具有至关重要的现实作用。科学配备的组织结构不仅能保证整体护理各环节落实到位,还能发挥各级工作人员的积极性,促进临床实践不断成熟、优化。

组织内部科学的人员配备应遵循分工协作、利于人力发挥才干并不断发展的原则,同时应强调人员的结构应利于组织目标实现的原则。

鉴于我国目前护理人员相对缺乏的情况,采用小组制护理较为合理。组织结构图有如下(图 19-2-3)两种,其相应护理人员编配方法参见第十五章。

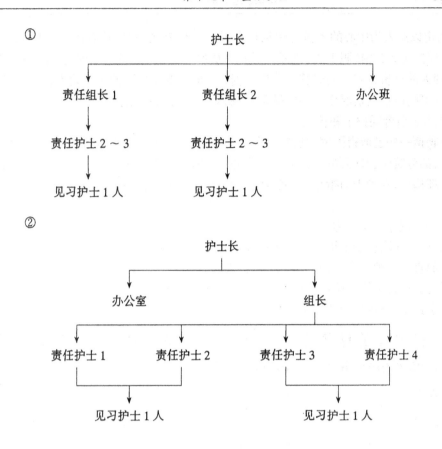

图 19-2-3　小组制护理组织结构图

第三节　整体护理实施的难点与对策
（The difficulties and countermeasures of implementing holism nursing care）

自 1994 年袁剑云博士将整体护理引入我国以来,我国护理界正借此而经历着一场变革。各家医院纷纷设立模式病房,探索适宜的实施方式。几年来,实践带给我们一些收益和经验,但有些与现实相关的障碍似乎仍难以跨越。幸好是大家一起在摸索,各有所得。现汇集部分临床所见的难点及对策介绍于此,以利于我们在现实中曲折行进。

一、护理人力资源的不足及其对策（The shortage of nursing human resource and the countermeasures）

护理人员缺编是军地各医院普遍存在的问题,整体护理的开展扩大了护士的工作范围,增加了护士的工作内容,使护理人力资源更显相对不足。没有足够的护理人员,整体护理很难开展,护理质量亦难以保证。针对这一实际情况,采取的对策有:

1. 制定以病人为中心的人员组织结构和弹性排班方式：利用现有的人力资源，将护理人员按层次配备，并按职上岗，保证各层次人员的充分使用。采取分组管理，按病人分工、责任到人的排班方式。同时管理者应根据病人的情况及护士的工作能力，灵活机动安排人力，并可随时根据情况变化调整排班，做到对资源的充分利用。

2. 适当聘请合同护士和护工

适当聘请一些已取得国家注册护士执照的护士，通过考核及岗前培训，合格者让其充实到临床，部分缓解护理人员缺编情况。另外，适当聘请部分护工经过短期培训，配备到各整体护理病房，在护士的指导下，完成病人的生活照顾工作，这样可缓解护士人力不足的状况。

3. 建立和完善支持系统

长期以来，我国护士承担着大量非护理工作，使原本缺编的护理人员更难保证为病人提供足够的直接护理。为使护士从大量非护理工作中解脱出来，应在院领导的支持下建立支持系统。支持系统承担环境保洁、营养室订餐和送饭、物品标本收送等工作，将时间更多还给了护士，亦将护士还给了病人。

二、护理人员观念转变难，综合素质不高及其对策（The difficulty of changing ideas, under-quality of nurses and the counter measures）

观念的更新是改革的前提。长期以来，护士已习惯于"以疾病为中心"的工作方式，旧的护理观念在护理人员的头脑中根深蒂固，同时，由于多方面的原因，护理临床第一线的资历深、经验足、水平高的护理人员越来越少。科室护理队伍中职称结构、学历结构、知识结构等方面均存在与开展整体护理不相适应的问题。而整体护理的开展对护士的知识结构、专业技能多元文化提出了更高的要求。对此，护理部应有明确的决策，需要制定周密的计划，有目的，有步骤地进行。更新护理人员观念，加强相关知识的培训，可以通过以下方式进行：

1. 选派骨干外出参观，进修或学习

局限于书本知识及自身的经验对于拓宽、加深对整体护理的认识明显是不利的，借鉴他人的经验，需分批选派骨干到开展整体护理有效的医院去参观学习或进修。另外可派部分人员参加一些整体护理方面的会议、学习班。骨干学得知识后，回院可带动其他护理人员共同推动整体护理的开展。

2. 举办院内学习班

在整体护理开展之前，有计划地安排若干次全院性的学习班，让全院护士了解国际、国内的护理学发展现状，并了解整体护理的相关理论，为实践打好基本的认识和理论基础。在整体护理的开展过程中，仍应不间断地举办学习班，介绍院内及院外实施的进展及经验，以求不断提高。

3. 在临床具体工作中予以指导

在具体工作中予以指导，具有印象深刻、易于领悟的特点，方法上可以借助护士长查房、出院病历讨论等多种形式对临床工作中的实际问题进行即时性的讨论、指导。

4. 注重多元化知识的培训

护理日益拓展的范畴和社会的需要要求护士应逐渐掌握伦理学、教育学等多学科的相关知识。管理者应注重培养护士的学习兴趣，可以通过读书会等形式调动护士的积极性，使护士适应需要，实现更大程度的职业价值。

当然，在加强临床教育的同时，还应重视学校教育。院校应从教育体制改革入手，对教育内容、教学形式等按照整体护理的要求进行改革，为临床培养出适应整体护理的人才，从根本上改变我国护理人员的落后面貌。

在 1999 年 6 月于深圳举办的"全国护理专业建设讲习班"上，袁剑云博士指出：目前我国的整体护理已经历了"系统化地贯彻护理程序、进行模式病房建设"的第一阶段，应开始进入"建立护理实务标准和与改革配套的护理伦理守则"的第二阶段。

护理实务标准和护理伦理守则的制定将促使护理专业进一步走向标准化、独立化，并明确和提高护理在社会和公众中的地位。

整体护理在我国的实施仍在探索之中，在这个过程里，现实的障碍和自身的弱点将不断地呈现于我们面前，需要我们去不懈地努力。只要坚持原则，并善于积累，勤于交流，随着护理改革的日益深入，整体护理的实施将逐渐步入正轨，并带动我国护理事业走向独立，与国际接轨。

（周　彧、王方方）

第二十章 ●

社区护理管理

（Management of community nursing）

随着科学技术的进步,经济的发展,人们的劳动方式和生活方式的变化,人类的健康和疾病情况也发生了深刻的变化:人口增长和寿命延长,疾病谱变化,脆弱人群健康堪忧,人们对健康的需求显著增加,等等。这些变化使世界各国逐步认识到仅提供高精尖的医疗设备和高级卫生人员并不是改善卫生状态的最有效的办法,必须更加合理和平衡地开发各类卫生机构。为此 WHO 提出,为实现"2000 年人人享有卫生保健"的总目标,各国必须推行初级卫生保健,促进社区参与卫生保健。护理工作积极参与公共卫生保健服务,并逐步发展极富特色的社区护理体系,不仅是社会发展的要求,也是卫生部门今后一项长期的任务。

第一节 社区护理概述

（The introduction of community nursing）

一、社区护理的概念（The concept of community nursing）

社区护理是顺应时代要求逐步发展起来的,现代公共卫生护理起源于 19 世纪末期,英国公共卫生地段家庭护理的创始人勒斯朋为照顾贫困家庭中的病人,举办了家庭护士学校,创立了地区家庭护理。以后随着时代的发展,人们对卫生保健服务的要求越来越高,护理服务也从疾病护理、治疗扩大到预防,工作范畴也从医院不断拓展到家庭护理、妇婴保健、健康教育、环境卫生,公共卫生护士已成为保证人类健康的一支重要力量。

公共卫生护理转向以社区层次为主要服务对象,开始以社区为基本单位提供卫生保健服务,是在 20 世纪 70 年代。

那么,什么是社区呢? 社区一词是由拉丁文"Communites"演化而来,是指一群人在一固定范围内互相关联、互相依赖,在这个地方行使社会功能,彼此有共同的利害关系。因此同一社区的人,有着相似的风俗习惯和生活方式,有其特有的沟通方法及组织、行为规范,且常有共同的需要与问题。社区,相当于我国城市的居民地段,农村的居民村落。

以社区整体为公共卫生护理的服务对象,包涵了个人、家庭及人口群体三个层次,病区护士通过有效开展各层次保健服务,借助社区中家庭、团体的力量,更好地解决社区内的健康问题,促进社区健康水平的提高,以达到推动全人类健康的目的。

由此可见,所谓社区护理,是指由一群受过特别训练及经验丰富的专业护士,将护理服务扩展至医院外,深入到社区、家庭中,通过提供家庭护理、保健咨询与宣教等服务,为社区内的病人及家庭提供适当的护理及治疗,满足人们的各种卫生保健要求的护理形式。

二、社区护理的范畴(The category of community nursing)

社区护理的服务范畴包括三大方面:

1. 康复服务

为可出院但仍需照看的病人如伤残人、长期慢性疾病患者、独居或日间缺乏家人照顾的人设立家庭病床或日间看护中心,为其提供一些基础护理与专科护理服务,如:测量血压、注射药物、持续性腹膜透析护理等。同时积极取得家人、邻居、朋友及社区对他们照料的支持,并举行一些康乐及社交活动,协助康复者重建信心,积极投入新的生活。

2. 保健服务

为不同年龄层次的人提供预防性的保健服务,其中包括幼儿保健、学龄前保健、青少年保健、成人保健及老年保健等,除此之外,还负起健康辅导、教育及咨询的工作,如成立糖尿病病人互助支持小组、幼儿游戏小组等。

3. 健康教育

通过为社区内居民提供健康宣教材料,如小册子、幻灯、录像带等,以及举办健康教育展览、讨论会、讲座等形式,帮助居民认识到保持身心健康的重要性,加深对常见疾病及保健常识的了解,从而提高社区居民整体的健康意识,关注个人及他人的健康。

三、社区护理的目标与任务(The targets and tasks of community nursing)

国际护士会对"护理"作过如下的阐述:护理是卫生保健系统中的一部分,包括所有的卫生保健和社会机构。其主要目的是促进健康,预防疾病,照顾不同年龄的病人(包括精神病人及残疾者)。护士特别注意的对象是个人、家庭及集体对现有或潜在的健康问题的反应,这些的反应包括从个人生病的全过程及康复到促进人群的健康、发展。这里不仅明确指出了医院内护理的工作目标,也指明了社区护理工作的总目标——提高全人类的健康水平。

概括地讲,社区护理的任务包括:

1. 为病人提供全面的、连续的护理及治疗服务,促进其康复;

2. 为妇幼、中年及老年人口群体提供保健服务,预防、减少疾病的发生,保持身心健康;

3. 与其他人员紧密合作,指导人们改进生产和生活环境,规范人们的健康行为,努力减少、消除致病的社会因素,增进人们的健康。

第二节 护士在社区护理工作中的职责

（The duties of nurse in community nursing）

社区护理与医院护理的最大区别,就在于它不仅延续了医院的护理、治疗工作,同时还从预防角度,向患者及居民提供健康指导,以减少疾病的发生及残障的罹患率。因此,社区护士必须加强预防保健观念。

一、社区护理工作的重点——三级预防（The focus of community nursing—the tertiary prevention）

由于医药水平的提高,公共卫生的进步,一些生物性传染病已被控制或消灭,而与人的行为和生活方式相关的非传染病,如恶性肿瘤、脑血管病、心血管病等,开始对人类健康构成严重的威胁,成为造成人类死亡的主要原因。但是传统的生物医学方法并不能妥善解决以上问题,人们在实践中逐步发现,必须以三级预防为出发点,才能做好社区卫生保健工作。

（一）初级预防

又称病因预防。主要是防止疾病发生,注意对致病因素或病因采取预防措施,使健康人免受致病因素的危害。基本措施包括:

1. 增进健康措施,包括良好的生活方式和生活习惯,如不吸烟、不酗酒,良好的饮食习惯,适度的锻炼,良好的生活居住条件等。

2. 特殊预防措施,主要是改善作业环境,预防职业危害,预防接种,提高免疫功能,保护高危人群,消除病因,减少致病因素等。

（二）二级预防

又称临床前期预防。在疾病的临床前期,及时采取早期发现、早期诊断和早期治疗的预防措施。根本办法是向居民进行健康教育,提高居民预防疾病的认识水平,同时加强医务人员的责任心,提高诊断水平和发展微量、灵敏的诊断技术及方法。

（三）三级预防

又称临床预防。对已患病的病人,及时防止病残,使之早日康复。主要措施有:

1. 促进患者恢复功能,早日康复,力争病而不残、残而不废,防止复发和转移;

2. 教育社会爱护病残,做好社会卫生服务,进行家庭护理指导,做好心理康复、调整性康复及功能性康复等工作。

对于不同类型的疾病,三级预防的重点也不同。对于病因明确,采取措施后可预防的如中暑、甲肝等,或目前治疗手段欠缺的,如矽肺、艾滋病等,应以初级预防着手;而病因虽不明确,但可早期发现的,如心血管病、肿瘤等,则以二级预防为主;对不能预防或发现的,如某些肿瘤、意外伤害等,则做好三级预防。

二、社区护士的职责(The duties of community nurses)

社区护士只有在工作中切实落实好三级预防,才能最大程度地促进社区居民健康水平的提高。护士在社区防治工作中的职责包括:

(一)保健指导

通过健康教育,社区护士为居民提供各种保健指导,使其能定期进行自我检查,并避免危险因素的损害,如戒烟、减肥、均衡饮食、及时接种疫苗等,从而达到初级预防的目的。

(二)筛检

通过对社区内居民进行筛检,及时发现有异常的个案,从而实施二级预防,可以通过家庭探访、巡回诊车等形式进行。

社区护士在进行筛检工作时,首先要明确筛检的项目,对于不同特性的社区居民,其接受筛检的内容也有所不同,比如四十岁以上的居民应主要检查其血压、血糖或尿糖水平等;而儿童则要注意其身体发育情况,评估其营养状态,测量身高、体重等。

其次社区护士应注意运用正确的技术。如要了解社区居民的心理卫生情况,则应根据筛检对象的不同选择合适的方法。

(三)转介及追踪

一旦发现检查有异常的个案,应及时转介就医并追踪就医情况,因为有的个案可能因家庭经济、自身忽视等原因而未采取进一步的检查、诊断及治疗措施,从而失去了早期发现的意义。同时通过转介,护士可向有关机构或医师反映个案的情况,通过追踪又及时获知个案的进一步情况,从而保证个案获得连续的、高质量的医疗与护理。

在转介时,护士应确定转介的机构能为患者提供适宜的服务,且符合患者的意愿及经济承担能力。

一般转介后1～2星期内护士应追踪患者的就医及检查情况,对于未去转介机构的,应了解原因,协助解决有关问题;已前往的,则应与医院医生、护士联系,确定出院后的护理服务及自我保健内容。

(四)个案管理

所谓个案管理,即由一名护士负责一个病人的全面护理,可使患者获得连续的、整体的护理。对社区中的病人进行个案管理,要求护理人员站在患者的立场,对患者的生理、心理状况及其家庭、社会环境作出评估,以确定患者所面临的困难,并提供解决的方法,使患者在日常生活中能够控制疾病,预防并发症的发生,节省医疗护理费用,延长寿命并享有高质量的生活。

个案管理的方法可视患者情况而定,对于不能自理或缺乏照顾的病人,以提供家庭护理为主,即社区护士入户进行服务;对于有一定自理能力且有家属照顾的患者可鼓励其定期到卫生所门诊来检查,同时护士应定期地进行家庭探访。在个案管理中,护士应在病人每次来访或探视病人时,评估其病情,了解就医、服药情况,并就日常生活中的饮食、运动等予以指导。同时对于接受个案管理的患者应有专门记录,记录形式与表格可根据病种及当地情况而定。

三、社区护理专家的特征与任务（The characteristics and tasks of community nursing specialist）

社区护理事业的蓬勃发展,呼唤着更多经验丰富、技术精湛、通晓公共护理理论的社区护士的出现及参与。教育与培训的途径是多种多样的。而在临床护理实践中,通过培养合格的临床护理专家以推动专科护理的发展,无疑对于社区护理也是一种好的借鉴方法。社区护理专家的培养,应提到社区护理教育的日程中来。

作为一名"特殊"的社区护士,社区护理专家必须至少经过护理本科的学习(最好接受过大学硕士水平的教育),再经过两年的社区护理专家理论学习,考核合格后方可授予社区护理专家职称。拥有此职称的社区护士,才有资格被社区护理服务机构所聘用。因此社区护理专家在公共卫生理论、公共护理技术、基础护理知识和技能等方面应比一般社区护士全面且突出,在专业素质及品德上亦应是楷模。

作为护理队伍中的一员,社区护理专家的角色也是一样的,即她是照料者、也是教育者、管理者、研究者。因此,社区护理专家的主要任务有五项:社区护理、会诊、教学、科研与革新。作为一名社区护理工作人员,为社区提供优质的护理服务是其首要任务。社区护理专家可通过对服务对象进行直接护理,即协助社区护士照料其分管的病人,为社区护士树立工作模式,从而促进其工作能力与效率的提高。此外,社区护理专家还可以通过间接护理形式,发挥其指导作用。所谓间接护理,即社区护理专家在示教室对社区护士进行护理理论及操作培训,从而使其掌握社区护理的有关理论及技能。这种培训一般定期举行,内容应结合实际工作需要及上级机构有关目标等。督促并帮助社区护士按护理程序进行工作,是社区护理专家尤应重视的方面。社区护理专家应每周安排 1～2 次,组织社区护士讨论护理计划的制定、实施等,使得她们能切实地掌握护理程序的应用。

会诊也是社区护理专家重要的任务之一。在工作过程中,社区护士常会碰到一些突发情况,如病人出现急性精神错乱、情绪变态、忧郁症、活动障碍、定向障碍等,不知如何处理,就需要社区护理专家的帮助。通过与社区医生合作的会诊,制定相关的护理准则,就可为社区护士的工作提供指导。结合会诊内容,社区护理专家还可编写系列讲座课程,编印成册散发或者刊载于护理杂志上,使更多的社区护士受益。

在履行社区护理与会诊的职责过程中,社区护理专家其实也在尽其教学职能。由于具有娴熟的护理技能及深厚的理论基础,作为教学者,社区护理专家是称职、可信赖的。除了社区护理实践过程中的亲自带教,举办讲座、撰写文章、编辑书刊,也都是扩大其教学作用的有力手段。社区护理专家应承担起对在职护士、护生进行专业授课的责任,这对于提高社区护理质量、推动社区护理发展都是重要而有益的。

护理科研是推动护理学科发展的重要源泉,社区护理专家应是社区护理科研的带头人,应带领并指导社区护士开展科研工作。如儿童心理疾病流行学调查、老年居家照护条件的改善等等。社区护理专家还应与社区护士一起,开展护理革新工作,以不断提高工作效率和质量。

四、初级卫生保健中的防治工作(The prevention and treatment in primary health care)

(一)妇幼保健

我国妇女、儿童人口有 7 亿多,占总人口的 2/3。保障他们的健康,是初级卫生保健工作的一项重要任务。

妇女保健内容:①妇女的生理卫生;②妊娠期和哺乳期的卫生指导;③妇女的劳动卫生;④对妇科疾病的护理。

儿童保健内容有:①帮助儿童和家长正确认识儿童生长发育过程中的变化,进行儿童生长发育监测;②指导儿童和家长预防各种疾病的发生,减少或杜绝感染疾病;③指导儿童和家长养成科学、合理的卫生习惯,纠正不良行为;④残废儿童的健康指导与护理;⑤注意儿童的心理卫生。

(二)中老年病防治

在社区护理中积极防治中老年疾病,不仅可减少中老年疾病的患病率、残障率、死亡率,促进中老年人的健康及提高生活质量,还减轻了社会及经济方面的负担,主要措施包括:

1. 初级预防

①培养正确的饮食习惯,避免肥胖;②注意日常饮食的均衡营养,减少高盐、高糖、高胆固醇等食物的摄取;③维持理想体重;④适度的运动。

2. 二级预防

通过健康教育及筛检工作,早期发现个案,早期诊断、治疗。

3. 三级预防

对社区内患者提供家庭护理,康复训练或成立日间看护中心,促进其康复。

(三)社区心理卫生

所谓心理卫生就是心理健康。正常的、积极的、平衡的心理状态可使人适应不断发展的社会环境;健全的人格及社会能力,可使人在学习、工作、生活中保持身心健康。

社区护士应按照不同年龄的生理特征和心理发展规律,通过有益的教育与训练以及家庭社会良好的影响,培养和维护社区居民的心理卫生。心理卫生服务应从初级预防、二级预防着手,预防各种病态心理、身心疾病和精神疾病的产生。通过三级预防,减少精神疾病患者对自己、家庭和社会带来的后遗症。

(四)社区老人护理

人口的老龄化已成为全球性的健康问题。我国人口的寿命在 1949 年仅为 35 岁,

1992 年已增加到 71 岁,死亡率从 1949 年的 20％降低至 1992 年的 6.64％。据预测到 2000 年全国将有 1.3 亿 60 岁以上的老年人。如何有效地落实好老年人生活的照护工作,成为当今社会的一大课题。

社区护理人员应担当起其中的重任:

1. 应重视对老年病症老化现象的研究和学习,掌握有关理论知识;

2. 正确地评估社区老人常见的健康需要,尤其应注意服药、心理与情绪、营养等方面,同时要正确地评估其健康状况;

3. 对于健康状况良好的老人,社区护士应帮助其获得高质量的生活,可通过成立老人休闲活动中心、帮助老人再就业等形式,使他们在身心两方面得到充实和愉悦;

4. 对于居家慢性病老人,则可通过设立家庭病床、成立日间看护中心,健全基层医疗与转诊制度等,使他们得到及时、优质的治疗与护理,提高其生存质量;

5. 争取并协助政府制定良好的养老政策及落实措施,包括对社区护理服务的要求,质控标准等。

(五)环境卫生

人类与环境之间是互相影响、息息相通的,高水平的生活质量离不开干净、清洁的环境。为了自己、他人及后代的健康,我们不仅要对人类活动的现有空间(生活环境),还要对过去、未来时间延续的空间(生存环境),做好清洁卫生与环境保护,以消除所有的可能影响身心健康的不利因素。

环境卫生的工作范围包括:饮水卫生、废污处理、病媒管理、房屋卫生、食品卫生及公害防治等。

社区护士在环境卫生的防治工作中应做到:

1. 认识、了解人类对于环境卫生的需求;

2. 身体力行,深入家庭,做好环境卫生宣传工作;

3. 积极推动环境卫生政策。

第三节　社区护理管理
（Management of community nursing）

一、社区护理的组织形式(The organization styles of community nursing)

在社区护理发展较早、体系比较完善的国家,如英国、美国、加拿大等,有专门的社区护理机构,社区护士在其中完成护理工作。它的组织形式与医院体系一样,即在国家卫生部门中设立负责社区护理的总机构,其职责包括制定卫生保健总目标,发布有关政策、规定等。省(洲)、地区、市、县设立分支机构,负责制定本地区的保健目标,传达并贯彻有关政策及规定,并反馈信息。

一般以社区为单位推行卫生保健服务,社区的范围相当于卫生行政区。在每个社区设立门诊(相当于卫生所),作为社区护理人员工作的基本场所。根据社区的实际情况及需要,还可设立日间看护中心、社区之家(如老人休闲活动中心)等。

社区的护理人员编制则根据社区需要、人力资源及有关政策而定,如加拿大是将一个卫生行政区分成四个大区,每区设一名负责人(相当于护士长)、25名护士,每一位护士每天巡诊8~12个病人(相对固定病人)。

而香港除了由医院管理局专门负责制定有关目标、政策,招募及培训社区护理人员,提供各种社区护理服务外,各医院如沙慈氏安养院、东区尤德夫人那打素医院等,也成立了相关机构,以补充社区护理人力资源的不足。

1998年国家卫生部在山东召开专题研讨与现场会,将社区卫生服务纳入政府行为。各级医疗卫生单位都在积极开展与探索,如建立家庭病床,开展老年病人生活质量调查,提供各种康复护理等。

二、社区护士的要求与培训(The requirements and training of community nurses)

一个合格的社区护士,她应具备哪些条件呢? 首先必须经过完整的学校教育。在台湾,社区护士要求经过大学教育。只有经过系统的基础理论与技能培训,她才能对所从事的工作有正确的、理性的认识,才能以正确的理论指导自己的实践。课程设置除了现在医学院的常规课目外,还应开设公共卫生课程,如流行病学、统计学、管理学等。社区护士应熟谙与社区护理有关的理论知识,如家庭理论、老年病学与老化现象、心理卫生、环境卫生等。

其次,社区护士应具备丰富的临床经验,才能更熟练、有效地为社区居民服务。社区护士应经过数年临床工作,能独立完成一些基础及专科护理工作,如量血压、伤口护理、药物注射、造口/造瘘护理、初生婴儿护理等,并能就有关方面为居民提供指导与咨询。

第三,社区护士还应有相关的专业技巧,如:进行社区评估、制定社区护理计划、与病人及家属建立良好的人际关系等等,从而更好地为社区提供护理服务。

此外,一个优秀的社区护士必须热爱护理事业,有极大的爱心与耐性,反应敏捷,应急能力强,有丰富的综合知识及熟练的技能等。

社区护士必须经过专门培训后才能从事社区护理工作。在进行训练前,首先应进行考核,以了解受训者的程度,然后再确定训练内容、方法,并制定训练计划。对于社区护士的培训,以边工作边学习及一对一的带教为宜,同时应鼓励社区护士自学。

三、社区护理质量控制(The quality control of community nursing)

严格的质量管理对于社区护理也是适用的。应用恰当的经济管理手段,采取适当的措施,可使所需保健花费减少,而得到优质的护理服务。社区护理管理者应结合国家的总目标及当地情况设立工作目标,可包括短、中、长期目标。设置目标时应考虑人力资源的可利用情况,使所定目标既符合实际情况又有价值。

社区护理管理者应为社区护士制定详尽的职责说明书。作为一种有价值的组织工作的工具,它可帮助管理者分配任务,有利于明确每个工作人员的权利、责任及任务,从而预防工作中的推诿、脱节和重复等。职责说明书的内容包括所适用的职称、制定日期、职责概要、资格、训练和发展、考核和鉴定、可提供的物力资助等。管理者应注意的是,职责说明书应成为指导准则,而不是机械教条,应随工作、形势改变而改变。

有效的质量控制,还包括对员工进行业绩评估,以帮助她们发现自己的长处和弱点,从而促进质量的不断提高。评估时,应按照所设立的工作目标和职责说明书进行。评估工作是一个持续不断的过程。对于所发现的问题,管理者应及时告知员工,并帮助找出原因。为了使评估达到好的效果,可结合适当的奖励与惩罚措施,如嘉奖、增加工资、晋升或口头警告、暂停工作及解雇等。

四、社区护理管理(Management of community nursing)

与临床专科护理不同的是,社区护理服务的对象层次多,服务内容广泛,工作形式也多样。因此,有效且科学地管理,对社区护理工作的开展与推动是非常重要的。必须从宏观和微观两方面对社区护理进行管理。宏观方面的控制主要包括:

(一)制定切实目标

应根据区域卫生规划原则和各地的实际情况,制定预防保健工作目标,实行目标管理,上级主管部门应定期实施监督与评价。

(二)制定有利政策

我国社区护理工作的开展还刚起步,影响社区护理的因素很多,但关键在于卫生政策和资源的制约。因此应制定有利促进社区护理工作发展的政策,如巩固和发展社区护理的人事政策。

(三)建立社区护理机构,完善社区护理体系

各级社区护理机构应遵守各项政策、法规,切实执行各项制度、标准,以努力实现预防保健总目标。同时在实际工作中,应结合实际情况及工作需要,对各项工作进行细则管理。主要包括三方面:

1. 康复服务

(1)建立适合康复服务特点的工作制度和管理规范,如巡诊检查、会诊转介制度、收费标准等。

(2)对接受康复服务病人的康复病历,社区护理机构应建立档案库统一保存。

(3)制定社区护士康复护理的职责,如护理技术操作由护士执行,生活护理则指导家属进行;社区护士每次入户服务时,要检查家属护理质量,并给予鼓励或纠偏。

(4)为社区护士提供必要的检查、治疗仪器、设备及交通工具、津贴等。

2. 保健服务

(1)制定工作制度,包括在社区保健服务中社区护士的任务、工作内容等,如社区护士对于管辖区的居民家庭每月应访视1~2次,并建立"户健康袋"和"保健卡",对每户、每人展开保健指导,进行筛检,并根据结果分别制定预防、医疗、保健服务方案,并将执行过程和效果记录在"户健康袋"和"保健卡"上,直至病愈或家属已全面掌握保健措施为止。对于"户健康袋"和"保健卡",也应统一保存于社区护理机构档案库。

(2)制定各项工作标准,并定期检查、监督。管理人员每月、每季度应检查工作,每年应总结1次,以肯定成绩,找出差距,确定明年的工作计划。

(3)提供必要的仪器设备。

3. 健康教育

(1)实行目标管理,按以下两种目标开展健康教育活动:

①惯性运行目标:即固定的宣传要求,如定期更换宣传栏、黑板报的内容,编制与发放健康教育手册等;

②调度运行目标:有新的或全面性任务,社区护士应配合,开展相符合的宣传形式和方法。

(2)制定效果评价的方法

社区护理管理人员应定期评价健康教育的效果,主要包括健康教育的内容、形式是否结合实际,是否有科学性、及时性、深透性、趣味性等。以及群众接受的程度如何,可以采取实地考察的方法,即深入到社区人们生活工作场所,或者通过问卷、谈话、座谈等形式了解健康教育的效果,并作宣传前后对比。

(3)人员的培训与锻炼

应对社区护士进行有关方面的教育与培训,除不断充实医疗护理新知识、新业务技术外,还应根据各人的特长,学习一些卫生宣传业务,如科普文章的撰写方法、电化教育仪器的使用与维修,以及有关的心理学、社会学、公共关系学等知识。

(四)重视人力资源开发

应注重对社区护士的培训,并争取早日把有关教育与培训内容纳入院校教学计划,开展对医院医务人员有关知识的教育。同时还应注意对社区护理管理人员的培训,增加其管理能力,提高管理水平。

(五)建立与完善法规

应建立并完善必要的法规、制度、标准,通过法制手段保证社区护理服务的政策及任务的贯彻实施,规范、制约各方行为,理顺各方面的工作和利益关系,从而促进社区护理工作的发展与提高。

社区护理是护理学顺应时代发展的必然趋势,从学校到医院,应予以高度重视,卫生管理机构应尽早地涉入,进行统筹规划及管理。

(刘 娟)

第二十一章

科室护理单元的布局、设备与业务管理

(The layout, equipment and professional management of nursing units)

第一节 门诊部护理管理

(Nursing management in out-patient department)

门诊是接触病人最早、数量最多的部门,是医院的窗口,门诊医护人员的工作全面、综合、直观地反映了一个医院的医护技术、医德医风和科学管理的水平。

一、门诊总体建筑设计(The general construction of out-patient department)

(一)门诊部应设于医院的交通方便处,靠近医技科室和住院部,以利于病人检查、住院。建筑面积不应少于日平均每门诊人次4平方米。

(二)门诊大厅要求宽敞、明亮、通风。大厅面积应能满足人流高峰的需要,一般以日均门诊人次15%计算,标准为每人0.8～1平方米。厅内设服务台(问询处)、宣传栏、门诊布局示意图等,人流线外可摆放适量休息椅。

(三)墙壁的墙面应平整,无暴露的管道。挂号、收费、药房窗口台面以上宜采用大型玻璃。地面要求不滑、不积水、耐磨、耐腐蚀,墙角、地角等设计符合卫生学要求。

(四)房间门窗应对开,窗与地面积之比为1:6,以利空气流通和采光。此外,要有充足的照明,通常室内全面照明100烤,工作面综合照明500烤。

(五)工作人员和病人应各有出入口。门诊出入口处宜建平缓的坡道,方便病人进出和轮椅通行。走廊的宽度要考虑担架车回转方便。

(六)有必备的公共卫生设施。室内有洗手和空气消毒装置,厕所设有与门诊量相适应的蹲位,标准为男病人每40～50人次一个大便池和一个小便池,女病人每30～35人次一个便池。还应有备用供水、供电和完善的排污系统。

二、门诊科室布局与设备(The layout and equipment of all sections in out-patient department)

综合性医院门诊部一般设内科、外科、妇产科、小儿科、眼科、口腔科、耳鼻喉科、皮肤科、中医科、肿瘤科、传染科等,各科根据不同的专业设立专科、专病门诊和专家门诊。门诊科室布局原则上根据各科病人数量及其活动功能来决定。

1. 一般诊室

布置宜简单,以每次每间接诊 1~2 名病人为宜。室内设诊桌、医生坐椅、病人坐凳、诊床(高床设脚凳)、屏风或布帘、观片灯、专科检查器械及物品和门诊专用医用表格。

2. 特殊诊室

(1)小儿科　应以传染病的预防隔离、控制交叉感染为原则,有单独出入口。入口处设预防检查(分诊室),检出的传染病患儿(包括可疑者)应去传染病隔离诊室就诊,普通疾病患儿由另一通道去儿科门诊。

(2)妇产科　见本章第八节相关部分。

(3)口腔科　采用设有一定数量治疗椅的大诊室。口腔科分口腔内科、颌面外科、口腔矫形、洁牙室,有的综合性医院可根据需要设口腔专家室。各科根据需要设医用升降坐椅、综合治疗机、牙钻、镶牙设备和口腔专用器械。

(4)耳鼻喉科　宜采用高度 1~1.2 米的夹板间隔成若干 2m² 左右的小诊室。各小间配备工作台、耳鼻喉科专用椅、医生坐椅、检查器械及光源,有条件的医院设专家诊室,配备同一般的耳鼻喉科诊室相似。

(5)眼科　眼科检查项目多,一般采用 3~4 个医师一组的大诊室、设有验光室、暗室、眼压测量室、诊检室和小手术室。除一般设备外,各室根据需要配备检查仪器和物品。

(6)传染科　应有消毒隔离设施和单独出入口,肠道门诊和肝炎门诊各设诊室。诊室、人员、器械、桌椅要固定。挂号、候诊、取药、交费、采血、注射等要与普通门诊分开。还应设立医护办公室、更衣室、工作人员和病人专用厕所。

3. 候诊室

各科室均应设候诊室。室内宜宽敞明亮、清洁、通风,备有一定数量候诊椅。此外,若医院有条件,可在一级候诊区各科室门外设内走廊,让病人在此等候。一级候诊区的外围为二级候诊区,应配备数量充足的候诊椅,目的是为了让病人有个安全、舒适的就医环境。接近诊室的一端设预检分诊台,护士负责安排就诊、测量生命体征、发放检验报告单和识别可疑传染病人等工作。墙上设宣传栏,亦可采用录像、闭路电视等形式进行专科疾病防治和卫生保健等宣传教育。有条件的医院可以在分诊台上安装分流对讲系统,分诊护士把病人姓名及所看科室的名称输入主机,电子显示牌即可显示输入的内容和相应的信息。

4. 输液室、注射室、抽血室

宜靠近内科门诊。若医院条件许可,可把输液室与抽血室分开,以分流病人,减少交叉感染。各室根据需要设置诊床、药品柜、物品柜、冰箱、急救车、氧气筒等。有条件的门诊各科室自设注射室,减少病人等候注射的时间,预防交叉感染。

5. 治疗室

分隔为清洁室和处置室，用以进行封闭、引流、穿刺、冲洗、导尿、灌肠等操作。室内设诊桌、诊椅、诊床、药品柜、物品柜、器械柜、地灯、常用器械包和治疗用品。技术操作较多的科如妇产科、眼科、耳鼻喉科等可自设治疗室。

6. 换药室

应靠近外科门诊。室内分隔为清洁室和处置室，用作处理各种创口、拔甲、切开引流等。室内设诊桌、诊椅、诊床、换药车(或台)、器械柜、药品柜、物品柜、托手(脚)架、灯和消毒锅。

7. 石膏室

邻近门诊手术室和换药室。室内设水池、石膏台、石膏准备板、托手(脚)架，石膏绷带固定和拆除的器械、物品等。

8. 手术室

一般设在外科门诊附近的一端，应设双重门。大门一侧开窗，用以预约登记手术。二门之间为非无菌区，设更衣间、准备间。二门以内为无菌区，设无菌手术间、非无菌手术间、洗手间、清洁间和卫生间。设备基本与病房手术室相同。

9. 住院处(出入院管理处)

一般设在通往住院部的门厅或走廊处，应有等候办理手续的场所和休息椅。住院处内设置男、女浴室、便池、衣物贮存室和理发室，方便病人入院时进行卫生整顿。住院处设在门诊时要有单独出入口，以便病人出入院和探视时通过。

10. 挂号室

一般设在门诊大厅一侧或接近门诊入口处。要有足量的窗口，窗上标有挂号时间和当天门诊专家显示牌，窗外设专科专病门诊时间一览表。室内设工作台、表格柜。现代各个医院都开展以病人为中心的活动，对挂号进行了一系列改革。为解决病人"四长一短"，即排队挂号、候诊、计价、取药时间长，看病时间短，可采用病人到分诊台分科挂号、收费，缩短病人的非治疗时间。近年，有些医院率先采用"健康智能卡及计算机管理"，持有该卡的病人，可以先看病，然后挂号、计价交费一次办妥。还有些医院实行计算机网上挂号，大大方便了病人。

11. 咨询服务台

宜设在大厅明显处，配备导诊护士，专门为病人导诊。为了统一管理化验单，有些医院把所有化验单都集中送往咨询服务台，有护士专门管理，减少化验单的丢失和滞留。在病人取化验报告单时，护士可根据化验单结果给予健康咨询。有条件的医院还可以在大厅安装电脑大屏幕，设电脑多媒体触摸器，为病人详细介绍医院的各种情况，更好地为病人进行健康教育。

12. 门诊部办公室

可设在接待病人和对外联系方便的位置。

三、护理工作特点(Characteristic of nursing work)

门诊特点及相应护理对策如下：

（一）病人数量大，就诊高峰集中

门诊病人数量大，就诊高峰又多集中在上午，工作较易忙乱。门诊护理工作必须根据这些特点，合理地科学地组织好各类人员，使之在短时间内为大量不同病情就诊者，提供门诊治疗、转诊或收容入院等处理，做到工作忙而不乱。

（二）病人对服务质量要求较高

随着社会的进步和发展，病人的权利意识、保健意识、法律意识、消费意识不断增强，病人要求较高，如果门诊工作跟不上，容易造成矛盾。门诊护理工作必须适应这一特点，为病人提供优质服务、微笑服务。礼貌的语言、热情的态度以及耐心细心的工作，将给病人以亲切可信的良好印象。

（三）病人流动性大，环境秩序难于维持

门诊病人大多数是看完病就离院，来去匆匆，人员流动性大。门诊护理工作必须根据这一特点，落实二级候诊。护士必须经常巡视诊室，保证诊室一医一患，维护就诊秩序，尽量让病人有个安静、舒适、有序的就诊环境。

（四）工作人员难于固定，交换频繁

多数门诊医师不固定或部分固定，一般采取短期轮换到门诊工作，医师交接频繁，影响着病人的连续观察和治疗。因此，护士必须熟悉各科医师出诊人员和时间，对病人做好解释工作。

（五）容易发生交叉感染

门诊候诊室是病人集中的场所，就诊病人中常有急性传染性疾病的患者，容易发生交叉感染。因此门诊护士要严格执行分诊制度，一旦发现传染病患者，应采取消毒隔离措施，以防传染病互相传播。

四、护理业务管理（Nursing professional management）

（一）人员的配备

门诊护理人员的技术水平和数量是直接影响门诊质量的关键因素。门诊应设独立的护理单元，配备业务水平高、管理能力强的护士长负责门诊护理工作的组织管理，并配有数量适当、技术精良、服务热情耐心、工作严肃认真的护理人员。

（二）分诊管理

分诊的目的首先是将危重病人分检出来；对一般病人使其知道自己就诊的科室及如何办理就诊手续；此外，对传染病应及早发现，以预防交叉感染。由于现代医院门诊分科很细，同时病人又往往缺乏疾病知识，不了解自身疾病所属的专科，因此常常难于自己准

确选科就诊,造成多次转诊,增加不便并浪费时间、金钱,有时甚至贻误病人的抢救时机。因此就诊程序采取先分诊后挂号显然较为合理并十分必要。国外有些医院门诊设立医疗指导部或总台,指导病人选科。若能做到分诊与初诊结合,则更为理想,可从中检出有传染病的患者,从而保护了大部分病人和健康人。近年来许多大医院在门诊大厅设了咨询服务台,指导病人就诊。

(三)挂号管理

挂号是病人在门诊就诊前的手续。为了保证就诊秩序和便于记录,门诊看病必须挂号,挂号的功能是:代行分诊、收取挂号费、建立病历和就诊顺序,并向病人交待候诊地点及大体就诊时间。挂号排队时间不可过长,否则不仅病人不方便,而且易导致门诊秩序混乱。所以要健全管理制度及操作规程,按照病人来院高峰规律,设置足够的窗口进行挂号,使挂号效率与病人数量相适应。近年来一些大医院对挂号实行改革,采用病人到各个分诊台分诊挂号,这样可以对病人进行正确分诊后再挂号,减少病人集中对挂号窗口的压力,也减少候诊室的拥挤嘈杂,对维持门诊秩序有所帮助。

(四)候诊管理

病人挂号后,分别到各科候诊室候诊、依序就诊,要尽量缩短候诊时间,一般不要超过15分钟。利用病人候诊时间,护士做好如下工作:

1. 预诊:将病历按次序与病人查对时,简单了解病情进行预诊,如测量生命体征,开化验单、进行血、尿、便的常规检查。

2. 巡视候诊病人:遇有危重病人要优先安排就诊,疑有传染病患者,要及时采取隔离措施,并报告医生给予处置或转科。

3. 进行卫生宣传:可利用口头、图片或电视等宣传防病、治病卫生知识。

4. 解答病人就诊后对病情、检查、治疗和复诊手续及在医疗中有疑虑的问题。

5. 办理预约检查、治疗和复诊手续。

(五)检查与治疗管理

病人在就诊后或治疗前往往要进行相应的实验室检查或特种检查(如B超、心电图等)。为使检查的结果尽量不受外界因素干扰,真实反映病人情况,护理人员应对病人进行详细的标本留取及检查前准备指导。

门诊病人大部分于门诊直接接受各种治疗,因此门诊护理中与治疗相关的工作量较大,易因忙乱而造成差错甚至医疗事故。管理者应将治疗管理列为门诊管理的重点。具体可制定并落实相关制度如下:

1. 工作人员入室前应穿工作服,戴工作帽及口罩。无关人员不得进入治疗室。

2. 经常保持室内清洁整齐,按规定进行消毒。

3. 检查、治疗前向患者进行解释,告知注意事项。

4. 进行各项治疗操作时,须严肃认真,严格执行查对制度及操作规程,对特殊疗法要掌握适应证与禁忌证。

5. 注射动物血清、青霉素、碘剂等,应先询问患者有无过敏史。注射动物血清制剂或青霉素应先作过敏试验。凡青霉素阳性者,应在门诊病案的封面上用红笔注明"青霉素皮试阳性";皮试阴性者方可注射。注射后应严密观察反应,经 15～30min 无反应方可让患者离去。

6. 检查治疗室应备急救药品及器材。

（六）消毒隔离管理

门诊进行检查和治疗,形成病人和健康人相混杂的人群,容易造成交叉感染,所以门诊消毒隔离制度必须完善。除于分诊一关及时发现传染病人并对传染病人或可疑病人认真进行消毒隔离外,应注意对公共场所的空气、地面、墙壁、坐椅、推车等进行定期的消毒处理,使人们不因来医院而感染其他疾病。

（七）微机网络化管理———门诊新流程

传统的门诊工作流程中,病人要经过分诊,挂号、就诊、划价、交费等环节。近年来一些医院门诊部采用微机网络化管理,建立门诊新流程,取得了较好的经济效益和社会效益。

1. 新流程的具体做法

（1）初诊病人就诊时,先在门诊大厅导诊台填写一张就诊单,然后在存款结帐处预存一笔现金,窗口人员输入电脑后建立该病人的电子档案,发给一张就诊卡和一册门诊病历。

（2）病人凭这一卡一册就可以到医生那里划卡就诊,划卡时网络系统自动将该医生的挂号和相应的检查费记入病人账户上。对于化验、X 线或 B 超等检查,病人可以执就诊卡直接去做,不需要一次次排队交费。医生直接在电脑上开具药方,病人看完病后直接到药房取药。病人在就诊过程中每一次费用自动从暂存款中扣除。

（3）病人取药时只要将一卡一册递交药房窗口人员划卡,打印出药方(一式两份,一份粘贴在门诊病历上,一份药房存底),药剂人员无需估价就可以迅速配药发药。

（4）完成就诊后,病人可以到存款结帐处结帐,退回暂存余额,并取得门诊费用收据,也可以不结帐,将一卡一册带回,下次来复诊时继续使用。复诊时只要账户上有足够的存款,就可以直接找医生诊治,直接检查,直接取药。

2. 新流程的优越性

门诊新流程打破了传统的模式,这种模式把病人放在首位,让病人感到方便,顺应了医院管理的发展方向,具有以下优越性:

（1）减少了划价和重复排队交费的中间环节,缩短了病人就诊时间,消除了门诊大厅排长队现象。随着时间的推移,复诊病人会逐渐增多,病人把存款余额继续留在帐户上,以便下次看病时不必经过大厅窗口而直接找医生诊治,大大减轻了大厅窗口的压力。整笔暂存、统一结帐的方式使网络系统具有的自动挂号、自动传递、自动估价和费用自动入帐的功能得到充分的发挥,完全避免了不必要的中间环节,使大厅窗口人员的工作量减少到最低程度。

(2) 完善门诊收费环节,提高门诊业务收入。网络的开通,使门诊收费行为在病人的诊治过程中同步发生,大厅窗口不再有过去收费的专权。病人必须凭卡看病,划卡时系统自动收取挂号和相应的检查费用,堵住了收费的漏洞。而统一收费标准,自动估价入帐,客观上使少收乱收现象得到有效的控制。

(3) 增加一笔数量可观的流动资金。

(4) 医生使用电脑看病减少了重复工作而提高了工作效率,在电脑上开具药方能够得到药品的规格、库存和价格等信息的良好提示。门诊药方自动传递到药房按标准格式打印,彻底消除了不规范药方。

但门诊新流程使一部分来自农村和上了年纪的病人感到无所适从,少数病人怕医生乱开药、乱检查,没有交够预缴金,仍会出现做一次检查交一次费的现象,对她们并不意味着省事。

(吴红卫)

第二节　急诊科护理管理
（Nursing management in emergency department）

急诊科是医院急危重症病人最集中、病种最多、抢救任务最繁重的科室。面对急、危、重症的患者,能否及时无误地作出诊断和救护,直接关系到患者的生命和以后的康复。因此,急诊科工作可以说是医院总体工作的缩影,直接反映了医院的医疗护理工作质量和人员素质水平。

一、布局与设备（The layout and equipment）

（一）位置

为便于就诊者在危急情况下顺利而迅速地到达急诊科,急诊科应位于医院交通最便利的部位,一般位于门诊部的前方,门前最好设有停车场。急诊科的标志要清楚醒目,为便于夜间就诊者发现,一般以采用灯光标志为宜。急诊科的通道应与门诊部分开,同时应设有方便轮椅和推车的通道。

（二）布局与设备

急诊科应设有分诊台、接诊室、抢救室、急症监护室、急诊输液室、注射室、处置室、手术室、观察室、隔离室等,布局应尽量遵循最短抢救半径原则。此外还应设挂号室、药房、收费处、检查室及放射室,并有公共电话和厕所。

急诊科主要功能区的布局及其设备如下:

1. 分诊台

分诊台是急诊病人就诊的第一站,应设立在急诊科入口明显位置,标志要清楚。分诊台应配有以下设备：

(1)呼叫器：医院应给院内主治医生、急诊科医生和护士长配备呼叫器，以便有抢救需要时，分诊护士能迅速与相关人员联系上。

(2)常用检查用品：有血压计、听诊器、手电筒、体温表、压舌板、常规化验用物等。

(3)各种护理文书记录表格：出诊记录本，急诊入院登记本、卡，常规化验单等。

(4)设电话机、"120"电话机、呼叫系统等通讯设施。

2. 抢救室

系急诊科抢救危重病人所在地。为便于抢救工作的展开，面积应力求宽敞，不少于45m²。抢救室应有以下基本设备：

(1)抢救床及床旁设备：多功能抢救床，床旁配有氧气装置、负压吸引器、输液架等。

(2)监护和抢救设备：心电监护仪、心电图机、呼吸机、除颤仪、洗胃机、观片灯、心肺复苏机、高频给氧机等。

(3)抢救物品：全套气管插管和气管切开用物，各种型号吸氧管和氧气面罩，导尿管、胃管、三腔二囊胃管、吸痰管、加压输液器、微量输液泵、止血带、应急灯等。

(4)无菌物品：开胸包、气管切开包、静脉切开包、缝合包、导尿包、胸腔引流瓶/包、剖腹探查包、腰穿包、深静脉导管、套管针、肝素帽、心内穿刺针等。

所有抢救物品必须定位放置、定期检查、定时补充，以便于抢救应用。

3. 监护室

设备与抢救室相同。

4. 手术室

为方便急诊外科病人的抢救，急诊手术室的位置应与急诊抢救室相毗邻。

手术间设置：应设无菌手术间和清洁手术间各一个，并各有附属的器械准备间、洗手间和更衣间。手术间中应备：多功能手术床、无影灯、紫外线灯、转动椅、器械车、麻醉桌、输液架、观片灯等。

5. 输液室

现代的急诊输液室的设置已向规范的病房发展，一般设有15～20张正式病床。此外还可设立专用隔离床，供传染病人使用。输液室内配备输液床、椅、药品柜、物品柜、治疗车、急救车、氧气、负压吸引器和冰箱等。

6. 观察床与观察室

急诊观察床主要用于短时(＜3天)留观病情较重，而又一时不能确诊，需要短期治疗和观察的病人。床位数一般根据每日平均急诊量和抢救人数合理地设置。所有观察床位应有明确的床号标志，以便于护士巡留观察，避免发生差错。

急诊观察室用于短时间留观不能明确诊断，需1周或1周以上时间诊断治疗的病情较重的病人。急诊观察室原则上应按医院内正规病房设置和管理，但也要根据各医院实际情况而简化。

二、学科现状与护理工作特点（Specialty presentation and characteristic of nursing work）

（一）学科现状

急救医学是以抢救重危者生命及急性病伤为主的一门跨学科的独立学科，是近年来在医学发展的基础上兴起的一门临床医学的分支学科。社会不断增长的需求是急诊医学形成和发展的外在推动力。随着社会现代化程度的日益提高，一系列社会问题相继出现，其中尤其突出的问题即为频繁发生的交通事故。灾害性事故对社会的威助迫使急诊医学不断发展起来。自十余年前形成独立的学科至今，急诊医学不仅确定了自身的研究范围，形成了自身的理论，还在为社会提供科学、系统、高效的急救保障方面取得了长足的进步。

人们在实践中得出结论：建立组织结构严密、设备先进、行动迅速且有实效的社会急诊医疗体系，可有效降低急症病人和突发性灾害事故伤病人的死亡率、伤残率。急诊医疗体系由院前急救中心（站）、医院急诊科（室）和加强医疗监护病房（或专科病房）组成，院前急救中心（站）负责所辖区域急诊的通信、协调、指挥、现场抢救和安全运输；医院急诊科（室）负责院前急救、急诊医疗；加强医疗监护病房则对由急诊科转入的特别危重者进行监护抢救。急诊医疗体系的三部分各有其职责与任务并相互联系，是目前最有效的先进急诊医疗服务组织。发达国家如英、美、日、德等国均已建立起完整急诊医疗体系。我国在各级政府和卫生部门的重视下，近几年来已在大多数大中城市建立了不同形式的急诊医疗系统。

（二）工作特点

1. 病人病情危急、对护士素质要求高。病情的危重性、时间的紧迫性、病种的多样性、救治的复杂性、抢救过程的连续性、服务的社会性、病人家属及陪护的急躁性等，要求急诊科护士在业务素质方面应有熟练的护理技术、一定的临床经验以及较强的应急能力；在职业素质方面要有高度的责任感和稳固的慎独精神；除此之外，还应具备良好的身体素质和心理素质。

2. 随机性强，必须常备不懈。尽管急诊病人的发病情况有一定的规律，但从总体上看，急诊病人的就诊时间、人数、病种、病情危重程度都是医护人员事先无法预料的。所以，急救药品和抢救设备应做到定数量、定位置、定专人管理。只有高度重视，才能从思想上、物质准备上常备不懈，以更好地应付各种情况下的抢救需要。

3. 急诊科是医疗纠纷和医疗事故易发之地，因此要求急诊护理工作应规范化、制度化、程序化，以保证任何时候井然有序，忙而不乱。

三、护理业务管理（Nursing professional management）

（一）护理人员编配与培训

1. 一般综合性医院急诊科护士与医院总床位之比为 $1\sim1.5:100$。急诊科宜设副主任护师 1 名,主管护师 1～2 名,负责指导和监督日常护理工作。护士以护理组为单位,一般每 6 名护士为一护理组,组内设护师 1 名,担任组长。

2. 从事急诊工作的护士从学校毕业后首先需在院内主要科室轮转学习,对各专科危重病人的病情有一定的观察能力和基本处理知识,并应接受重症监护技术的短期训练。轮转完毕后,需在急诊科经护师职称以上人员带教 3～6 个月后,方可独立承担急诊护士工作。

(二)分诊管理

分诊是指根据病人的主要症状和体征进行初步诊断,分清疾病的轻、重、缓、急及隶属专科,并安排救治程序的技术。

分诊管理要求

1. 分诊要及时准确,分诊准确率应≥95%,抢救分诊准确率应为 100%。如有传染病人应及时进行通报、隔离。

2. 分诊工作应由富有一定工作经验的急诊科护师承担,并应相对固定。

(三)急救管理

急救室除应配备必要的急救设备外,还应制定常见危重急症抢救预案。急诊科护士应了解和熟练掌握急救仪器设备的技术性能和操作,熟悉抢救预案,并严格执行急救工作制度和技术操作常规。危重病人经抢救,生命体征基本稳定需转入病房,需手术的应通知有关科室做好准备;生命体征不稳定的应转入监护病房继续抢救治疗。

(四)院前急救护理管理

院前急救是急诊医疗体系中的重要组成部分。高效的院前急救将为急症患者的院内救治打下良好的基础,因此护理管理者应对院前急救予以充分的重视。

为克服院前急救的现场条件差、病史不详等客观障碍,管理者应着重在人员素质、物资配备和规章制度三方面加强管理。

1. 院前急救要求护士有较强的应急能力,一方面应做到在接到急救指令后迅速备齐物品,于规定时间内到达现场;另一方面还应能够在急救工作中利用全面的理论知识和熟练的操作从容进行各项急救工作。管理者应有针对性、有计划地对护士进行培训,使其素质满足工作的要求。

2. 院前急救所用的设备和药材应由专人保管,定期进行检修和保养,并随时补齐药品,以可靠地做好院前急救的物资装备保障。

3. 为使急救避免盲目混乱,应在遵循医学理论和统筹原则的基础上制定一系列抢救预案和规章制度,并予以贯彻执行,使急救过程程序化、规范化。

(五)突发意外灾难的抢救管理

成批意外灾害事故的特点是:社会性强、意外性大、伤病种繁多、受害人数多、抢救难度大,组织抢救时除全院多科室加强协作外,同时还要设有应急应变能力强的应急小分

队,有情况时保证出得去、救得下。为能高效处理意外灾难事故,医院应设立以下专门组织:

1．组织指挥组:由院领导、科主任组成,负责抢救的组织、指挥工作。

2．验伤分诊组:对患者进行编号,把患者按伤病情分为轻、中、重组进行造册登记,危重患者优先救治。

3．抗休克组:维持患者的基本生命体征。工作内容包括:抗休克处理,开放气道、人工呼吸等。

4．急诊手术组:进行急诊手术。

5．物品供应组:负责抢救中所需的各类物品(如敷料、液体、药品)的供给。

6．复诊收容组:再次检查伤情,防止漏诊,进行分流收容入院。

7．后勤保障组:负责水电、保安、餐饮供应等后勤保障工作。

每次重大抢救完毕要做现场评议和总结,并做好详细记录、妥善保存病案资料。

(六) 救护车使用管理

1．救护车专供抢救运送病人使用,不得调作它用。

2．救护车平时要做好检修保养和必要的消毒工作,使之处于良好的备用状态。

3．建立车辆出车登记制度。

(七) 涉及法律及安全问题的处理方法

1．对于自杀、他杀、交通事故、斗殴致伤及其他涉及法律问题的伤病人,医护人员亦应实行人道主义精神,积极救治,同时应遵守国家有关法律规定。

2．遇到涉及法律问题的伤病人,由分诊护士立即通知本科主任,并向行政部门报告。

3．有关医疗工作以外的问题不随便发表自己的看法。

4．若是吸毒病人,须将呕吐物、排泄物留下以便送检、鉴定。

5．若系昏迷伤病员,需与陪送者共同检查其财物,有家属在场时应交给家属(要有第三者在场);若无家属,由值班护士代为保管,但应同时有两人签写清单。

(于秋江)

第三节　重症监护病房护理管理
（Nursing management in intensive care unit）

危重病医学是 60 年代末新兴的一门临床学科,其宗旨是运用最新的医学观念和研究成果,为可诊治的危急重症患者提供高技术和高质量的诊疗服务,从而最大限度的降低死亡率,减少残障率。重症监护病房(Intensive care unit, ICU)作为危重病医学的临床科室,它通过各种现代化诊疗设备的应用和医务人员特别照护工作的展开,对危急重症患者的重要的脏器严密监测、控制其变化和改善其功能,使患者渡过危险期,为进一步康复打下基础。

一、布局与设备(The layout and equipment)

(一)规模

国外200张床位以上的综合医院一般都设有ICU,ICU的床位数占总床位数的1%～2%,一些重点医院或急救工作量大的医院,ICU的床位数可达3%～5%,一些综合性大医院由于专科力量强而设置了各专科ICU,如NICU、RCU、CCU等,则ICU的床位数可达10%～15%。我国目前尚无统一标准,按最新医院分级管理标准,三级医院至少具有4张以上的ICU床位。

(二)位置

ICU的选址应在全院较中心的位置并与麻醉科、输血科、手术科室及有关科室相近,并在各通道标上醒目的指示牌。

(三)布局

病区布局常以护士站为中心,呈圆形、扇形、长方形或回形布局。采用透明玻璃分隔为半封闭单元,亦可采用通仓式,但床与床之间应有屏布相隔,有条件的最好设置单间病房,以便收治须单间隔离的危重患者。不论采用何种布局,均应达到下述要求:(1)便于观察抢救:从中心台能观察到每个病人,病床排列宽畅,每床占有面积不应少于15～20m²;(2)避免交叉感染:内分清洁区与非清洁区,设置清洁通道与污物通道,且流程合理;(3)便于规范管理:有固定放置药品、仪器及其他医疗用品的场所。

辅助间应与病区相对隔开,除配备与普通病区相同的辅助间外,ICU还应设置小手术间、营养配置室、终末消毒室、仪器室、化验室、资料室以及陪人休息室等。

(四)设施

病房内应有恒温恒湿及正压通气设备;每床均应配有可移动的强光源照明装置、感应洗手装置、床头上方架设放置监护仪的框板及轨道式输液吊钩,配备中心供氧、压缩空气和高低压两种中心吸引装置,备有多套电源系统及安全设施。

(五)设备

除普通病区装备外,ICU还应集中配备的现代化诊疗器械包括:(1)护理方面:多功能可控摇床、防褥疮气垫、注射泵、输液泵、鼻饲泵、降温仪、电子秤、中心静脉测量装置、可调节床头桌、床上沐浴用具等;(2)心血管系统方面:心电记录监护仪、有创与无创血压监测仪、除颤仪、体外同步反搏仪、多道血流动力学监测仪、主动脉内球囊反搏仪、自动胸外按压器;(3)呼吸系统方面:人工气道用品、多功能呼吸机、雾化仪、氧饱和度监测仪、血气分析仪、肺功能检测仪、纤维支气管镜、体外膜式肺氧合装置;(4)肾功能方面:渗透压测量仪、尿比重计、腹膜透析及血液透析用品、小型血液透析仪;(5)神经系统方面:颅骨钻孔用品、颅内压监测仪、脑电图仪、脑血流图仪、诱发电位监测仪；(6)其他方面：营养液配置净化台、能量测定分析仪、超声多普勒仪、氨基酸谱分析仪、纤维内窥镜等。

二、学科现状及护理工作特点(Specialty presentation and characteristic of nursing work)

(一)学科现状

危重病医学处在基础医学、临床医学和现代医用技术的结合地带，已成为医学领域中最活跃的学科之一，与其他学科专业分工趋向迥然不同的是，危重病医学更多的注重由不同基础疾病所诱发单个或多个器官的急性功能障碍及各器官之间的相互作用，并把各器官(或系统)功能损伤作为疾病发展过程中不同阶段的组成部分，而不是把它们割裂开来。随着一些重要的概念、诊断标准以及治疗原则的更新和发展，如全身炎症反应综合征(SIRS)的提出，使得临床上对炎症的治疗不再局限于抗生素的应用，而扩大到寻求拮抗、调整系列炎症介质的新思路；早期治疗多器官功能障碍综合征(MODS)的概念；营养支持和代谢支持的原则已取代了"静脉高营养"的过时概念；使用胃肠粘膜内的 pH 值(Phi)监测指导复苏的方法，确立了必须重视并及时纠正隐匿性代偿性休克的新认识；由于脏器损伤的不均一性，建立和开展深部脏器的监测，将微循环观察、炎症介质及全身血流氧合状态结合起来等等，不仅加深了对危重病医学的认识，而且对护理提出了更高要求。

(二)护理工作的特点

1. 面对涉及多系统、多学科各种危重病的复杂情况，护理人员应具备较高的素质要求：如身心健康，能适应高度持续紧张的工作；思维敏锐，处事沉着果断迅速；训练有素，勤于观察与沟通；知识面广，善于总结与创新。

2. 面对护理对象多为不能自理或心理处于脆弱的危急重症患者，各项监测治疗工作必须迅速准确，常规的抢救技术要求严格规范，基础护理及心理支持应细致周到。

3. 面对危急重症患者免疫防御能力低下及多项有创监测技术的应用，应具有得力的感染控制措施，以减少患者感染的机会。

4. 面对多项现代化仪器的使用，妥善调节和保养仪器使其处于完好状态，是护理工作的重要项目。

随着学科的发展，ICU 护理人员的知识和构成将向多元化、专业化、系统化方向发展，她们既要承担整体护理，又要胜任"专家"护理，并要成为妥善调节机器和更好地协调护理工作的行家。

三、护理业务管理(Nursing professional management)

(一)人员配置及培训

根据 ICU 专业性质的特点，护理人员的配置与安排，应以保证患者 24 小时内均能获得最佳护理服务为前提。因 ICU 的护理工作比普通病房要繁重紧张得多,患者与护理人员之比应按 1:2~4 配置。管理人员应给予恰当的排班,尤其要考虑 ICU 患者病情复杂,交班应充分、详实,因此上一班与下一班之间应有 15~30 分钟的重复时间,以避免草率和失实。为避免劳累,保证工作效率,管理人员应妥善安排休假时间,使每位护理人员均能获得充足的休息。在预留护理骨干的前提下,护理人员可定期轮换,每次轮换应少于 1/3,以保证专科护理质量。

护理人员最好经过 1~2 年的临床科室轮转,熟悉和掌握基础护理及技能,能独立解决临床护理问题后,方可进入 ICU。再通过三个月至半年的 ICU 专科岗前培训,熟悉各系统及重要脏器的生理、病理基础知识,熟练掌握常见急救技术和常用急救药品的使用,经理论与操作考核合格后,才可初步胜任 ICU 护理工作。

ICU 护理人员的教育和训练应是一个持续不断的过程,管理人员应根据护理人员的不同层次制定相应的专科培训目标、设置教育课程、拟订教学方法及有效的评价手段等,以满足她们的专业成长需要。

(二)规章制度管理

为了保证 ICU 护理工作紧张有序的进行,培养护理人员良好的道德风尚、严谨的工作作风,提高工作效率,可根据实际情况建立和健全一系列规章制度,以明确各项工作的任务、内容和程序等。至少应包括下列各项内容:

1. 病人的入室与出室程序;
2. 患者病情变化时的抢救程序与原则;
3. 例行医嘱的执行制度及各种查对制度;
4. 应详细规定在何种情况及何种程度的指导下,何人可以执行特别的措施及程序;
5. 明确标示药品、供应物品、仪器设备等摆放的位置与保存方法;
6. 可随时使用药物与装备的方法;
7. 维持紧急用药系统的责任;
8. 感染控制;
9. 设备损坏时,有可行的送修程序;
10. 病人的保护性医疗制度;
11. 病人、病房管理制度及探视、陪人管理制度;
12. 护理学习、进修、查房制度等。

(三)技术常规管理

护理管理者应根据专科特点及收治对象的需要,建立和健全各种技术常规,如体外循环术后监护常规、休克监护常规、昏迷监护常规、机械通气监护常规、血液净化护理常规、人工冬眠护理常规、各种引流管护理常规、基础护理常规以及心理护理常规等,使护理人员有章可循,工作科学而高效。技术常规应简明扼要、操作性强,每年至少要审修 1 次,使之不断适应学科的发展。

（四）感染控制管理

1. 在病房设计上，应装备良好的空调系统，室内空气宜采用正压通气，空气气流应由清洁区流向污染区，最好是用层流的净化空气通气，并有定期清洁消毒的措施。

2. 对进出 ICU 的人员要严格管理，有上呼吸道感染者禁止入内，所有工作人员入室均应更换工作服，穿工作鞋。

3. 严格掌握患者进入 ICU 后的分房标准：免疫抑制、血液净化、特殊感染患者等须单间隔离；行无菌手术患者应与行感染手术患者分开；建立人工气道患者应与可疑感染患者分开。

4. 强化工作人员的无菌操作观念，养成勤洗手的习惯，帮助其掌握合格的消毒隔离技术，并能妥善处理污染物品。

5. 严格控制探视，每位患者只能有一个访客，探视时间以不超过 15 分钟为宜，亦可采用回廊式探视通道或可视电视探视，其优点是探视时间较长，人员不受限制。

（五）仪器设备管理

1. 医疗设备及所有的电气器具，使用前要详细阅读使用说明书，充分了解其构造及原理，掌握操作方法。并通过小讲课、示范等形式让护理人员熟悉和掌握。

2. 各种电源插头均应设防暴安全装置，并避免监测器受干扰；电源线使用三相软线（其中一根地线）；带有外壳地线的仪器，使用前应正确接地。

3. 使用氧气、空气压缩机的仪器，应保证其压力安全报警系统的正常运转。护理人员在交接班时，要交待仪器的使用情况，如运转是否正常，灵敏度是否良好，特别是报警装置是否失灵。

4. 应妥善维护并定期检修各种电气设备，当发生故障时，应根据说明书处理或请专人检修。

（六）护理安全管理

1. 加强对护理人员的安全服务意识的教育，使其自觉履行职责，保持高度戒备、井然有序的工作氛围。

2. 教育护理人员应熟悉专科基础理论，熟练掌握专科各项技术操作，严格执行规章制度和技术常规。开展新技术、新疗法要以老带新、严格把关、逐步深化。

3. 危急重症患者易产生恐惧悲伤心理，要求护理人员对患者给予关怀尊重，掌握患者的心理变化，尽量满足需求，因势利导做好心理护理，防止自伤、自杀、坠楼等。

4. 对危急重症患者，尤其是神志障碍的患者要严防发生意外，如坠床、摔伤、烫伤、义齿吞入、拔除管道等，必要时给予加床栏及适当的约束。

5. 保持床单位的简单、清洁、整齐，一切危险物品如利器、电源插板、热水瓶、氧气瓶等应远离患者，应用冷热疗法应有专人负责。

（王 卫）

第四节　手术室护理管理
（Nursing management in operation room）

手术室是进行诊治和抢救的重要场所,是医院的重要技术部门。要求建筑合理、设备用品齐全、清洁灭菌制度严格和工作效率高。

一、布局与设备（The layout and equipment）

手术室规模应根据医院规模而定。手术间与医院床位一般为 $0.15\sim0.2:10$。根据净化程度不同,手术间可分为采用通风空调系统的普通手术间和采用净化空调系统的洁净手术间两种。

手术室布局应符合功能流程和无菌技术要求。

（一）普通手术间

1. 手术室应设在安静、清洁,与外科病房、监护室、血库等邻近的地方,一般设在楼房的中上层或顶层。

2. 手术间应保持适宜的温湿度,一般要求温度 $22\sim25℃$,湿度 $50\%\sim60\%$。

3. 手术间面积:以大手术间 $50\sim60\ m^2$,小手术间 $20\sim30m^2$,室内净高 3m,走廊宽 $2.2\sim2.5m$ 为宜。

4. 门窗关闭紧密,防止尘埃或飞虫进入。

5. 地面、墙壁应光滑、无孔隙、易清洗、不易受化学消毒剂侵蚀。墙面最好油漆或用瓷砖涂砌,不宜有凹凸。墙面、地面、天花板交界处呈弧形,防积尘埃。

（二）洁净手术间

洁净手术间属于生物洁净室。其洁净系统由空气处理机组、过滤器、加湿器、回风口、送风装置等组成,是目前最理想、最有效、最方便的洁净空气方法。根据每立方米中大于或等于 0.5 微米空气灰尘粒子数的多少,洁净手术间分为 100 级、1 000 级、10 000 级、100 000 级四种,不同级别的具体标准要求见表 21-4-1。

表 21-4-1　四种洁净手术间参数表

洁净级别	含尘量(个/m³)		细菌浓度		温度 ℃	湿度 %	噪声 dB(A)	光照度 Lx	室内静压 Pa
	0.3um	0.5um	浮游菌 (个/m³)	沉降菌 (个/Φ90)					
100	≤10	≤3.5	≤5	≤1	22~25	50~60	≤50	≥350	25
1 000	–	≤35	≤75	≤2	22~25	50~60	≤50	≥350	25
10 000	–	≤350	≤150	≤5	22~25	50~60	≤50	≥350	25
10 000	–	≤3500	≤400	≤10	22~25	50~60	≤50	≥350	25

洁净手术间除应具备以上条件外,还要求:

1. 墙面、吊顶:应具备光滑、少缝、抗菌、易清洁、易消毒、耐腐蚀、保温、隔声、防火、耐久等特点。

2. 地面:采用抗静电塑胶地板,具有弹性、防滑、抗菌、抗酸碱腐蚀、保温、隔声、防火、撞击声小的特点,并因其有弹性,步感舒适而可减轻长时间手术人员的脚部疲劳。

3. 门:采用滑动密闭推拉门或电动门,具有移动轻快、隔声、密闭、坚固耐用等特点,并可维护房间正压。手术间设前后门,前门通内走廊,后门通外走廊。不设边门。

4. 窗:采用双层固定玻璃窗,以便采光和从外走廊向手术间观察。

5. 电源:有备用供电系统,每个手术间有独立的配电箱,电插座带有保险管。

6. 壁柜、阅片灯、踏脚凳、体位垫、引流瓶、中心吸引、中心供氧等均设在墙内。

7. 每个手术间有温湿度表、医用数据通讯系统、内部电话系统接口,具有输入、储存、对讲、群呼和背景音乐等功能。

8. 设立电视教学室,在无影灯处安装正中式或旁置式摄影机,减少进入手术间的人员。

(三)辅助手术间

1. 洗手间:宜采取分散布置,以便使清洁的手外表通过最近的距离进入手术间。备有感应洗手器。

2. 无菌物品间:设距地面20cm高的放物架(柜),有悬调式消毒灯。

3. 消毒间:设高压蒸汽灭菌器、煮沸消毒锅等设备。有机械通风。

4. 洗涤间:设洗涤池、烤干箱、脏敷料处理设施等。

5. 器械准备室:设玻璃门器械专柜,手术器械分类放置。

6. 敷料准备室:准备各种手术敷料。

7. 杂物间:用于存放平车和其他杂物等。

二、护理工作特点(Characteristic of nursing work)

外科学是一门以手术方法为主要手段治疗疾病的学科,其核心部分是手术学。而手术室是外科手术治疗的重要场所,其发展与外科的发展同步。随着外科学术思想和治疗观念的更新,人们对疾病的诊断和治疗方法不断得到改进,医学技术及器械越来越细微、精确、高效,对手术室的环境和术中配合要求也越来越高,这一切使得手术室学科的发展也相应地向更专业化、更现代化的方向发展。

1. 向洁净手术建设方向转化

传统的通风空调系统因其内部会成为致病菌的孳生源和污染源,而逐渐被净化空调系统所代替。净化空调系统具有防污染功能,能较好地解决空调系统内部的污染问题,建立起温湿度适宜、空气清新、无菌洁净的环境,以利治疗和康复。但净化空调系统造价高、占地面积较多,普及有一定难度。

2. 向整体护理方向转变

手术作为一种应激源,常可导致手术病人产生比较强烈的生理与心理反应。这些反应如果过于强烈,不仅对神经、内分泌及循环系统等产生影响,干扰手术和麻醉的顺利实施,影响病人的治疗,还会给病人带来巨大的心理压力,影响其康复。因此,在临床科室普遍实施的以病人为中心的整体护理模式将广泛应用于围手术期全过程。

3. 向专科配合方向发展

由于手术技术不断向更细微、更复杂的方向发展、各种新器械层出不穷及无菌程度要求越来越高等原因,护理人员将向更专业化或一专多能方向发展,分工将出现专科分组、定室配合、定人配合、定点配合的局面,以利于专科配合技术规范、成熟,并有利于专科发展。

4. 向多学科理论、技术方向发展

学科的进步对手术室护士提出了更高的理论和技术要求。新药、新术式、新器械、新设备的不断出现,要求手术室护士刻苦学习,掌握更多的学科理论与技术,更新知识结构,提高理论水平和操作技能,适应形势发展的需要。

三、护理业务管理(Nursing professional management)

手术室业务管理的好坏不仅直接关系到病人的安危,也影响到手术相关科室的工作质量与效率。因此,手术室业务管理的着眼点应放在"安全"和"高效"上。

(一)人员配置

人员配备要符合医院工作目标需要,根据手术次数、手术台工作率、手术时间长短、工作量以及工作制度的不同而定。一般情况下,手术室护士:手术台为 2~3:1。目前,国内大医院基本上达到 2.5~3:1 的比例。为高效地使用配备的护理人员,应按手术类别实行合理分工。采取分组定人将有利于专科配合和提高技术,并有利于护士身心健康、稳定思想。

(二)规章制度

护理工作琐碎、繁杂,为实现高效率,必须将护理管理纳入程序化、标准化管理轨道,做到以制度管人,以标准管人。这样不仅确保护理工作的目的性、准确性,还可使管理工作有章可循。应建立健全的制度有各组/班工作制度、参观制度、教学制度、值班制度、贵重仪器管理制度、消毒隔离制度、查对制度、防止差错事故注意事项以及卫生工作制度等。

(三)手术配合管理

手术配合是手术室工作的基本内容,因此护理管理者应将手术配合管理列为管理工作的基本项目。手术配合是技术性较强的工作,管理的着眼点应落在相关人员的技术管理上。器械护士和巡回护士是手术配合的主要护理人员,对其工作制定相应的职责要求并予以贯彻落实是实现手术配合高效率、高质量的有力措施。

具体职责和要求是:

1. 器械护士

①术前一天了解手术病人情况,复习手术的有关解剖、手术步骤、配合要点。对较重

大的手术,应参加术前讨论,了解术中可能出现的意外情况,以便做好充分准备。

②术前检查用物是否齐全,性能是否良好。

③体腔或深部创口手术术前与巡回护士一起认真清点并核对器械、敷料及缝针等;关体腔或深部创口前后应与巡回护士认真复核,严防遗留异物在体腔或伤口内。

④认真执行无菌技术操作规程,保持器械台整洁、干燥。

⑤集中精力,稳、准、快、轻地传递器械、物品,遇有紧急情况能沉着配合。

⑥保管术中切下之组织标本,术毕交与负责医生。

⑦清洁、保养手术器械,各种物品定位放置。

2.巡回护士

①准备手术用品,检查手术间物品性能是否良好。

②认真查对手术病人的姓名、床号、年龄、手术名称、手术部位,核对输血、输液、用药及药物过敏试验等情况,确保病人安全。

③根据手术需要,固定手术体位,注意保持病人舒适,避免受压,防止褥疮和坠床。

④使用电凝器应将电极板放置在肌肉丰富部位,身体勿触及金属面,防止皮肤烧伤。

⑤与器械护士清点并核对器械、敷料、缝针等,如数填写记录单。

⑥密切配合手术,协助麻醉医生严密观察病情,及时提供必要的物品,随时按手术需要调节灯光。

⑦坚守岗位,不得擅自离开,需交接班时,务须详细交代清楚后方可离开。

⑧督促检查手术医生的无菌操作,对违反者应立即给予纠正。

⑨手术结束后,协助擦净血迹,包扎伤口,为病人穿好衣服,向护送人员交病人携带物品,整理手术间。

(四)感染监控管理

手术室的感染管理对手术的一次成功、伤口的一期愈合起着十分重要的作用。随着医学的迅猛发展,外科手术技术日益复杂,尤其是近几十年来发展起来的器官移植手术、心脏血管手术、癌症根治术、人工关节置换以及瓣膜置换术等,在无菌程度方面对手术人员和手术环境提出了更高的要求。

卫生部1991年颁布的《消毒管理办法》,对手术室空气、物体表面、工作人员的手制定了统一的卫生标准,具体见表21-4-2:

表 21-4-2　手术室细菌菌落总数的卫生标准

环境类别	范围	标准			
		空气 (cfu/m³)	物体表面 (cfu/cm²)	普通医务人员手 (cfu/cm²)	外科手术人员手 (cfu/cm²)
Ⅰ类	类洁净手术室	≤10	≤5	≤5	0
Ⅱ类	普通手术室	≤200	≤5	≤5	0

根据上述标准要求,可采取具体管理措施如下:

1. 严格划分限制区、半限制区、非限制区。限制区包括手术间、洗手间、无菌器械敷料室、手术预备室、麻醉恢复室等。半限制区包括办公室、器械室、敷料室、洗涤室、灭菌室、冰冻切片室等。非限制区包括更衣室、更鞋室、休息室、值班室、患者接收室、陪人等候室等。

2. 划分急诊手术区与择期手术区，有利于保持手术间的相对洁净。

3. 划分无菌手术间与感染手术间。感染手术间应设有侧门、缓冲间，便于隔离和消毒，避免交叉感染。

4. 按专科相对固定手术间，物品定位放置，减少进出手术间次数。

5. 手术间只允许设置必要的器械与物品，如：手术床、无影灯、麻醉车、麻醉机、输液架等，减少尘埃堆积或细菌附着。

6. 进出手术室人员必须按规定着装，到指定的手术间工作，严禁在手术间随意走动或互串。严格控制参观人员。

7. 对刚毕业或进修、实习的外科医生进行岗前培训，以便熟悉环境，规范操作。

（五）安全管理

做到安全工作是手术质量的重要保证，加强安全管理应重点抓好以下几点：

1. 严格执行各项规章制度，杜绝或减少差错事故的发生。

2. 经常注意病人的卧位，定时观察受压部位。

3. 防止手术病人撞伤、坠床或麻醉意外。

4. 各种物品、药品、器材应建帐造册，详细登记，定期检查，及时补充。

5. 遇有大手术或抢救病人时，妥善安排人力，明确分工，协调配合。

6. 采集的病理标本要及时、准确无误地送检，严防标本丢失。

7. 建立安全检查制度，对门窗、水电、各种气体管道等进行分工，专人负责，定期检查。

8. 严格无菌技术操作规程，定期对手术环境、物体表面及手术人员手进行监测及结果分析。

（六）器械管理

1. 所有手术器械必须建帐造册，定位放置，专人保管，定期清点。

2. 金属器械避免碰撞，不可接触腐蚀物品，注意齿部和器械零件的完整。

3. 精细、锐利手术器械及显微外科器械，应注意保护利刃面，术后处理与一般器械分开，戴上保护套。

4. 一般手术器械及手术器械包按手术比例配备。

5. 贵重手术器械，做到用前登记，用后按要求处理，收藏时仔细检查。

6. 定期对手术器械进行保养。

（魏　革、周　彧）

第五节 消毒供应科(室)护理管理

(Nursing management in department of sterilizing and supplying)

消毒供应科(室)是医院无菌医疗器材的供应单位,具有物品种类多、数量大、周转快、接触面广、灭菌质量要求严格等特点。加强其护理管理,对保证物品供应、预防和控制医院感染具有重要作用。

一、布局与设备(The layout and equipment)

(一)布局

1. 位置:为便于各科室借领物品,消毒供应科(室)应接近各个临床科室,可设在住院部与门诊的中间位置,应设置下送、回收物品的专用通道或"传送带"。周围环境应清洁,无污染源,应形成一个相对独立的区域。

2. 建筑面积:一般按每个床位0.5~0.7平方米计算。

3. 按由"污"到"净"的流程方法,严格三区的划分(污染区、清洁区、无菌区),从物品回收到发放采取强制性不逆行通过路线,其工作流程详见图21-5-1。灭菌物品、清洁物品、污染物品的存放要分开,工作间与生活间要分设,消毒室与无菌物品存放室则应紧密相连。有条件的医院应采用双扉式消毒柜,清洁物从消毒间入,经灭菌处理后,从无菌物存放室出,避免灭菌物品与未灭菌物品混放与逆传。

4. 室内采用的建筑材料和结构应便于清洗、消毒、干燥和维修。墙壁、天花板、地面无裂隙,不落尘,表面光洁,有良好的排水装置。

5. 有接收、发放、消毒、洗涤及晾晒物品的专用场所,并设手套制作室、敷料制作室、包装室及无菌物品贮存室。物资仓库宜设2~3间,器械、敷料、一次性灭菌物品等应分室贮存。车辆存放间应设2间,清洁车与污车分室放置。可根据医院条件及分工设置实验室,主要供热源检测及微粒检测用。

6. 室内有足够的照明,通风采光良好,无菌物品贮存室、包装室、实验室内有防尘及净化装置(空调或层流设施)。

7. 室内有充足的水、电和饱和蒸汽供应,其蒸汽质量应达到97%~100%。

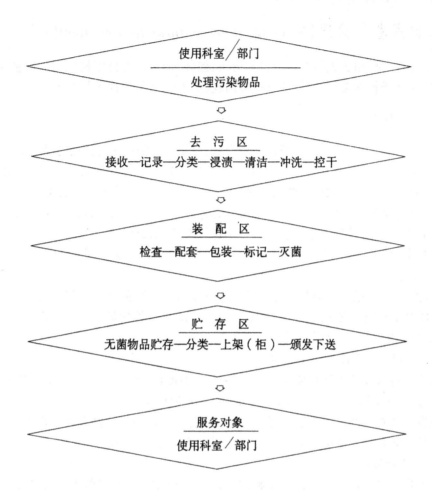

图 21-5-1 工作流程图

(二)主要设备要求

1. 净化过滤系统。

2. 必备蒸馏器或纯水发生器,供应新鲜蒸馏水或纯水,并有贮存设备。

3. 清洗去污设备:包括洗涤池、洗涤用具及贮存洗涤物品的设备等。精洗设备,尽可能装配超声自动洗涤系统。

4. 消毒灭菌设备:配有下排气压力蒸汽灭菌器,预真空压力蒸汽灭菌器,有条件的单位应配备气体消毒灭菌器、耐酸缸等消毒灭菌设备及其配套装置,如通风降温设备和净物存放的密闭无菌柜等。

5. 敷料制作加工器具:包括棉球机、切纱布机、干燥柜(箱)、洗衣机、磨针设备等。敷料制作尽可能采用自动加工制作设备,改善工作条件。

6. 实验室配净化工作台、烤箱、恒温水浴箱、冰箱、微粒检测仪。

7. 成本核算设备：微机、打印机。

二、护理业务管理（Nursing professional management）

消毒供应科（室）担负大量医疗器材的清洗、包装、消毒以及低值易耗物品的供应，做好消毒供应工作是提高医疗质量、节省物资消耗、保障医疗安全的重要环节。

（一）去污区的管理

去污区亦称污染区，其工作是按规定由专人、专车回收使用过的污染物品及器具。回收的物品在固定的区域记录、打包和分类，一次性物品回收后须经毁形或灭菌、无害化处理后转给当地卫生行政部门指定的回收站，供、需双方应登记、签名以示负责。对于重复使用的器械采用适宜、有效的方法浸泡消毒，然后送入洗涤间。洗涤过程由初洗和精洗组成。注射器、输液器等注射用品在初洗后必须进行去热原处理（可用2％三效热原灭活剂溶液浸泡4h以上）后，再用自来水冲净残留的溶液方可进行精洗。洗涤后的物品经控干或烤干，送入装配区。

以上洗涤过程对防止污染扩散和保证洗涤安全具有重要的意义，但是消毒有时会使一些血污凝固在器械上难于洗干净而影响灭菌效果。有条件的最好是用超声清洗机，先预浸，再超声清洗，然后煮沸、烘干等。

去污区管理需注意以下几个问题：

1. 浸泡消毒液要特别注意质量，一般选用含氯消毒剂，如优氯净、清洗消毒剂和三效热原灭活剂，特别是后者具有较好的去污、消毒、去热原性能。

2. 洗刷必须符合质量标准，要去除所有残留污迹，玻璃制品以洗到光亮而不挂污渍、水珠为标准。整个洗涤过程必须科学化、规范化，从去污、去热原、去洗涤剂到精洗的程序，不得任意更改或简化。

3. 回收区与精洗区应有固定的车辆，并有明显的标志，不可混用和互相碰撞。车辆每次用后均要清洗、消毒。

4. 回收区的工作人员要穿隔离衣，从回收区进入洗涤区应脱去隔离衣，并经洗手后方可进行洗涤。洗涤区的工作人员应戴圆顶工作帽、口罩，系防水围裙，并戴手套及穿防水鞋工作。两区人员最好相对固定，进行流水作业。

5. 特殊污染的物品回收时装在清洁的包布或敷料袋内，并做"污染"标记，须经灭菌后再清洗。可放入电脑洗净灭菌器内自动处理灭菌，再与其他物品一起清洗、包装和灭菌。

6. 已去除污染的物品应尽快包装、灭菌，以免再污染。因故暂不能包装的，必须妥善地存放在清洁干净的柜橱内或低温冰箱内，包装前需再用蒸馏水冲洗。

（二）装配区的管理

装配区又称清洁区，是将已除去污染的物品妥善包装并灭菌。此区的管理除要求所有灭菌物品和未灭菌物品严格分区放置外，还对装配区环境、包装材料、包装方法和灭菌有严格要求。

1. 包装环境与人员管理

装配区最好安装空气净化设备,并控制入室人员,以保持较高的洁净度。室内应具有良好的照明,在操作台的适当部位设置光源及放大镜,便于检查物品质量。为减少棉絮的散落,对所有的包布、敷料和手套的准备及包装应在隔离、密封而通风良好的场所进行。室内不应有暴露的管道和电线等,防止棉絮、灰尘附在其上。室内相对湿度宜维持在35%～50%。

工作人员操作时穿专用工作服,必要时洗手或戴手套,防止包装过程中微生物、热原质及微粒的污染。

2. 包装材料

包装材料除要求清洁干燥、有利于灭菌过程中空气排出和蒸汽穿透外,还要求对灭菌物品不粘着、不发生反应、无毒无副作用,一般可用双层平纹细布或抗湿皱纸。使用容器作包装时,应选择有筛孔、可关闭的容器,既可阻止微生物侵入,又具有良好蒸汽穿透性。有条件的医院可使用自动密闭式灭菌盒。

3. 包装方法

各种包装的规格宜在 $30 \times 30 \times 25 cm^3$,重量不超过 5kg,打包或捆扎至不松动散开为度,并用化学指示胶带(3M 胶带)粘封,使封包与监测作用合二为一。切忌用别针、大头针等封包。

盘、碗、盆等尽量开盖,单个包装,若多个包装在一起,所有的开口应朝向一个方向,而且个体间要用毛巾隔开,以利蒸汽穿透。注射器的管芯应抽出,导管应先用蒸馏水润湿,以便于热的穿透。包装手术器械时,最好是用有孔的硬质方盒,外面再用布包,以确保灭菌效果并避免损坏器械。包装后的物品要尽快(1～2h 内)进行灭菌,不得长时间放置,以防止被污染及产生热原质。

4. 灭菌管理

灭菌的方法繁多,消毒供应科(室)常用的有压力蒸汽灭菌、干热灭菌、环氧乙烷灭菌、甲醛低温气体灭菌等。本文仅就灭菌方法中应用最早、效果最好、使用最广泛的压力蒸汽(湿热)灭菌的管理作一介绍。

常见的压力蒸汽灭菌装置有下排气式压力蒸汽灭菌柜和预真空压力蒸汽灭菌柜两种,这种灭菌方法在正确使用下可灭活一切微生物,包括细菌繁殖体、真菌、病毒及抵抗力最强的细菌芽孢。

压力蒸汽灭菌器的操作员必须经过专门培训,考核合格后持证上岗,在工作时应严格遵循制造厂商根据机械原理制定的操作规程。为保证压力蒸汽的灭菌效果,以下几个问题应引起警觉。

(1)灭菌物品的装放

需灭菌的物品应置于不锈钢金属筐内,亦可置于灭菌器的柜室或推车的金属网搁架上。灭菌室内装放的物品不应过挤,上下左右要留有一定的空间,避免与灭菌室的器壁接触,以免吸入过多的冷凝水。总体积不应超过灭菌室容积的 80%,预真空压力蒸汽灭菌器的总装量也不宜超过 90%,但不能少于 20%,以免发生小装量效应。

摆放物品包时应使其重叠方向与水平面成垂直状态,玻璃瓶、管的开口要向下或倒放,启闭式筛孔容器应打开,容器与容器上下间应有空隙,以防筛孔堵塞。棉布类与金属类物品一起灭菌时,应将金属包置于下方,使两者受热基本一致,并可防止金属内物品产生的冷凝水将棉布类包湿污。蒸汽较难穿透的大包应放在上层。

灭菌后的物品应放在灭菌推车或网筐架上充分冷却。所有灭菌后的物品一旦手感潮湿,便不能视为已灭菌。任何物品一经落地或受潮湿物碰撞,就应视为污染,必须重做灭菌处理。

(2)灭菌的温度与时间

按拟灭菌物品的性质,在确保不受操作影响的情况下,选择适宜的温度进行灭菌。常用的灭菌温度有115℃、121℃、126℃、132℃、134℃。各种物品所需灭菌的温度与时间不同,故应该尽量将同类物品归放在一起,分别进行灭菌。若必须将不同性质的物品同时灭菌时,应以物品中所需灭菌时间最长、温度最高的为准。

灭菌时间是指灭菌室内温度与压力达到规定标准后,所需的持续灭菌时间。若灭菌过程中蒸汽压力下降,或停止供气,则应自恢复温度与压力后重新开始计算,且化学或生物监测指示剂也应随之更换。

医院需用医疗器材灭菌,在合理包装和放置的情况下,温度与时间可参考表21-5-1:

表 21-5-1 压力蒸汽灭菌温度、相应压力与作用时间

温度 (℃)	压力表读数		作用时间 (min)	说　明
	kPa	kg/cm		
115	64.73	0.66	30	对输液瓶等不耐高热物品的排气法灭菌
121	101.01	1.03	20	下排气法灭菌
126	134.36	1.37	15	下排气法灭菌
132	182.41	1.86	3	预真空灭菌
134	199.08	2.03	3	预真空灭菌

注:作用时间系指物品中心达到规定温度后所需持续作用的时间。

(3)灭菌效果监测

①工艺监测,又称程序检测,即按灭菌工艺有关参数进行检查,以判断灭菌是否按规定的条件进行。检查的主要项目有物品的类别、包装、放置、排气情况、灭菌温度、时间等。这种监测虽然可显示灭菌器的运转状况,但不能由此得知每个物品包是否真正达到灭菌效果。

②化学指示剂监测,即利用化学指示剂在一定温度、作用时间及与饱和蒸汽适当结合的条件下受热变色的特点,在灭菌结束时立即观察,以判断灭菌的各种指标是否已达到所要求的参数。化学指示剂既可显示达到的温度,又可表明作用的时间,所以只要它本身质量有保证,就可作为一种较可靠的监测手段。

用于压力蒸汽灭菌的化学指示剂有指示卡、指示管及指示带等种类。指示卡和指示管用于灭菌包中心的测试,指示带则可用于包的表面或内部,如经国家卫生部颁发许可证的3M高压灭菌指示胶带。

③B-D试验监测,这种方法用两位苏格兰微生物学家(J.H.Bowle 和 J.DICK)设计

的二种特殊试验包,来测试预真空压力蒸汽灭菌器的真空有效性能。B-D试验一般应用于每天第一锅灭菌前及机器维修后的测试。

试验时间及结果判断:在134℃下试验时间不超过3.5min即取出试纸包,根据试纸的色泽变化判断结果。

合格:即交叉指示带或指示图变化均匀,中央和边缘深浅一致,证明空气排出完全,柜内无严重渗漏。

不合格:即交叉指示带或指示图变化不均匀,通常表现为中央或边缘的色泽较浅,说明冷空气排出不彻底或柜内有渗漏。

④生物监测:利用活的微生物进行监测,由此证明灭菌包内的微生物是否已经全部死亡,这是判定是否已达到灭菌要求的最可靠方法。一般应用于:对新的包装容器、装放形式、排气方式和特殊物品灭菌工艺的判定;对新启用的灭菌器效果判定;对日常使用的灭菌器进行定期(每季或半年1次)检测;各地卫生防疫部门对医院压力蒸汽灭菌器进行监测。

用于测试压力蒸汽灭菌效果的生物指示剂,是由热耐受力较强的嗜热脂肪杆菌(Bacillas Stearothermo Philus ATCC 7953, SSIK31)芽孢制成的芽孢悬液、芽孢菌片及内涵式生物指示剂。

检测时,将生物指示剂2个放入标准试验包的中心部位(试验包由3件平纹长袖手术衣、4块小手术巾、2块中手术巾、1块大手术巾及30块10cm×10cm的纱布敷料组成,外用平纹细布双层包裹),将试验包放入灭菌柜(室)的规定测试部位。灭菌后,取出生物指示剂,再取未经灭菌的同批生物指示剂做对照,分别接种于溴甲酚紫葡萄糖蛋白胨水培养基中,在56℃温箱中培养7d(24~48h可初看结果)观察最终结果。如果有嗜热脂肪杆菌芽胞生长,培养基就由紫色变成黄色,为阳性,若培养基不变色为阴性。

生物指示剂若呈阳性均应认为是灭菌失败,如果一次灭菌使用2个或更多生物指示剂时,只要其中有1个指示剂呈现阳性结果,即认为该次灭菌存在问题,应将所有灭菌物品重新处理,并检查灭菌过程的各个环节,以找出原因。在再次使用该灭菌器前,需用几个生物指示剂重新测试灭菌器的状况,直至所有灭菌效果均呈阴性,才能使用该灭菌器。

⑤热原检测

热原检测主要用于输液器具、注射器的质量检测,以预防热原反应。常用的检测方法有鲎试验法和家兔法。

鲎试验法:是利用鲎试剂与细菌内毒素产生凝集反应的机理,判断供试品中细菌内毒素的限量是否符合规定的一种方法。此法简便、快速、灵敏,适合消毒供应科(室)自行检测。

凡购进的一次性输液器、注射器需抽样0.5%,本科消毒灭菌的抽样2%进行热原检测。

输液器具、注射用品的热原检测不得为阳性,否则视为不合格,该批输液器具、注射器不得使用。

（三）贮存区的管理

贮存区又称无菌区,是经灭菌处理的物品的存放区。此区的环境要求较高,应设空气净化装置,室内空气应保持正压,温度应保持在 18～22℃ ,相对湿度≤50％。进入无菌区的人员,应行卫生通过处理:洗手、更衣、换鞋、戴帽子和口罩,有条件的可实施风淋除菌,以保持清洁区的洁净度。

无菌物品应分类,按灭菌先后顺序排列放置在距地面 20cm、距天花板不少于 50cm、距墙壁超过 5cm 的无菌物品存放柜或架上,并注明有效期。发放时先发近期,后发远期。有效期一过,物品应重新包装灭菌后方可使用。

无菌物品的发放,原则上要下送,在下送途中分发车要有防止细菌污染的屏障,一般使用密封式推车。分发车与回收车要采用专人、专车、专门路线,分发余下的物品视为已污染,不可再进入无菌物品贮存区。

无菌物品存放柜架应定期擦拭消毒,室内空气应按规定进行消毒,地面每日用消毒后的专用湿拖布擦洗。

外购的一次性无菌物品,必须先去掉外包装,经热原检测合格才能进入无菌物品存放间。

由卫生部医政司于 1994 年 10 月 13 日颁发的《医院感染管理规范试行》对外购的一次性使用无菌物品的管理规定如下:

1. 医院所购一次性使用医用器具的生产厂家,应具有医药部门和省级以上卫生行政部门颁发的"生产许可证"和"卫生许可证";推销员应具有省、市卫生行政部门核发的"推销员"证件。

2. 每次购置,必须进行质量验收,做到推销员证件、定货合同、发货地点及货款汇寄帐号与生产企业相一致;并查验每一批号产品的检验合格证、消毒日期、出厂日期和有效期。

3. 建立登记帐册,记录每次订货与到货的产品名称、数量、规格、单价、产品批号、消毒日期、出厂日期、卫生许可证号、有效期限及供需双方经办人姓名等。

4. 严格保管,不得将包装破损、超过灭菌有效期以及包装上未注明出厂日期和有效期的一次性医用器具应用于临床。

5. 使用时若发生热原反应、感染或有关医疗事件,必须按规定登记发生时间、种类;受害者临床表现、结局;所涉一次性器具的生产单位、生产日期、批号及供货单位、供货日期等,并及时上报。

6. 一次性医用器具用后,必须毁形和无害化处理,严禁重复使用和回流市场。

7. 接受医院感染管理科或专职人员对一次性使用医用器具的采购、使用管理及回收处理进行的监督、监测。

（樊彦红、王美珍）

第六节　血液净化科护理管理
（Nursing management in department of hemodialysis）

血液净化(blood purification)是将患者血液引出体外并通过一种净化装置,除去其中某些致病物质,净化血液,达到治疗疾病的目的。血液净化包括:血液透析(HD)、血液滤过(HF)、血液透析滤过(HDF)、血液灌流(HP)、连续性动静脉血液滤过(CAVH)、高流量透析(HFD)、血浆置换(PE)和免疫吸附等。腹膜透析(peritonead dialysis,PD)虽然没有体外循环,仅以灌入腹腔内的透析液与腹膜毛细血管内的血液之间水和溶质的交换达到净化血液的目的,但从广义上讲,也应包括在血液净化疗法以内。

一、布局与设备（The layout and equipment）

（一）血液净化室布局与设备

血液净化室的设备及布局,要据其规模的大小而定。一般净化室设有医生办公室、病人更衣室、工作人员更衣室、准备室、血液净化治疗室、水处理室、再生室、消耗器材复用更生室、储备室、机器维修室、实验室等。其中准备室、治疗室、水处理室、再生室的地面应铺耐酸碱的瓷砖,其透析用水和污水排出管道由专业工程师安装。血液净化室应有专用的水、电供给系统,电源应装配稳压装置,以减少或杜绝断水、断电现象的发生。

血液净化治疗室:一般分为治疗中心室、隔离治疗室和监护室,其布局要求类同手术室,应设置在光线明亮、通风良好、干燥、安静的区域,室内装饰、布置、物品配备符合无菌操作环境的要求。大的治疗中心内根据其面积可摆放 10～15 台透析机,主要用于常规维持性血透的病人。隔离治疗室根据其面积可安装 4～6 台透析机,用于需床边隔离的病人。监护室安装 1～2 台透析机,其机型应为多功能血液透析机,用于危重病人及特殊的血液净化病人。每台透析机占面积 8～10 平方米。监护室布局要考虑抢救需要。所有治疗室应紧靠医生办公室和准备室,各治疗室之间、治疗室与医生办公室之间以透明玻璃相隔,便于观察。治疗室外设病人通道,通道与治疗间以透明玻璃相隔供参观者观察室内情况。治疗室全部采用铝合金窗和门,室内安装冷、暖空调和空气层流设备。有条件的血液净化中心,应设置电脑联网监控,监控总台设置在医生办公室。护士站设在各治疗室。治疗中心室和隔离治疗室每台机器配备一张透析床或透析椅,有条件可以配备壁式供氧、吸痰装置。监护室配多功能病床,常用药或急救药柜一个,吸痰器及氧气筒各一,以及心电监护仪等急救器材。各治疗室配时钟。

水处理室:应紧靠治疗室,室内装修应为铝合金门窗,有冷气及抽湿设备。水处理系列安装在靠墙、高出地面 10 厘米的平台上,平台应稍斜向墙,防止反冲水外溢。水处理室地面安装排水管,以避免地面积水。水处理系统安装顺序:自来水→压力表→沙滤器→除铁罐→软水器→活性碳吸附→精密滤器→反渗机→产生透析用水。

再生室:应紧靠治疗室,室内光线好,安装传染性、非传染性冲洗消毒系统。各种消毒液放置架高度适宜,并设复用品放置架或柜,室内安装紫外线消毒设备,空气消毒要求同治疗室。

准备室:室内设施除按普通治疗室要求外,还应备各种透析液及专科药品、器材,并放置冰箱。

储备室:主要存放贵重的血液净化器材,室内应有冷气及抽湿设备,储备室应靠近准备室。

实验室:配备生化、血气分析等仪器。

(二)腹膜透析室的布局与设备

腹膜透析室应设置在光线充足、通风对流好、干燥、偏静的区域内。一般包括腹透操作室、手术间、污物处理室、储藏室、办公资料室。其中腹透操作室、手术间的地面用水磨石等易于清洁的材料铺设,用瓷砖或水磨石砌墙裙,配备紫外线或其他空气净化装置,室内安装冷、暖空调,设洗手池。

腹透操作室:设靠背椅及小茶几6~10张,并配备同等数量的输液架或输液导轨,配备用于存放腹透液的柜子或壁柜、恒温箱、治疗车、换药车、磅秤、时钟、书架(上放置有关腹膜透析的宣教材料),有条件的可配置用于宣教的电视机、录像机、投影机、幻灯机等。

手术间安装自动控制或双轴弹簧门,窗户须宽大,有双层玻璃。配备升降手术台、无影灯、侧灯、器械台、无菌物品及器械柜。

储藏室:用于存放腹透液,室内安装抽湿设备。

办公资料室:配备办公桌、椅、资料柜或架,有条件可配备电脑。

二、学科现状及护理工作特点(Specialty presentation and characteristic of nursing work)

(一)专科现状

血液透析作为常规治疗急、慢性肾功能衰竭仅有半个世纪的历史,随着科学技术的发展,血液净化技术及相关领域发展相当迅速。从新型血液透析机、新材料透析器、水处理设备的问世和完善,到各类型血管通路的创建、透析液的改进以及由血透技术衍生出来的各种血液净化技术,均是在近30年内发展起来的。目前,血液透析机可进行人机对话,容量控制超滤,可变钠透析。透析器除常规使用的外,一些特殊类型透析器也在研究和使用,如:用于小儿患者的婴幼儿透析器,用于出血倾向患者的免肝素透析器,用于清除中分子物质的高效透析器,具有高弥散、高超滤、高中分子清除能力的高流量透析器等。除传统的血液透析外,其他血液净化技术如:HF、HP、HFD、PE 等也在临床上广泛应用。今天血液净化技术早已超出血液透析的范畴,治疗指征也不仅限于急、慢性肾功能衰竭,它还可以治疗肾病、血液病、风湿病、免疫性疾病、神经系统疾病、药物及毒物中毒等多种跨学科的疾病。

自1923年腹膜透析首次应用于治疗尿毒症以来,腹膜透析以其方法简便、所需费用少、适合于家庭透析等特点,在世界各地广泛开展,已成为治疗急、慢性肾功能衰竭、急性药物、毒物中毒、水电解质失调等疾病的重要方法之一。腹膜透析的主要缺点是并发腹膜炎,但近年来,由于腹透装置上和技术上的革新,如:带有双绦纶套的腹透管,O 型腹透管组、Y 型腹透管组、一次性 Y 型腹透管组等的应用,腹膜炎的发生率已大大降低。此外,腹透装置的改善也有效地降低了腹膜透析并发症的发生。如:可防止出口处感染及隧道炎的 Gore－Tex 管(皮下有一圆盘)、鹅颈管(隧道部分为固定的弯曲状);可防止透析管移位的 Coil-cath 管(末端为曲状)、Oreopoulos-zellerman 管(末端有 2 个相隔 5cm 的硅胶圆盘)、Valli 管(末端为球状)、Column Disc 管(末端为蝶状)等。1976 年,加拿大学者 Popovich 和 Moncrief 提出了持续性不卧床腹膜透析(CAPD)的概念,通过透析液与腹膜连续接触,透析效果大大改善。随着 CAPD 方法和技术的不断改进,CAPD 的应用日益广泛,已成为治疗尿毒证的重要方法。近年来,随着腹膜透析机的问世,新的透析方法如:持续循环腹膜透析(CCPD)、夜间间歇性腹膜透析(NIPD)、潮式腹膜透析(TPD)、夜间潮式腹膜透析(NTPD)等。这些方法的应用,使医务人员能够根据病人的腹膜转运功能而实行个体化透析方案,提高了腹膜透析的效果。

近几年来,国内外开展了透析充分性、透析患者的营养、透析并发症防治等方面的研究,一些新技术、药物也投入使用,使透析患者的生活质量、长远存活率等有了明显的提高。

血液净化是一门新兴的学科,许多问题还在深入的研究和探索之中,透析治疗、技术水平、透析的管理、病人的长远存活率和生活质量等方面还有待进一步地提高。

(二)工作特点

1. 血液净化患者的特点是:病情较重而且必须长期接受透析治疗,有的甚至是终身透析,而每次治疗的时间也较长。有的病人部分或全部丧失劳动力及生活自理能力,生活质量差。因此,患者要面临多方面的压力,如:疾病与透析并发症所带来的不适、社会和家庭对病人的支持和认同、治疗费用能否得到保障等。护理人员必须具有爱心,给病人更多的关怀、支持、照顾和指导。

2. 血液净化的护理工作专业性较强、仪器设备较多,每日护理人员要进行多例的“体外循环”,具有一定的危险性,而且重症、急症较多,因此要求护理人员要有奉献精神、高度负责的工作态度、丰富的临床经验、娴熟的操作技术和及时发现并处理病情变化及并发症的能力,以使专科护理工作质量得到保障。

三、护理业务管理(Nursing professional management)

(一)人员配备及培训

血液净化室应根据其规模和工作任务配备人员,合理组织分工,严格执行岗位责任制,其组织结构如图 21-6-1 所示:

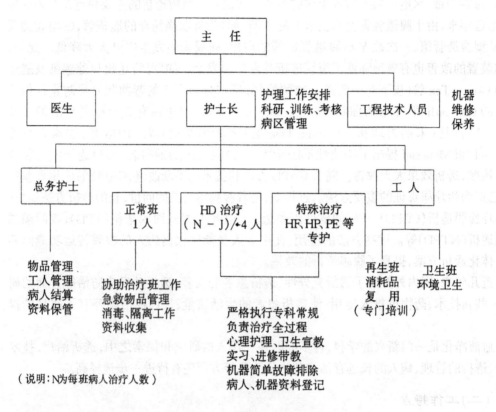

（说明：N为每班病人治疗人数）

图21-6-1　血液净化中心组织分工简图

血液净化室护理人员的配置根据机器数量和工作量而定，一般人员与机器之比为2:4，维持性透析病人与护士的比例为4~5:1，即每次治疗中，一个护士负责4~5个常规透析病人。

腹膜透析室配备1~2名专职护士。

血液净化技术是专业性很强的工作，护理管理者应充分重视并加强对护理人员的专科培训，使其掌握急、慢性肾功能衰竭及血液净化等有关理论，并能熟练掌握各种血液净化技术，通过培训考核合格后才可独立上岗。只有护理人员能够根据要求开展透析治疗，于透析中严密监测、及时发现并处理病情变化及并发症，才能保证透析的充分，提高病人生存率，从而使专科护理工作质量得到保障。

（二）血液透析（HD）护理管理

护理人员必须掌握HD基本理论和基本技术，如HD原理、内瘘穿刺及其护理、治疗中常见并发症的观察和处理、HD机器操作程序及其简单故障的排除、HD各种治疗方式的操作等。

根据医嘱选择HD治疗方案，如单超、序贯HD、无肝素HD等。治疗前了解病人体重、饮食、服药情况，测生命体征一次，查对病人的管道。治疗过程中勤巡视，测血压、脉搏1次/小时；注意管道连接、固定的可靠性，防止松脱；观察穿刺部位有无渗血，防治各种并发症的发生。

危重病人行 HD 治疗时,应严密观察病情变化,测血压、脉搏 1 次/15～30 分钟;若患者血色素＜5g,酌情备血或以新鲜血液全预冲。无肝素 HD 者,应了解贫血、出血倾向,严密观察动脉压、静脉压的变化,防止体外凝血,必要时定期给予生理盐水 200～300ml 冲管。

详细记录治疗全过程、并发症的表现及处理。HD 结束后测体重、血压、脉搏 、体温 1 次,记录脱水量。危重病人 HD 结束后,以平车送回病房,并做好交接班工作。

(三) 腹膜透析(PD)护理管理

护理人员掌握 PD 的基本理论和操作技术,如 PD 的原理、方法,PD 常见并发症的观察及处理,腹透管及隧道出口处皮肤的护理,PD 操作中的无菌操作要求等。

术前向患者及家属介绍 PD 植管术的手术方法及并发症,进行腹部皮肤备皮,并用肥皂水、清水清洗腹部皮肤,嘱病人排便,遵医嘱给予镇静、止血剂。

术后防止 PD 管受压、扭曲、牵拉,保持其功能位置;隧道出口处的皮肤应保持清洁干燥,用消毒纱布覆盖,每周用双氧水及优碘擦拭并换药 2～3 次;连接管道每 1～6 个月更换 1 次。

根据医嘱及病人的腹膜转运功能选择 PD 治疗方案,如间歇性腹膜透析(IPD)、CAPD、CCPD、NIPD、NTPD、TPD 等,并依据病人的心脏功能、水肿、尿量情况等选择透析液浓度。

PD 过程中严格执行无菌技术操作规程。透析液、管道、连接装置均应严格消毒;使用前检查透析液有无混浊、沉淀、霉变,透析液袋或瓶有无破损;操作者必须洗手、戴口罩;拆接 PD 装置过程严防污染;尽量避免在透析液中加药,确需加药应严格无菌操作。

加强透析监护。准确记录每次腹透液输入、排出的量及时间;观察透出液颜色、透明度、有无絮状物,如疑有腹膜炎应进行病原微生物培养及药敏试验;仔细观察隧道出口处皮肤有无感染征兆;定期检查腹膜转运功能;监测生命体征、测量体重、检查有无水肿情况。

(四) 其他血液净化技术护理管理

包括 HF、HDF、HP、PE、HFD、免疫吸附等。

熟悉和掌握治疗原理、适应证和治疗目的,治疗中常见并发症的观察、预防和处理;操作者应熟练掌握操作规程并严格按照实施。原则上专人特护,必要时派人协助,以确保治疗顺利进行;病情需要时,医生必须同时在场参与治疗过程。

(五) 透析患者的管理

透析患者除病情有变化或病情危重外,大部分为门诊治疗或家庭 PD。加强透析患者的管理,是减少透析治疗并发症,提高患者生活质量及长远存活率的有力措施之一。

1. 建立病人档案。包括治疗过程记录、饮食、营养状况变化、服药及透析间期不适症状、原发病及透析并发症的治疗情况等。

2．病人的健康教育。向患者介绍透析的概念及基本原理、指导进行内外瘘自我护理。对准备进行家庭 PD 的病人，进行 PD 操作技术、PD 管及隧道出口处皮肤的护理、PD 操作中的无菌技术操作、腹透液中加药技术、常见 PD 管引流障碍的原因及处理、PD 记录方法、居家 PD 物品及环境准备等的培训。

3．饮食管理。根据病人透析的种类、营养状况、原发病等情况，制定合理的饮食方案。原则为：应给予优质高蛋白、足够热量。透析患者每日摄入热能 147～167kJ/kg。蛋白质：HD：1.2g/kg，PD：1.2～1.5g/kg。HD 患者水分的摄入以每两次透析间期体重增加不超过 2 kg 为宜，并限制含钾丰富的食物。

（六）消毒隔离管理

1．血液净化室

严格区分清洁区、污染区和半污染区。清洁区包括工作人员值班室、资料室、储藏室、水处理室。半污染区包括医生办公室、工作人员更衣室、准备室、实验室。污染区包括血液净化治疗室、再生室、病人更衣室。

医护人员进入污染区需穿隔离衣、帽、鞋，操作时戴口罩、手套，离开污染区脱去隔离衣、帽、鞋、口罩等，并用 0.5% 过氧乙酸消毒双手。病员进入血透室，须更换鞋和衣服，离开时脱去。

设立 HBV 和 HCV 阳性病人专用透析区或透析室、透析机，透析机每班消毒冲洗 1 次。透析器及管道的清洗、消毒由专人负责，阳性病人透析用品在专用水池清洗。废弃的透析器、管道等物品，需经消毒后毁形处理并统一回收。

血液净化室的床单、被套、枕套一人一用一消毒，污染的工作服、被套、床单、治疗巾等用福尔马林薰蒸后送洗衣房清洗。各区清洁工具严格区分，设有明显标志，并经常消毒。

血液净化治疗室、水处理室、再生室每月做空气细菌培养 1 次，血液净化治疗室每日用紫外线或电子灭菌灯消毒 1 次，地面每日用消毒剂拖地 2 次。每两个月进行反渗水与透析液污染菌量的测定，如疑有或有病人在治疗中出现热源反应或菌血症时，应随时检测。血液净化中心工作人员相对固定，上岗前及每半年进行 1 次体检(乙型肝炎与丙型肝炎感染指标)。

2．腹膜透析室

腹透操作室、手术间保持清洁，用消毒液擦拭桌、椅及地面 2 次，用紫外线进行空气消毒 1 次；每月进行 1 次空气细菌培养。霉雨季节防潮湿。

腹透废液袋应放在有特殊标志的塑料袋内，统一送到医用废物处理站处理，不得随意丢弃。工作人员在处理腹透排出液时必须戴手套。若物品或地面被排出液污染，应及时消毒。

（七）安全管理

认真查对：进行血液透析前查对病人、透析器及管道、机器；根据医嘱选择透析方案；使用药物时严格执行三查七对。

观察细致：行血液透析前检查瘘管有无堵塞；透析过程中严密观察病情变化及有无并

发症发生,观察透析器、管道连接是否牢靠,有无破裂、渗血、漏血;勤测生命体征。

操作熟练:进行内瘘穿刺时争取一针见血,以免造成内瘘堵塞。腹透时严格无菌操作,防止腹膜炎的发生。

预防感染:严格按操作规程进行血透机、管道、透析器的冲洗、消毒,防止感染或消毒液进入病人体内。

(何燕娴)

第七节　微侵袭神经外科护理管理
(Nursing management in γ-knife therapy center)

微侵袭神经外科是现代高科技医疗技术在神经外科领域应用的综合体现,它包括立体定向术、神经内窥镜、细胞刀、介入神经放射治疗及放射神经外科(γ-刀、X-刀)等。应用这些技术能以较小的损伤来治疗神经外科疾病,达到既安全有效地治疗疾病,又最大限度地保全神经功能的目的。

一、布局与设备(The layout and equipment)

根据微侵袭神经外科装备的设置和规模可设病房、立体定向手术室、介入神经放射室和神经放射治疗室。

(一)病房

病房床位须依据微侵袭神经外科开展的项目确定。如某微侵袭神经外科中心共设病床 60 张,具体则分为立体定向手术病房 20 张,介入治疗病房 10 张,γ-刀治疗病房 30 张。根据病人经济状况及住院时间长短(立体定向术、介入病人住院时间约 5~7 天,而 γ-刀病人仅住 2 天),可将病房分为普通病房和高级观察病房。施行立体定向(内窥镜、细胞刀)及介入治疗的病人可安置在普通病房,γ-刀等治疗后的病人则可住在高级观察病房。

(二)立体定向手术室

立体定向手术室是以立体定向手术为主,同时可开展神经立体定向内窥镜手术、细胞刀手术等多项治疗。因此,立体定向手术室除配有普通手术室的设备外,还应配备有:立体定向射频仪内窥镜、细胞刀、立体定向框架、导向管支架、白质切开刀,活剪钳、微型冲洗和吸引通道,照明超声和摄像装置等。

(三)介入神经放射治疗室

介入神经放射治疗室布局分三部分:介入放射治疗室、观察室、暗室。介入放射治疗由于存在辐射损害的危险,因此在选址方面有较高的要求,要尽量远离人员密集的病房区,且最好靠近手术室以便于抢救。主要设施有 DSA(数字减影机),介入导管,球囊,弹簧圈等器材。观察室设监视系统及铅玻璃。

(四)神经放射治疗室(γ-刀、X-刀)

神经放射治疗室设头架室、规划室、治疗室和控制室,设备有:

1. 头架室:配有体定向框架以及坐椅,用于病人麻醉及固定、拆卸定向框架。

2. 规划室:配有计算机图像分析仪,定位的解剖影像可通过网络直接与治疗室计划系统计算机相连,用于剂量计划。此室相对独立,以利于医师能专心制定放射外科治疗计划。

3. 治疗室与控制室:两室相邻,中间以屏蔽隔开,统称为机房。根据神经放射治疗对影像的依赖,宜设在 MR 室附近,同时便于 MR 图片传送以及少数病人重复拍摄。治疗室安装 γ-刀或 X-刀主机,控制室设治疗监视台。另外为了使整个机房保持空气清洁,温湿度适宜,需有中央空调、抽湿机等设备。

二、学科现状与护理工作特点(Specialty presentation and characteristic of nursing work)

(一)专科现状

1. 立体定向放射外科

立体定向术已有 50 余年的发展史,它是利用立体定向头架和各种影像技术确定靶点,然后在脑神经深部的神经核和纤维束上造成小而精确的毁损灶来治疗某些功能性疾病,如帕金森氏病、癫痫、三叉神经痛等。

立体定向放射外科是采用根据立体定向的原理设计出的放射治疗设备进行放射治疗的一门新学科。此类设备(如 γ-刀、X-刀)结合神经影像学和计算机的发展,使治疗工作程序化、自动化,与传统放射治疗相比,其侵袭性更小,而疗效却显著提高。

2. 内窥镜神经外科

内窥镜神经外科治疗是指通过一支多通道的,含照明、灌洗、吸引等功能的内窥镜,引入各种工具对脑室或脑实质的病灶或结构进行处理,达到治疗目的。具体而言,是对颅内肿瘤、脑积水等疾病进行照明、摄影、录像、冲洗、吸引、止血、切割、球囊扩张等复杂操作。

早在本世纪初就有神经外科医生应用内窥镜治疗脑积水,但由于内窥镜本身性能的限制阻碍了它的发展。1970 年以后,随着光导纤维和相应工艺的进步,内窥镜的制作日益精良,目前已能制出管径细、可弯曲、易操纵的内窥镜。其导入方式亦由起初的徒手导入到立体定向导入,近来还发展到用影像导航技术导入,大大增加了导入定位的准确性。

3. 细胞刀

现在社会上泛称的细胞刀并不是治疗工具,而是立体定向手术中的一种辅助手段,医生用它来探测和描记脑深部核团释放的电活动。所谓细胞刀手术是在功能神经外科手术中加用了电极描记这一技术。在功能性神经外科手术中,医生借 CT 或 MR 初步确定毁损灶的靶点后,按其座标缓缓送入微电极,当微电极进入拟定的毁损灶区时,显示屏上会出现异常波束或声音,此区即为毁损灶的核心部位。采用此项技术,可以保证疗效,并避免损及内囊或视束等功能区。

4. 介入神经放射

介入神经放射学就是在 X 线影像的监测下，经导管将栓塞材料如球囊、弹簧圈、金属支架、栓塞剂或溶栓药物送达病变部位，对脑动、静脉畸形，脑动脉瘤，脑动、静脉漏等疾病进行治疗的一门新技术。从 70 年代至今 20 多年来，随着血管内神经外科、立体定向放射外科、神经导航技术等微侵袭神经外科的发展，导管的制作改进很快，管径细、强度大、可变曲、可操纵，并且为共轴系统，拴塞材料也在不断改进，治疗效果明显提高。尤其近 10 年由于 X 线机器设备、电子计算机技术、非离子型造影剂及血管造影术的发展，加上对神经血管解剖的进一步了解，其治疗范围正在拓宽，治疗效果日趋完善。

5. 神经放射治疗

(1)γ-刀

早在 1951 年，瑞典的 Leksell 就提出放射神经外科的概念。神经放射治疗起初应用 250KV 的 X 线设备，后经不断改进发展成为目前的 γ-刀，即采取钴 60 作为放射源，并利用立体定向的原理将 201 个钴 60 放射源集中于一点进行照射。1980 年后，CT、MRI 及 DSA 的发展促进了立体定向外科的变革，出现了更新一代的 γ-刀，其用 CT、MRI 等无创技术进行靶点定位，不仅免除了病人传统 X 线造影的痛苦，而且更安全可靠。电子计算图像分析仪的应用使剂量计算、方案制定等全部治疗工作程序化、自动化。γ-刀治疗的疾病包括颅内肿瘤、脑血管疾病、神经功能性疾病等。

(2)X-刀

X-刀(直线加速器)是在三维立体计算后采用由加速器产生的大剂量高能 X 射线以几何法聚集，并一次性(或几次)旋转照射破坏病灶而达到治疗目的。近年来，由于 X-刀设备的不断完善，其功能具有了与 γ-刀同样的疗效。因其操作简单且治疗费用低，目前在临床上的应用范围正逐渐增大。

(二)护理工作特点

1. 病情观察要求高

病人于手术后第 2 天常需经历一个急性期，此期内病人可因脑水肿而表现出一系列颅内高压的症状和体征。为防止颅内高压进一步发展造成脑疝等恶性后果，护士应密切观察病情，及时发现病人急性期的表现，并通知医生予以处理。

2. 心理护理任务繁重

接受微侵袭神经外科治疗的病人往往对治疗效果的期望值过高，认为手术后即能迅速恢复正常。而实际行 γ-刀等治疗后，病人一般都需要一个较为漫长的康复期，这一时期可长至半年左右。为防止病人术后产生焦躁、失望等负性情绪，护士应于病人入院时即开始，向病人介绍手术的效果及恢复的过程，并针对病人的负性情绪进行心理护理，使其保持良好的心理状态，积极配合治疗。

三、护理业务管理(Nursing professional management)

微侵袭神经外科的护理管理主要围绕四个方面：

(一)人员配备与培训

病房一般只设一个护理单元,护士长、总务护士各1名,护士若干名。立体定向手术室须设洗手、巡回护士各1名。微侵袭神经外科的护理人员要求具有良好的职业素质、扎实的神经外科理论知识以及娴熟的技术操作技能,并掌握各类治疗方式的基本原理。培训即围绕这三方面进行。

1. 培养良好的职业素质:主要从语言、礼仪仪表、沟通技巧以及工作心态等方面对护士进行培训和考核。

2. 专科理论培训:微侵袭神经外科是以神经外科为基础的专门学科,所以对于神经外科的基础理论应重点培训,内容包括:神经系统解剖、生理及各类疾病的临床表现、并发症。另外,还应组织护士对各种治疗方法即γ-刀、内窥镜、介入放射治疗、立体定向术等的基本原理进行学习。

3. 技术操作训练:主要对专科手术的治疗配合及部分特殊仪器的操作进行强化培训,达到使护士熟悉手术程序、熟练掌握仪器操作以及能妥善保养仪器的目的。

(二)病人的管理

微侵袭神经外科手术的病人必须根据术后的护理要求进行分区管理。监护室、护士站两侧分别安置立体定向手术和介入治疗后的病人,以便观察病情和抢救,γ-刀、X-刀治疗后的病人除病情较重者外,通常安置在安静的高层病房,保证病人的休息。分区管理不仅方便了医生、护士的工作,也有利于病人相互之间的交流。

(三)微侵袭围手术期的护理管理

1. 手术前准备

微侵袭神经外科各种手术前准备大致相同,包括:术前1天剃头(备皮),术晨肌注镇静剂、测量生命体征。此外,小儿于手术前1天应测体重,介入病人应于术前1天会阴部备皮,术晨上尿管。

2. 手术中配合

(1)立体定向术、内窥镜、细胞刀手术的病人术前准备完毕后,由护士送入头架室,安装立体定向框架进行MR定位扫描,靶点确定后进入手术室。麻醉后,头颅钻孔,用微电极深入靶点,用立体定向射频仪或内窥镜对靶点进行损毁、吸引、止血等治疗。如用细胞刀,则应用微电极深入靶区后观察脑细胞电波动情况无异常再行毁损。其间护士协助医生准备局麻药、手术器械、调节电凝强度、传递器械并观察病人状况。治疗完毕后护士协助医生缝合头皮,送病人回病房。

(2)介入治疗病人由护士直接送入介入治疗室。治疗室护士准备介入手术物品:导管、导丝、弹簧圈、球囊及造影剂、常用无菌器械等,并建立静脉通道、铺手术单、装片。医生行股动脉插管造影,需栓塞者立即栓塞。术中护士及放射技师协助医生操作并配合摄影,严密观察病人有无出血、脑血管痉挛等情况,治疗完毕于拔管后加压止血,用平车将病人送回病房。

（3）神经放射（γ-刀、X–刀）治疗：病人术前准备完毕进入头架室，护士协助医生安装立体定向头架和测量头围，之后送入 MR 室扫描，图片传入规划室图像分析仪进行靶点照射剂量规划设计，确定后再将病人送入 γ-刀或 X-刀治疗室进行病灶损毁。其间护士要协助医生监控病人治疗情况和定时调整坐标，发现异常立即报告医生，以停止治疗并协助处理。

3．术后护理

神经放射治疗、术后病人常出现不同程度的反应，对急性反应严重或出现并发症者应进行持续监护。不同治疗术后的观察重点是：

（1）行立体定向术（内窥镜、细胞刀）的病人由于多为帕金森氏病、癫痫等，为防止意外损伤，术后应要求病人卧床休息，严禁过早下床行走。同时嘱病人切勿用力大便，尤其有高血压病史者。护士还要注意观察肌力，并为肢体功能锻炼制定目标；注意观察癫痫发作，记录发作次数和时间，为后期治疗提供依据。

（2）介入病人多为脑动静脉畸形、脑动脉瘤等，手术后护理的重点是观察股动脉、足背动脉的搏动情况及防止穿刺部位出血。一般要求予以加压包扎止血，并绝对卧床 12 小时，不得随意弯曲穿刺侧大腿。另要注意观察病人有无偏瘫，此症多因出血或血管痉挛引起。若病人吞咽时呛咳应考虑球麻库，必须禁止食用一切食物或水，采用鼻饲饮食。当出现上述情况需使用扩血管药和溶栓药品时，护士要严格按照医嘱执行。

（3）γ-刀、X-刀术后主要观察头痛及脑水肿情况，注意区别患者是疾病所致头痛还是安装头架所致头痛，以及脑水肿是病变产生的还是放射性脑水肿等。

（四）仪器设备管理

微侵袭神经外科设备包括 γ-刀、X-刀、DSA 数字减影机、立体定向射频仪、细胞刀、内窥镜等，属高科技医疗产品，仪器精密、价值昂贵，需要妥善管理。

1．计算机放射治疗系统应由专人负责操作，操作人员应熟悉所使用的机器性能，熟记操作程序，非指定操作人员不得开机使用。

2．开机前应按常规检查机器，确认无异常后方可开机使用。

3．机器使用中若发现有异常情况，应立即停机，并通知维修人员进行检查维修，维修情况应详细记录。

4．经常保持机器和室内清洁，保持机房内温度和湿度在要求范围内。

5．增强工作人员的防火、防盗意识，采取严格的防范措施。

（五）消毒管理

1．设备的消毒管理：立体定向射频仪、细胞刀使用后可用无水酒精擦拭。内窥镜于手术后用戊二醛浸泡 10 分钟后，再用清水冲净、晾干后熏蒸。γ-刀、X-刀每日用紫外线灯照射消毒 30 分钟。

2．工作间消毒管理：手术室、介入治疗室、γ-刀治疗室为无菌区，监控室、准备室为清洁区。无菌区按照无菌区的消毒制度进行清洁消毒，每日常规打扫卫生，用消毒水擦拭物品，紫外线照射 1 小时，每两周彻底打扫卫生 1 次。清洁区每日打扫卫生，清水擦拭物品，紫外线照射半小时,每月彻底打扫卫生1次,并行空气追踪监测。

(秦春玲、周 彧)

第八节 妇产科护理管理
(Nursing management in department of obstetrics and gynecology)

妇产科学通过研究妇女在妊娠、分娩和产褥期的生理和病理,胎儿及新生儿的生理和病理,以及非妊娠状态下妇女生殖系统可能遇到的一切特殊变化,包括所有与妇女生理有关的疾病,为妇女和婴儿提供保健及防治疾病的服务。妇产科学在临床上分为妇科学和产科学,它们在门诊、病房的布局和设备、护理、管理等方面都有相应的特殊要求。

一、布局与设备(The layout and equipment)

妇产科除和其他科室一样设有门诊、病区外,还必须另设待产室、分娩室(正常产与异常产)及爱婴区。

(一)门诊

妇产科门诊经常接待急待分娩的产妇或失血休克的病人,故应设在距分娩室及手术室较近的地方。分设有:

1. 候诊室 可容适量人数候诊,室内设分诊台、服务台、呼号指示灯及候诊椅。

2. 产科诊察室 接待正、异常产妇的产前检查与处理,兼做急诊室。产妇多时可另设急诊室。

3. 产科内诊室 供产前检查用,应设诊察床及内诊台,并设便池一个。

4. 妇科预诊室 作为一般病人采集病历及外诊检查使用,根据门诊量可设1~2间或数间。

5. 妇科内诊室 如有两个妇科内诊室,可设在两个预诊室之间,并与各诊察室直接连通,内设内诊台、器械台及其他附属设备。

6. 处置室 供妇产科门诊综合使用。用于准备器械、用品,进行简易的治疗(宫颈电烙或冷冻方法),换药、切开及各种注射(包括静脉滴注)。室内设内诊台、诊察台、器械台及其他抢救用品。

7. 急诊抢救室 用于抢救处理急重病人。室内设治疗台、麻醉机、呼吸机、心脏起搏器、除颤器以及输血补液全套设备、急救药品等,急重病人少的也可和急诊室合用。

8. 特殊检查室及化验室 有条件的可设阴道镜(或阴道显微镜)、宫腔镜以及细胞检查室。根据需要和可能亦可设超声波检查室、内分泌检查室以及染色体检查室等。

9. 计划生育门诊 应包括①诊察室:室内设诊察床、内诊台及附属设备;②休息室:

有服务台及适量的床位等;③手术室:即计划生育小型手术室(人工流产、上环、取环)。室内设有手术床、器械台、半自控人工流产吸引器,并在室内设小型隔音室以供放吸引器用。有条件的应配有空气调节设备;④洗手室;⑤沐浴室。

10. 门诊科研办公室　有条件的可开辟计划生育指导门诊和有关遗传咨询的门诊。

11. 仓库及厕所

(二) 病房

妇科病房和产科病房应分开设立,妇科病房和产科病房的布局和设施基本与普通病房相同。为适应妇产科住院病人的特点及需要,二人以上的病房于床单位之间宜以布帘隔开,无条件时也应备有屏风。

产科病房应将产前与产后病人分室收治,正常产和异常产也应分开。正常产后母婴应同室,母婴同室是指分娩后母亲和婴儿24小时同室,每天医疗操作等造成的分离时间不超过1小时。

母婴同室床位以1~2张为宜,并配有婴儿床,每一名产妇和一名新生儿为一个母婴单元,每单元的面积不得小于6m²。病室内应有隔音设备、新生儿保暖箱及空气消毒设备。室内保持一定的室温,冬天室温应保持在22℃以上。病室阳台最好装玻璃窗,便于产妇、婴儿进行日光浴和产后保健。母婴监护病房应备有抢救药品、物品,中心供氧、负压吸引装置,输液泵、心电监护仪等。有条件的医院可设家庭化母婴同室房间,病房在普通母婴同室房间的基础上另外设置电视、电话、冰箱、微波炉、卫生间等生活设施。

(三) 分娩室

1. 待产室　凡产妇进入分娩第一期,均应送入待产室观察待产。待产室内一侧另设厕所。待产室应备有胎心音听筒、胎心监护仪、血压计、查肛指套、润滑油、备皮刀、肥皂水等。

2. 隔离待产室　为有传染病的产妇待产用。设施同待产室。

3. 正常产分娩室　室内设适当数量的产床(可按每月分娩数每50人左右设一张产床),操作台及附属设备。分娩室应和婴儿室毗邻。

4. 异常产分娩室　为解决各种难产用,亦可用于重危产妇不能搬动时做临时开腹手术室用。室内应有开腹手术的全套设备和抢救药品器材,具体包括万能手术床、常用难产手术器械、抢救器械以及急救药品。

5. 隔离分娩室　有条件的医院,应设隔离分娩室,为有传染病的产妇分娩用。用后室内物品应彻底消毒。其入口处应备有专用的口罩、帽子、手套、隔离衣及消毒水等。

6. 洗手室　能容纳2~3人同时洗手,最好设在分娩室之间。两室间用玻璃隔开,以便于观察分娩室内情况。

7. 准备室　用以做器材擦拭、敷布叠包等待送消毒的准备工作。

8. 监护室　在产妇多或有条件的医院应设监护室,室内设有分娩监护仪、新生儿监护仪、心脏起搏器、除颤器、抢救设备等,应有空气调节设备。

此外,还应设卫生室、办公室、更衣室、工作人员厕所及淋浴室、仓库等。

按消毒隔离制度规定,分娩室应分为无菌区、缓冲区。正常产分娩室、异常产分娩室、隔离分娩室、手术室应设在无菌区内,缓冲区内设待产室、隔离待产室、灌肠室(内设卫生间)、洗手室、准备室、更衣室、办公室等。分娩室应设三条通道,即病人通道、工作人员通道、污物通道。病人通道宜邻近待产室,工作人员通道应靠近更衣室,污物通道设在分娩室,以使污物直接从外走廊运出。

(四)爱婴区

应设有病房、洗婴室、人奶库、激光室、治疗室、宣教室等。为了适应早产儿、高危儿的免疫特点,防止交叉感染,病房中应分开设立早产儿、高危儿室与病婴隔离室。各室内除设有适当数量的婴儿床外,还应各配有一定数量的保温箱、治疗用具、抢救药品等,有条件的应配新生儿监护仪等。

此外,还应设立人奶库,以便母亲或婴儿因生理、病理原因不能直接哺乳时,可将健康母乳挤出存于人奶库以备用。室内应有冰箱、巴氏消毒柜、工作台等设施。

二、学科现状与护理工作特点(Specialty presentation and characteristic of nursing work)

(一)学科现状

随着妇产科专科理论和技术的发展,妇产科的分科越来越细。妇科分为小儿妇科学、成人妇科学和老人妇科学;产科学则分为生理产科学、病理产科学及胎儿学;随着计划生育的进展,又形成了与之相关的新学科,如人类生殖学、人类生殖内分泌学、人类遗传学等。目前国内外对下丘脑神经内分泌的研究取得了重大进展,在妇产科遗传疾病的治疗方面也取得了一些突破,免疫与妇产科肿瘤、感染、生殖等的关系正日益受到人们的重视,有的已从基础研究过渡到临床阶段。

妇产科临床医疗工作也取得了重大的进展。在妇科学领域,由于对妇科肿瘤研究的重视,诊断、治疗手段越来越先进,从而提高了恶性肿瘤的早期发现、早期诊断、早期治疗率及存活率;新技术的广泛应用,如"B"型超声、腹腔镜、宫腔镜等提高了妇科疾病的诊断准确率;激光、冷冻疗法为外阴疾患、宫颈糜烂等的治疗提供了先进的手段;同时积极探索新领域,目前在妇科整形方面已能通过自体肠管移植实施阴道成形术,对异体移植的研究也在积极探索中。

为适应时代进步和医学科学发展的需要,产科工作改变了过去以母体为中心的医疗体制,建立了母子统一管理的围产期医疗系统,对孕妇(尤其是高危孕产妇)、胎儿及新生儿提出了一整套科学的管理方法和先进的检查监护措施。围产期保健工作的开展,不仅防治了许多产科并发症,降低了孕产妇死亡率,而且提高了新生儿存活率。

计划生育工作也进展迅速。避孕药具的质量不断改进;各种激素或中药类的避孕药不断开发并得到应用;输卵管结扎手术除采用腹部小切口扎管术外,还开展了粘堵手术;剖宫术被人工流产电吸所取代。

（二）护理工作特点

随着妇产科学的发展,护理工作也发生了新的变化:

1. 孕产妇保健成为护理工作的重点　孕产妇保健是妇产科学的一个重要组成部分。随着人民文化水平的提高,孕产妇对保健的要求越来越高,我国计划生育的基本国策也对孕产妇保健工作提出了更高的要求,孕产妇保健已成为妇产科护理工作的重点。妇产科护理工作者必须充分认识危害母婴健康的各种因素,重视围产期(尤其是高危妊娠)的管理。

2. 围产儿保健对护理工作提出了更高的要求　围产期保健工作的开展使得围产儿的保健也受到了相当的重视,因此护理人员应注意加强学习,掌握围产儿保健的知识和技术,熟悉围产儿各种疾病的诊断方法,注重优生优育,推行母乳喂养。

3. 现代科学技术广泛应用于妇产科临床　护理人员必须认真学习新知识、新技术,才能跟上新形势。

三、护理业务管理（Nursing professional management）

妇产科的门诊、病房、分娩室和爱婴区由于专业范围不同,在人员配备、业务管理和对护理人员的业务技术要求上也有所区别。

（一）人员配置

配置妇产科护理人员时,应考虑专业技能要求。如分娩室应配置助产士,而病房、爱婴区则配备一般的护理专业人员。编制人数可参见本书第八章第三节,其中由于产房工作量较大,助产士与产床之比可按3:1配备。有条件的医院,门诊、病房、分娩室和爱婴区的护理人员最好相对固定,这样不仅有利于护士的专业成长,也利于护理质量的提高。

（二）规章制度

妇产科护理工作的规章制度包括护理工作规范、探视制度、消毒隔离制度及护士进修、学习、查房制度等。

妇产科护理管理者应根据门诊、病房、分娩室、爱婴区护理工作的不同任务、要求和特点,制定相应的工作规范。

妇科探视可参照外科系统病房管理,产科探视应严格限制人数(每次至多2人),且时间不宜过长。为保护孕产妇健康,对家属携带的食物应经检查后方可食用。

（三）技术管理

妇产科以手术治疗为主,同时还要对胎儿及新生儿进行监护和治疗,因此兼有外科和儿科的特点,护理技术管理因而亦具有一定的复杂性和特殊性。

1. 产科紧急入院多、急症手术多、抢救工作多、产妇临产及分娩变化也多,因此,护理人员必须牢固掌握相关专科知识,并能熟练使用产科监护及急救设施,在工作中做到观察仔细、判断准确、技术娴熟、处理果断。同时,护士长在排班及安排休假时应考虑到产科护理工作的这些特点,给予恰当、合理的安排。

2．在爱婴区工作的护理人员应熟悉新生儿的生理、病理特点,掌握相关的护理技术,对新生儿充满爱心、耐心,给予无微不至的照顾。

3．妇科具有外科特点。妇科病人中有相当多是肿瘤病人,大部分需手术治疗,一部分还需化疗及放疗。因此,妇科病房的工作人员应熟练掌握妇科围手术期的护理技能,为病人提供全面、周到的护理,包括必要的心理支持。

4．计划生育工作,在技术上与妇产科有着密切的联系,因此妇产科护理人员必须全面掌握关于计划生育的知识和技术。

5．由于妇产科的服务对象主要为女性,工作中常涉及到病人隐私,因此护理人员应具备尊重妇女、尊重他人隐私的品德,工作作风严肃文明。

随着妇产科的进展,对护理工作的要求也越来越高,因此妇产科护理人员应加强新业务新技术的学习,以跟上形势的发展。

（四）感染控制

妇产科收治及诊视的对象,除了通常意义上的病人外,其门诊近 1/3、病房近 1/2 的妇女是因为计划生育、产前检查及正常产等而来医院的。妇女和婴儿,都属于脆弱人群之列,为保障她们的健康,必须加强感染控制,防止交叉感染。

1．有条件的综合性医院应将正常产、异常产、妇科、计划生育的病房和门诊分开设立;条件不够的医院,也应将正常产和异常产的病房分开。

2．分娩室及婴儿室对消毒隔离及无菌技术要求高,要与手术室同样管理。

3．早产儿、高危儿室应谢绝家属探视。所有工作人员入室应更换工作服,穿工作鞋,并且需洗手后方可触摸婴儿。工作人员患上呼吸道感染、急性胃肠炎等疾病者,不得入分娩室、婴儿室。

（五）生活护理管理

妇产科的服务对象,尤其是分娩后的产妇及新生儿,需要全面的照顾,应重视对其生活护理的管理。

1．保持休息环境的舒适、清洁、安静。医疗护理活动最好集中在一个时间段完成,以减少对其哺乳及休息的干扰。

2．根据产妇的生理特点及需要,医院应为其特设适宜的饮食。尤其应为刚分娩的产妇备有一些简单的高质量的临时饮食。

3．分娩室、爱婴区、产科病房应长年供应温热水,以备产妇洗脸、洗手、擦浴和婴儿洗澡用。

4．配备适当数量的护理员,以协助照顾产妇及新生儿的日常生活。由于夜间分娩者较多,故夜间也应设有卫生员协助医护人员处理卫生工作。

（刘　娟、郭智勇）

第九节　儿科护理管理

（Nursing management in department of paediatrics）

儿科护理是研究从胎儿至青少年这一时期生长发育、保健及疾病防治的护理科学。随着社会的进步,儿科护理的工作内容己在原来单纯疾病护理的基础上扩大到预防疾病和促进小儿身体、心理的健康发育。

一、布局与设备（The layout and equipment）

（一）门诊的布局

儿科门诊由分诊室、隔离诊室和一般诊室组成。其中分诊室设于中间,并分设两个门通向隔离诊室和一般诊室。隔离诊室和一般诊室各设一走廊分别通向隔离病区和非隔离病区。

（二）病区的布局与设备

有条件的医院可将儿科病区按婴儿组、幼儿组、学龄期组划分为三个区,在各个区内按不同期儿童的特点布置病房。另设有新生儿区,内设更衣室、奶库、哺乳室、沐浴室和病区,其中病区又分设感染病区和非感染病区。

病区应设有中心吸氧、吸痰装置,并配有婴儿温箱、蓝光治疗箱、心电监护仪、红外线抢救台、人工呼吸机、输液泵、注射泵等。病区可设儿童活动室,内放大型玩具、积木、图书等。

门诊和病区的装饰应具有儿童特色,墙壁上有儿童熟悉的图画,走廊摆设可爱有趣的塑像,以缓解儿童的紧张陌生情绪。

二、学科现状与护理工作特点（Specialty presentation and characteristic of nursing work）

（一）学科现状

近二十年来,儿科技术发展迅速,新的进展包括:用心导管检查、冠状动脉造影、彩色多普勒超声心动图、球囊导管技术进行小儿先天性心脏病的诊断和治疗,用肝穿刺、肾穿刺及电子显微镜超微结构病理分析诊断肝、肾疾病,将胎肝细胞输入和骨髓移植用于治疗再生障碍性贫血和白血病,采用分子生物学检测方法诊断地中海贫血,用CT、磁共振影象诊断体内各部位占位性病变,用PCR（polymerase chain reaction）技术检测小儿乙型和丙型肝炎病毒等。

（二）护理工作特点

1. 小儿生理方面的特点及相应护理要求

小儿的生理状况与成人不同，因而护理时亦有所不同。如婴儿的头长约为身长的1/4，头部相对地较重，因此抱婴儿时，要注意保护头部。小儿骨骼比较柔软并富有弹性，长期受外力影响时容易变形，因此应避免长期的外力作用。小儿关节附近韧带较松，某些关节的臼窝较浅，应避免过度牵拉或负重，以防脱臼及损伤。小儿呼吸道管腔狭窄，粘膜血管丰富，软骨柔软，容易发生管腔阻塞，导致呼吸困难，因此应加强对小儿呼吸状况的观察。小儿中枢神经系统调节功能差，并且体表面积相对较大，皮肤的汗腺发育不良，特别是新生儿皮下脂肪薄弱，肌肉不发达、运动能力弱，故体温极易波动。为此，护士应对小儿的体温多予以重视并及时采取保温措施。由于免疫学上的特点，婴儿易被细菌和病毒感染，因此，对婴儿操作时尤应加强无菌观念，预防交叉感染。小儿年龄越小，生长越快，其营养需要量及总液体量相对越高，而小儿胃容量有限，消化能力弱，故对小儿的喂养必须给予科学的指导。

2. 小儿的心理特点及护理要求

小儿喜动，好奇心重，模仿性强但缺乏经验，因而容易发生意外。护理人员应在护理过程中提供安全保护。小儿在自我表达方面能力较低，同时对某些成人的语言亦不太能领会。护理人员应根据小儿各阶段的智力发展特征，用儿童的语言与之沟通；并可与其家长建立友好的关系，得到他们的信任和配合，使他们成为小儿与医护人员之间有效的沟通媒介。

面对处于智力发展阶段的小儿，护理人员还应担负起教育儿童的职责。针对小儿好模仿的特点，护理人员应在日常工作中自觉注意自身的行为表现，处处为人师表，以在潜移默化中对小儿产生良好的影响。除此之外，护理人员还应运用小儿心理学、教育学的观点于日常小事中教育患儿，以使其在心智方面健康成长。

三、护理业务管理（Nursing professional management）

（一）婴幼儿喂养管理

对婴儿应鼓励母乳喂养。向母亲宣传母乳喂养的好处和方法，指导她们正确哺乳。在母乳不足时，加用鲜牛奶或奶粉。按时添加辅食，添加辅助食品的原则是：按照婴儿消化能力及营养需要逐渐添加，加量由少到多，从稀到稠，从淡到浓。炎夏季节或婴儿有消化不良时，应延缓增加新的食品。婴儿个体差异较大，宜灵活掌握添食品的品种、数量及开始月龄。随着小儿消化功能的不断完善，食物的烹调方法可逐渐接近成人。饮食应该从乳类为主转变为谷类、鱼肉、蔬菜等为主。

（二）患儿的心理护理管理

向父母及保育人员了解患儿的心理情况、性格特点和生活习惯，如喜欢的玩具、表达需要的方式,以便能提供适合其特点的身心护理。根据患儿的年龄和理解能力,用其可理解的语言介绍医院环境和同室其他的小朋友,帮助患儿尽快适应新的环境。以亲切的态度接触患儿,多给他微笑和鼓励。在进行各项护理操作时,了解患儿的身心需要,并给予适当的满足。

(三)儿科病房的安全管理

病室窗台、墙的转角、柜角等突出部分,应设计成圆钝形,以避免小儿碰伤。热水瓶应固定在小儿不易触到的位置,以免烫伤。患儿进行治疗时必须有专人守护,床应设护栏,工作人员或陪护者离开时应关好床栏。一切尖利物品及玻璃制品,如别针、图钉、玻璃球、小刀、剪刀、特别是注射器的针头、头皮针均不可留在病区和病床上。婴儿应禁止吃瓜子、小豆类食物,以免呛入气管。饮食时应注意防止骨头、鱼刺或果核误吞。勿让小儿进入治疗室和处置室玩耍,各药柜的门要关严,以免误食药物或接触外用有毒药品。

(四)儿科的感染控制管理

按疾病分类收容。疑似传染病者及时隔离观察,已确诊为传染病者应及早转科隔离。对与传染病有接触的易感患儿要做好检疫隔离。凡被传染病患儿污染过的房间,用具等要进行消毒处理。在接触有传染性患儿时应戴口罩,操作后及时消毒双手及用具。教育陪伴人员和患儿:各病房病种不同,为防止相互传染,不要互串病房。护理人员在摆药、发药、喂食前要洗手。

新生儿病区的消毒隔离:新生儿病区应分感染病区和非感染病区,按疾病种类分区收容。应装备良好的空调系统,空气气流应从清洁区流向污染区,最好采用层流净化空气系统,使进入病区的空气新鲜、无菌;或可采用空气消毒剂,消毒剂的选择以有效、无毒、经济为原则。病区入口处应设置更衣、更鞋和洗手设备,备有消毒溶液。工作人员进入时应首先更衣、更鞋、戴口罩、洗手。所有新生儿的用品,如被服、毛巾、脸盆、奶具等均应一人一用一消毒。检诊用品如听诊器、皮尺、体温计等均另备专用。应有奶具和被服消毒设备。对病室的空气、地面、墙壁、仪器设备等有定期消毒的措施。每月进行感染监测,包括空气培养、物体表面细菌培养、奶制品培养、工作人员的手和咽拭子培养,如结果有不符合要求者,应及时采取措施纠正。

(五)儿科护士的技术培训

管理人员应对不同层次的护士提出培养目标,并制定相应的培训计划。如新护士培训要求在2~4个月内掌握小儿四肢和头皮小静脉穿刺技术,股动脉、股静脉采血技术,小儿中段尿标本的留取,小儿胃管留置法,小儿吸痰法,并能解决常见的护理问题,于考核合格后方可上岗。

(邓维英)

第十节 涉外病房护理管理

（Nursing management in ward concerning foreign patient）

一、布局与设备（The layout and equipment）

涉外病房一般以花园式小楼的形式，并单独设在一个区域，由病区、门诊和临床检查区及配套服务区三部分组成。

（一）病区的布局与设备

涉外病房病区布局与医院临床科室大体相近。病房内的设备因其服务对象的特殊性而与一般病房有所不同，除应配有一般病房的设备以外，还应按宾馆式的要求增加相应设备。病房按建筑结构分为普通病房和套房两类。

1. 普通病房的设备

普通病房分为单人房和双人房。

病房内除配有一般病房的必需设备外，为方便患者的饮食起居，还配有冰箱、食品柜、电视机和电话。设有单独的卫生间，保证24小时热水供应。

2. 套房的设备

在普通病房的基础上配有单独的厨房，内设炊具和餐具等，以方便病人及家属根据需要准备饮食。

病区内还应设有监护室，设备与临床科室的监护室相同。

（二）配套服务区的设施

涉外病房内设配套服务区，提供各种医疗以外的服务项目。一般包括美容厅、餐厅、健身房及娱乐室，并设有公用配餐房，以方便普通病房的病人及家属配餐。此外，还应提供复印、传真、长途电话等服务。

（三）门诊和临床检查区设施

涉外病房一般设有单独的门诊及临床检查室和药房，可进行B超、心电图等一般检查。为方便患者就诊，可设导诊护士。

二、学科现状与护理工作特点（Specialty presentation and characteristic of nursing work）

1. 护理对象差异大

涉外病房的对象在身份、文化水平及语言方面差异很大。病人可能是受过高等教育的专家学者，也可能是受过较少教育的私营企业业主。由于来自多个国家和地区，病人的语言可为多种外语或多种方言。

2. 涉及的疾病多种多样

涉外病房一般为综合性的科室,收治患有不同系统疾患的病人。由于病人来自于不同地域,受其特定生活方式、生活环境的影响,可能患有国内罕见的疾病。因此,护理人员应具有较为广博的理论知识,才能较好地完成护理工作。在护理过程中,应警惕由国外带入的传染病,尤其是艾滋病,应及早发现,并采取相应的措施。

3. 护理技术操作项目多

涉外病房病种繁多,所采取的治疗措施也多种多样,护理技术操作项目也多,要求高,护士应具有较为全面的操作技能。

4. 服务质量要求高

涉外病房的病人一般对服务的质量要求较高。医护人员不仅要有精湛的技艺,还应有良好的服务态度和语言、行为习惯,以满足病人的需要。

三、护理业务管理(Nursing professional management)

针对涉外病房护理工作的特点,护理业务管理应着重抓好以下几个方面:

(1) 加强护理人员培训

涉外病房的病人来自于国外或港、澳、台地区。为使护士保持自尊自爱、不为利益所诱惑,应加强护士职业素质培训。

针对涉外病房对护士理论及技能要求较高的特点,应重视专业培训。可采用讲课等形式组织护士学习各种疾病知识,在护理技能培训方面可采取骨干示范、到临床科室轮转等方式。应定期对护士进行理论及技能的考核,了解护士掌握的程度,有针对性加强培训。

由于病人对服务质量的要求较高,应将礼仪培训列为培训的重要内容。一般于护士上岗前即进行仪表、行为、语言等方面的培训,要求护士必须熟记服务用语、忌语、行为举止的要求及着装要求等。还应对护士进行适当的语言培训,掌握常见语种的日常用语,以便于和病人沟通。

(2) 开展多元文化护理

涉外病房的病人来自不同的国家和地区,属于不同的民族,并往往有着特定的宗教信仰,多元文化护理即针对病人由民族、宗教信仰等不同造成的文化差异进行不同的护理,以表示对患者的尊重并使其有归属感。为使护士掌握开展多元化文化护理所应具备的相应知识,可采用录像、由病人讲解等形式,向护士介绍不同民族的风俗习惯及各种宗教信仰者的忌讳等。

(3) 病区环境管理

涉外病房的病人对环境要求较高。管理者应加强环境卫生的检查,督促护士及清洁人员时刻保持环境的整洁。病人对床单位的整洁尤其注重,应适当多配备被服,进行环境检查时应将床单位的检查列为重点,要求护士及时更换或整理床单位。

（周　或、王艳慧）

第十一节　整形外科护理管理
（Nursing management in department of plastic surgery）

整形外科又称整复外科或成形外科,是外科学的一个分支,是以对体表的创伤、病损、残缺及畸形进行修复重建或再造为主要工作内容的综合性专科。

一、布局与设备（The layout and equipment）

（一）布局

整形外科的门诊、病区及办公区各有特点及要求。整形门诊一般设有咨询服务台、挂号处、候诊室、接诊室、形象设计室、资料室、美容室、治疗室、手术室、换药室等,在布局上分诊断区和治疗区两大区域。诊断区以咨询服务台及挂号处为中心,候诊室、接诊室、形象设计室、资料室及美容室呈环形分布于周围。其中美容室为窗口性单位,应位于较突出的位置,室内橱窗、宣传栏展示的内容应突出科室的主要业务项目和技术特色。治疗区相对隔离,布局从外向内按照对清洁无菌要求的高低程度依次为换药室、治疗室、手术室。

病区设有普通病房、贵宾病房、监护室、处置室、换药室、护理站、库房、膳食室、独立卫生间及医、护士办公室、值班室等。病房布局上从外到里依次为创面病区、瘢痕病区、美容病区及颅面外科病区。

（二）设备

整形外科与护理相关的设备相对较少,一般有心电监护仪、负压吸痰器、吸氧设备、负压引流装置、超声多谱勒监护仪、皮温计等。

二、学科现状与护理工作特点（Specialty presentation and characteristic of nursing work）

（一）专科现状

整形外科是一个新兴的专业,虽然仅有70～80年历史,但有关体表缺陷整复的技术早在古代就有,如公元前6世纪印度即有鼻再造及耳垂修复记载。20世纪植皮术开始成熟,皮瓣转移及皮管技术的发明使整形外科进入了一个新领域。改革开放以后,美容外科技术在我国迅速普及,除开展传统的双眼皮、隆鼻、隆胸及抽脂减肥等手术外,近年来激光美容技术及颅面外科技术正日渐成为整形外科发展的热门。随着人类对生存质量的要求日益提高,整形外科将日益成为临床医学中不可或缺的生命力旺盛的专业。

（二）业务范围

整形外科的业务范围一般分三大类,第一类为烧伤、创伤后瘢痕畸形的整复与器官再造;第二类为先天性畸形的整复;第三类为美容手术和治疗。常用的治疗方法有 10 种:1.心理咨询或心理治疗,为最重要的方法之一,贯穿于从接诊、术前谈话到术后护理的每一个环节;2.美容护肤治疗,主要是日常美容生活护理;3.电离子、高频、微波等治疗,主要治疗皮肤表面微小皮损性疾病;4.注射治疗,适合瘢痕松解或凹陷填充等情况;5.输液治疗,应用各种药物治疗代谢性皮肤色素疾病;6.激光治疗,治疗先天性及外源性皮肤色素性疾病,皮肤浅表血管性疾病,皮肤小肿物,皮肤磨削及切割手术;7.植皮或皮瓣手术,一般为瘢痕治疗的方法;8.扩张器手术,为皮源不足时获得额外皮肤的有效方法;9.假体植入手术,一般用于各种缺陷的填充;10.颅面外科手术,用于颅面骨骼的整复或重新塑型。

(三)整形外科工作特点

1.病人的特点

整形外科病人大多具有先天发育异常或多种原因所致的后天畸形,由于不能像正常人一样地生活、学习和工作,往往性格内向、孤僻、自卑、敏感、多疑。较多病人对治疗效果期望值太高,与整形外科实际上能解决的问题有一定差距。上述问题给心理护理带来了困难。

2.治疗的特点

由于整形外科病人在心理上的特殊性,在护理上除一般外科的常规手术前后护理外,特别突出的是心理护理,应充分了解病人的心理状况,密切与医生配合,运用专业知识及技巧,及时解除患者的病痛及心理障碍。对于整形美容外科而言,心理咨询或心理治疗与手术治疗同样重要。

3.与多个专科密切联系的特点

整形外科是由外科与其他专科结合而逐渐形成的一门综合学科,其病种复杂,手术所涉及的范围较广,几乎包括了全身的各个部位。因此,专科护理涉及面广,除必须掌握一般外科的护理知识以外,还必须熟悉其他专科的专业知识和专科技能。

4.病历信息内容的特点

整形外科作为一个以改变形象为主的学科,其专科病历仅有内容详细的文字记载是远远不够的。患处形态的照相和录像资料极为重要,它可以记录和表达文字所不能反应的情况,如:术前照片可以说明形象缺欠的特征,术中照片可以记录手术的关键步骤,术后照片直观而客观地显示手术效果。特别是手术前、后照片的对比,更是评价手术成效最可靠和最有说服力的依据。一旦发生医疗纠纷,照片也是不可少的说理凭证,将前后照片积累起来,不仅可以准确地反映手术过程,而且还是一种生动的教学科研资料。因此,做好病人术前、术后的照相和摄像工作是整形外科专业工作中非常重要的一环。

三、护理业务管理(Nursing professional management)

(一)人员配置及培训

整形外科门诊工作量大,因此协调门诊及病房的护理人力资源是保证整形外科护理工作顺利进行的关键。病房护理人员可按一般外科常规情况配置及排班。门诊、治疗室、手术室、换药室人员由于工作的连续性及专业性较强等特点则相对固定,具体人员配置可根据科室规模及工作量而定。在保证专科护理质量的前提下,对各室、各组护理人员定期有计划地进行岗位轮换,既能使每位护理人员各尽所长、全面发展,又可充分调动每位护理人员的积极性。

对整形外科护理人员的教育和训练是一个持续不断的过程,管理人员应根据护理人员的不同层次及素质,制定相应的培训计划,定期考核,使他们在工作中不断成长。

(二)规章制度的管理

整形外科专业病种繁多,治疗手段多样化,涉及多学科,门诊、美容室、形象设计室、资料室、各种治疗室、手术室、换药室及病房的工作各具特点,并各自具有相对的独立性。靠管理者逐个跟踪监管既忙乱又不能取得很好的效果,为此需根据每一个部门的具体情况制定相应的规章制度,并认真贯彻落实。

(三)安全管理

整形外科的安全管理工作除与其他医疗科室相同的部分(如医疗安全、水电安全、防火防盗等常规安全工作)外,如何预防和解决医疗纠纷和美容问题投诉也是安全工作的重要内容。近年来国内的美容问题投诉日益增多,索赔金额日渐增大,如果不能很好地预防和解决此类问题,将会给科室、医院、整形外科专业及社会造成极坏的影响。处理美容问题纠纷首先在于预防,对于有各种心理障碍的病人在心理障碍未能完全解除之前,最好不要做相应的手术和治疗。对于可治、可不治的一般美容问题要首先充分了解病人的想法,疏导、排除其不切实际的部分。处理美容纠纷要以疏导为主,要有理、有节、有据,逐步消除病人的误解,化解矛盾,使问题最终得到妥善解决。

(四)资料管理

应注意资料留取的完整性、资料选择的科学性和资料保存的永久性。资料留取时除病史、手术及各种治疗记录、术后护理等文字性记载和心电图、X光片等常规检查资料外,应留取整形部位不同角度的照片,必要时应留取手术前后及治疗过程中的录像资料,重要病症应制作立体石膏模型。对于每一个病人应选择最能表现其病症特点的方式留取资料,同时要注意避免不必要的浪费。各种资料要编号排序,注意防潮防蛀,避免发霉破损,严格借阅手续,防丢失。所有文字及图像资料均存入电脑并备份,必要时录光盘保存。

(五)消毒及器械管理

整形外科病房、手术室、换药室、治疗室等部门按常规外科要求进行定期消毒即可。激光治疗室在进行激光治疗时会有较多的烟雾产生,治疗时需有效力可靠的排烟装置,室内要装备良好的通风设备,换气窗要有可靠的空气滤过网,换气后还要及时行空气消毒,并行空气培养进行跟踪监测。整形手术专用器械精细易损坏,器械管理要分门别类按规定进行。金属类器械清洗后上油,经压力蒸汽消毒后使用。塑料手柄类器械平时放入干燥箱,使用时用消毒液浸泡即可。窥镜类器械可按具体要求熏泡消毒。特殊器械一定要按具体说明书进行特殊消毒,以维护器械于良好的使用状态,延长专科精细器械的使用寿命。

(赵艺琳)

第十二节　传染科护理管理
（Nursing management in department of infectious disease）

一、布局与设备（The layout and equipment）

　　传染病区是收容传染病人的场所,应设在远离公共食堂及水源处,并有单独门户出入,传染病区应划分为清洁区、半染区及污染区,并有醒目的分区标志及各种隔离标志。工作人员与病人应分口进出。病区内有完善的卫生与消毒设备,每一病种区应有单独的观察室或单病室3~4间,一般病室设病床2~4张。病人厕所及浴室依病种区分。呼吸道隔离的病室应设在一幢房屋的最高层,若为同层收治,则需有墙壁隔开,以防飞沫传播及空气传播。严密隔离的病区应包含有浴室及厕所,门窗需紧密关闭,但要有良好的通风设备,并设有传递药物、食品及污物的夹层玻璃窗。

　　传染病区除含有普通病区的设施外,还应设化验室、肠镜检查室、卫生整顿室、压力蒸汽灭菌室、消毒室、配膳室、工作人员学习室、浴室、厕所及学习室等。

二、学科现状与护理工作特点（Specialty presentation and characteristic of nursing work）

（一）学科现状

　　近年来,传染病学在各方面取得了很大进展。随着分子生物学技术的发展,许多特异性强、敏感性高的检测方法得到广泛应用,传染病变得比以往更易于诊断。各种细菌性传染病由于抗生素及磺胺类药的应用而使病死率显著下降。传染病发病机理的研究,使一些老药得到新用。除此之外,免疫抑制剂、激素及各类抗生素的使用使医院感染中条件致病菌感染的发生率及耐药菌株均有所增加,从而对医护人员提出了新的挑战。

（二）护理工作特点

　　1. 由于传染病专业的特殊性,对从事传染病工作的护理人员的身体素质、职业道德、专业素质要求较高。

　　2. 针对各种传染病均有特定的病原体,可以通过多种传播途径传染他人的情况,护士应严格执行消毒隔离制度,并负责指导进入传染病区的非传染病区工作人员、探视及陪护人员按要求做好消毒隔离。

3. 传染病具有流行性的特征,可在人群中散发、流行、大流行或暴发流行。当传染病暴发流行时,短时间内收治大量病人,易造成工作忙乱,要求护理管理者要有较强的组织及协调能力,护士要有较强的应急能力和应变能力,且具有不怕疲劳、连续作战的精神与体力。

4. 传染病的发生、发展与恢复有明显的阶段性,护士应掌握这些特点,加强巡视,密切观察病情变化。

5. 传染病流行与社会因素尤其是公民的卫生观念、卫生习惯紧密相关,护士可通过健康教育和社区护理承担起部分预防传染病的责任,减少传染病的发生。

三、护理业务管理(Nursing professional management)

(一)护理人员岗前培训

制定岗前培训计划,对新护士或新调入护士进行传染病专科培训。要求护士必须掌握常规消毒隔离的方法和技术,掌握常见传染病的护理常规。

(二)规章制度管理

1. 传染病报告制度　对确诊或疑似传染病者,都必须按传染病防治法填写传染病报告卡,在国务院卫生行政部门规定的时限内向当地卫生防疫机构报告疫情。传染病报告制度是早期发现及预防传染病、阻断传播途径、保护易感人群的重要措施,必须严格遵守。

2. 消毒隔离制度　根据传染病最新研究,制定科学的隔离措施。按病种分区收治。对不同的病种采取不同的隔离方法。对于诊断未确定的病人,应安放在单人的观察室。病人入院后,护士须向病人介绍隔离规则,规定病人活动的范围,不同病种的病人不得互相接触,在隔离期间不得私自离开隔离区。清洁区应严格保持清洁,发现污染应立即消毒,半污染区每天用消毒液喷雾或揩拭消毒 1 次,污染区每周消毒 1~2 次。对带有传染病病原体的血液、分泌物、排泄物、脱落物及一切被病原体污染的物品,应严格按常规随时消毒。病人出院、转院、痊愈或死亡之后应进行终末消毒。医护人员进入病区应穿工作衣、裤、戴工作帽,进入病室应按病种穿隔离衣、戴口罩。护士应指导进入传染区的非传染病区工作人员按要求做好消毒隔离工作。

3. 探视、陪护制度　传染病病人应严格控制探视,探视者每次限 1~2 人,时间一般不超过 2 小时,儿童禁入病区探视。探视者须按有关规定在指定地点会见。原则上不准陪伴,特殊情况(如老人、小儿及病情危重者)需经主治医师允许后,方可留陪伴者 1 人,并按有关规定,进行必要的卫生整顿,才能与病人同住一室,陪伴者离开病室需要病区护士长或医师同意。

(三)贯彻预防为主的方针,防止院内交叉感染

向病人进行卫生常识及一般传染病防治知识教育,以达到预防传染病发生的目的。洗手是预防传染病传播最有效的方法。医护人员在下列情况下必须洗手:接触病人血液

或分泌物后、处理各种污染物品后、接触病人前后、护理二位病人的间隔、离开隔离单位后。

(四)注意护士素质的培养

培养护士具有高度的工作责任心和高尚的道德情感,以适应传染科护理工作的需要。并要求护士熟练掌握各种应急措施,遇到突然收治大批病人时,要求动作敏捷,沉着机智地进行工作,做到及时、准确、安全、有条不紊。

(李艳春)

第十三节　普通病区的布局、设备与护理管理
(The layout,equipment and nursing management of general ward)

一、布局与设备(The layout and equipment)

(一)普通病区的组成

普通病区由病室(普通病室、重危室)、辅助医疗用房(护士办公室、治疗室、处置室、换药室、主任办公室、医生办公室、医护值班室)和服务性用房(储藏室、开水房、污洗室、更衣室等)三部分组成。

(二)普通病区的布局原则

普通病区布局必须符合以下原则:

1. 消毒隔离原则　严格划分无菌区、清洁区、污染区,根据实际地形建立工作人员通道、病人通道、污物通道。

2. 实用性原则　病区布置应便于观察病人病情和抢救病人,且有利于病人休息和治疗。

3. 规范化原则　为了给病人创造一个安静、舒适的治疗和休息环境,病区布局应便于规范化和标准化管理。

4. 效益性原则　无论是医疗、抢救和护理工作,都必须坚持效益第一,即用最短的时间为病人提供最佳的服务,所以病区布局应有利于提高医护人员有效工时单位值。

(三)普通病区的总体布局

病区应选择安静、通风、日照条件好的位置。辅助医疗用房应在病区的中央位置,以缩短医护人员来往路径,降低无效工时单位值;服务性用房在病区的次要位置。病区可安中央空调,室内装修色彩应亲切清新,宜采用蓝色或白色。

（四）普通病区各室的布局与设备

1. 病室

（1）布局：普通病区床位以30～50张为宜，可设单人间、双人间、三人间。病室净高3～3.3米，每床占地面积不小于6平方米，两床之间距离不小于1米，床端距离不小于1.5米，墙角为钝角，地面有排水孔。病室内按床位数设壁柜，并设有厕所、洗漱及淋浴间，病室外阳台设衣物晾晒架。

（2）设备：①病床及床上用品；②备用被服；③中心供氧装置；④中心吸引装置；⑤对讲器；⑥壁灯；⑦输液架或输液导轨；⑧暖瓶；⑨桌、椅；⑩热水器；⑪空气消毒设备。

2. 重危室

（1）布局：设于护士站对侧或与护士站相邻处，内设监护床1～2张。

（2）设备：在病室设备的基础上增设：①急救器材；②急救药品；③监测仪器；④成套电插座。

图21-13-1为重危室室内布局实例。

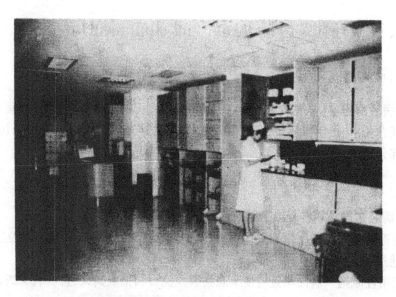

图21-13-1　重危室室内布局

3. 护士站

（1）布局：设于病区中央，位于病区入口处，与治疗室、处置室、重危室、医生办公室之间尽量有内门相通。视野应开阔，采光好，便于观察病人情况和病区管理。

（2）设备：①办公台椅；②电脑操作台；③电脑及打印机；④护理病历车；⑤病人一览表；⑥表格柜及资料柜；⑦悬挂式书写板；⑧电话机；⑨电子音控对讲机；⑩体重计；⑪挂钟。

图21-13-2为护士站布局实例。

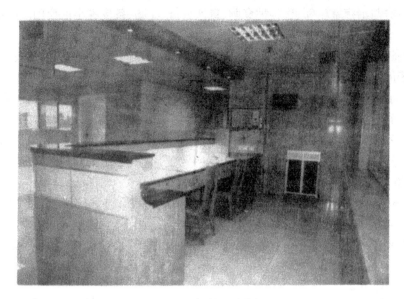

图 21-13-2　护士站布局

4. 治疗室

(1)布局:与护士站相邻,并设一门与护士站相通,面积不应小于 12 平方米。内设药柜、治疗柜、无菌物品柜和护理物品柜等。有条件的医院,可把各种柜设计成地柜或壁柜,可拓宽治疗室空间,既整齐又美观。

(2)设备:①治疗车;②药车;③冰箱;④药物振荡器;⑤药物配伍禁忌表;⑥空气净化器;⑦洗手设施;⑧烘手器。

图 21-13-3 为治疗室室内布局实例。

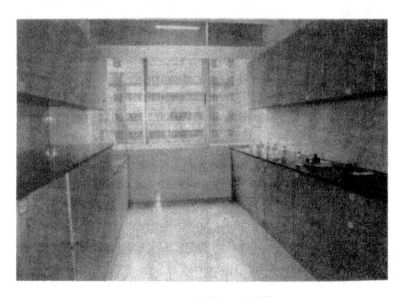

图 21-13-3　治疗室室内布局

5. 处置室

(1)布局：与治疗室相邻，作各种穿刺、胃液分析、灌肠、备皮等小治疗用。内设物品柜或壁柜。

(2)设备：①诊疗床；②床头柜；③护理车；④甩体温计机；⑤电炉；⑥洗手设施。

6. 换药室

(1)布局：与治疗室相邻，专为手术和外伤病人换药用，分清洁区、半污染区和污染区。室内布局以符合无菌观念、便于换药操作和整齐有序为原则。

(2)设备：①换药车；②诊断床；③曲颈灯；④踏脚凳；⑤感应水龙头；⑥烘手器；⑦空气净化器；⑧紫外线灯。

7. 医生办公室

(1)布局：邻近护士办公室，便于医护联系，作会诊、病历讨论、书写病历、学习用。办公桌椅等摆设以方便工作、整齐为原则。

(2)设备：①病历车；②阅片灯；③电视机；④电脑及打印机；⑤书写板；⑥电话机；⑦对讲器。

8. 医、护值班室

设医、护值班室各一间，供值班人员休息用。设值班床、桌、椅、衣柜、厕所、洗漱水池等。

9. 储藏室

内设壁柜或立柜放置被服及日用品。地面及各柜用材应防潮，并有通风设施。

10. 开水房

设有中央开水供应系统或烧水器、热水瓶，备微波炉、冰箱。

11. 污洗室

设拖把清洗池、消毒浸泡池、便器清洗池、引流液及分泌物等倾倒消毒池、便器架、垃圾通道、污衣袋等，室内通风、日照要好。

12. 更衣室

设男女更衣室各一。宜采用由衣柜、鞋柜组合而成的壁柜，设洗手池、穿衣镜。

（邱小文、肖　兵）

二、护理业务管理（Nursing professional management）

（一）内科护理业务管理（Nursing professional management in department of internal medicine）

1. 学科现状与护理工作特点

(1)学科现状

随着现代科学技术的发展和基础医学研究的深入，内科学的发展日益迅速。遗传学、免疫学、内分泌学和物质代谢研究等方面的进展，使一些内科疾病的病因和发病机制得到进一步阐明；遗传性疾病及与遗传相关疾病的认识已深入到基因和分子水平；对自身免疫性疾病、原发性和获得性免疫缺陷性疾病等有了更进一步的认识,同时还发现了许多疾病都与免疫有关等等。

由于自然科学的新成就越来越多地被临床医学所采用,内科诊断和治疗的手段也越来越先进。如用各种内窥镜(气管镜、纤维胃镜等)进行诊断和治疗;将单克隆抗体用于诊断和实验医学;运用放射性核素检查技术以及核磁共振检查诊断内科疾病;利用放射介入疗法治疗肝癌、胆胰疾病以及经皮腔内冠状动脉成形及支架植入术治疗冠心病等。

作为内科治疗的基本手段,药物治疗也已发展到化学药品治疗、物理治疗。有关受体学说及受体阻滞和神经递质的研究,引导人们从发病机制的角度研制新药,从而提供了治疗新方法;应用细胞动力学和分子药理学的原理指导化疗,使白血病及其他肿瘤的治疗达到满意效果。此外免疫工程疗法的临床应用,也为内科治疗开辟了新的途径。

内科诊断、治疗技术的现代化和专业化,使专业分工日趋精细,并朝着以某一种疾病为独立学科的方向发展。

(2)工作特点

内科专业多,虽然每个专业的护理工作都有其自身的特点,但一些基本要求是相同的。内科护理工作的共同特点是:

①帮助病人接受诊断检查是内科护理工作的重要内容。内科疾病的诊断需要依靠各项检查技术及手段来实现,因此,护士必须在检查前向病人说明检查的内容,并给予必要的指导,帮助病人完成各项检查;

②安全有效执行各种治疗措施是内科护理工作的重点。护士必须了解所有有关的治疗措施,并以熟练的技巧执行各种治疗;

③心理护理和卫生宣教在内科护理工作中占有重要地位。疾病与心理、社会环境的关系,已逐渐为人们所认识;内科慢性疾病多,有的病人因反复住院,思想压力大。因此,在为内科病人提供护理服务时,必须具有"整体"意识,不仅要注意病人的生理问题,也要重视病人的心理问题,还要从社会、文化及信仰层面关注病人。同时还应结合医疗、护理工作及病人的需要,积极开展卫生宣教,促进病人的康复。

2.护理业务管理

内科护理业务管理,除抓好病区、人员、制度等管理外,还应着重加强以下几方面的管理:

(1)协助做好检查工作。内科疾病往往需要经过多次实验室检查、功能试验以及特殊检查才能明确诊断,因此护士应能独立操作或配合医生完成各项检查,并熟练掌握本专科各脏器功能的检测方法,了解各项检查的目的、检查结果的正常值和临床意义,从而指导并协助病人完成各项检查;

(2)及时、准确、安全的进行药物治疗。内科疾病以药物治疗为主,内科病人往往多种疾病共存,因而用药较为复杂。内科病人的各种治疗手段主要由护士实施,护士不仅是治疗执行者,而且也是治疗效果的观察者。因此,应注意帮助护士熟悉、掌握各类药物、各种治疗手段的适应证、禁忌证、给药时间、途径、注意事项等,严密观察,根据治疗反应及时向医生提出建议,使治疗达到安全有效;

(3)加强心理护理和疾病咨询。心身医学的诞生,使人们对心身疾病的认识水平日益提高,在护理中越来越重视对病人实施心理护理。内科疾病常常病情复杂,病程迁延,甚至终身罹患,病人心理问题多,因此,在护理工作中应重视病人的观点及心理感受。掌握每个病人在生理、心理和社会背景等方面的个性特点,了解其发病前后精神因素,了解病人基本需要,并根据需要有针对性的进行心理护理,做好疾病咨询工作,协助病人达到健康目标;

(4)新业务新技术学习管理。内科是临床各科的基础,许多新理论、新技术往往首先在内科应用和验证,而后才逐步向其他学科推广。因此,内科护理人员应增强对新业务新技术的敏感意识,重视新业务新技术的学习和掌握,不断提高护理技术水平和护理质量;

(5)积极开展卫生宣教工作。内科疾病虽范围广泛、复杂,但均有其发生发展的基本规律,如发病的季节性、地区性、年龄性和职业性等。从具体疾病来讲,往往也是从某一脏器发生病理生理改变开始,再播及到与其关连密切的脏器。因此护理人员应注意掌握这些规律性,积极开展卫生宣教,做好疾病的预防工作。护理管理人员应结合各类疾病的特点,组织学习卫生宣教的有关知识,帮助护理人员掌握一定的宣教技巧。

(刘　娟、孙　欣)

(二)外科护理业务管理(Nursing professional management in department of general surgery)

1. 学科现状与护理工作特点

(1)学科现状

随着外科学业务范围的不断扩大和新技术的产生与应用,外科逐步向专业化发展,分科越来越细,如普通外科分出了肿瘤外科、肝胆外科;胸外科分出了心血管外科;骨科分出手外科等。高分子化学、医用电子学、光学、电子计算机技术、免疫学、生物工程学等新兴学科的广泛渗透和应用,使医用器械和医疗设备不断推陈出新,新技术、新方法亦不断涌现。

在器官移植方面,自首例肾移植成功以来,先后又开展了肝、心、肺、脾、胰、肾上腺等器官的移植;胸心外科也发展迅速,体外循环下心脏直视手术和瓣膜移植手术日趋成熟,不仅手术年龄提前,而且死亡率逐年下降,并已发展了冠状动脉外科、婴幼儿心脏外科;以膀胱镜为先,内窥镜在外科手术中的应用范围不断扩大,目前已发展到肝脏手术等领域。高精尖仪器的使用和手术范围的不断扩大,使临床外科的诊治水平得到了显著的提高。

(2)工作特点

外科学日新月异的发展,对护理提出了更高要求。外科护理工作的特点是:①围手术期护理是工作重点。外科以手术方法作为主要治疗手段,因而不可避免地会给病人带来一定的痛苦和危险。护理人员不仅要有高度的同情心,更应加强责任心,严密观察病情,细致地进行护理工作,以减轻病人痛苦,防止并发症,促进病人早日康复。②对护理人员综合素质要求高。由于外科护理涉及专业多,专业化强,又存在护理工作量大的特点,护理人员不仅应掌握全面的护理专业理论知识和专业技能,还应做到:保持身心健康,适应紧张繁忙的工作;保持高度责任心,对工作一丝不苟,对技术精益求精;保持良好的服务态度,为病人提供全程优质服务。③监护技术是外科重要的护理技能。由于外科病人手术后的病情瞬息万变,脑、心、肺、肾等生命器官的监护采用现代化医疗仪器,护理人员应经专门知识的训练,熟练掌握各种监护技能及仪器的使用,以适应现代临床护理工作的需要。④卧床病人多,生活护理任务重。外科大、中手术后病人都必须卧床休息,尤其是骨科及神经外科不仅病人卧床人数多,且时间长,病人的一切生活上的照料均应由护理人员协助。

2. 业务管理

外科护理业务管理除了一般临床科共有的技术常规管理和规章制度管理以外,重点抓好下述业务管理工作:

(1)围手术期护理管理　围手术期是指手术经历的三个阶段,即手术前期、手术期及手术后期。手术前期是指决定手术到病人进入手术室的时间段;手术期是指病人进入手术室到离开手术室的时间段;手术后期是指病人进入复苏室(或监护病房)直至病人出院。围手术期护理管理是外科护理业务管理的重点。充分做好术前各项准备工作,认真做好手术中的组织配合,准确、细致的术后护理是手术病人顺利恢复并得到预期效果的保证。各专科应根据本专业特点,建立和健全各种常见疾病围手术期护理常规,如体外循环术前准备及术后监护常规、机械通气监护常规、胸腔闭式引流护理常规等等。

(2)换药室工作管理　换药是外科一项基础技术操作,目的是了解伤口情况,清洁伤口,促使伤口早日愈合。换药室工作必须遵守以下规则:①严格执行无菌技术操作规程,防止交叉感染;②遵守换药顺序,先换干净伤口,后换污染伤口;③注意保护组织,根据伤口分泌物情况决定换药次数;④仔细观察肉芽组织、分泌物和伤口愈合情况;⑤严格换药室管理,空气采样培养菌落数应符合国家规定标准;⑥妥善处理敷料,凡特异性污染的敷料必须及时焚烧。

(3)感染控制管理　感染是外科的最大危害,是手术失败的主要根源之一,尤其对器官移植病人更为重要。感染控制管理应重点抓好以下方面:

①严格消毒隔离管理　各种消毒隔离技术是防止院内感染的基本措施,管理的关键是制度要完善,执行要严格,检查要认真。

②严格无菌技术管理　强化医护人员的无菌操作观念,严格无菌操作规程。无菌物品应专人管理,定时检查,定位放置。

③器官移植病人术后护理管理　病房应安装空调系统,最好采用层流净化空气通气;定期严格清洁消毒,空气采样培养达到国家标准;病人使用的被服应经灭菌处理;医护人员进入病房须更换隔离衣、工作帽、工作鞋、戴口罩、洗手;严禁探视。

(4)生活护理管理

生活护理管理是外科护理管理的主要内容之一,护士长应抓好以下工作:①制定完善的生活护理制度,做到周有重点,日有安排;②经常检查、督促,保证生活护理的落实;③对护理难度大的操作,应亲自进行床边示教;④定时征求病人意见,不断改进工作。

（肖　兵、石　英）

(三)口腔科护理业务管理(Nursing professional management in department of stomatology)

1. 学科现状及护理工作特点

(1)学科现状

口腔医学是于本世纪初期由牙科学和外科学中的颌面外科学合并而成的一门新的医学专业,它是以研究和防治口腔颌面疾病为主要内容的学科。近年来,随着医学事业的迅速发展,口腔医学也取得了长足的进步,主要表现在:学科越分越细,除原有的口腔内、外、修复、正畸等传统学科外,又出现了儿童牙科、颌学、牙科种值体、口腔生物学等学科;与其他专业的联系越来越密切,如目前新出现的颅颌外科、颌面部整形等学科,与脑外科、整形外科、眼科等专业联系非常紧密;各种先进技术和方法广泛应用,如核磁共振、CT、颅面三维立体摄影、激光全息照相、电子计算机、电镜及免疫学、关节内窥镜、微波热凝等,极大的提高了口腔疾病的诊疗技术。

(2)工作特点

①口腔疾病病因和发病机理复杂,常与全身性疾病相关联。不少口腔疾病是全身疾病的局部表现;而口腔科的局部病变,又常常引起全身的疾病;另外口腔颌面部损伤常常伴有耳、眼及颅脑损伤。因此,口腔科护士应掌握全面的医学知识。

②口腔疾病的诊断、处置与手术,需要护士的配合才能进行,护士必须掌握相关的专科护理技能。

③口腔颌面外科疾病(如炎症、损伤、肿瘤、先天性畸形和后天性缺损等)常对病人的心理造成负面影响,心理护理因此显得尤为重要。

④口腔科的检查和治疗,多依赖于各种器械和仪器进行,护士要做好器械消毒及保养工作。

⑤受口腔创伤或疾病的限制,口腔科病人或多或少存在着一些进食上的障碍。为在这种情况下亦保证营养的充分摄入,促进疾病康复,护士应针对病人的不同情况选择相应的饮食方法。

2. 护理业务管理

(1)人员培训:口腔科护理人员除应具备扎实的基础护理理论与技能外,还需掌握专科的理论知识及护理技能。管理人员必须认真制定一系列培训计划,对护理人员按不同层次进行培训。

(2)口腔护理管理:口腔科的病人口腔内的创伤,无论大小、部位,口腔内存在的大量常居菌皆会因粘膜屏障的破坏而侵入组织内部造成感染。为保证创伤顺利愈合,对口腔护理应予以充分的重视。科室应配备有多种口腔护理液,如 $NaHCO_3$、醋酸、呋喃西林、双氧水等。管理者最好要求护士根据口腔的 pH 值选择合适的护理液,并督促护士于口腔护理前后认真洗手,以防交叉感染。

(3)饮食护理管理:口腔科病人的饮食护理较为特别,应根据病情选择合适的饮食方法。一般唇腭裂术后选用匙喂法;口腔、唇部术后有创口者选用管吸法或流质注入法;口内外贯通创口、下颌骨切除立即植骨等患者可选用鼻饲法。管理者应对病人的饮食情况予以重视,对于难以选择饮食方法的病例可组织护理人员予以讨论。

(4)器械的管理:口腔科所用器械种类繁多,应指派专人进行分类管理。口腔器械使用频繁,被血液、唾液、炎症坏死物污染的机会较多,如消毒不严易造成交叉感染,因此必须针对器械的性质选用有效的消毒方法,以防止院内感染发生。

（唐　丹）

(四)耳鼻喉科护理业务管理(Nursing professional management in E.N.T department)

耳鼻咽喉是人体的重要器官,具有听觉、嗅觉、呼吸、发声、吞咽、平衡等重要生理功能。耳鼻喉科学是研究耳、鼻、咽、喉与气管、食管诸器官解剖、生理和疾病现象的一门科学。

1.学科现状及护理工作特点

(1)学科现状

随着自然科学及医学的发展,一些先进的诊疗仪器及手术方法相继问世,大大推动了耳鼻喉科学的发展。鼻内窥镜的推广不仅改变了慢性鼻窦炎采用各种鼻窦根治术的传统治疗方法,还使过去许多未能涉及的部位如桥脑、小脑角区、蝶筛区等都能进行检查及手术治疗;从80年代初开始飞速发展的现代耳显微外科使中耳传音机构的再造、面瘫复活、耳源性眩晕根治手术、电子耳蜗植入术、人工镫骨、侧颅底肿瘤切除术等治疗方法得以推广应用,为患者带来了福音;此外,激光、微波、伽玛刀等的应用也为耳鼻喉科提供了更多的治疗工具。在检查方面,面神经电图检查等的开展亦使耳鼻喉科的诊断变得更为容易,从而使诊断水平得到明显的提高。

(2)工作特点

①耳、鼻、咽、喉诸器官解剖关系复杂,与周围器官以至全身联系紧密,这使得耳鼻喉科与临床各科互相渗透、互相交叉。如耳鼻喉——头颈外科学与颈外科和脑外科密不可分;鼻神经外科与耳神经外科的发展使耳鼻喉与颅脑外科关系密切;鼻面部创伤畸形、颌骨与舌根肿瘤的诊治与口腔颌面外科相交错。因此,耳鼻喉科护士应掌握较为广泛的疾病知识。

②听力丧失、声音嘶哑等功能障碍,给病人生活及工作带来诸多不便,并对病人的心理健康造成不良的影响。因此,必须重视病人的心理护理。

③耳鼻喉科急诊病人的病情常危及生命,时间上的任何拖延与疏忽大意都可能延误抢救的时机,护理人员必须熟练掌握急症抢救技术,使抢救迅速而到位。

④耳鼻喉科特殊检查仪器多而昂贵。手术器械件件有专用,缺一不可,应由专人妥为保管。

⑤随着喉功能重建术、人工耳蜗植入术、听骨链重建术的开展,语言和听力的康复日益受到重视,护理人员应掌握康复护理的方法。

2.护理业务管理

耳鼻喉科护理业务管理,除按外科业务管理要求做好围手术期护理管理、换药工作管理及感染控制管理外，还需特别做好以下几点：

（1）人员培训：重点做好专科急救技术的培训。新护士上岗前必须掌握各种原因引起的出血（如鼻出血、扁桃体出血、鼻咽部出血、无名动脉出血、主动脉弓出血）及各种疾病（如急性会厌炎、急性喉炎、喉肿瘤、气管及支气管异物等）所引起的上呼吸道梗阻的初步处理，掌握抗休克方法、各种止血药物的作用和用量，并能独立解决专科护理问题。

（2）治疗室的管理：耳鼻喉科治疗室为专科检查、治疗和换药的场所，内设有若干固定检查台、检查椅、反射灯及各种专科检查、换药用的器械和药物。必须有专人管理治疗室，负责器械的消毒、保养，并及时制作、消毒、补充专科特殊敷料。

（3）气管切开术后戴管出院病人的护理管理：需长期戴管或暂不能拔管者，护士长应在病人出院前组织护士做好出院指导，使病人及家属掌握气管切开的常规护理方法和异常情况处理方法。并通过表格或随访的方式对出院后指导的效果进行评价，以不断提高出院指导的质量。

（4）仪器的管理：贵重仪器专人管理。电子仪器注意防潮、防震、防热、防尘，不用时定期开机通风。纤维内窥镜使用前后均应严格消毒防止交叉感染，用后风干，切忌烤干，保存时应注意防潮、防热。

（5）康复护理管理：因康复护理是个连续的、循序渐进的过程（如全喉切除术后的食管音训练，需2～3周甚至更长时间才能掌握），因此最好能固定专人。可选择有一定工作经验的护士专门开展此项工作，在开展工作之前对她们进行专门培训，使其掌握相关的理论和技能。开展过程中要求护士制定康复护理计划，这样做不仅可使其工作具有一定的科学性，亦利于管理者借计划检查工作质量。

（唐 丹）

（五）眼科护理业务管理（Nursing professional management in department of ophthalmology）

眼睛结构精细复杂，有重要的视觉功能，也是人的容貌标志，比起身体其他脏器有其特殊性。眼科护理的目的在于保障眼的健康，使伤患者最大程度地恢复视觉功能或眼部外观。

1. 学科现状及护理工作特点

（1）学科现状

近30年来，眼科的手术治疗有了较大的发展。长期以来，玻璃体被认为是眼科手术的禁区，但玻璃体注吸切割器的问世使玻璃体切割术成为目前国内外盛行的一种眼科手术；显微手术的发展，使白内障的手术方式由过去的晶体囊内摘除术发展为囊外摘除术，从而大大减少了手术并发症，减低了术后护理难度；角膜移植是一种难度较大的手术，近年来，由于角膜保存技术、角膜移植免疫及显微手术器械与技术的发展，角膜移植率与成功率有了很大的提高，并由原来的术后需绝对卧床5～7天改为术后1天即可在床边适量活动，减轻了护理量。

各种先进仪器的出现，使诊断及治疗工作变得相对容易。如激光治疗眼底疾病使治疗护理工作变得简单,而超声诊断装置、Topcon 眼底摄影机、Goldmanm 视野计、压平眼压计以及三面镜等的问世,为早期诊断疾病以及临床教学科研提供了方便。

(2)护理工作特点

①操作细,无菌要求高。眼的解剖结构精细而脆弱,要求医护人员操作准确、轻巧;操作前后必须严格洗手消毒,以免交叉感染,因一旦感染则可能造成病人终生残疾。

②眼病与全身疾病联系密切,在护理过程中应有"整体"的观念。高血压、冠心病、糖尿病、甲亢、肾病、血液病等内科疾病以及心理因素不仅与眼科疾病密切相关,亦可对眼科手术等治疗过程造成影响,因此,应将局部与全身相关的观点贯彻到术前准备及术中并发症的估计中,使护理过程有充分的思想和技术准备,避免被动。

③眼科局部用药多,易于混淆,应落实查对制度。眼科局部用药种类多,浓度不一,用法各异,有些药药理作用完全相反。使用时必须认真做好查对工作,以免错误用药,给病人造成不必要的伤害。

④眼外伤或手术易发生并发症,病情观察要严密。一眼受伤或一侧行内眼手术,另一侧健眼即有发生交感性眼炎的可能。此病无特殊的预防与治疗方法,一旦发生,病势发展严重,可导致失明。因此护理人员必须密切观察病情变化,注意健眼有无疼痛及视力障碍等。

⑤注重生活护理。眼科病人因疾病或包扎而影响视力,生活与行动均不方便,必须加强生活护理。

⑥病人中老人小孩多,沟通难度大。老年人行动迟缓,对外界刺激反应迟钝;而小孩则不能完全理解护理人员的意思或不能准确地表达自己的思想。护理人员在进行治疗或健康教育时,不能急躁,要细心、耐心、热心。通过询问、倾听和观察了解病人情况,并通过反复讲解和示范,使护患双方完全沟通。

⑦眼外伤病人思想负担重,心理护理极为重要。眼外伤病人往往中青年居多,外伤所致的残障使他们失去工作能力及部分生活自理能力,心理负担重。护理人员应多关心病人,倾听病人主诉,鼓励患者勇敢面对困境,学会适应。

2. 护理业务管理

眼科护理业务管理应抓好以下几点:

(1)严格消毒隔离制度。眼科手术病人往往因感染不能控制而造成失明,因此眼科特别强调无菌观念。护士为病人进行各项检查治疗前一定要认真洗手或消毒手指;对于传染性眼病,要采取严格的隔离措施,以防引起交叉感染。

(2)严格执行查对制度。眼科点眼药频繁,而且有左右眼之分,因此点眼前要认真查对药物名称、浓度、眼别,以防发生护理差错事故。

(3)病房环境管理。根据眼科病人畏光的特点,病室光线宜稍暗,视力障碍病人的房间应使物品定位,方便病人取放物品,地板应防滑,防止病人跌倒。各项操作前先告诉病人,切忌突然的触动或大声呼叫使患者受惊震动眼球,导致切口裂开出血等。

(4)门诊管理。大部分眼科病人在门诊进行治疗,眼科门诊必须配备一定数量专科技术操作熟练、有较丰富的眼科专业知识的高水平护理人员。

(5)加强护理人员的教育和培训。眼科的治疗操作精细,管理者应加强护理人员的岗前训练。由于眼科病人中老年人较多，常同时存在糖尿病、高血压病等疾患，护士应具备有关疾病的相关知识。管理者可通过查房，讲课等形式对护士进行相关理论教育。此外，针对眼外伤病人可能存在一些心理问题的情况，应组织护士进行心理学知识的学习，以指导护士的实践。

（黄稳静）

（六）老年病科护理业务管理（Nursing professional management in department of geriatrics）

随着社会的发展、医学的进步、人民生活水平的不断提高，人类的平均寿命正在逐渐延长，老年人在整个人口中的比重在不断增加。据世界卫生组织的统计资料预计，到2000年，全世界65岁以上的老人将接近6亿，其中我国60岁以上老人将达到1.3亿。"人口老年化"的现象已引起世界各国的注意，对老年人的医疗保健问题也日益受到重视。

1．学科现状及护理工作特点

（1）学科现状

经过近一个世纪的发展，老年医学已成为一门具有专业特色的独立学科。老年病学是其中的一个重要分支。老年病学即老年临床医学，它通过对老年人的生理变化及老年多发病、常见病的研究，为开展老年病防治工作奠定了基础。

近几十年来，老年病学的发展非常迅速。运用基因理论和分子技术对衰老机制及老年病发病机理的研究，为老年病的诊断、治疗、预防提供了理论依据；先进诊断技术如动态心电图、脑血流图、超声技术、影像诊断技术(CT、MRI)等在老年疾病诊治中的广泛应用，不仅提高了老年病的诊断质量，而且促进了老年病学的发展；老年病人药代动力学特点的研究，使老年病人的药物治疗更加科学、合理且安全；心脑血管搭桥手术的开展，大大降低了老年病人心脑血管病的死亡率。

（2）工作特点

①老年疾病病种多，同时并存多种疾患，临床症状表现多不典型，且有的病情发展迅速，容易出现危象，要求护士要掌握较全面的医学理论知识，有扎实的专科理论基础，并具备娴熟的护理技巧。在护理工作中，护士要勤于观察，善于发现，及早发现病情变化及时处理；

②老年疾病病程长，康复慢，并发症多，护士应重视老年病人的心理支持、基础护理及康复指导；

③老年人对药物的耐受性及敏感性均与青年人不同，易发生不良反应，在护理工作中应注意给药安全，加强用药的管理；

④老年病人易发生意外，在护理工作中要重视病人的安全管理。

2．护理业务管理

护理在老年患者的照顾中，一直起着重要的作用。国外的老年病科护理已在理论和技能方面得到较全面的发展，建立了完整的专科护理模式。由于各种条件限制，我国老年病科护理发展相对滞后。如何为老年病人提供高质量、高效益的护理，是摆在临床护理工作者面前的一项重要任务。

加强老年病科护理业务管理,对提高护理质量,促进老年病护理的发展具有重要意义。老年病护理业务管理内容很多,应重点抓好以下几个方面:

(1)教育与培训管理。老年病科的护士不但要为病人提供疾病护理,还要协助服务对象发挥最大的潜能以安度晚年,因此老年病科护士需具有全面的知识与技能。国外老年护理专家认为,老年护理综合了许多学科的知识与技能(见图 21-13-4),一个合格的老年病科护士必须对它们有不同程度的了解、熟悉及掌握。加强护理人员的教育和培训是老年病护理管理的重要内容。

首先,老年病护理管理者要加强学习,使自己成为老年病护理的专家,其次要加强对护理人员的教育与培训,并形成制度,提高护理技术水平。

(2)心理护理管理。老年病患者由于脱离工作岗位、与外界联系少、自身生理的变化以及病患的折磨,不同程度地存在孤独、忧郁、焦虑、悲观、恐惧等负性情绪,这些对疾病的转归有着直接的影响。因此,护理人员应对他们予以充分的理解、尊重、关怀与支持,积极开展心理护理,帮助他们克服各种心理障碍,树立健康、豁达的心理氛围。维持老年病人积极乐观的精神状态,应成为老年病科护理人员的工作目标之一。

(3)基础护理和康复指导的管理。老年人生理机能衰退,康复能力差,患病后常表现为病程长、康复慢,且易出现并发症,因此,在临床护理工作中,应加强基础护理工作的开展及落实。同时还应根据老年病人的生理、疾病特点,给予必要的康复指导。

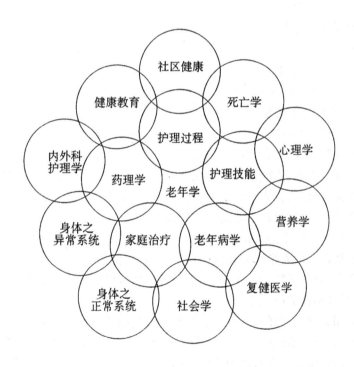

图 21-13-4　老年病护理学知识体系

(4)药物治疗管理。老年病人各器官的功能都处于衰退状态,对药物的反应不同于青年人。因此,应加强对老年病人的药物治疗的管理,严格执行医嘱,准时给药。护理人员应了解老年人对药物的吸收、分布、代谢等特点,掌握常用药物的适应证、禁忌证、副作用,保证老年病人用药合理、有效及安全。

(5)安全管理。由于老年病人生理、病理的改变,易引起跌倒、误吸、误食、坠床等意外。护理人员应加强防范意识,并根据可能存在的不安全因素,制定有关管理规定,以确保病人安全。如病房的设计与布局要充分考虑老年人的特点及需求,包括室内照明、色彩的使用、各种设施的摆放都要符合老年病人对安全的需要;加强饮食管理,食物的质与量、种类等要适应老年人的特点;病人睡眠时,应注意多加巡视,必要时给予保护措施。

(刘　娟、邝小华)

(七)中医科护理业务管理(Nursing professional management in department of Chinese traditional medicine)

1. 护理工作特点

(1)整体观念,辨证施护,饮食调护是中医护理的特色,与当代西医的整体护理有许多相似之处。

(2)中医科收治慢性病、老年病居多,护理人员应根据老年人的心理、生理特点及慢性病人的心理问题做好工作。

(3)由于治疗采用中西医结合方法,护士必须具备中、西医护理基础理论知识和技能。

(4)中医的药物治疗大多采用口服中药的方法,为此护士应掌握中药煎煮的技能。

2. 护理业务管理

(1)人员要求及培训:编制及人员梯次、素质要求应与西医普通科室相同。此外,护理人员应热爱中医护理事业,毕业于中医学院护理专业,执有中医护理的专业技术资格证书。对于未经正规中医护理培训的护士,应扎实抓好专业培训。可采用脱产学习、举办自学辅导班、在实践中学的方法,使护士掌握中医基础理论、中医护理理论、中医治疗的护理配合、中药的使用和管理、饮食调护,并能指导病人进行养生健体的锻炼。

(2)中医诊疗室管理:中医诊疗室包括中医治疗室、中药室、中药熏浴室、气功室、练功房等,应从病人需要出发,备齐各种物品(包括急救药品器材),设专人负责,定期消毒。

(3)饮食调护管理:食疗是中医治疗护理的一大特色,祖国医学中食疗与药疗没有本质区别。今天,随着人们生活质量的提高,饮食治疗保健越来越受到重视,保健食品日益增多,令人目不暇接。病人则更需要具体的食疗指导,因此,护士必须熟知各种食物的性能、宜忌及饮食与疾病、药物的关系,并能熟练灵活地运用饮食中的整体观念,根据因时因地因人制宜及辨证施食的原则指导病人饮食。

(4)中药使用管理:中药的使用正确与否,对疾病的转归至关重要,护士必须掌握中药的常用剂型、给药途径、给药时间,药效观察及处理,并能指导病人进行汤药的煎制。目前,临床上对中药口服前的查对及中药引起的过敏反应不够重视,口服药错配、漏服现象往往不能及时发现,而中药针剂过敏反应时有报导,其危害性不亚于西药,应引起高度重视。

(5)健康指导管理:针对慢性病、老年病人住院及出院后对健康知识的需求,采用板报、广播、座谈会、个别交谈、编印发放宣传资料等方式开展健康教育,既提高护士的专业理论水平和业务能力,又满足了病人对中医药知识的需求,有利于病人参与护理计划,促进康复。

(董　哲)

(八)皮肤科护理业务管理(Nursing professional management in department of dermatology)

1.学科现状与护理工作特点

(1)学科现状

皮肤性病学不断向专业化方向发展,分科越来越细,现已分出许多分支学科,如皮肤真菌学、皮肤免疫学、性传播疾病学等。在皮肤性病学的相关基础研究方面亦不断出现新成果,它们包括T细胞亚群、单克隆抗体、郎格罕细胞的免疫作用等。在治疗方面,采用中西医结合的方法治疗一些既往难以治愈的疾病,如神经性皮炎、硬皮病及皮肌炎等均取得了满意的疗效。此外,各种新药的应用和新疗法的不断推出,亦使皮肤性病的治疗水平有了显著提高。

(2)工作特点

①有些皮肤性病可伴有全身症状和内脏改变,而一些全身性疾病也有皮肤的表现,因此,皮肤科的病人常有多个诊断。皮肤科的治疗方法多种多样,包括中西医结合疗法、电疗、光疗、手术疗法等。为此,护理人员必须具备内科、外科、中医护理的基础理论和皮肤性病的专业知识,此外还应对各种治疗方法有较好的掌握。

②皮肤性病往往病程较长,有些疾病病因不明,缺乏特效疗法,甚至经久不愈,这些可能对病人的心理造成不良的影响。此外,皮肤性病都有不同程度的皮肤粘膜损害,既影响患者容貌,又常伴有疼痛、瘙痒,对患者的工作、生活影响较大,容易出现心理问题。因此,护理人员必须对心理护理予以重视。

③某些皮肤病发病与季节有关,护士应根据疾病的季节性发作规律,做好防治宣传。

此外,皮肤性病亦往往与社会因素和人们的生活方式关系密切,护理人员通过开展健康教育使患者养成正确的健康行为,对疾病起到防治作用。

2.护理业务管理

(1)病区设置与管理

急慢性病应分别安置,对化脓性、真菌性皮肤病及疥疮、性病患者按隔离制度执行。病区内避免放置易致过敏的花草,尽可能提供健康的娱乐设施,安排丰富的节目,为病人创造轻松惬意的住院生活,消除精神紧张、郁闷、压抑、心理创伤等不利于皮肤病康复的因素。

有独立的换药室,内设大玻璃镜,供病人自己擦药用,并备有湿敷垫、支被架,供湿敷用。病房设翻身床,以备为大面积皮肤剥脱患者换药用。

床单、被套及病号服可选用原木色或蓝、绿色等,既有别于其他科又避免了药物、脓血渗液等污渍刺眼。污染较多的病人应每日更换床单被服或随时更换。

(2)病人管理

新入院病人未经医生同意不得淋浴和擦药,以免影响诊断。强调卫生要求,不得互串病房,以免交叉感染。

饮食宜清淡,避免辛辣刺激食品,如葱、姜、辣椒、胡椒、芥末、烟酒、浓茶和甜、腻食物等。对海鲜类也应避免。宜多食水果、蔬菜,保持大便通畅。

保持皮肤清洁干爽,但应避免热水烫洗及使用碱性肥皂,可使用医用肥皂。避免暴晒、大汗。贴身衣服质地应柔软,可选用纯棉、丝绸等,以减少对皮肤的刺激。过敏性皮肤疾患应避免再次接触过敏原。勤剪指(趾)甲,避免搔抓,必要时可戴薄指套以防抓伤皮肤。

(3)皮肤科外用药的使用和管理

外用药在皮肤性病的治疗中有非常重要的地位,由于其种类繁多,剂型复杂,加之皮肤病病变迅速,护士必须熟练掌握外用药的分类、剂型、使用原则及注意事项:

①用药前应向患者详细说明方法和注意事项,有些外用药浓度不同时作用亦不同,必须详细了解,认真查对。一般将药物交给病人由护士指导其自行使用,重症及无法自己用药的患者必须由护士执行。患者处存放的药量要合适,既保证有药用,又避免过期。

②对过敏体质者,大面积用药前宜选用小片皮损试用。擦药范围应略超出皮肤范围,厚度以触之有药,能透露一定的皮色为宜,擦药次数应根据病情、药物剂型、擦药方法而确定。大面积擦药时,要掌握用药总量,防止过量吸收中毒。冬季应控制室温,防止受凉。外阴、粘膜部位及小儿皮肤不用刺激性药物,毛发部位不用粉剂、洗剂,必须使用乳膏、糊剂时应剃除毛发。创面有大疱时,应消毒后刺破疱膜,排除内容物再用药。有痂皮或鳞屑覆盖的创面应先用清洁剂处理后再用药。大面积冷湿敷不得超过体表面积的1/3。

③注意观察疗效、不良反应,并做好记录。对典型、罕见、疑难病历应配有各期皮损的彩色照片,可制成电子像册或幻灯片,为教学、科研提供资料。

(董 哲、陈颂卿)

(九)预防保健科护理业务管理(Nursing professional management in department of prevention and health care)

预防保健科是应用临床医学和预防医学的理论和技术对个人和群体进行疾病防治的职能科室,其主要职责是开展院内外预防保健服务工作。

1.学科现状与护理工作特点

(1)学科现状

新的医学模式,要求医学从生物、生理、社会3个方面综合考虑人类的健康和疾病,给传统的病因学、诊断学、治疗学、护理学注入新的内容,拓宽了医疗的内涵,将医疗扩展为医疗、预防、保健和康复4个方面。预防的概念也从以往预防疾病的发生,更新为三级预防的概念,即防止疾病的发生称为一级预防,防止疾病的发展称为二级预防,防止病残和康复工作称为三级预防。这些医学理论和观念的变化,将把医院工作重点从疾病治疗逐步转到医疗、预防、保健、康复的综合医疗服务上。

（2）工作特点

①以社会人群为服务对象

随着社会及经济的发展，人口结构、人类疾病谱均发生了显著变化，人们不仅要求治疗疾病，而且更加注意预防疾病和增进健康，为了适应日益增长的预防保健需求，预防保健工作从医院扩大到了社会，工作对象从个体扩大到了群体。

②随着人类健康的认识逐步加深，人们的健康的需求也发生了变化，健康不仅是没有疾病和缺陷，还要有完整的心理和社会适应状态。因此，预防保健工作必须以满足人们的健康需求为目标。

③以健康教育为基本手段。有计划、有步骤地开展健康教育活动使受教育者建立正确的健康行为，是实现预防疾病、促进健康目的的基本途径。

2. 护理业务管理

医院预防保健分为医院内预防保健和医院外预防保健服务两个体系，本章节主要阐述的院内预防保健的护理业务管理。

（1）预防保健专业护理人员管理

医院内预防保健任务除负责本院工作人员和家属的医疗保健外，还要负责院内工作环境、劳动条件、食品卫生、污物污水处理等的监督和管理，工作内容涉及到预防医学和临床医学的各个专科，工作对象面向全院职工和家属，因此，必须加强预防保健护理人员的管理。

①人员配备：可参照国家卫生部 1978 年颁布的《综合医院组织编制原则试行草案》中，门诊护理人员与医生比为 1:2，也可按 100 门诊人次配备 1 名护士的原则配备医院内预防保健护理人员。

②人员培训：制定预防保健护理人员的培训计划，并认真组织落实，使他们了解和掌握预防医学、康复医学、行为医学以及人文科学基础知识等，提高预防保健工作能力。

（2）健康检查管理

健康检查是指对个人或集团人群进行身体情况检查。健康检查的目的是早期发现、早期诊断、早期治疗。它可分为预防性检查、定期检查、集体检查和个人检查。定期检查和集体检查人员集中、工作量大，管理者应于检查前做好组织工作，组织学习健康检查标准，统一技术方法，确定检查项目，分工及要求，并做好物资准备；根据检查室的分布，做好指示路标，必要时安排专人指挥协调；检查发现的问题应报告负责人，以便组织 分析讨论，以确定进一步复查或提出处理意见。

（3）预防接种管理

预防接种是指利用人工制备的某些生物制品接种于人体，使机体产生对某种传染病的特异性免疫，达到预防该传染病的目的。预防接种应做到：认真做好预防接种准备工作，包括人员、器械、疫苗等；严格无菌技术操作，防止交叉感染；做好生物制品的保管工作，确保质量，提高接种合格率；熟悉预防接种反应和异常反应，备好急救物品，便于对强反应者进行救治；进行免疫观察，做好资料统计工作。

（4）家庭病床管理

家庭病床是指在病人家中建立病床而进行的医疗保健服务。随着人口老龄化,慢性病人增多,医院病床与病人需求的矛盾日益突出。因此,开展家庭病床,既可以方便病人,又缓解了医院病床紧张。家庭病床管理:①建立家庭病床病历,制定具体治疗、护理方案;②定时巡视,送医送药提供各种治疗、护理;③指导长期卧床病人基础护理、皮肤护理、口腔护理、褥疮护理及主要合并症的家庭预防护理;④协助建立和检查有关消毒隔离环境;做好卫生宣教,预防感染。

(5)预防保健资料的管理

预防保健资料管理是医院预防保健工作的重要环节。一份完整、准确的资料能够反映预防保健的活动过程,真正体现预防医学学术水平,也是进一步做好预防保健工作的依据。因此,必须重视预防保健资料的管理工作,建立预防保健档案,并应用计算机进行辅助管理。

(余琼芳　肖　兵)

(十)康复科护理业务管理(Nursing professional management in department of rehabilitation and physiotherapy)

康复医学是一门研究怎样促进残疾人及患者恢复的医学学科。它通过应用医学科学技术和康复工程等手段,和社会康复、职业康复相互配合,改善因伤因病致残患者的生理和心理的整体功能,为其重返社会创造条件。康复医学的目标是消除或减轻残、病者功能上的缺陷,使他们在身体条件允许的范围内最大限度地恢复生活和劳动能力,从而充分参与生活,与其他公民一起平等地分享社会和经济发展的成果。

1. 学科现状与护理工作特点

(1)学科现状

第二次世界大战期间,在美国医学家 Howard. A. Rusk(1901～1989)等的努力下,形成了比较完整的康复概念,一系列现代的康复疗法得到迅速发展。在实践中,康复的原则被进一步阐明,即:不但要使伤病员在身体上康复,而且要使他们在精神上康复,治疗的对象应该是整个人;不仅要让伤残者回到工厂做一些力所能及的工作,而且要最充分地发展和利用他们的剩余能力使其参加社会生活。近 20 年来,由于交通事故和其他意外损伤增多、老年人比例增加以及慢性病相对增多,社会上的残疾人口也相应增加,他们渴望改善生活质量。客观的需要促进了康复医学的发展。此外,由于现代神经生理学、行为医学、生物医学工程学的进步,用于功能评估和康复的新仪器、新方法不断涌现,使康复医学的发展获得了新的动力。目前,康复医学在世界各国发展十分迅速,不仅在诊断手段上不断扩展、充实,而且在理论体系、学科基础研究等方面也取得了极为重要的进展,保健、预防、医疗、康复的结合日趋紧密,相互渗透,共同为人类健康提供全面服务。我国从 80 年代开始发展独特的中西医结合的康复医学,并与世界现代康复医学的潮流相结合,一方面将中国传统的康复治疗理论与方法贡献于世,另一方面又吸取西方现代康复医学先进理论和方法,取长补短。在现代世界康复医学之林中,中国康复医学因其特殊贡献而占有重要的地位。

（2）工作特点

①康复把疾病的治疗期和恢复期紧密地连接起来，重视伤后的健康重建。护理过程中应始终坚持尽最大可能使患者恢复功能的原则。

②康复必须在护理人员指导下进行训练，同时要求患者要有自觉性。因为自觉性能对精神状态起积极的作用，利于达到预期效果。因此康复护理主要侧重于自我护理，通过对残疾者（或患者）进行耐心的指导、鼓励、帮助训练，使其在积极状态中充分发挥主观能动性，以使他们的残余机能和能力得到最大限度的恢复，实现部分或全部自理。

③康复必须是整体康复。康复对象不仅是疾病或病损的器官和躯体，而且是有心理活动和社会活动的人。为达到最大程度的康复效果，适应现代医学模式的发展，必须从心理上、生理上、社会上对患者进行全面的康复医疗及护理。

④康复必须采取多种协作的方法，既要有多学科合作，又要有康复医生、护士、心理治疗医师以及康复工程师的合作。

2．护理业务管理

（1）加强培训，提高康复护理技术。在康复机构中，大部分工作由护士承担，主要是进行康复治疗计划的安排和实施，如促进患者恢复功能的体操、气功，恢复生活能力的训练，重新参加工作的能力的培养等都是在护士的指导下进行的。护士必须掌握这些训练的作用原理和具体方法，并能大致判断功能恢复的程度、体质康复的进展情况等。因此，管理者应加强对护士的理论及技能的培训，并定期进行评价和考核，以指导康复计划的制定。

（2）心理护理管理。康复的目的是达到生理与心理的全面康复，而康复病人特别是患有进展性或永久性疾病的病人心理障碍往往很严重，有的近乎悲观、失望，甚至达到企图自杀的程度，因此管理者应十分重视对病人的心理护理。管理者应将心理护理质量管理列为管理工作中重要的一项，在日常检查中了解病区内病人的心理状况及护士的护理效果，及时对护士的心理护理工作予以指导。并组织护士进行心理学知识的学习，以提高护士的相关理论水平，用于实践。

（3）加强护士道德素质教育。由于康复对象是各种功能残障者和长期患有慢性病的病人，因此对康复护士的素质与修养提出了特殊的要求。首先，要有高尚的职业道德修养，尊重患者的人格，对患者的身体变化和残疾状况表示理解，并予以鼓励和帮助。其次，要有坚韧不拔的毅力。要引导患者恢复某种生活能力，校正某种行为，往往需要无数次的练习，所以康复护士必须富有坚定、乐观的精神，并且要以这种精神感染患者。因此，管理者应对护士进行伦理学等方面的教育，不断提高其职业道德素质。

（4）营养管理。合理的营养可以增进体质，提高抵抗力，预防并发症，利于疾病的康复。接受康复治疗的伤残者由于其在锻炼中的消耗较多，加上组织器官生长恢复的需要，营养的摄取尤为重要。康复护士应根据病人体重和医疗体操活动消耗供给病人充足的热量，此外还应有针对性地给予A、B族维生素等，促进相应组织的生长，避免因摄入不足而影响康复速度。

（5）家庭康复护理管理。残疾者和慢性病人从医院回到家中，仍须进行持久的护理。康复护士可利用家访的形式与患者及其家属共同制定康复护理计划，并进行康复护理的宣传教育和技术指导,帮助患者康复,提高生活自理能力。

（孙 欣）

(十一)肿瘤科护理业务管理(Nursing professional management in department of oncology)

1. 学科现状及护理工作特点

(1)学科现状

肿瘤学是一门研究肿瘤的病因、发病机理、演化规律、与人体的相互关系以及诊断防治的理论和技术的学科。随着社会的发展,肿瘤正逐渐成为继心血管疾病之后威胁人类生命的第二大因素;而人类对于生存质量的要求也日益提高,这一切推动着肿瘤学不断向前发展,取得了一系列的成就。一些肿瘤相关病毒的发现、癌基因和抑癌基因的克隆鉴定,使人们对癌症的病因有了新的认识,并对癌症的预防提供了新的途径;肿瘤相关学科如生物化学、分子生物学、细胞生物学、分子免疫学的发展,以及新的实验技术如杂交技术、基因工程技术、基因克隆等技术的应用,使肿瘤的基础研究走上了新台阶;各种肿瘤标记物如 AFP、CEA、CA125、CA199、CA12-3、PSA、VCA-IgG 的发现以及超声显像,CT、核磁共振、γ-照相、单光子发射计算机断层显像、正电子发射断层显像等技术的引入与发展,使更多肿瘤于早期即被诊断发现;新的更有前途的化疗药物的发掘,大剂量化疗方法的应用及自体或异体骨髓移植的应用,为肿瘤提供了新的治疗手段;放射治疗从常规照射向高精确度照射发展,如 X-刀使肿瘤组织获得最大剂量的照射,而正常组织得到相应的保护。90 年代,随着生物治疗、基因治疗、热疗等与放疗、化疗的综合应用,肿瘤的治疗进入了一个崭新的阶段,目前已有 1/3 以上恶性肿瘤有了根治的希望。另外肿瘤治疗的模式亦不断改变,某些以往以手术治疗、放疗为主的肿瘤,正逐渐代之以化疗或放疗结合生物治疗、因治疗等模式进行治疗。

(2)工作特点

①护士的业务素质要求高

肿瘤的治疗方法除手术外,还有放疗、化疗、热疗、中医中药、生物治疗、基因治疗等,因此肿瘤护理涉及的范围较广,要求护理人员除应掌握全面的护理基础知识、肿瘤的专科知识外,还应了解相关的基础医学知识和自然科学知识。

②心理护理是护理工作中的重要内容

恶性肿瘤的难治性对患者及家属的心理状况影响很大,恐惧、忧虑、悲观等各种消极情绪,往往对病人的治疗效果造成影响,为此,护理人员在做好各种治疗工作的同时还要关注患者的心理变化,做好心理护理。护理人员要主动热情地关怀病人,避免刺激病人的言行,并帮助他们消除疑虑,增强战胜疾病的信心。

③减轻和预防治疗副作用是护理工作的重点

无论是放疗还是化疗,都会给机体造成新的损害,甚至有远期并发症,因此护理人员在实施化疗时应严格操作程序,减轻毒性反应,并密切观察病情,及时发现、处理并发症,减少治疗的副作用。

2. 护理业务管理

加强护理业务管理,保证各项治疗工作准确、安全、及时、到位,是肿瘤病人顺利康复的有效保障。

(1)心理护理管理

手术治疗仍然是大多数恶性肿瘤的主要治疗手段之一,只要有手术指征,就应尽早进行手术切除,但不少病人对手术治疗都有顾虑,甚至拒绝手术。护理人员要了解病人的心理变化,耐心解释手术对挽救生命、防止复发和转移的重要意义,主动协助病人解决困难,减轻病人及家属的心理负担,保持乐观的心情,对特别紧张的病人有时手术前还需坚持保护性医疗保密制度,使患者顺利度过手术关。

(2)化学治疗的护理管理

化学治疗的护理管理应抓好以下几个方面:

①组织护士学习,掌握化疗药物的作用、使用方法及毒副作用。

②了解病人的治疗方案,督促护士按时、准确、安全给药。建立化疗观察表,密切观察病情变化,采取各种有效措施预防和减轻毒性反应,并及时记录于观察表内。

③建立化疗随访登记制度,做好病人的随访工作,以便系统完整地观察病情及收集资料。

④化疗药物的管理由专人负责,定期检查,防过期、防失效。

⑤大剂量化疗及白细胞重度减少病人,应采取保护性隔离措施,进行严格消毒管理,有条件的应置病人于层流病房。

⑥职业防护管理。使用化疗药物可能诱发第二种癌的报道越来越多,化疗中护士在备药、注药及其他处理过程中与药物接触密切,具有一定的职业危险性,管理者应予以重视,护士要提高对潜在危险性的认识,加强自我防护。

(3)肿瘤放射治疗的管理

放疗是当前治疗恶性肿瘤的主要手段之一,临床应用范围广泛。放疗期间应加强以下几方面的管理:

①病人的管理:重点是照射部位的管理,包括:注意保护照射野标记,照射野标记不清楚时,提醒患者及时找医生重标;在放疗期间洗澡需用温水淋浴冲洗,不要用力擦洗照射区域的皮肤和擦掉皮肤上的照射范围标记;照射部位皮肤不能摩擦或搔抓皮肤,不要用刮胡刀,可用电动剃须刀;不要穿使治疗部位受压的紧身服装;照射部位不要使用化妆品或随便涂外用药膏;不要让照射部位受强太阳光直射。由于病人接受放疗后,容易出现疲劳和全身乏力等症状,因此放疗期间要注意充分休息和保持足够的睡眠,不宜过量的活动;饮食要多吃高营养、高维生素、易消化的食物。

②放射治疗反应的处理:放射治疗时常会引起局部和全身的反应。应注意观察,及时处理,保证治疗按计划顺利进行。全身反应:根据不同症状采取不同的措施予以处治,如出现虚弱、乏力、头晕、厌食时,应注意增加病人的营养并补充维生素,鼓励多饮水;出现骨髓抑制,白细胞降低时,可按医嘱用一些升白细胞的药物,如下降明显,应建议医生暂停放疗。局部反应:放射治疗局部时皮肤反应分为三度。一度皮肤反应出现红斑,有烧灼和刺痒感,一般不用治疗;二度皮肤反应可形成水疱,可有渗出、糜烂,用一些油膏换药可愈;

三度皮肤反应形成溃疡或坏死,不易愈合,在放射治疗中应设法防止发生皮肤反应。

③放疗区护士应接受专科培训,做好自身防护。尤其注意造血系统和生殖系统的保护,并定期体检。

④建立放疗病人治疗卡,做好随访登记工作。

(4)癌症病人疼痛的管理

疼痛是癌症的主要症状之一。疼痛,特别是晚期难以控制的疼痛对病人的威胁很大。疼痛不仅直接影响病人的生活质量,还因反复提示病人癌的存在和面临的死亡而引起病人严重的心理变化。因此为癌症病人解除疼痛显得非常重要。世界卫生组织提出"2000年为多数癌症患者解除疼痛"的战略目标,1984年讨论制定的"三阶段用药的止痛治疗原则",强调对癌症疼痛"按需给药、口服给药、按时给药、个体化给药",不再限制其使用剂量与疗程。医护人员应充分领会这些精神,树立"疼痛可以控制"的思想,有效地解除晚期癌症病人之疼痛,并在使用止痛药过程中,及时发现和处理止痛药物的副反应。

(张莉国)

(十二)高压氧科护理业务管理(Nursing professional management in department of hyperbaric oxygen therapy)

1. 学科现状与护理工作特点

(1)学科现状

我国高压氧事业起步较晚,解放前仅上海打捞局装有一座供潜水员防治减压病的加压舱,高压氧医学和护理几乎等于零。1963年福建协和医院心脏外科专家李温仁教授在"无血的生命"一文的启发下,建成了一座亚洲第一、世界第三的大型高压手术舱,并成功地进行了心脏直视手术。改革开放以来,我国的高压氧医学有了长足的进步,迄今为止,全国的氧舱数已超过2 000台,从事高压氧医学事业的医、护、技干部队伍亦日益壮大。高压氧的适应证从1982年高压氧专业委员会推荐的44种疾病,增加到122种,遍及内、外、妇、儿、神经、五官、骨科、整形、皮肤、职业病、运动医学、潜水医学和抗衰老、保健等等学科。关于高压氧的对机体生理的影响、对疗效的提高、对肿瘤的作用等均有很深入的研究和报道,在高压氧治疗的全程护理方面亦有很多好的经验,尚待系统的归纳和总结。

(2)工作特点

高压氧作为一种特殊而有效的治疗手段,已广泛应用于临床各科,但其独特的治疗环境和治疗过程,往往给患者造成一定的心理压力。又因个体的差异,如年龄、性别、心理素质、文化修养、疾病种类等等又可以造成不同形式、不同程度的心理反应。因此,周密的护理必须贯穿于高压氧治疗的全过程。

①高压氧科的治疗范围颇为广泛。凡缺血缺氧性疾病均为高压氧的治疗适应证。科室具有临床和医技的双重性能,因此要求从事高压氧医学的医护人员除了掌握本科的基础理论和基本操作外,对高压氧急症和三类不同疗效疾病的病因、病理、诊断和常规治疗原则均应熟练掌握,这样才能发挥以高压氧为主的综合治疗优势,进一步提高临床治疗效果。

②高压氧治疗在全封闭的载人压力容器内进行,氧舱的安全性极为重要。首先要确保全套设施符合卫生部、劳动部颁发的《医用氧舱临床使用安全技术要求》,其次是从事高压氧工作的所有人员必须经过系统培训,取得经卫生部医政司指定的培训中心签发的合格证书始能上岗。

③从事高压氧科工作的医护人员,必须学会病人进舱前的心理护理,必须了解进舱前的常规用药原则,更要掌握一些年老多病、反应迟缓、气管切开、昏迷状态等危重病人进舱后陪舱护士要从事的一切舱内护理操作要点,掌握其特殊性,确保舱内护理、治疗工作的安全、有效。

2.护理业务管理

(1)清醒病人的护理管理

治疗前:①首先要提供一个安全、舒适的治疗环境。氧舱必须通过医政司和劳动局的双重检测和验收方可使用,舱室应明亮安静,座椅宜单人独坐且配有扶手,确保舒适,椅套须采用柔和中性色调的全棉布制成,并加白色全棉头垫,舱内应播放小音量的轻柔音乐,喷洒适量空气清新剂,让病人进入氧舱即有进入飞机头等舱的良性感觉,在舒适平和的心情下完成治疗。②进舱人员(病人、陪人和工作人员)一律更换全棉病员服,着统一专用拖鞋,排空大小便,坐于候舱室内等候操舱员的检查,老年患者和小孩还须检查口袋,从而杜绝一切火种和违禁品入舱,确保氧舱安全。③尽可能安排新病人在治疗前,经氧舱观察孔观看舱内治疗情况1次,舱内病人安祥自如的治疗神态,是新病人最好的心理镇静剂。④每舱、每个病人必须由操舱员督促或帮助滴入链麻滴鼻剂,使耳咽管口易于张开,减少耳与副鼻窦气压伤的发生。⑤心肌供血不全、冠心病、眼底病患者进舱前常规服用硝酸酯类扩血管药物,如硝酸甘油片、消心痛等;一般病人常规服用维生素 C、E、氨酪酸等抗氧化剂,以防高压氧下氧自由基对细胞器的损害作用。高血压病人进舱前必须服药,使血压稳定在 21.3/13.3kPa(160/100mmHg)以下,方可进舱治疗。⑥加压治疗前应常规检查操纵台各部件性能、舱内备用物品,如面罩、滴鼻剂、小便器等。

治疗中:①加压阶段:加压一开始,即须依照预先打印成文的操舱规范用语,以舒缓的亲切语调向舱内患者再一次作调压要领的介绍;通过电视观察病人表情,用双声道话筒询问病人的感觉,加强舱内外的沟通,以分散病人的注意,缓解病人的紧张情绪。②加压后除了电视观察舱内情况外,还必须从每个观察孔巡视1遍,与舱内病人逐一打个照面,让病人感觉自己始终在医护人员的监护之下,从而消除病人的幽闭恐惧心理。③掌握先慢后快的加压次序。0.03MPa 以下,加压应很慢,0.06MPa 以下应较慢,超过 0.06MPa 后可适当加快,因此时内耳已有一定压力的空气,耳咽管口已易于张开,一般不易产生中耳气压伤,如有个别病人耳痛,应即停止加压,甚至稍作减压处理,待症状消失后再缓慢加压,一般由常压加至常用的 0.02MPa(ZATA)压力,须 18～25 分钟。④遵医嘱严格执行治疗方案,操舱员要熟悉不同年龄、不同疾病的常用治疗压力、时限和肺氧中毒剂量,以防氧中毒的发生。⑤引导舱内患者做自我调适,请老病人带教新病人作调压动作,有意识安排性格开朗、乐观健谈的患者与情绪低落的新病人邻座,努力营造一个和睦友爱的舱内氛围,提高和安抚患者的治疗情绪。⑥减压时因舱内压缩空气渐稀薄膨胀,要吸收部分热量,因此要及时调整舱内温度,以防病人受凉感冒而不得不中止治疗。另应提醒病人不得将身体靠于舱门、舱壁等金属部分,以防皮肤关节型减压病的发生。

治疗后:①减压完毕病人出舱时,医护人员应立于舱门边,主动稍作搀扶和保护,以免低矮的金属舱门碰伤患者头部,并及时与患者简短交流,了解本舱次的治疗感受,积极疏导和鼓励病人,减少不良情绪,保证疗程的顺利进行。②按氧舱工作要求整理舱室卫生,彻底通风换气,督促、检查护理员进行清扫和消毒。

(2)昏迷病人的护理管理

行高压氧治疗的昏迷病人,往往病情危重、生命体征不稳定、身上带有多种插管,舱内护理有一定难度,各种操作护理更应认真注意。

舱内开启安瓿:由于舱内压力大于安瓿内压力,开启时玻璃碎片容易落入瓶内,不但污染瓶内药液,且有被注进血管和肌肉的危险。为防止安瓿爆裂:①10ml 以上的大安瓿可在舱外打开,将药液吸入空针管中放于小治疗盘上,从递物舱送入舱内;②10ml 以下小安瓿,先用砂轮在颈部划好印迹,用无菌纱布包裹后再打开;③注射前仔细观察药液内有无玻璃碎片。

舱内静脉输液:静脉穿刺技术与舱外一样,但以下几点与舱外有所不同。①使用密闭输液器时,应采用长针头排气,将长针头刺入输液瓶底部空气中,以便平衡瓶内、外气压,这样可以避免氧舱加、减压时输液瓶内的气压波动。若使用带软管的短针头排气,在加压时瓶内压力低于瓶外,静滴速度变慢,应注意调快速度;减压时瓶内压力高于瓶外,瓶内液体会从排气管溢出,静滴速度加快,应拔除排气管,调慢静滴速度。②静脉输液器的莫菲氏滴管内的气体,在加压时体积变小,液面上升,应事先将液面调低;减压时气体体积增大,液面降低,应及时将液面调高,防止气体进入输液管内。③待用的液体,瓶口向上,各插一注射针头并加盖灭菌纱布块,使瓶内外气压保持平衡,防止炸裂,使用时再改为长针头排气。

舱内采血:血标本从递物舱传出时,压力在很短的时间内降至常压,应注意以下几点:①带血标本的注射器放在小治疗盘中外传前,应排空针管内气泡,将针头插入橡皮盖内,用胶布将针芯与针管粘牢,以免在递物舱压力突然降低时,针管内气体膨胀将针芯推出。②作血气分析或二氧化碳结合力的血标本更应注意,从抽血开始,空针内和血内不应出现气泡,然后立即封闭针头,粘牢针芯与针管。

舱内吸引器的使用:由于舱内不能使用电动吸引器,目前多采取利用舱内外压力差的负压吸引器,氧舱工作时舱内压力大于舱外,打开阀门,舱内气体经吸引瓶从排气管排到舱外,造成吸引瓶内负压,使用时注意将瓶内负压调节在 26.7kPa(200mmHg)左右,负压过大会损伤呼吸道粘膜。这种负压吸引器在升压初期和减压末期不能使用。此时可采用以下补救办法:①进舱前预先彻底吸痰 1 次;②以 50～100ml 大空针管代替;③以脚踏式机械吸引器代替。舱内吸痰一定要彻底,呼吸道通气功能良好,方能保证高压氧治疗有效。

病人所带管道导管的护理:①进舱前仔细检查所有导管,弄清导管名称和引流方向,各种导管要牢固固定,防止脱落或滑入体内;②中心静脉插管、锁骨下静脉穿刺导管进舱前一定夹闭并牢牢固定,加压时防止脱落;③气管插管套管的气囊应改注入等量生理盐水,以免加、减压时套管气囊体积改变而造成漏气或压坏气管粘膜;④加压时夹闭所有引流管,减压时开放引流管;⑤进舱前应清理引流瓶,倒净引流物。

气管切开和昏迷病人的吸氧装置:气管切开的病人不能戴面罩吸氧,配戴的吸氧面罩又不能扣在颈部,昏迷病人气息微弱,无力克服吸氧的一定阻力,故气管切开病人和昏迷患者需有特殊装置来帮助病人吸氧。为了保证治疗效果,又要以不增加舱内氧浓度、操作简便、不损伤气管局部组织为原则。有的医院设计和制造了一种镶嵌式多功能舱内吸氧箱,以有机玻璃为材料,不影响病情的观察,成人和婴幼儿两用,有较好的便利性和实用性。经严格测试,箱内氧浓度可达90%以上,二氧化碳浓度仅0.5%,舱内氧浓度始终低于25%,各项指标均在规定范围之内。

昏迷病人的皮肤护理:昏迷病人的上半身(腹部以上)罩在吸氧箱内,不能随意翻身和动作,而1次高压氧治疗须2小时10分钟,因此在1次吸氧的5分钟间歇内,应嘱陪舱人员按摩昏迷病人的耳朵、枕部头皮和各关节骨突部位,以防皮肤压伤。

(鲍锦华)

附 中华人民共和国护士管理办法

(Nurse management stipulation of The People's Republic of China)

第一章 总 则

第一条 为加强护士管理,提高护理质量,保障医疗和护理安全,保护护士的合法权益,制定本办法。

第二条 本办法所称护士系指按本办法规定取得《中华人民共和国护士执业证书》并经过注册的护理专业技术人员。

第三条 国家发展护理事业,促进护理学科的发展,加强护士队伍建设,重视和发挥护士在医疗、预防、保健和康复工作中的作用。

第四条 护士的执业权利受法律保护。护士的劳动受全社会的尊重。

第五条 各省、自治区、直辖市卫生行政部门负责护士的监督管理。

第二章 考 试

第六条 凡申请护士执业者必须通过卫生部统一执业考试,取得《中华人民共和国护士执业证书》。

第七条 获得高等医学院校护理专业专科以上毕业文凭者,以及获得经省级以上卫生厅行政部门确认免考资格的普通中等卫生(护士)学校护理专业毕业文凭者,可以免于护士执业考试。

获得其他普通中等卫生(护士)学校护理专业毕业文凭者,可以申请护士执业考试。

第八条 护士执业考试每年举行1次。

第九条 护士执业考试的具体办法另行制定。

第十条 符合本办法第七条规定以及护士执业考试合格者,由省、自治区、直辖市卫生行政部门发给《中华人民共和国护士执业证书》。

第十一条 《中华人民共和国护士执业证书》由卫生部监制。

第三章　注　册

第十二条　获得《中华人民共和国护士执业证书》者,方可申请护士执业注册。

第十三条　护士注册机关为执业所在地的县级卫生行政部门。

第十四条　申请首次护士注册必须填写《护士注册申请表》,缴纳注册费,并向注册机关缴验;

(一)《中华人民共和国护士执业证书》;

(二)身份证明;

(三)健康检查证明;

(四)省级卫生行政部门规定提交的其他证明。

第十五条　注册机关在受理注册申请后,应当在三十日内完成审核。审核合格的,予以注册;审核不合格的,应当书面通知申请者。

第十六条　护士注册的有效期为二年。

护士连续注册,在前一注册期满前六十日,对《中华人民共和国护士执业证书》进行个人或集体校验注册。

第十七条　中断注册五年以上者,必须按省、自治区、直辖市卫生行政部门的规定参加临床实践三个月,并向注册机关提交有关证明,方可办理再次注册。

第十八条　有下列情形之一的,不予注册:

(一)服刑期间;

(二)因健康原因不能或不宜执行护理业务;

(三)违反本办法被中止或取消注册;

(四)其他不宜从事护士工作的。

第四章　执　业

第十九条　未经护士执业注册者不得从事护士工作。

护理专业在校生或毕业生进行专业实习,以及按本办法第十八条规定进行临床实践,必须按照卫生部的有关规定在护士的指导下进行。

第二十条　护理员只能在护士的指导下从事临床生活护理工作。

第二十一条　护士在执业中应当正确执行医嘱,观察病人的身心状态,对病人进行科学的护理。遇紧急情况应及时通知医生并配合抢救,医生不在场时,护士应当采取力所能及的急救措施。

第二十二条　护士有承担预防保健工作、宣传防病治病知识、进行康复指导、开展健康教育、提供卫生咨询的义务。

第二十三条　护士执业必须遵守职业道德和医疗护理工作的规章制度及技术规范。

第二十四条　护士在执业中得悉就医者的隐私,不得泄露,但法律另有规定的除外。

第二十五条　遇有自然灾害、传染病流行、突发重大伤亡事故及其他严重威胁人群生命健康的紧急情况,护士必须服从卫生行政部门的调遣,参加医疗救护和预防保健工作。

第二十六条 护士依法履行职责的权利受法律保护,任何单位和个人不得侵犯。

第五章 罚 则

第二十七条 违反本办法第十九条规定,未经护士执业注册从事护士工作的,由卫生行政部门予以取缔。

第二十八条 非法取得《中华人民共和国护士执业证书》的,由卫生行政部门予以缴销。

第二十九条 护士执业违反医疗护理规章制度及技术规范的,由卫生行政部门视情节予以警告、责令改正、中止注册直至取消其注册。

第三十条 违反本办法第二十六条规定,非法阻挠护士依法执业或侵犯护士人身权利的,由护士所在单位提请公安机关予以治安行政处罚;情节严重、触犯刑律的,提交司法机关依法追究刑事责任。

第三十一条 违反本办法其他规定的,由卫生行政部门视情节予以警告、责令改正、中止注册直至取消其注册。

第三十二条 当事人对行政处理决定不服的,可以依照国家法律、法规的规定申请行政复议或者提起行政诉讼。当事人对行政处理决定不履行又未在法定期限内申请复议或提起诉讼的,卫生行政部门可以申请人民法院强制执行。

第六章 附 则

第三十三条 本办法实施前已经取得护士以上技术职称者,经省、自治区、直辖市卫生行政部门审核合格,发给《中华人民共和国护士执业证书》,并准许按本办法的规定办理护士执业注册。

本办法实施前从事护士工作但未取得护士职称者的执业证书颁发办法,由省、自治区、直辖市卫生行政部门根据本地区的实际情况和当事人实际水平作出具体规定。

第三十四条 境外人员申请在中华人民共和国境内从事护士工作的,必须依本办法的规定通过执业考试,取得《中华人民共和国护士执业证书》并办理注册。

第三十五条 护士申请开业及成立护理服务机构,由县级以上卫生行政部门比照医疗机构管理的有关规定审批。

第三十六条 本办法的解释权在卫生部。

第三十七条 本办法的实施细则由省、自治区、直辖市制定。

第三十八条 本办法自 1994 年 1 月 1 日起施行。

主 要 参 考 文 献

1. 郭子恒. 医院管理学. 第三版. 北京:人民卫生出版社,1992
2. 王世俊. 老年护理学. 第五版. 台北:华杏出版公司,1991
3. 卢美秀. 内外科护理. 第四版. 台北:华杏出版公司,1991
4. 徐丽南. 护理行政管理学. 第一版. 台北:华杏出版公司,1995
5. 李丽清. 护理行政与病室管理. 第二版. 台北:华杏出版公司,1991
6. 王镇藩. 医院管理学. 第一版. 北京:人民卫生出版社,1981
7. 钱信忠. 现代医院管理务实全书. 第一版. 北京:中国统计出版社,1996
8. 曾学锋. 现代实用领导艺术大全. 第一版. 成都:四川人民出版社,1994
9. 卢美秀. 现代护理实务全书. 第一版. 深圳:海天出版社,1998
10. 刘苏君,谢贞. 护理研究与论文写作. 第一版. 北京:北京医科大学、中国协和医科大学联合出版社,1996
11. 叶政书. 现代医院科学管理. 第一版. 成都:四川科学技术出版社,1994
12. 徐联仓. 管理心理学及其应用. 第一版. 北京:北京医科大学、中国协和医科大学联合出版社,1993
13. 徐联仓. 组织行为学. 第六版. 北京:中央广播电视大学出版社,1996
14. 张立平. 军队医院管理学. 第三版. 北京:人民军医出版社,1997
15. 姚阿庆. 医院管理大全. 第一版. 北京:科学技术文献出版社,1996
16. 陈炳权,王世芳. 质量管理学. 修订版. 上海:上海科学技术文献出版社,1995
17. 林汉川. ISO9000 系列丛书. 第一版. 广东:广东人民出版社,1996
18. 李星字. 现代管理学原理. 第二版. 成都:西南财经大学出版社,1996
19. 王德中,刘春勤. 管理学原理. 第四版. 成都:西南财经大学出版社,1996
20. 施礼明,Wallace B. Crowston. 管理信息系统. 第二版. 北京:中国人民大学出版社,1996
21. 林荣瑞. 管理技术. 第一版. 厦门:厦门大学出版社,1996
22. 林针. 管理人才现代化手册. 第一版. 吉林:吉林人民出版社,1987
23. 王冬,朱乃苏,陈志兴. 现代医院管理理论与方法. 第一版. 上海:上海科学技术文献出版社,1992
24. 林菊英,金乔. 中华护理全书. 第一版. 江西:江西科学技术出版社,1994
25. 林菊英. 医院护理管理学. 第一版. 北京:光明日报出版社,1990
26. 铃木美惠子,陈淑英. 现代护理学. 第一版. 上海:上海医科大学出版社,1992
27. 梅祖懿. 医院护理管理学. 第二版. 北京:人民卫生出版社,1982
28. Howard S. Rowland etal. Nursing Administration Handbook. Fourth Edition. U.S.A: AN ASPEN Publication,1997

29．王丽华．现代急诊护理．北京：人民军区出版社，1994

30．王一查．实用急诊医学．第一版．南京：江苏科技出版社，1992

31．邵孝烘等．急诊医学．第一版．北京：人民卫生出版社，1992

32．王冬等．现代医院管理理论与方法．第一版．上海：上海科技文献出版社，1992

33．周彦华．急救护理学．北京：北京科学技术出版社，1995

34．钟秀玲，程隶妍．现代医院感染护理学．北京：人民军医出版社 1996

35．郑明新，高绪文．医院感染．北京：人民卫生出版社，1998.146～154

36．叶政书，桌凯星．现代医院科学管理．四川：四川科学技术出版社，1994.314～326

37．林菊英．医院护理管理学．北京：光明日报出版社，1993.96～97

38．苏鸿熙．重症加强监护学．北京：人民卫生出版社，1996

39．黎沾良．现代危重病学．安徽：安徽科学技术出版社，1998

40．彭文伟．传染病学．第三版．北京：人民卫生出版社，1992.7～9

41．于丽莎，孙效梅，促剑平．医疗护理技术操作常规．第四版．北京：人民军医出版社，1998.685～692

42．楼方芩．传染病手册．第一版．北京：人民卫生出版社，1984.976～988

43．沈清瑞、叶伍高、余学清．血液净化与肾移植．第一版．北京：人民卫生出版社，1999

44．王质刚．血液净化学．第一版．北京：北京科学技术出版社，1992

45．王宗发．皮肤性病护理学．第一版．陕西：陕西科学技术出版社，1999.39～41＊72

46．欧阳恒．实用皮肤病诊疗手册．第一版．北京：人民军医出版社，1996

47．吴志华．皮肤性病学．第一版．广州：广东科技出版社，1993

48．现代护理实务全书．第一卷．海天出版社

49．陈贵廷．实用中西医结合诊断治疗学．第一版．北京：中国医药科技出版社，1991.3～6

50．陈慧娟，周海珍．现代护理学．第一版．上海：上海医科大学出版社，1992.390～401

51．黄选兆．耳鼻咽喉科学．第四版．北京：人民卫生出版社，1998

52．张汝光．医院护理技术管理．第二版．济南：中国人民解放军战士出版社，1980.219页

53．陈家棋、杜念祖．眼科全书．中册．北京：人民卫生出版社，1996.1477～1499

54．何钟秀．现代管理学．第三版．江苏：浙江教育出版社，1998

55．李兴山．现代管理学．第一版．现代出版社，1998

56．夏书章．行政效率研究．第一版．中山大学出版社，1996

57．罗国杰等．伦理学教程．中国人民大学出版社，1996

58．吴岩．领导心理学．中央编译出版社

59．朱耿．当代西方美学．北京：人民出版社，1996

60．柯秀经等．美学原理．警官教育出版社，1996

61．马文元等．实用护理美学．第一版．天津科学技术出版社，1989

62．冯东升．怎样当领导．第一版．中央民族大学出版社，1998

63．伍爱．质量管理学．第一版．广东：暨南大学出版社，1998

64．李晓云．护理伦理学．广东：广东高等教育出版社，1994

65．冯文学．ISO9000 在服务．流通性材料．软件中的应用．第一版．广东：人民卫生出版社

66．李景元．现代企业技术功能开发与管理．北京：经济管理出版社，1996

67．庄强，工功民．以人为本．北京：企业管理出版社，1997

68．王季云．ISO9000 总论．第一版．广东：广东省人民出版社，1996

69．孙荃．ISO9000 在质量管理中的应用研究．第一版．广东：广东省人民出版社，1996

70．滕铸，季敏波．现代企业管理学．第一版．上海：上海财经大学出版社，1998

71．洪生伟．标准化管理．第一版．北京：中国计量出版社，1997

72．马洪，孙尚清．现代管理百科全书(上、下)．中国发展出版社

73．林菊英．社区护理．第一版．北京：科技出版社，1998

74．高慕勤．卫生管理运筹学．上海：第二军医大学出版社，1995

75．李兴山．现代管理学．第一版．中共中央党校出版社，1996

76．袁剑云，金乔．系统化整体护理与模式病房建设．卫生部护理中心教育委员会组编

77．赵炳华．现代护理管理．第五版．北京医科大学、中国协和医科大学联合出版社，1995

78．钱信忠．现代医院管理实务全书．第一版．北京：中国统计出版社出版．1996

79．周三多．管理学原理与方法．第二版．上海：复旦大学出版社，1998

80．包永明，霍杰．整体护理临床问题．第一版．北京：中国医药科技出版社，1998

81．杨斯迈．现代管理学原理．第一版．北京：经济科学出版社，1996

82．郑绍濂，陈万华等．人力资源开发与管理．第一版．上海：复旦大学出版社，1995

83．李树贞．护理科学研究的实践与管理．第一版．上海科技出版社，1991

84．张志英．ISO9000 在医疗质量管理中的应用研究(一)．中国卫生质量管理杂志，1997,5:13～15

85．张志英．ISO9000 在医疗质量管理中的应用研究(二)——试论医疗质量特性．中国卫生质量管理杂志，1997,6:14～16

86．张志英．ISO9000 在医疗质量管理中的应用研究(三)——医院建立健全医疗质量体系探讨．中国卫生质量管理杂志，1998,1:10～12

87．张志英．ISO9000 在医疗质量管理中的应用研究(四)——论医疗质量体系要素．中国卫生质量管理杂志，1998,2:10～14

88．张志英．ISO9000 在医疗质量管理中的应用研究(五)——医疗质量手册．中国卫生质量管理杂志，1998,3:10～13

89．巩玉秀．我国护理工作的现状及对策．中国医院管理，1998,5(18):26

90．陈命永等．社区·家庭护理——一个值得探索的护理新领域．中国医院管理，1996,4(16):45

91．巩玉秀．全国医院护理人力调查综述．中国医院管理，1996,8(16):181

92．巩玉秀．中华护理信息系统的现状与发展方向．中华护理杂志，1995, 6(30):381

93．王筱慧等．医院改革形势下护理工作面临的问题及对策．中华护理学杂志，1998,3

(33):156

94. 朱建英等. 医院临床工勤人员管理模式的探讨. 实用护理杂志,1997,9 (13):495

95. 沈宁.2000 年护理展望. 国外医学护理学分册,1995,1(14):12

96. 周枫,孙毅军,王玉荣. 计算机在护理工作中的应用与发展. 中华护理杂志,1996,31 (4):242

97. 张旭,高毅. 计算机在护理人员科技档案管理中的应用. 中华护理杂志,1994,28 (4):206

98. 王桂娟,张晶. 计算机软件在护理差错事故分析中的应用. 中华护理杂志,1994,28 (5):262

99. 闵芬珍编译. 日本当今电子计算机护理系统. 国外医学·护理学分册,1994,13 (3): 101

100. 郭银景,董政军,吕文红,等. 由计算机网络发展的现状谈医院计算机网络建设. 1998,15 (3):45~47

101. 潘绍山. 十五项基本护理技术规范化训练与管理. 中华医院管理杂志,1994,7 (10) :407

102. 王振南. 门诊新流程及其网络化管理的实践. 中国医院管理,1998,3 (18) :41

103. 朱玉森. 探索"三长一短"的解决办法. 中华医院管理杂志,1998,3(418):180~181

104. 朱频,戴美娟. 我国 ICU 护理学的特点及发展趋向. 中华护理杂志,1995,30(1): 181~182

105. 吴鸿勋. 伽玛刀的临床应用. 微侵袭神经外科杂志,1995,1

106. 鲁才红. 现代耳鼻咽喉诊治和护理进展. 护理学杂志,1997,12(3):132

107. 李玉秀.PDCA 循环在预防和控制新生儿脐部感染管理中的应用. 山西护理杂志, 1998,12(4):160~161

108. 肖兵. 护士长素质与护理质量相关性分析. 实用护理杂志,1996,12(4):192

109. 梅桂萍,潘绍山等. 微机学分管理系统在护理人员毕业后教育、继续教育管理中的应用. 中华护理杂志,1995,30(2):100

110. JohnJ. Gabarro etal. Managing People and Organization. First Edition. U.S.A. The Harvard Business School Publication, 1991

111. Eleanor J.Suivan etal. Effective leadership and Management in Nursing. Fourth Edition. U.S.A. Addison Wesley Longman, 1997

112. Barbara Stevens Barnum, Catherine O. Mallard .Essentials of nursing management. U.S.A. An Aspen Publication, 1989

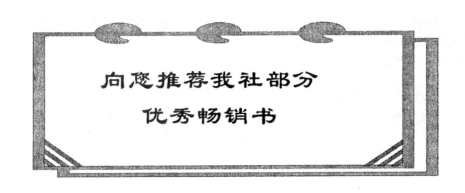

向您推荐我社部分
优秀畅销书

现代护理培训教程

注:邮费按书款总价另加 20%

图书在版编目（CIP）数据

现代护理管理学 / 潘绍山等主编. —北京：科学技术文献出版社，1999.11（2014.12重印）
（现代护理培训教程）
ISBN 978-7-5023-3480-2

Ⅰ.现… Ⅱ.潘… Ⅲ.护理学：卫生管理学 Ⅳ.R47

中国版本图书馆 CIP 数据核字（1999）第 65274 号

现代护理管理学

策划编辑：李 洁　　责任编辑：邓晓辉　　责任校对：李正德　　责任出版：张志平

出　版　者	科学技术文献出版社	
地　　　址	北京市复兴路15号　邮编 100038	
编　务　部	(010) 58882938，58882087（传真）	
发　行　部	(010) 58882868，58882874（传真）	
邮　购　部	(010) 58882873	
官方网址	www.stdp.com.cn	
发　行　者	科学技术文献出版社发行　全国各地新华书店经销	
印　刷　者	北京京华虎彩印刷有限公司	
版　　　次	1999 年 11 月第 1 版　2014 年 12 月第 7 次印刷	
开　　　本	787×1092　1/16	
字　　　数	819千	
印　　　张	31.75	
书　　　号	ISBN 978-7-5023-3480-2	
定　　　价	68.00元	